돌출입 수술-교정 바로알기

Anterior Segmental Osteotomy-Orthodontics

강남제일 성형외과 **김용섭 • 한상백** 공저
강남제일 치과 **윤태호**

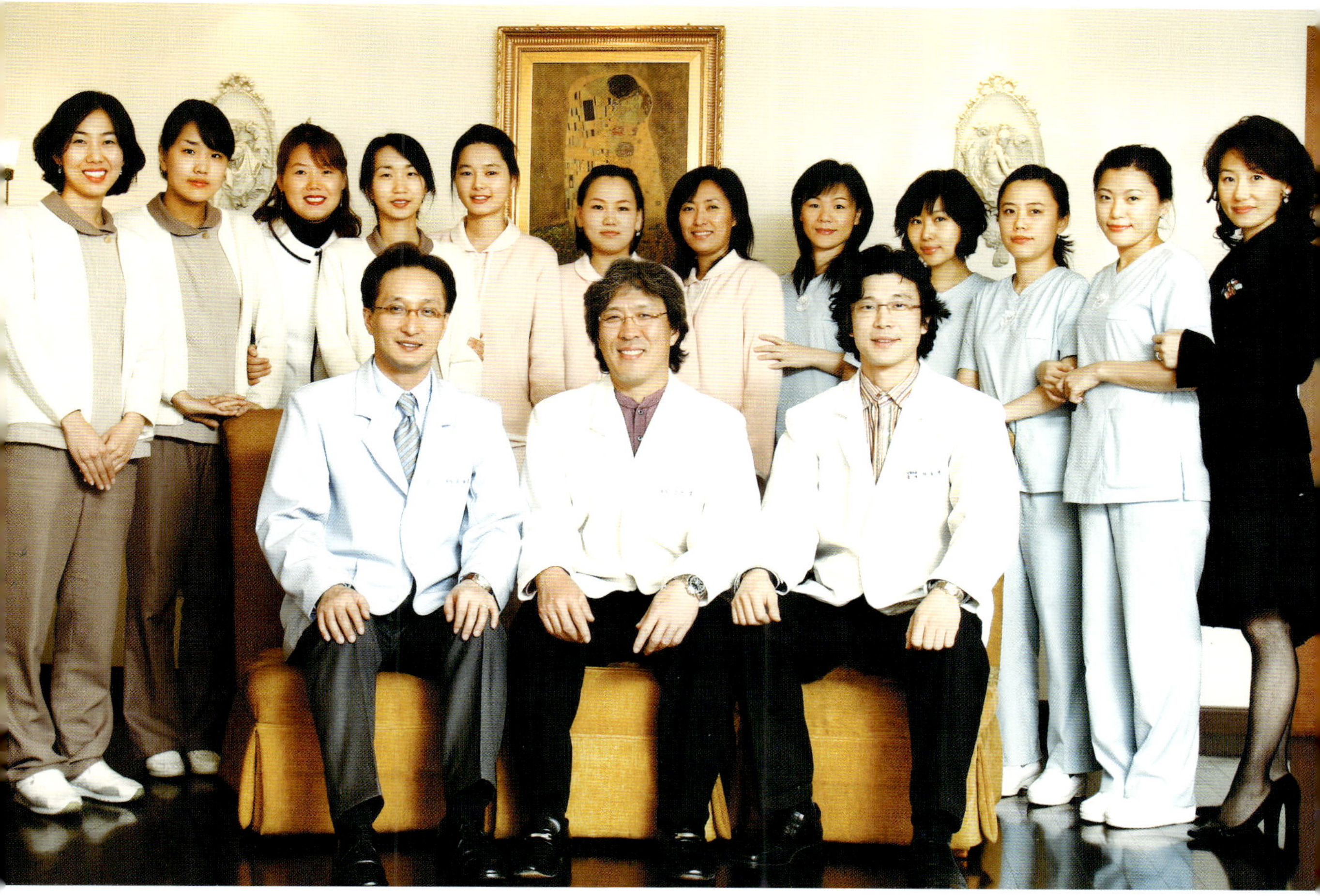

명문출판사

인사말

아름다워지고 싶은 마음은 누구에게나 있습니다.

아름다운 얼굴의 조건 중 입술이 차지하는 비중은 아주 큽니다.

동양인에게 많은 돌출입의 경우, 특히 잇몸뼈가 튀어 나온 경우에는 교정적 치료에 한계가 있다는 것을 17년 이상의 임상적 경험으로 안타까워했습니다.

김용섭 원장님과 제가 돌출입 수술과 교정 치료가 필요한 증례를 처음으로 같이 치료한지 벌써 10년이 지났습니다. 미국에서 교정에 관하여 더 많은 공부를 한 후 한국에 돌아와 다시 김원장님과 합류하였고, 또 다재다능한 한상백 원장이 합류하여 더욱 더 공고한 돌출입-교정 팀을 이루게 되었습니다. 다양하고 수많은 돌출입 증례를 경험하면서 많은 지식과 데이터가 축적되었고 각종 학회에 강연한 내용과 학회지에 발표한 자료가 모이면서 이런 정보들을, 돌출입 치료에 관심이 있는 동료 의사와 일반 대중에게 쉽게 전해주고 싶은 마음에서 이 책을 출판하게 되었습니다.

항상 즐거움과 어려움을 함께 한 강남제일 돌출입 치료팀의 김용섭, 한상백 원장님과 성형외과와 치과의 모든 staff들에게 그 동안의 노고에 감사와 고마움을 전합니다.

또한 추천의 글을 기꺼이 써주신 나의 멘토 Dr. Sugiyama에게도 존경의 마음을 전합니다.

끝으로 교정치과의사로서 성실히 일할 수 있도록 도와준 나의 아내와 가족에게 사랑한다는 말을 하고 싶습니다.

2006년 3월

강남제일치과 원장 **윤 태 호**

인사말

돌출입 수술 10년의 결실이 이제 한 권의 책으로 출간되게 되었습니다.

이 책이 있기까지 저와 저희 의료진을 믿고 진료와 수술을 맡겨주신 환자분들에게 깊은 감사를 표합니다. 그야말로 돌출입 드림팀이라고 자부할 수 있을 만큼 저와 함께 완벽한 호흡을 맞추어온 한상백 원장과 치과 윤태호 원장, 그리고 간호사들과 병원 staff 여러분들께 고마움을 전합니다.

또한 그 환자분들과 저희 의료진이 서로 감사하는 마음으로 하나가 될 수 있도록 주관해 주신 하나님께 이 모든 영광을 바칩니다.

2006년 3월

강남제일성형외과 원장 **김 용 섭**

한 권의 책이 나오기까지 수고해주신 모든 분들게 감사의 마음 전하고자 합니다.

저희 의료진을 믿고 수술에 임하신 환자분들이 없었다면, 돌출입에 있어서 지금의 발전은 이룩될 수 없었을 것입니다. 환자분들과 그 분들을 정성으로 대해온 저희 의료진, 간호사, 병원 staff 분들께 감사드립니다.

특히 저를 성형외과 전문의로 키워내주신 은사님이신 서울의대 성형외과학 교수님들과, 저를 애초에 돌출입 수술의 장으로 이끌어주시고 한 형제처럼 같이 연구하고 진료하는데 땀방울을 흘리신 김용섭 원장님, 늘 한결같은 신뢰를 주시는 윤태호 원장님, 제 어머니와 가족들과 하늘나라에 계신 아버지께, 그리고 아직 나타나지 않은 나의 반쪽에게 이 한 권의 책을 바칩니다.

2006년 3월

강남제일성형외과 원장 **한 상 백**

추천의 글

성형외과 수술은 과학에 기초를 둔 예술이라고 할 수 있습니다.

원리와 원칙을 적용하기 때문에 과학이며, 아름다움을 창조하기 때문에 예술입니다.

성형외과는 본래 손상된 신체의 기능을 재건하는 것을 기초로 발전을 거듭하였으며, 현재는 재건성형, 미용성형 전반에 걸쳐서 광범위하게 발전하여, 이를테면 얼굴이나 손의 선천성 기형을 가지고 태어난 아기의 성형재건수술, 혹은 얼굴이나 목 부위의 암종을 제거했다거나 외상으로 생긴 결손을 몸의 다른부위를 이식하여 기능을 회복시키는 재건수술에서부터, 가장 흔한 미용수술인 쌍꺼풀이나 코수술에 이르기까지 다양한 스펙트럼의 수술이 시행되고 있습니다.

이러한 많은 성형수술 중에서, 특히 얼굴뼈 수술은 얼굴뼈의 손상이나 골절치료에 대한 깊은 성형외과적 이해를 기본으로 하고, 거기에 가장 아름다운 윤곽선에 대한 통계적 분석과 수술하는 의사의 미적 감각까지 가일층 더해져야 비로소 훌륭한 결과로 나타나는 예술적인 수술이라고 할 수 있습니다.

그 중에서도 돌출입 수술이라고 불리는 전방분절절골술은 10여년 전까지만 해도 대학병원에서만 가능한 것으로 간주되어 온 고난이도의 수술이라고 할 수 있습니다.

이 책의 공동저자인 김용섭 원장이 지금으로부터 10년 전, 개원가(開院街) 즉 개인 성형외과 병원에서는 제가 알기로 최초로 돌출입 수술을 성공적으로 시행한 이래, 세 명의 성형외과-교정치과 전문가가 함께 돌출입 수술에 매진해 온 그 결과, 돌출입에 관한 한 명실공히 대한민국의 개원병원에서 선두주자라고 해도 좋을 만큼의 결실을 보고 있으며, 학회와 강연을 통해서도 그 결과를 인정받고 있습니다. 이러한 성형외과-교정치과의 팀진료는 돌출입 수술에 있어서는 필수적인 것이며, 그 팀웍이 돌출입의 진단에서부터 치료까지 전 과정에 걸쳐서 골든키로 작용한다고 해도 과언이 아닙니다.

특히, 수술 방법에 있어서도 기존의 방법을 더욱 더 발전시켜서, 과거 큰 절개선으로 인한 치조골 괴사의 위험을 없애고 조그만 절개창을 통해서 안전하게 수술하는 방식을 개발한 점이나, 돌출입 수술의 시간을 한시간 반 정도로 획기적으로 단축시켜 그만큼 환자에게 빠른 회복을 가능하게 한 점, 많은 증례의 축적을 통해 예쁜 입의 미적 기준을 확실하게 한 점등은 높이 평가해야 할 일입니다. 무엇보다도 그 놀랄 만큼 훌륭한 결과에 박수를 보냅니다.

저자들이 개원가에서 이러한 고난이도의 수술을 통해, 얼굴윤곽이나 돌출입을 수술받고자 하는 환자들에게 잘 다듬어진 양질의 진료를 통해 안전하고도 우수한 결과를 지속적으로 내고 있는 데에, 모교에서 훌륭한 성형외과 의사를 배출해내는 데 몸담은 저로서는 자부심과 가슴 뿌듯함을 느낍니다. 또한 저자들이 임상에서 체득한 의학적인 지식과 기술들을 다시 또 이러한 책의 집필이나 강연으로 후학들에게 나누어줄 수 있다는 것에 고마움을 느낍니다.

아무쪼록 앞으로도 저자들이 임상적으로나 학문적으로나 무한한 발전이 있기를 바라며, 이 책이 돌출입과 얼굴뼈 수술에 관심을 가지는 다양한 사람들에게 귀감이자 참고가 되기를 바랍니다.

2006년 3월

서울대학교병원 성형외과 과장

서울대학교 의과대학 성형외과학 주임교수

민 경 원

추천의 글

I feel privileged to write this commentary on behalf of Dr. Tae-Ho Yoon's text. I recognized a high degree of professionalism while Dr. Yoon was a student of mine at Loma Linda University in 1998. The ASO method is a new and innovative treatment modality for treating patients with bimaxillary protrusion. It is a sensible and logical way to treat patients which lessens the time for pre-surgical orthodontics and the overall treatment time is reduced considerably.

I believe that Dr. Yoon's method will help orthdontists treat their patients in less time and with excellent results. In the present era of high technology in the field of orthodontics, it is imperative for the practitioner to seek treatment modalities that are backed by evidence-based data and clinical results.

The father of dentistry in the US, Dr. G.V.Black, stated that, "The professional person has no right other than to be a continuous student." Dr. Yoon's continuous dedication to his profession is very commendable.

The orthodontist, oral surgeon, plastic surgeon and most importantly, the patient, will all benefit from the ASOrthodontic treatment method. I congratulate Dr. Tae-Ho Yoon for his valuable contribution and dedicated work.

Sincerely

Raymond M. Sugiyama, DDS, MS, FACD, FICD
Past-President:American Board of Orthodontics College of Diplomates
Loma Linda University

■ 표지설명

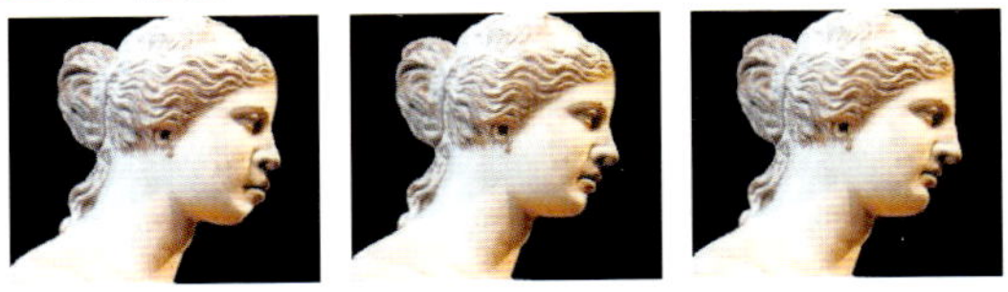

(오른쪽) 흔히 알려져 있는 비너스의 얼굴상을 보면 서양인의 얼굴 형태답게, 높은코과 쏙 들어간 서구적인 입을 가지고 있다.
(왼쪽) 입이 나온 비너스를 상상해보라. 미의 여신으로서의 비너스와는 거리가 멀다.
(중간 그림) 한편, 한국인의 시각에서는 비너스의 원래 얼굴(오른쪽처럼 입이 쏙 들어간 모양은 너무 합죽하게 보인다. 따라서, 돌출입수술에 있어서도 중간 그림처럼 입이 알맞게 들어간 정도에 대한 미적 기준이 아주 중요하다.

목 차

Ⅰ. 재미있는 돌출입 이야기

Miracle

In Your

Life

Ⅰ. 재미있는 돌출입 이야기

입돌출, 돌출입이란 말은 올바른 의학용어가 아니다. 정확한 의학용어로는 양악치조전돌증이 맞겠지만, 일반인들에게는 잘 기억하기 어려운 용어이다.

사실 돌출형의 입이란 말은, 중견 개그맨 S모씨와 L모씨가 (자신의 입을 빗대어) 처음으로 자주 사용했던 것으로 기억한다. 보통 연예인이라고 하면 대개 꽃미남, 꽃미녀를 떠올리게 된다.

하지만, 튀어나온 입을 트레이드 마크로 가진 연예인도 있다. 돌출된 구강구조와 강력한 앞니로 '무우를 가는' 놀라운 개그를 보여준 P모 개그맨이 대표적인 예이다. 또 웃을 때 훤히 드러나보이는 잇몸을 브랜드화 한 O모 개그맨도 역시 돌출된 입에 해당한다.

돌출된 입은 일반적으로 예쁘다고 생각되는 입과는 거리가 멀다.

그렇다면, 무엇이 예쁜 입일까?

아프리카 오지에서는 아직도 미의 기준이 우리와 전혀 다른 곳이 존재한다. 아랫입술을 찢어서 그 사이에 나무주걱을 끼울만큼 아랫입술을 늘려야 미인인 곳도 있고, 목이 길수록 미인이어서 어렸을 때부터 목에 링을 차곡차곡 끼우는 풍습이 있는 곳도 있다고 한다. 이처럼 미의 기준은 시대와 장소에 따라 다를 수 있다.

이를테면 입에 대해서 사실 어떻게 생긴 입이 예쁘다 라고 단정지으려면 문화적인 차이를 모두 고려해야 한다. 그런데 인터넷을 통한 세계의 글로벌화가 진행되기 훨씬 이전부터, 아름다움에 대한 동,서양의 차이는 이미 극복을 시작했는지도 모른다. 이것을 美의 추(pendulum of beauty)의 개념으로 설명할 수 있다. 미의 추란, 마치 시계추가 오른쪽에서도 중심을 향해, 왼쪽에서도 역시 중심을 향해 이동하듯이, 미의 기준이 서로 반대 세계의 것을 동경하여 역방향으로 흐르는 현상을 말한다. 동, 서양의 미를 골고루 가진 동유럽이나 혼혈의 미인이 동양에서도 서양에서도 미인이라고 인정받기 쉬운 이유가 여기에 있다. 또한 서양에서는 광대를 돋우어주는 수술, 동양에서는 광대를 깎는 수술이 인기이다. 흔히 백인남편을 둔 동양인 아내의 모습은 대개 쌍꺼풀이 없고 광대나 사각턱이 다소 튀어나오고 입이 약간 돌출형인 경우가 많다.

이러한 동, 서양의 차이는 실제로 돌출입을 진료하고 수술하는 데에도 참고해야만 한다. 즉, 서양에서 만든 성형외과학 교과서는, 이러한 문화적 미적관점에서의 근접경향을 배제한 채 백인의 통계와 기준을 바탕으로 예쁜 입의 기준선을 책정해두었기 때문이다. 이 교과서의 기준선을 가지고 한국인에게 적용해서 돌출입을 수술했다가는 낭패를 보게되는 이유가 여기서 찾아볼 수 있다.

한편, 누구나 인류가 인류의 조상으로부터 진화하는 과정의 그림을 학창 시절의 과학책에서 본 경험이 있을 것이다. (창조론이나 진화론 어느 쪽의 신봉자이든 말이다)(그림 1-1)

오스트랄로피테쿠스, 네안데르탈인, 크로마뇽인...에서부터 현대인에 이르기까지의 과정은 대개 머리가 크고 다리가 짧으며 털이 많았던 초기 유인원로부터 현재까지의 진화과정을 보여준다.

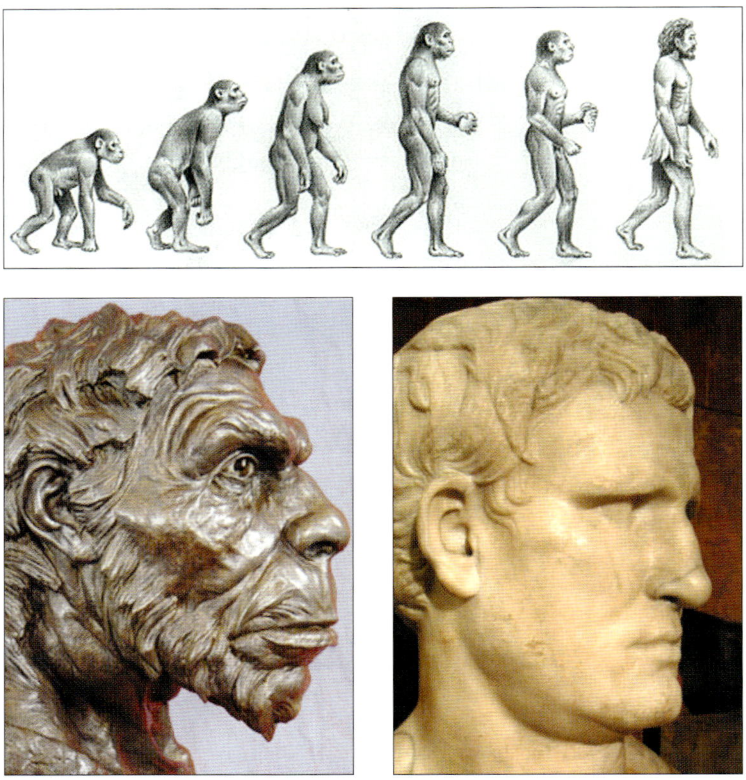

그림 1-1. (위 그림)인류의 진화과정을 보여주는 그림. 특히 입모양을 눈여겨 보면 현대인으로 진화할수록 입이 점점 더 들어가 있음을 관찰할 수 있다.
(아래왼쪽) 네안데르탈인 모형과, (아래 오른쪽)로마의 아그리파 상의 입부분을 비교해보면, 코와 턱끝을 연결한 가상의 선에서 입의 위치를 확인해볼 수 있다.

그런데 재미있는 것은 입의 모양이다. 입의 모양을 유심히 살펴보면 확실히 초기 유인원들은 영락없는 돌출입의 모양을 하고 있다. 이것은 발견된 유인원들의 두개골로부터 유추한 것이므로 실제로 그 당시의 입은 그와 같은 돌출입의 형태였을 것이다. 현대인에서도 입이 유달리 튀어나온 사람들을 유인원, 원숭이, 오스트랄로피테쿠스 운운하며 놀림감을 삼는 것도 이 때문이다.

생각해보면 당시의 환경에서는 입이 튀어나온 것, 즉 돌출입이 더 생존에 유리했을 것이다. 익히지 않은 질긴 음식이나 사냥한 짐승의 고기를 뜯어먹을 수 있는 강력한 턱과 치아의 구조가 생존에 필수적이었을 것이다. 그러나 불이 발견되고 오랜 시간이 흘러 차차 식생활도 달라지면서 부드럽고 먹기 편한 음식만 한입에 쏙 넣어서 오물오물 점잖게 씹어먹어도 되는 현대에서는 기능상의 이유로 돌출입이 필요하지는 않게 되었다고도 볼 수 있다.

그러나, 만약 진화의 과정을 그와 같이 거쳤다고 해도, 왜 현대에 와서 백인종, 황인종, 흑인종에서 입이 함몰되거나 돌출된 정도가 다르게 나타나는 것인지, 그것이 민족 간의 유전자적 차이인지, 유목생활이나 기후, 고도 등 생활습관이나 환경의 차이인지는 다 밝혀내기 어려운 문제이다. 그렇다는 사실을 현상학적으로 관찰하고 연구할 수 있을 따름이다.

예쁜 입에 대한 분석적인 측면으로 들어가보도록 하자.

서양 교과서에 따르면 측면에서 코끝과 턱 끝을 연결한 선을 그었을 때, 이 선에서 윗입술은 4mm, 아랫 입술은 2mm 정도가 떨어져 있어야 예쁜 입이라고 한다. 그러나 이 기준은 동양인 특히 한국인에서는 무리라는 것이 필자의 견해이다. 서양인의 경우는 코가 더 높다는 점도 고려해야 하며, 백인에서 예쁜 입을 가늠하는 통계는 확실히 백인 전체의 입의 평균, 즉 함죽한 쪽에 가깝다는 것을 이해하여야 한다(그림 1-2).

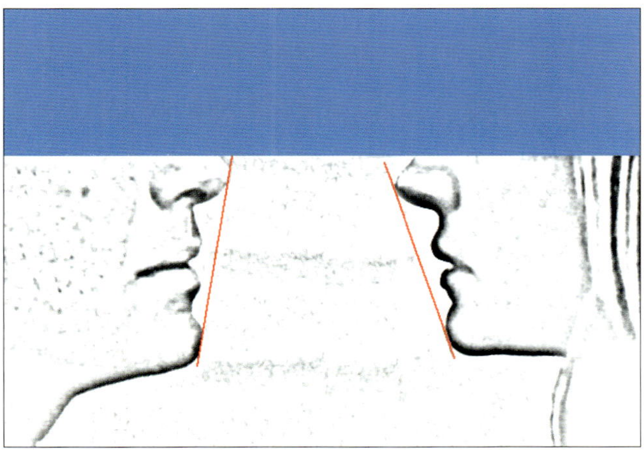

그림 1-2 서양 영화배우의 옆모습사진
남녀 공히, 코끝과 턱끝을 연결한 선에서부터 입술이 충분히 떨어져 보인다.

동양인에서는 일본학자에 의해, 윗 입술이 코끝보다 1cm~1.4cm 뒤쪽에 있어야 한다는 기준이 제시된 바가 있으나 이것 역시 입이 나왔다면 코끝만 올려주어도 되는 것처럼 잘못 이해될 우려가 있다.

필자의 견해에서는, 한국인에서 가장 예쁜 입으로 생각되는 입의 특징은 코끝과 턱끝을 자로 대어보았을 때, 입술이 '닿을락 말락' 한 정도라고 생각한다. (물론 턱끝의 위치와 길이가 적당했을 때 이야기이다) 즉, 입술이 그 선에 아주 살짝 닿거나 혹은 1mm 떨어진 정도이다(그림 1-3). 이 차이는 개인의 취향에 따라서 다르고, 남녀간에도 약간 다르다. 입술이 살짝 닿는 정도일때는 보다 어려보이고 귀여운 입매일 가능성이 크고, 입술이 살짝 닿지 않는 정도일 때는 보다 성숙한 매력이 느껴지며 귀족적인 입매일 가능성이 크다. 일반적으로 남녀간의 차이는, 자신의 입과 턱끝 모양을 어느 정도로 만들어 주길 원하는가 물었을 때, 여자의 경우 전자에 대한 선호도가 높으며, 남자의 경우 후자에 대한 선호도가 높다.

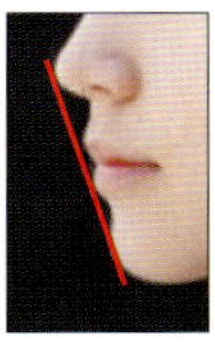

그림 1-3. 예쁜입의 일례(합성사진)
이런 완벽에 가까운 입을 가지고 태어난 것은 참으로 축복이라고 해도 과언이 아니다. 인기와 미모 절정의 여자연예인들의 측면 입모양은 서로 구분이 안될 정도로 서로 비슷하다. 왜냐하면 타고난 입 자체가 기준선에 거의 완벽하게 들어맞아 있기 때문이다. 대체로 코끝과 턱끝을 연결한 선에서 입술이 1 mm 내외로 떨어져있거나 살짝 닿으려는 정도이다. (사진은 특정연예인과는 무관하며, 예쁜입의 예시를 위해 재구성 되었음)

물론 이때, 턱끝의 위치가 중요하다. 턱이 무턱이거나 주걱턱일 때 코끝과 턱끝을 대보아서 입술의 위치를 논하는 것 자체가 무의미하다. 예쁜 입은 예쁜 턱끝과는 뗄래야 뗄 수 없는 관계이다. 여기서 턱끝의 위치는 대개 코가 시작되는 부위 (비근부; nasal root)에서 수직선을 내렸을 때 그 선에 일치하는 것이 가장 좋다.

얼굴에서는 절대적인 수치 뿐만 아니라 조화로운 비율이 중요하다. 서양 교과서에 실린 얼굴에서의 황금 비율은 그림 1-4와 같다. 예쁜 입에서는 인중의 길이와 턱끝의 길이의 비율도 중요하다. 〈인중+윗입술〉 까지의 길이와 〈아랫입술+턱끝〉의 길이의 비율은 1:2 로 알려져 있으나, 필자의 견해에서는 특히 여자의 경우 턱끝의 길이가 2 보다 다소 적은 것이 더 예쁜 얼굴이라는 통계적인 인식을 가지고 있다.

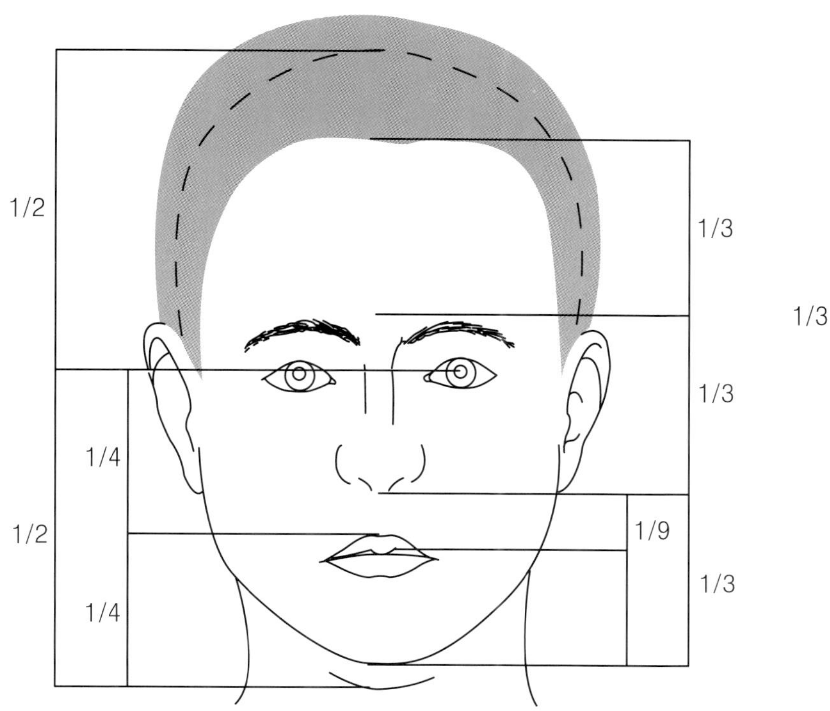

그림 1-4

이와 같은 수치는 사실상 만들어 낸 것이라기 보다는, 관찰과 측정을 통해 얻어낸 것이라고 보는 것이 더 맞다. 사람들이 예쁘다라고 인정하는 사람들의 데이터를 수집하고 종합해서 얻어낸 결론인 것이다. 때문에, 돌출입 수술의 수술례가 많은 병원일수록 그 통계 데이터와 기준선이 정확하고, 또 의료진의 미적인 감각도 탁월할 것은 당연하다.

한편, 이렇게 수치에 맞게 얼굴을 '뜯어 고치는' 것에 염증을 느끼는 사람들도 있을 수 있다.

그러나 외모는 경쟁력이며, 그 자체로 자신감이다.

한 심리학적 연구에서는 미남, 미녀가 유죄판결을 받는 확률이 낮고, 배심원이 미인, 미남인 증인의 말을 믿어줄 가능성이 더 높다는 결과가 있다. 굳이 이러한 지엽적인 예를 언급하지 않더라도, 이미 보기 좋고 편한 인상이 대인 관계나 업무에도 긍정적인 영향을 미칠 것이라는 인식은 비난의 대상이 될 수는 없다.

돌출입이 자신의 성공 브랜드인 사람도 극소수 있겠지만, 돌출입 때문에 주위의 놀림, 콤플렉스나, 대인관계 기피, 크고 밝게 웃지 못하는 위축감, 사진을 찍을 때의 불만 등으로 상상 이상의 스트레스를 받고 있는 사람이 훨씬 많을 것이다. 그러한 스트레스를 필자들은 누구보다도 잘 이해한다.

돌출입을 평생 손으로 가리고 살 수는 없다.

아름다움은 사람의 눈만을 기쁘게 하는 것이 아니라, 마음도 풍요롭게 하는 것이다.

돌출입, 가장 많이 하는 질문 best 10

1. 저도 수술대상이 되나요? 제 입도 튀어나온 건가요?
2. 입을 어떻게 넣나요? 수술방법이 뭔가요?
3. 아프지 않나요?
4. 위험하지 않나요? 후유증은 없나요?
5. 얼마예요?
6. 며칠만에 일상생활 할 수 있나요?
7. 얼마나 있으면 예뻐지나요?
8. 교정도 같이 하나요?
9. 치아가 약해지거나 잇몸이 시리거나 하지 않나요?
10. 많이 하는 수술인가요? 연예인도 했나요?

Ⅱ. 돌출입의 개요

Miracle

In Your

Life

II. 돌출입의 개요

※ Ⅱ장은 www.cheilps.co.kr에서도 보실 수 있습니다.

1. 돌출입 수술이란

한 마디로 표현한다면 돌출입 수술은 안면윤곽수술의 꽃 중의 꽃이라고 표현 할 수 있습니다.

돌출입 수술은, 의학 용어로는 전방 분절절골술(anterior segmental osteotomy)이라는 수술로서, 위, 아래 총 4개의 치아를 발치하고 이 공간으로 필요한 만큼의 절골을 통해, 튀어나온 앞니와 전방부 잇몸뼈을 통째로 후방 이동시켜 고정하는 수술입니다.

입이 돌출된 양의 정밀한 분석에 많은 지식과 경험이 요구되고, 수술 난이도가 높으며, 정확하고 안정적인 수술기법을 요구하기 때문에, 얼굴뼈를 다루는 안면윤곽수술 중에서도 돌출입 수술까지 제대로 시행하는 병원을 찾는 일이 어려운 반면, 제대로 된 돌출입 수술의 결과는 가히 꽃 중의 꽃에 비유할 만큼 드라마틱하고 만족스럽습니다.

만약 의사가 돌출입 수술을 할 줄 모른다면, 스스로 완벽한 안면윤곽수술분야의 전문가라고 말하기 어려울 것입니다.

왜냐하면 전체적인 얼굴의 윤곽을 교정하기 위해서는, 얼굴의 아래 1/3을 완벽하게 완성시켜야만 하기 때문입니다.

지금까지의 안면윤곽수술은 튀어나온 광대뼈를 줄이거나, 각진 사각 턱을 자른다거나, 턱 끝의 모양을 바로 잡는 정도의 수술이었으며, 완벽한 얼굴 전체의 조화를 이루도록 하는 데에는 많은 부족함이 있었는데, 이것은 바로 튀어나온 입 모양을 바로 잡을 수 없었기 때문이었습니다.

이제는 돌출입 수술로 별 다른 부작용의 걱정 없이, 미용적으로도 완벽한 안정적이고 효과적인 수술 결과를 단 시간 내에 얻을 수 있게 됨으로써, 안면윤곽수술의 분야는 하나의 조용한 혁신을 이룬 셈입니다.

튀어나와서 보기 싫은 입의 모양과, 코끝부터 턱 끝에 이르는 아래 얼굴 1/3의 윤곽선을 아름답게 만드는 것이 돌출입 수술이며, 이 때 돌출입에 동반되는 여러 가지 증상들도 동반 개선됩니다.

2. 한국에서 돌출입 수술이 잘 알려지지 않았던 이유

잇몸윤곽수술, 돌출입 수술이라고도 불리는 전방 부분 절골술(anterior segmental osteotomy)은, 이미 2차 세계대전 이후에 수술의 기본적인 뼈대가 갖추어진 수술이지만, 그 이후에 수술기구의 발달과 수술 기술의 급격한 발전에 힘입어 매우 안정적인 수술결과를 기대할 수 있게 되었으며, 미국이나 일본에서는 수십년 전부터 비교적 잘 알려지고 시행되어 왔던 수술입니다.

한국에서도 이미 20여 년 전부터 이러한 수술이 시술되어 왔으나, 그 당시에는 이 수술의 대상 범위가 미용적 목적보다는 재건의 목적으로 매우 제한되어 있었고, 또한 당시의 사회적인 인식이 그런 수술을 하면서까지 예뻐지려고 하지는 않았기 때문에 널리 알려지지 못하였다고 볼 수 있습니다.

또한 이 수술을 필요로 하는 환자의 수도 많았고, 수술을 원하는 환자의 수도 꽤 많았지만, 어디에서 시술을 받을 수 있는지를 몰라서, 혹은 수술 결과의 안정성 때문에 쉽게 선택하기 어려웠던 것도 사실입니다.

그러나 지금은 수술을 원하는 돌출입 환자의 숫자가 절대적으로 많은 한국에서 가장 많이 시행되고 있을 것으로 추정되며, 필자들은 이 수술을 전문화, 체계화하여 집중적으로 돌출입에 대한 수술과 진료를 시행하고 있습니다. 10년간 치과와 성형외과의 협진을 통해 지속적이고 전문적인 돌출입 수술로 안전하면서도 만족스러운 결과를 낼 수 있게 된 것입니다.

3. 돌출입 수술의 대상과 자가 테스트

입이 돌출되어서 입의 모양이 퉁명스럽고, 입을 다물고 있으면 입 주위와 턱 끝이 어색해보이는 것은 돌출입의 전형적인 증상들입니다. 돌출입으로 인해 웃을 때 잇몸이 과도하게 보이는 경우도 있으며, 입술의 두께도 두꺼워 보이는 경우가 많습니다.

우리들이 잘 아는 유명한 연예인 중에는 튀어나온 구강구조, 독특한 입 모양을 가지고도, 그 단점을 자신만의 독특한 개성으로, 혹은 자신을 나타내는 트레이드 마크로 삼아 이미지 마케팅에 성공한 사례도 많이 있습니다.

그러나 일반인이 특히 여성이, 웃을 때에 잇몸이 훤히 드러나 보인다거나, 입이 튀어나와 웬지 퉁명스럽고 화난 것 같은 인상으로 보인다거나, 촌스럽고 어눌하고 투박해보이는 인상을 갖고 있다면, 그 당사자에게는 매우 심각한 컴플렉스가 되어버리는 것입니다. 더구나, 요즘은 남자들에게도 외모가 경쟁력인 세상이 되었습니다.

자기 스스로 테스트 할 수 있는 방법은 다음과 같습니다.

1. 코 끝부터 턱 끝까지를 딱딱한 자 등으로 눌렀을 때, 입술이 자에 닿는다.

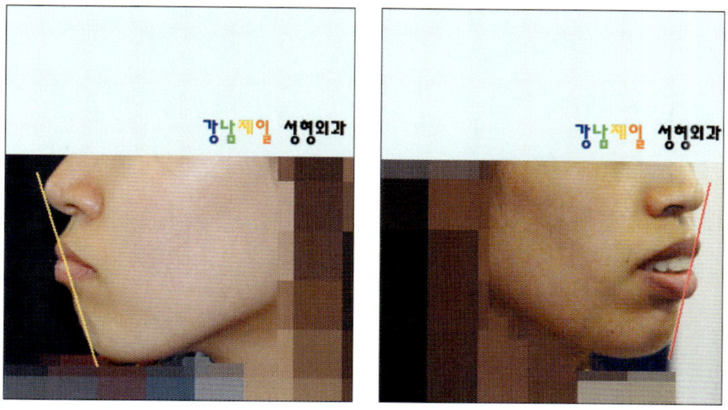

그림 2-1

2. 특히 옆모습에 자신이 없고, 사진을 찍으면 항상 입 부분이 어색하게 나온다.
3. 웃을 때 잇몸이 드러나 보여서 입을 가리고 웃는다.
4. 의식하지 않으면 입을 벌리고 있을 때가 많으며 입을 의식적으로 다물면 턱 끝에 자글자글한 주름이 잡힌다.
5. 주변 사람들로부터 퉁명스럽다, 화난 것 같다, 혹은 촌스럽게 보인다는 소리를 자주 듣는다.
6. 무턱이라는 느낌이 든다.
7. 잘 때 입을 벌리고 자게 되기 때문에, 아침에 일어나면 입안과 입술이 말라있다.
8. 코 수술을 받았는데도, 코가 별로 오똑한 느낌이 나지 않고, 전체적으로 얼굴이 별로 예뻐지지 않아서 코를 더 높이거나 다른 수술을 더 받고 싶다.
9. 소위 '귀족수술' (입안 절개를 통해 코 옆 부분이 주저앉은 것을 돋우어 주는 수술)이나 무턱수술(턱끝보형물 삽입수술)을 받았는데도 여전히 부자연스럽고, 입부분이 튀어나온 느낌이 해결되지 않았다.
10. 다른 윤곽수술을 받은 후에도 얼굴의 느낌이 지적이고 세련된 느낌과는 거리가 멀다.

이중 해당하는 것이 있다면 돌출입일 가능성이 높아집니다.

수술이 가능한 연령은 보통 만 17~18세 이후입니다만 개인차가 있습니다.

이미 다른 시술, 예를 들어서 앞쪽의 치아 6개를 갈아내거나 뽑고 소위 가짜 치아를 했다거나, 무턱교정술을 받았다거나, 혹은 이미 치아교정치료를 마친 상태일지라도, 현재의 상태가 만족스럽지 않다면 얼마든지 돌출입 수술이 가능합니다.

4. 돌출입 수술과 치아교정의 차이점

보통의 치아교정만으로 튀어나온 돌출입을 교정하려고 하는 경우, 위, 아래 총 4개의 발치 후에 짧게는 1년 반, 길게는 3년이라는 긴 기간 동안 교정기를 착용하여야 하며, 심지어는 이런 오랜 기간 동안의 고통을 견디어 내고도 흡족할만한 결과를 얻지 못하는 경우의 사례도 꽤 많이 있습니다.

그 근본적인 이유를 세 가지로 요약하면,

첫째, 한국인에서 돌출입의 형태는 많은 경우에서 잇몸뼈 자체가 앞으로 돌출된 형태입니다.

둘째, 교정만으로는 잇몸뼈 자체가 뒤쪽으로 이동되지 못한 채 치아 부분만 우그러뜨려져서 입이 실제로 들어가는 효과가 떨어집니다.

셋째, 돌출입을 가진 환자들은 특히 튼튼하고 두꺼운 잇몸뼈를 가진 경우가 많아 교정기로 치아를 당기더라도 돌출치아의 후방이동이 잘 안되고, 또한 뒤쪽의 치아도 앞으로 이동되어 발치공간을 메꾸어 버리기 때문에 튀어나온 입은 효과적으로 들어가지 못하는 것입니다.

요즘, 치조골 연화술이나 간편 교정술, 급속 교정술과 같은 방법도 제시되고 있습니다.

그러나, 잇몸뼈에 어떠한 '연화'의 과정을 거쳐서 교정기를 채움으로서 설령 교정 기간을 줄인다고 하더라도, 교정은 교정의 한계를 넘어설 수는 없습니다. 즉, 잇몸뼈자체가 돌출된 돌출입에서 어떤 교정을 한다해도 그 미용적인 결과로 완벽하게 입이 들어가기는 어렵습니다.

더 상세하게 설명을 하자면 다음과 같습니다.

일반 교정이든 간편 교정이든, 많은 수의 돌출입 환자에서 치아 교정만으로 치료했을 때 완벽한 결과를 가져오기 어려운 데에는 해부학적인 이유가 있습니다.

한국인에서 가장 많은 돌출입의 형태는 잇몸뼈의 최전방이자 상방 포인트(콧기둥과 인중이 만나는 곳) 인 A포인트가 이상적인 기준선보다 앞으로 돌출되어 있는 것입니다.

이 A포인트는 수술을 통하지 않고는 후방으로 실제이동이 될 수 없습니다. 즉, A 포인트의 뒤쪽에는 비강(콧구멍 안쪽의 공간)의 바닥이 되는 상악골과 서골이 단단하게 버티고 있기 때문에, 실제로 이 부분의 뼈를 수술로써 절제해 내야만 A포인트가 실제 후방이동 될 수 있는 것입니다(그림 2-2).

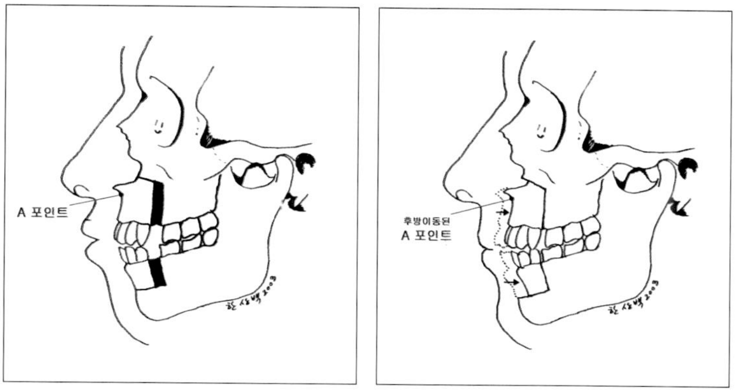

그림 2-2

이런 경우, 일반 교정이나 치조골 연화술(간편 혹은 급속 교정술)로 치아 부분만 안쪽(후방쪽)으로 힘을 받으면 어떻게 될까요?

이 경우, 치아의 각도가 옹니처럼 안쪽으로 우그러뜨려지면서 잇몸뼈 가장 하부의 모양도 미세하게 변할 수는 있겠지만, 근본적으로 잇몸뼈의 가장 튀어나온 부분인 A 포인트의 실제 후방이동이 없어서, 잇몸과 인중부위가 튀어나온 것이 해결이 되지 않기 때문에, 미용적인 결과가 떨어지는 것입니다.

또한, 일반 교정으로는 발치 공간을 메꾸기 위해 교정을 할 때 앞쪽 치아만 뒤로 우그러뜨려지는 것이 아니고, 어금니 쪽도 앞으로 이동되므로 입이 들어가는 효과는 더욱 떨어지기 쉽습니다. 또, 돌출입을 가진 성인의 경우, 단단하고 잘 발달된 잇몸뼈를 가진 경우가 대부분이어서 치아가 잘 움직여주지 않는데, 이 때 무리해서 교정기로 치아에 힘을 가하면 치아 뿌리가 손상되거나 잇몸자체가 상할 가능성도 있습니다.

또 한 가지, 돌출입인 경우 웃을 때 잇몸이 많이 보이는 경우가 많은데, 이 경우에는 돌출입 수술시에 상악(윗 잇몸)을 '후방' 이동시키는 동시에 필요하면 '상방' 으로도 이동시킴으로써 윗잇몸의 세로길이 자체를 줄여주는 수술이 가능합니다만, 교정만으로는 이러한 효과는 얻기가 힘듭니다.

요약하면, 잇몸뼈의 A포인트가 전방으로 돌출되어 있는 많은 한국인의 돌출입에서는, 돌출입 수술이 정답인 것입니다. 이 수술을 통해 잇몸뼈 자체를 후방 이동시킴으로써, 완벽한 입의 윤곽선을 초단기내에 만들어줄 수 있게 되는 것입니다. 물론, A포인트가 정상 범위인 경미한 돌출입도, 수술은 교정에 비해 몇 년간의 지루한 교정기간 없이 한번의 수술로 단 시간내에 결과가 나오는 장점도 있습니다. 이 경우에는 수술 시에 A포인트의 후방이동 없이, 치아 쪽만 안으로 돌려 넣는 3차원이동의 회전형 돌출입 수술을 하게 됩니다.

실제로 저희 병원에서는 이미 과거에 치아 4개의 발치 후 수년간의 교정치료를 끝마치시고 나서도 돌출입이 해결되지 않아 다시 추가 발치 또는 역방향 교정 후 돌출입 수술을 받으시는 분들의 숫자가 적지 않습니다.

그만큼 첫 선택이 중요한 것입니다.

돌출입 수술의 결과는 빠르고 효과적입니다.

즉, 수술 직후에 환자 본인이나 가족들이 입의 윤곽이 예뻐진 것을 확인할 수 있으며, 며칠간 약간의 붓기가 생겼다가, 2주 정도면 어느 정도 예쁜 라인이 자리를 잡기 시작하여 주위에서 몰라볼 정도의 드라마틱한 모습이 나오게 되는 장점이 있습니다.

5. 돌출입 수술과 수술 후 치아 교정과의 관계

저희 병원에서는 돌출입 수술 시에 "수술전 교정"이 필요한 예가 거의 없습니다. 거의 모든 경우에서 선교정이 불필요합니다. 이것은 교합을 무시해서가 아니고, 3차원 이동의 수술과정을 통해 필요한 교합을 얻을 수 있도록 조절할 수 있기 때문입니다.

수술 후 마무리교정은 수술 받으신 분들의 약 60% 정도에서 시행되고 있습니다.

돌출입 수술 후 얻고자하는 미용적인 결과는 수술만으로도 완결이 됩니다.

그런데, 돌출입 수술은 치아의 발치가 꼭 필요하고 이 발치 공간을 통한 절골 후 치아와 잇몸이 통째로 이동하므로, 치아 위치의 변동이 생기게 되는 것은 당연합니다.

소구치 한 개를 발치한 공간은 평균 8mm 정도 가 생기게 되며, 돌출입의 후방이동 양은 입이 나온 정도에 따라 개개인마다 다르게 됩니다. 그러므로 예를 들어 6mm 의 후방이동 수술을 하고 나면, 2mm 정도의 발치공간이 남게 되는 것입니다. (이 발치공간이 남는다는 것은 역설적으로, 계획대로 정확히, 후방 이동시켜야 할 그 만큼만 이동되어 고정되었다는 반증이 됩니다.)

이런 이치로 생긴 발치 공간을 메꾸고, 미세한 교합의 기능을 보완하기 위해서 수술 후 마무리 교정치료를 받게 되는 것입니다.

경우에 따라서는, 수술 후 치아교정 없이, 보철로만 해결이 될 수 있습니다.

수술 후 발치공간을 방치하고 수년간 계속 지내시는 분들도 실제로 계십니다만, 성형외과/치과적으로는 권하지 않습니다.

수술 후 치아교정은 수술 후 약 6주후부터 시작할 수 있으며, 경우에 따라 3개월에서 12개월까지 걸릴 수 있지만, 이미 입의 윤곽이 예뻐진 다음에 하는 마무리 교정이고, 순측 교정, 설측 교정, 투명 교정등을 선택할 수 있어서 큰 스트레스가 되지 않을 것입니다.

6. 수술의 준비과정

1) 상담과 (필요한 경우)엑스레이분석을 통하여 돌출입 수술의 대상이 되는지 판단합니다.
2) 수술이 결정되면 안면계측엑스레이(쎄팔로메트리 ; cephalometry), 잇몸본, 전신마취에 필요한 건강검진을 합니다. 돌출입 수술은 이 검사일로부터 일주일 후에 할 수 있습니다.
3) 안면계측엑스레이를 분석하여, 정확히 몇 mm의 양만큼 잇몸과 치아를 후방이동 시켜야 하는지 판단합니다. 후방이동은 단순한 평행이동이 아니고 3차원적인 것입니다(그림 2-3-1, 2-3-2).

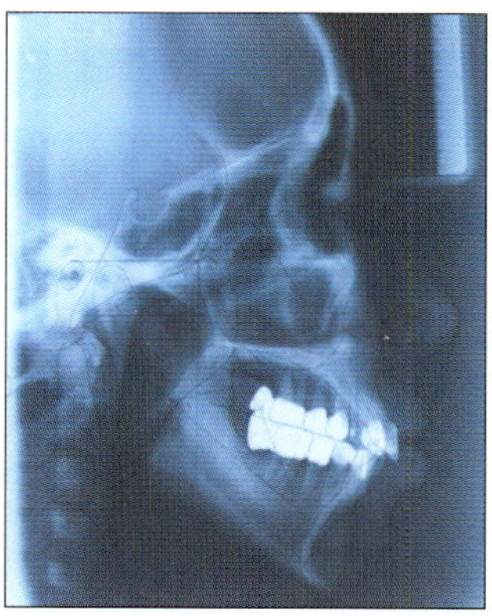

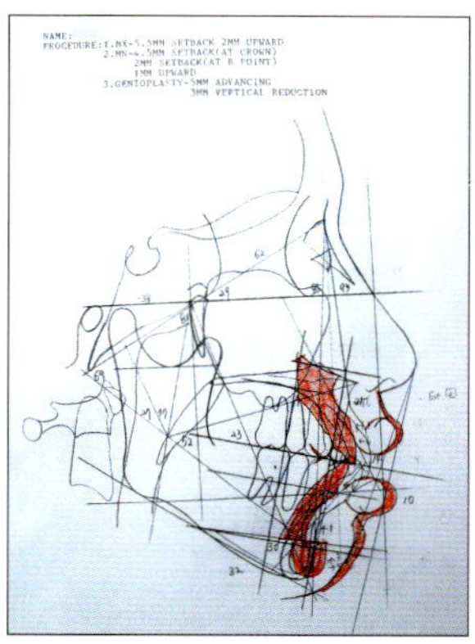

그림 2-3-1 안면계측 엑스레이 분석과 수술계획.

4) 동시에 잇몸과 치아를 상하이동해야 할 양도 분석합니다.(예. 웃을 때 잇몸노출증, 오픈바이트 등의 경우)
5) 턱끝 길이를 줄이거나 늘리고 턱끝 전후위치를 조절하는 턱끝절골수술이 동시에 필요한지 분석합니다.
6) 환자의 잇몸과 치아의 모양을 떠서 제작한 잇몸석고본으로 현재의 교합상태를 판단하고, 가상 모형수술을 통해 수술 후 교합을 예측하며 수술에 필요한 치아교합틀(웨이퍼)을 제작합니다(그림 2-4).

Area of study	Measurement	Norms	S.D	A	B	C
Cranial base	ACB	56.9mm	3	59	59	59
	NaBa/FH	28.4deg	2	30	30	30
Maxilla to Cranial base	NaA/FH	90.8deg	3	90	85	84
	Nperp to A	−1.7mm	2.3	0	-5	-7
	SNA	80.2deg	4.2	80	76	75
Mandible to Cranial base	NaPog/FH	87deg	2	80	81	80
	SNB	77.9deg	2.4	71	72	71
	Nperp/Pog	−6.5mm	4.5	-23	-20	-22
Maxilla-Mandibular Relations	ANB	2.3deg	1.8	9	4	4
	Convexity	2.2deg	2.2	11	5	4
Size & Form of the Maxilla & Mandible	FMA	30deg	4	42	41	41
	Facial axis	87deg	1.5	75	76	75
	LFH	49deg	4	57	59	59
Denture Relations	Mx1/APog	6.2mm	1.5	16	11	10
	Mx1/FH	116deg	4	114	110	113
	Md1/APog	3mm	1.5	10	7	7
	Md1 incl.	25deg	5	29	29	29
	Interincisal angle	124deg	7.7	105	118	125
Sofe tissue	Nasolabial angle	95deg		83	91	93
	UL to E-line	2mm	1	5	0	-1
	LL to E-line	3mm	1	9	1	1
	Upper lip thickness	12mm		10	12	12
	Lower lip thickness	13mm		14	11	12
	Mandibular sulcus	122deg		162	130	125
	TVL to ULA	5mm		6	3	25
	TVL to LLA	3mm		3	-3	-2
	TVL to Pog'	−4mm		-17	-12	-12

Name : L o o.
Age : 18Y 4 M

A:2003 . 11. 21 (pretreatment)

B:2004. 1 . 7 (post-surgery)

C:2004. 10. 2 (post-treatment)

그림 2-3-2. 안면계측분석표(예시)
(cephalometric measurement)

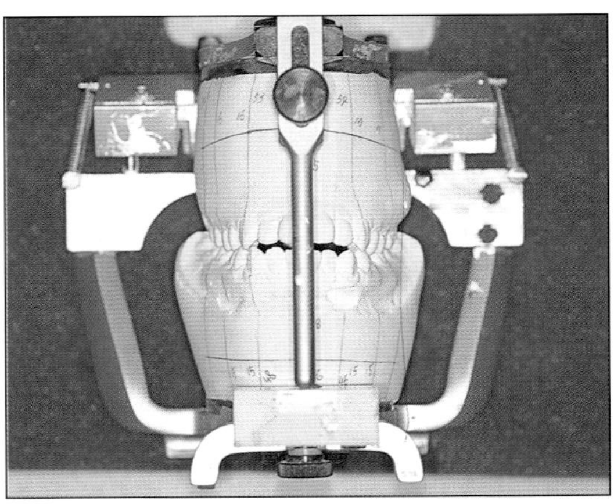

그림 2-4. 잇몸석고본 모형수술

7) 수술 당일, 전신 마취하에 발치 및 수술이 진행됩니다.

수술은 밀리미터 단위로 정확히 시행되며, 절골 후 돌출된 입을 3차원이동 시킨 후에 치아 교합틀을 기준으로 맞추어 고정합니다.

7. 돌출입 수술의 회복 과정과 관리

1) 입원 기간은 하루 정도면 충분합니다.

개인의 상황에 맞춰 입원을 연장하시는 경우도 있습니다.

2) 수술 다음날 퇴원 후에는 수술 후 5일째 한번, 술후 2주때 한번, 6주때 한번, 총 세 번 방문하시면 됩니다.

3) 개인차가 있기는 하지만 돌출입 수술은 다른 안면윤곽수술과는 달리 얼굴의 연부조직이 거의 붓지 않는 수술입니다.

- 수술 직 후에 이미 예뻐진 입의 윤곽선이 확인이 될 것입니다.
- 수술 직 후 보다 수술 후 2~3일간 얼굴이 조금 더 붓습니다.
- 이 기간 동안, 즉, 수술 후 48시간 동안 냉찜질이 도움이 됩니다.
- 수술 후 4~5 일이면 일상생활과 업무 복귀가 대부분 가능합니다.
- 수술 후 2주 이내에 다시 붓기가 많이 빠져서 예뻐진 윤곽선이 나옵니다.
- 멍이 잘 드는 체질인 경우 드물게 수술로 약간의 멍이 생길 수 있으며,
- 멍은 차츰 연해지다가 2~3 주 때 모두 사라집니다. 이 기간 동안 화장으로 충분히 커버가 가능합니다.

4) 수술 후의 붓기는 주로 혀 밑 부분, 입천장부분과 입술부분이 조금 붓는 정도이기 때문에 처음 2~3일간은 입 속이 답답하게 느껴질 수도 있지만, 대부분 일주일 이내에 입 속이 편안해집니다.

5) 수술 후 물, 미음, 죽 등으로 식사를 하기 시작하며, 수술 후 3~4일 정도면 어금니로 밥을 씹을 수 있습니다. 보통 1주 정도에 정상식사를 권하지만, 조심성이 많은 분들은 1~2주간 죽을 드시기도 합니다.

6) 입속의 상처는 녹아서 흡수되는 실밥을 사용하여 봉합하지만, 수술 받으신 분의 편안함을 위해 수술 후 열흘~2주 정도에 실밥을 제거해드립니다.

7) 입속은 항상 균이 존재하는 곳이므로, 수술 후에 수시로 병원에서 드린 소량의 구강 소독액

으로 입안을 씻어내어, 상처 부위를 멸균상태로 유지하도록 하셔야 합니다.

특히 식사 후에는 물을 많이 드시고, 식사가 끝난 즉시 구강 소독액으로 입안을 가글링합니다. 수술 후 2주간 절대로 금연하셔야 합니다.

8) 정상적인 칫솔질은 수술 후 10일 정도에 하실 수 있으며, 끝이 작은 칫솔이나 어린이용을 사용하여 치아 부분만 닦으시는 것이 좋습니다. 아직 약하게 붙어있는 수술시의 절개부위를 칫솔 끝으로 찌르지 않아야 하기 때문입니다.

9) 수술 후 6주 정도에 치아 사이의 가는 철사 네 개를 풀게 됩니다. 따로 마취 등이 필요하지 않으며, 별 통증 없이 치료실에서 1분 내에 끝나므로 걱정하지 않으셔도 됩니다.

10) 입술두께와 수술 후 입이 들어간 정도에 대하여.

첫째, 튀어나왔던 입이 수술로 단번에 들어가면서 입술의 두께가 얇아져서 안으로 말려들어가 보이게 되므로, 입술 두께가 수술 전보다 약 10~20% 줄어들어 보입니다.

둘째, 수술 후 입은 들어가게 되고, 그 주위 연부 조직 즉 볼과 턱 부분은 붓기가 남아있는 기간이 있습니다.

이 두 가지 요인 때문에, 수술 후 2~3일부터 1~2개월까지도 최종결과에 비해 입이 약간 더 많이 들어간 것처럼 합죽하게 보일 수 있습니다. 붓기가 빠지고 입술선이 다시 살아나면서 자연스럽게 예쁜 라인을 되찾게 되므로 안심하셔도 됩니다.

11) 입술과 치아의 감각 회복에 대하여.

아랫입술 부분은 수술 후 약간 감각이 둔해질 수 있으며, 1-3 주 안에 정상화되는 것이 대부분입니다.

돌출입 수술은 필연적으로 후방 이동되는 잇몸뼈와 치아가 주위조직으로부터 분리되기 때문에, 치아의 감각이 수술 후에 다소 둔하게 됩니다.

이 감각은 한 두달 내에 반 정도 회복되고, 6개월에서 1년 사이에 수술 전의 90% 이상 정상화됩니다. 치아의 감각이 둔한 시기에도 자각하지 못하는 경우가 대부분이며, 치아 기능에는 지장이 없습니다.

8. 돌출입 수술, 병원선택의 기준

돌출입 수술을 하는 병원은 많지 않습니다. 수술이 가능하다고 하는 병원에서도 각기 임상적인 경험, 쉽게 말해서 몇 명이나 수술해 보았느냐 하는 경험은 모두 다르며, 수술계획이나 수술 방법

또한 다릅니다.

1. 왜 모든 성형외과에서 돌출입 수술을 다루지 않을까요?

그것은 단적으로 말해 성형수술을 하는 의사 사이에서조차 다음의 어려운 문제가 있기 때문입니다.

즉,

1) 수술이 어렵고 위험하다고 판단하기 때문이다.

돌출입 수술은 3차원적인 절골이 필요한 수술이며, 계획한 양만큼만 mm 단위로 절골을 해야 하는 미세한 테크닉을 요하는 수술입니다. 또, 돌출입 수술은 자칫 잘못 수술해서 잇몸뼈의 혈액순환을 다치게 하면, 치아와 잇몸뼈 전체 또는 일부를 잃게 됩니다. 혈액순환이 차단되어 잇몸뼈가 죽는 상태를 무혈성 골괴사라고 합니다. 이러한 합병증이 유발된다면, 의사나 환자나 예뻐지려고 하다가 너무 많은 것을 잃게 되는 것입니다.

2) 설령 수술적인 기술이 있다 해도 어떤 환자에서 얼마나 입을 집어넣어야 하는지 데이터가 부족하기 때문이다.

로또 복권은 정말 수많은 숫자의 조합 중 하나를 모두 맞혀야 상금을 탑니다. 이에 비하면 돌출입 수술에서 잇몸뼈와 치아의 후방 이동량 판단은 식은 죽 먹기처럼 보입니다. 적게 넣으면 3mm이고, 많이 넣으면 9mm이니, 그 중에 한 숫자를 골라 맞히는 것은 누워서 떡먹기처럼 보입니다. 더구나, 어떤 성형외과나 치과에서 하더라도 눈대중으로 하는 것은 아닐테고, 엑스레이를 보고 나름대로 분석을 해서 이동량을 결정하는 것이니, 틀려 봤자 2mm 아닐까 하는 생각이 들기 쉽습니다.

하지만 문제는 여기에 있습니다.

놀랍게도 사람의 눈은, 입이 1mm 나온 것과 들어간 것을 다르게 받아들일만큼 정확합니다. 즉, 1mm 의 차이가 돌출입 수술에서는 아주 중요한 것입니다!

그런데도, 각 병원마다 '나름대로' 의 분석량의 차이는 2~3mm 그 이상 다르게 나올 수 있습니다.

3) 입을 넣는 양을 계산하기 위해, 책을 보고 분석을 한다고 해도, 그것은 서양인의 데이터일 것이다.

또 한가지, 성형외과학 교과서에 나오는 엑스레이 윤곽선 분석의 기초는 서양인들의 얼굴골격 구조를 바탕으로 한 것입니다. 하지만, 우리는 한국인을 수술해야 하며 그러므로 한국인의 골격구조에 맞는 분석 자료는 실제로 수많은 한국인의 돌출입을 수술해본 경험과 자료가 축적되어 자리매김하고 있어야 비로소 정확하다고 할 수 있는 것입니다.

이것이 바로 수많은 한국인 환자를 분석해서 수술해온 경험으로 가장 많은 데이터를 가지고 있는 병원과 그렇지 않은 병원들의 차이인 것입니다.

4) 치아의 기능적인 면까지 완결시켜주지 못하기 때문이다.

또한 입의 모양뿐 아니라 치아의 교합도 매우 중요하기 때문에, 이러한 기능적, 미용적인 면을 같이 연구하고 고려해서 1mm 단위로 정확한 수술계획을 세울 수 있는 성형외과/교정치과의 긴밀한 협의 진료과 팀웍이 필요한 것입니다.

강남제일은 병원 내에 성형외과와 교정치과가 유기적인 동시 협진을 시행하고 있는 병원입니다.

2. 자 그렇다면, 돌출입 수술은 어느 병원에서 해야 할까요?

돌출입 수술은 완벽한 계획과 미세하고 난이도가 높은 수술 테크닉을 요하는 수술인 만큼 다음의 사항을 반드시 확인하는 것이 중요할 것입니다.

1) 돌출입 전문 지식과 수술경험이 많고, 그만큼 병원 방문시 제시할 수 있는 훌륭한 결과의 돌출입 자료(사진)들이 풍부한가?

환자를 치료한 풍부한 임상 경험, 수술 증례와, 자료 축적이 있어야 합니다. 전술했듯이, 한국인의 골격구조에 맞는 분석 자료는 실제로 수많은 한국인의 돌출입을 수술해본 경험과 자료가 축적되어 자리매김하고 있어야 비로소 정확하다고 할 수 있습니다.

2) 성형외과 전문의와 교정전문 치과의사가 한 팀을 이루어 진료하는 시스템을 갖추고 있는가?

성형외과 전문의와 교정전문 치과의사가 팀웍을 이루어, 얼굴 모양과 치아 교합을 종합하여, 치료 계획에 대한 사전 분석을 치밀하게 세워야 합니다.

이러한 전문적인 협진 시스템이 구축되어 있는가가 중요하기 때문에, 병원 내에 성형외과/치과의 동시협진이 가능한 것이 가장 이상적이라고 할 수 있습니다. 서로 떨어져 있는 성형외과와 치과를 왔다 갔다 하면서 돌출입 수술 준비와 발치를 한다면, 환자로서는 정말 번거로운 일이 아닐 수 없으며, 실제 진료나 수술에서 유기적인 협진도 이루어지기 어려울 것입니다.

3) 의사의 미적 감각과 수술 솜씨를 믿을 수 있는가?

아무리 이상적인 분석이 나와 수술 계획을 세웠더라도, 예를 들어 수술하는 의사가 예정된 절골량보다 많게 혹은 적게 절골하거나 잘못 고정한다면 아무 소용이 없습니다. 그만큼 성형외과 전문의가 계획된 양 만큼의 정확한 절골은 물론, 수술 과정 하나하나에 배어있는 임상경험을 결집시켜 집도할 수 있는 수술테크닉, 즉 수술의 '솜씨'가 중요합니다.

결국, 이 솜씨는 수술 결과로 나타날 것입니다.

또한 이 수술 솜씨는 곧 합병증 없는 수술과도 직결되는 것입니다. 그 병원을 방문해 수술전후 사진을 보면서, 결과를 관찰해 보십시오. 깔끔한 수술로 좋은 결과를 집중적, 반복적으로 낼 수 있는 수준의 병원인지 평가해보십시오.

수술 시간도 한가지의 기준이 됩니다. 숙련도가 높은 수술 솜씨라면 한결 같이 빠른 시간안에 막힘없이 수술이 진행될 것입니다. 필자들의 돌출입수술 시간은 상악과 하악을 합쳐 한시간반을 넘지 않고 있습니다.

4) 합병증의 예방, 환자의 안전에 최선을 다하는가?

돌출입 수술에서 많은 사람들이 걱정하는 무혈성 괴사는 풍부한 경험과 그에 따른 고도의 숙련도가 뒷받침되는 수술 테크닉으로 극복할 수 있는 부분입니다.

즉, 한결 같이 안전하고 깔끔한 높은 수준의 수술을 굴곡 없이 꾸준히 시행해온 지속성을 가지고 있는 병원을 선택하여야 합니다. 즉, 높은 숙련도는 곧 수술에서의 안전, 합병증의 사전 예방과 직결됩니다. 또한 수술 전 단순한 혈액검사, 소변검사 뿐만 아니라, 심전도, 흉부엑스레이 등 만반의 건강 검진을 거쳐 마취에 적합한지 검사를 하는지도 체크해보아야 합니다. 많은 개인 병원에서는 흉부엑스레이, 특히 심전도를 생략하는 경우가 많습니다. 20대에서도 심장부정맥이나 심장질환의 가능성이 있는 것은 당연하며, 반드시 수술 전 체크를 해보는 것이 안전을 최우선으로 생각하는 병원의 자세입니다.

돌출입 수술에 있어서 수술을 집도하는 성형외과 전문의와, 물 흐르듯이 편안한 마취와 회복을 담당하는 마취과 전문의가 서로 장시간 호흡을 맞추어 왔는지도 중요합니다.

강남제일 성형외과/치과는 다음과 같은 장점을 보유한 돌출입/안면윤곽 전문 병원입니다.

(1) 수술 경험과 수술 결과

돌출입 및 안면윤곽수술의 경험과 숫자, 결과와 인지도에서 자부심을 가지고 있습니다. 병원에서 보여드리는 돌출입 수술의 드라마틱한 결과, 효과를 확인하시면 확신을 가지게 되실 것입니다.

(2) 성형외과/교정치과의 협진

단일병원 내에서 유기적인 협진을 시행하고 있습니다.

환자가 다른 지역의 치과를 찾아다니는 불편이 없음은 물론, 진단, 수술, 치료, 마무리교정 모든 단계에서 진정한 협진이 가능한 원스탑 돌출입 진료시스템입니다.

(3) 숙련도 높은 수술 테크닉

숙련도가 높은 수술 솜씨라면 한결 같이 빠른 시간안에 막힘없이 수술이 진행될 것입니다.

강남제일의 돌출입 수술은 한시간 반정도 소요되며 턱끝 수술까지 두시간을 넘지 않습니다. 웬만한 병원의 코수술 정도 시간이 걸리는 셈입니다.

(4) 합병증과 마취

자체 건강검진센터를 통해, 전신마취를 위한 건강 검진시에 원스탑으로 심전도를 포함한 모든 검사를 체크 받으실 수 있도록 준비되어 있습니다.

필자들이 이루어낸 돌출입 수술의 수많은 수술경험과 높은 숙련도는 곧 수술에서의 안전, 합병증의 사전예방과 직결됩니다.

(5) 전 분야에 걸친 종합 성형

오직 돌출입 수술만 원하는 환자들의 숫자보다, 돌출입 수술과 광대, 사각턱, 혹은 돌출입수술과 쌍꺼풀, 돌출입 수술과 유방확대를 동시에 받고자 하는 분들의 숫자가 느는 추세입니다.

강남제일의 두명의 성형외과 전문의 시스템은 돌출입 수술뿐만 아니라 다른 모든 부위, 모든 분야의 수술에서 최적화된 진료와 좋은 결과를 제공하고 있습니다.

3. 대학병원 vs 개인병원? 성형외과 vs 구강외과?

과거에는 턱뼈, 즉 상악과 하악에 대한 수술은 매우 '큰 수술' 로 여겨져서 불과 10년 전까지만 해도 수술 후의 출혈과 기도 확보등의 문제로 중환자실에 입원해야 할 만큼의 부담스런 수술로 여겨졌습니다.

그 중 돌출입 수술은 상악과 하악의 전방분절, 즉 앞쪽 일부를 절골하는 수술로서, 수술테크닉을 안정적으로 발전시켜 잇몸뼈 괴사나 출혈과 기도확보의 걱정 없이 집중적으로 수술을 해오게 되었으며, 그 수술의 경험과 숫자, 결과와 인지도에서 강남제일성형외과/교정치과가 돌출입 수술의 분야에서 이룩한 기여에는 자부심을 가지고 있습니다.

성형외과 전문의는 '단순한' 수술을 하는 것으로 잘못 생각하는 일반인 또는 다른 과 의사나, 치과/구강외과 의사들이 있습니다만 실상은 그렇지 않습니다.

예를 들어 성형외과 전문의인 필자들의 경험만 해도, 서울대 병원 재직시절부터, 얼굴뼈에서 상악, 하악은 물론이고, 광대뼈, 사각턱, 무턱, 턱 끝 성형, 주걱턱, 비대칭얼굴뼈는 기본이며, 심지어는 중안면부의 기형을 가진 선천기형 두개골[크루존씨 병]의 절골수술, 머리뼈의 기형을 가진 두개골 조기 유합증이나 첨두, 또한 양안 격리증을 가진 얼굴뼈 선천기형 환자의 두개골수술에서, 혈관이 툭툭 뛰는 뇌나 뇌의 일부인 안구전체를 수술시야에서 보면서 절골하고 분리하고 이동하고 고정하는 등의 상상하기 어려운 수술의 과정을 거쳤습니다.

얼굴에서도 뼈수술뿐 아니라, 귀의 기형(소이증), 반안면 왜소증, 침샘의 암 제거와 동시 목림프절제거술, 혀의 암제거 및 혀 재건수술 등에 대한 수술을 다루었고, 뿐만 아니라, 모발이식, 유방의 재건과 미용수술, 유두재건 및 함몰유두, 얼굴의 재건을 위한 갈비뼈와 갈비연골 채취술, 복부성형, 배꼽 성형 및 재건, 손가락과 손의 기형에 대한 수술, 다리/엉덩이 근육을 이용한 욕창과 회음부 재건수술, 발가락과 발의 기형에 대한 수술 등 그야말로 일일이 열거할 수 없을 정도로 '머리끝부터 발끝까지' 의 모든 부분을 총괄적으로 재건하고 성형하는 기법에 대하여 집중적으로 훈련받은 것이 성형외과 전문의입니다.

뿐만 아니라 성형외과 전문의는 전문의이기 이전에 일반의사로서의 자격을 갖춘 의사이며, 마취과, 내과, 신경외과, 흉부외과에서 방사선과에 이르기까지, 환자의 위급상황이나 전신적인 상태에 대한 정확한 지식과 대처 방법을 마스터한 상태입니다.

재미있는 예로, 성형외과 전문의는 어느 날 갑자기 성형외과를 그만두고, 예를 들어 내과의사로서 병들고 아픈 환자를 진료할 수 있는 능력, 즉 '의사면허' 를 가진 의사입니다.

돌출입 수술과 마취를 경험하는 환자들에게 이러한 능력은 든든한 신뢰를 위한 필수적인 바탕이 됩니다.

또한 현재 필자들이 동시진료와 협진을 통해 축적된 데이터와 집중 수술에 의한 반복적인 좋은 결과는, 미용적, 기능적인 면에서 한치의 오차도 허용하지 않도록 유기적인 협진 시스템을 갖추고 있는 결과입니다.

더구나, 요즈음은 한번의 전신마취 때를 이용해서, 오직 돌출입 수술만 원하는 환자들의 숫자보다, 돌출입 수술과 광대, 사각턱, 혹은 돌출입 수술과 쌍꺼풀, 돌출입 수술과 유방확대 등의 수술을 동시에 받고자 하는 분들의 숫자가 느는 추세입니다.

저희 두명의 성형외과 전문의 시스템은 돌출입 수술 뿐만 아니라 다른 모든 부위, 모든 분야의 수술에서 최적화된 진료와 효과적인 결과를 제공하고 있습니다.

그러므로, 환자의 머리끝부터 발끝까지의 전신 상태와 위급 상황에 대한 폭넓은 이해와 대처능력을 갖추고, 돌출입에 대한 정확한 분석 능력과 지식, 타고난 미적 감각과 수술 솜씨, 그리고 그 수술에 있어서 가장 많은 수술 경험과 데이터, 훌륭한 결과를 갖추었으며, 치아의 기능과 치아 교정까지 고려한 확고한 협진시스템, 그리고 다른 부위의 성형수술까지도 동시에 수술 가능한 팀진료 시스템을 제대로 갖추고 있는 병원에서 수술받으시는 것이 가장 중요한 포인트입니다.

한편, 환자의 판단이 갈수록 냉철해지는 현대사회에서, 환자의 안전을 도외시하는 구강외과의사나 환자의 치아교합을 무시하는 성형외과의사는 어차피 경쟁에서 살아남지 못할 것입니다.

따라서 어느 과에서 수술받는 것이 옳으냐의 문제는 구태의연한 질문입니다. 가장 많은 임상경험을 통해, 높은 수준의 돌출입 수술을 굴곡 없이 꾸준하게 시행할 수 있는 지속성과 반복성, 풍부하고 숙련된 경험과 축적된 데이터, 세련되고 깔끔한 수술 솜씨와 결과를 갖춘 병원을 선택하는 것은 결국 환자의 몫입니다.

대학병원이냐 개인성형외과냐, 성형외과냐 구강외과냐?

정답을 드릴 수는 없습니다. 여러분이 답을 얻으실 수 있을 것입니다.

Ⅲ. 돌출입 수술 – 교정 : 성형외과적 관점

Miracle

In Your

Life

Ⅲ. 돌출입 수술 - 교정 : 성형외과적 관점

서론

1920년대에서 전방분절절골술에 대한 기술이 있었으나, 그 기초는 2차 세계대전을 거치면서 확립된 것으로 볼 수 있다. 전방분절절골술이 처음 보고된 것은 1954년 Wilhelm 에 의해서이며, 위험성을 고려해서 2단계의 수술법을 사용하였다. 그러나, 1962년 독일의 Wunderer는 1단계의 수술로 전방분절절골술이 가능함을 입증하였다. 이후 역시 독일의사인 Kole 등의 수술법을 거치며 발전하였고, 1960년대 후반에 미국에 소개되었다. 이후 이 수술법은 여러 가지 변화를 거듭해왔다.

수술법의 발전이라는 것은 결국 수술자의 수술이 용이하면서도 환자의 수술부위가 가장 안전하고 효과적으로 미적, 기능적결과를 낼 수 있는 방법을 뜻할 것이다.

이 수술이 안전성만 보장받는다면 한국인에서는 대단히 효과적인 수술이 된다. 왜냐하면 한국인에서 돌출된 입, 즉 양악전돌증인 경우, A포인트 자체가 돌출된 돌출입의 예가 흔하기 때문이다.

저자들은 지난 10년간의 집중적인 돌출입 수술, 즉 전방분절절골술(Anterior segmental osteotomy;이하 ASO) 경험에 비추어 성공적인 수술이 되기 위해서 고려해야 할 사항에 대하여 기술해보고자 한다.

1. 진찰과 수술 대상의 선정

수술 대상을 선정하는데 있어 안면계측엑스레이의 분석(cephalometric analysis)에 전적으로 의존하는 것은 위험하다. 성형외과의사가 환자를 초진하고 대상을 선별(screening)하며, 교정치과의사와 어떤 점에 대해서 긴밀히 협의해야 하는 가에 초점을 맞추도록 하겠다.

2. 미적 기준과 수술 계획

역시 안면계측엑스레이의 분석(cephalometric analysis)결과에만 전적으로 의존하는 것은 바람직하지 않고, 성형외과의사로서 얼굴의 다른 구조물과의 조화를 고려하는 미적인 판단기준을 가지고, 환자의 상태와 수술경험을 토대로한 지속적인 성형외과-교정치과 간의 피드백(feedback)을 통해 환자가 원하는 것과 이상적인 기준선 사이에서 가장 적절한 결과를 얻도록 하여야 한다.

3. ASO수술에서 상대적으로 그 중요성이 덜 조명된 턱끝절골수술(genioplasty)에 대하여 설명

하고,

4. 저자들이 현재 사용하는 2분리 횡절개 수술방법에 대하여 기술하고자 한다.
5. 수술결과
6. 가능성 있는 합병증
7. 증례에서는, ASO 의 결과 및 ASO 와 동시에 다른 윤곽수술을 시행함으로써 안모를 개선시킨 증례들에 대해서 고찰해보도록 한다.

1. 진찰 및 수술 대상의 선정

ASO 의 대상이 되는 환자들은 대개 스스로 입이 나왔다는 자각(insight)을 이미 가지고 병원에 온다. 이들이 주로 참고하게 되는 자가진단법은 다음과 같다.

1. 코끝부터 턱 끝까지를 딱딱한 자 등으로 눌렀을 때, 입술이 자에 닿는다.
2. 특히 옆모습에 자신이 없고, 사진을 찍으면 항상 입 부분이 어색하게 나온다.
3. 웃을 때 잇몸이 드러나 보여서 입을 가리고 웃는다.
4. 의식하지 않으면 입을 벌리고 있을 때가 많으며 입을 의식적으로 다물면 턱 끝에 자글자글한 주름이 잡힌다.
5. 주변 사람들로부터 퉁명스럽다, 화난 것 같다, 혹은 촌스럽게 보인다는 소리를 자주 듣는다.
6. 무턱이라는 느낌이 든다.
7. 잘 때 입을 벌리고 자게 되기 때문에, 아침에 일어나면 입안과 입술이 말라있다.
8. 코 수술을 받았는데도, 코가 별로 오뚝한 느낌이 나지 않고, 전체적으로 얼굴이 별로 예쁘지 않아서 코를 더 높이거나 다른 수술을 더 받고 싶다.
9. 소위 '귀족수술' (입안 절개를 통해 코 옆 부분이 주저앉은 것을 돋우어 주는 수술)이나 무턱수술(턱끝보형물 삽입수술)을 받았는데도 여전히 부자연스럽고, 입부분이 튀어나온 느낌이 해결되지 않았다.
10. 다른 윤곽수술을 받은 후에도 얼굴의 느낌이 지적이고 세련된 느낌과는 거리가 멀다.

이것은 전문의가 진단자체에 참고하기는 부족하거나 다소 오류가 있을 수 있는 내용을 포함하고 있지만 최소한 환자의 자각증상을 이해하고 돌출입의 여러 가지 증상들을 폭넓게 체크해보는 데에 의미가 있다.

이러한 증상 중에 수술이 필요한 정도의 돌출입임을 가장 잘 증명하는 것은 무엇보다도 입을 다물 때 입주위의 긴장(lip strain)이다. 즉, 입을 편하게 다물기 어렵고, 입을 억지로 다물면 입술주위와 턱끝 근육의 긴장이 생기는 것은, 연부조직에 비해 양악의 전방부가 앞으로 많이 돌출되었다는 직접적인 반증이 된다.

본격적인 안면계측엑스레이 분석으로 들어가기 전의 시진(時辰) 단계에서 양악전돌증을 확진할 수 있는 경우가 많이 있는데, 측면의 일반사진을 찍어서 바로 연부 조직을 대강으로(grossly) 분석해보는 것이 도움이 된다. 가상의 연부조직비근부(soft tissue nasion)에서 수직선(perpendicular line)을 긋고, 이 선에서 입술(vermilion)과 턱끝(soft tissue pogonion)의 위치를 관찰한다. 동시에 인중 및 윗입술(upper lip) 과 아랫입술 및 턱끝(chin)의 길이의 비율을 비교해본다.

심한 양악전돌증일수록 입을 다물 때(구순 폐쇄시)의 입주위 근육, 턱끝 근육의 긴장과 입주위 긴장(lip strain)이 잘 나타나고, 구순을 이완하면 입술이 열리게 된다. (lip incompetence)

초진시 전방분절절골술(돌출입 수술)의 대상(surgical candidate)임을 시사하는 소견

1) A point (Sn ; subnasale) 자체의 돌출
2) 입술과 턱끝의 긴장과 입이 다물어지지 않음(lip, chin muscle strain, lip incompetence)
3) 웃을 때 잇몸이 보임(gummy smile)
4) 두꺼운 입술(thick vermilion)
5) 코 옆부위(perinasal area) 의 함몰
6) 교정 치료의 거부(빠른 개선 원함)

수술 대상으로 상대적인 금기(relative contraindication)

1) 작은 입과 얇은 입술
2) 많은 볼살, 넙적한 얼굴(diversion of mandible)
3) 고령이면서 연부 조직의 탄력이 떨어진 경우 (Old age with redundant soft tissue, Low skin tone)
4) 비현실적인 기대, 수술 후 모습에 적응할지의 문제
5) 이미 발치 후 교정 상태

6) 교정만으로도 가능한 경미한 상태
7) 양악 돌출이면서 턱끝의 위치가 심하게 전방돌출인 경우(Bimaxillary prognathism에서 Pg(pogonion)의 severe protrusion)

2. 미적 기준과 수술 계획

미적 기준

어떤 입이 예쁜 입인가?

Gonzalez-Ulloa and Stevens는 연부조직비근부(N s)에서 프랑크푸르트 수평선(FH) 에 수직으로 내린 선에 연부조직 턱전방점(PoS)가 일치한다고 하였다. Burston은 A포인트(Sn)와 연부조직 턱전방점(PoS)을 연결한 선에서 상구순은 3.5mm, 하구순은 2.2mm 정도가 돌출되어 있는 것이 이상적이라고 하였다. Holdaway는 상순(upper lip)에서 턱끝(chin)에 맞닿아 그은 선과 NB가 이루는 각을 H angle 이라 명명하고, ANB가 1-3 도일 때 H가 7-9도라고 제시하였다. Ricketts는 코끝과 턱끝에 일직선을 그었을때, 윗입술은 4mm 아랫입술은 2mm 정도의 거리가 되어야 이상적이라고 하였다.

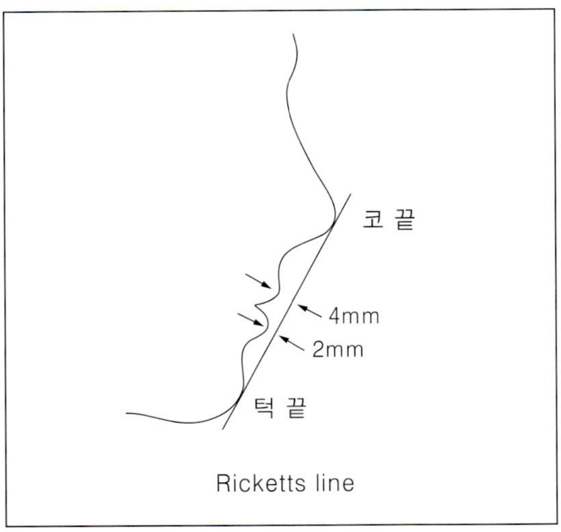

그림 3-1 이상적인 입의 기준선(서양)
Ricketts line 이라고 불리는 서양적인 기준에서의 이상적인 입. 한국인에 그대로 적용하기는 곤란하다.

한편 1957년 일본인 의사 Uchida는 코끝과 윗입술 최전방 점의 전후거리가 1cm 이상이 되어야 이상적이라고 하였다.

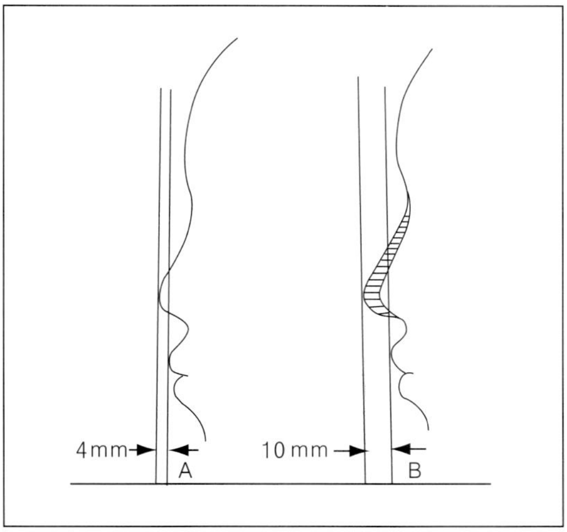

그림 3-2 이상적인 입의 기준선(일본)
일본의 Uchida가 제시한 이상적인 입의 기준. 코과 입술 끝의 상대적인 개념이어서 입의 절대적인 기준으로서는 부족하다.

그러나 이러한 계측만으로 이상적인 입의 윤곽선을 규정짓는데에는 한계가 있다.

대부분 코, 입술, 턱끝의 상대적인 위치만 염두에 둔 것이며, 또한 대부분 서양인을 기준으로 한 것으로, 한국인에게 그대로 적용할 경우 합죽한 입을 만들어내게 된다.

일본의 Ohmori 는 만약 돌출된 입술에 맞추어 코를 높인다든지, 턱 끝에 보형물을 삽입함으로써 입부위의 옆 윤곽선(profile line)을 Uchida 나 Ricketts의 라인에 맞추어준다고 하여도, 여성적(feminine)이거나 섬세하게 자연스럽지(delicate) 못하고, 과장되어 확대된(enlarged)또는 앞으로 돌출시킨(augmented) 느낌을 주는 소위 '성형미인' 의 범주에 들어가기 쉽다고 지적하였다.

즉, 코끝, 입술끝, 턱끝의 상대적인 위치뿐만이 아니라, 잇몸뼈자체가 위치하는 절대적인 위치가 중요하다는 지적이며, 이는 ASO의 필요성을 강조하는 대목이다.

실제로 과도하게 융비술과, 소위 귀족수술(코 옆부분을 돋우어주는 수술: paranasal augmentatin), 턱끝보형물 삽입수술(chin implant)를 시술받음으로써, 돌출된 입술선에 코끝과 턱끝을 전진시킴으로써 옆 윤곽선(profile line)을 맞추어놓은 환자는 인위적으로 보이고 여전히 입이 튀어나와 보인다는 불만을 토로하기 쉬우며, 원래의 profile line 이 초진시에 가려져(masking)있기 때문에 수술 대상이 아닌 것으로 잘못 판단할 가능성이 높으나, 실제로는 많은 경우에서는 보형물(implant)의 제거와 동시에 ASO 수술의 대상이 된다.

수술 계획상의 적용

ASO 수술전에는 술전엑스레이(cephalometry)분석과 잇몸석고본 모형수술을 통한 정확한 수술 계획의 수립이 필수적이다.

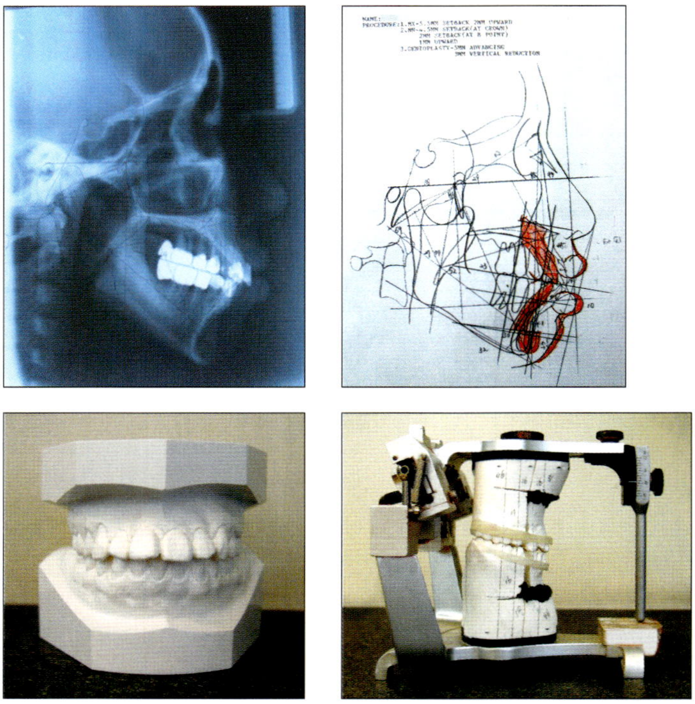

그림 3-3. 엑스레이 분석과 잇몸석고본 모형수술(mock surgery).

그런데 술전 엑스레이 분석에서는 단지 수학적인 작도에 의한 결과만을 맹신해서는 안되며, 분석시에 반드시 참고해야 할 요소들은 다음과 같다.

1) 본인의 자각 - 입이 얼마나 나왔다고 생각하는가

2) 본인의 요구 - 입이 쏙 들어가길 원하는가

3) 입술의 두께와 입의 크기

4) 연부조직의 톤과 나이, 볼살의 정도와 얼굴형(넙적한가 갸름한가 등등)

5) 턱끝의 위치, 길이과 턱끝 동시수술의 필요성

가령 연부조직의 탄력성이 현저히 떨어져있고 40대 이후의 고령인 경우에는 특히 입을 넣는 양을 보수적으로 조절하고, 수술 후 얼굴주름리프팅수술(face lift)의 가능성까지 설명하여야 한다.

이 중 턱끝 동시수술을 계획하는 문제는 대단히 중요한 포인트로서 따로 설명하고자 한다.

3. 턱끝수술(Genioplasty)의 중요성

양악전돌증을 전방분절절골술(ASO)로 수술하는데 있어서, 턱끝수술은 매우 중요하다. 가령 무조건 현재의 턱끝위치를 유지하면서 코과 턱끝을 Ricketts line 에 맞추어 ASO를 시행한다면 수술결과는 실패를 거듭할 것이다.

입이 돌출되었는가와 턱끝의 위치, 길이에 따라 다음과 같이 수술계획을 잡을 수 있다.

1. 양악(치조)전돌 (+ 가성 무턱[pseudo microgenia]) ➡ ASO만 시행(턱끝 길이 조절 가능)
2. 양악(치조)전돌 + 진성무턱[true microgenia] ➡ ASO + 턱끝전진(advancement genioplasty)±턱끝길이 축소술
3. 양악(치조)전돌+ 대하악증(macrogenia) ➡ ASO + 턱끝후퇴(recession genioplasty)±턱끝길이 축소술
4. 양악전돌증처럼 보이지만 소하악증(microgenia) ➡ 턱끝절골술만 시행(턱끝절골술, 턱끝길이증대수술)

이 분류는 경우의 수를 나열하여 알기쉽게 도해한 것이지만, 실제적으로 턱끝수술을 할 것인가를 결정하는 것은 진찰, 검사, 분석, 계획, 그리고 실제 집도에 이르기까지 모든 과정에서 수치를 통한 분석과 더불어 경험을 통한 미적기준과 판단력을 적용해야 한다. 또한 갈수록 환자들의 요구는 구체적이고 세분화되는 추세이기 때문에, 턱끝모양에 대한 환자의 선호도까지도 어느정도 반영되어야 한다.

턱끝수술을 결정하는 과정은 다음과 같다.

1차적으로는 초진시에 사진의 측면모습을 gross 하게 분석하여 턱끝수술의 필요성 여부를 예측해 놓는다.

2차적으로는 안면계측엑스레이 분석시에 턱끝수술이 필요할 것인가 여부를 판단한다.

최종적으로는 수술중에(intraoperatively) 판단하는 것이 중요하다. 즉, 계획된 양만큼 골분절을 이동시킨다고 하였을 때, 실제로 환자 개개인에서 연부조직의 이동량은 여러 가지 요인에 의해 미세하게 달라질 것이다. 그러므로, 상악과 하악의 ASO를 일단 마무리한 다음에 턱끝의 위치와 세로길이를 수술자의 눈으로 정확히 관찰하는 것이 대단히 중요하다.

즉, 1차, 2차적인 판단을 염두에 두어야 하지만, 최종판단은 역시 수술중(intraoperative)의 수

술자의 눈에 가중치를 두어야 할 것이다. 경험이 적은 집도의일수록 자신의 눈보다는 수술전 계획표(STO : surgcial treatment objectives) 에 적힌 숫자에 의존하는 수술을 하게 되는 경향이 있다. 수술 중에 턱끝수술을 결정한 경우에는 챠트에 턱끝수술 여부와 이동량을 다시 기록해서, 1차 초진시의 진찰소견과 비교해보고 feedback을 해 두어야 한다. 이와 같은 훈련으로 1차 초진시의 정확도를 더욱 높힐 수 있을 것이다.

턱끝수술은 절골수술(osteotomy)을 통해 후퇴시키거나(set back) 전진시키게(advancement) 되며, 동시에 세로길이를 조절하게 되는 경우도 흔하다. 세로길이의 조절은, 사선으로 절골하는 방법(beveled osteotomy)로는 1-2 mm 정도의 높이차이를 만들어낼 수 있고, 이단절골술(two step horizontal osteotomy)로 가운데 뼈조각(bone strip)을 제거하는 경우 2~8 mm 정도의 세로길이 축소가 가능하다.

실제로 턱끝수술은 대개 환자 2-3명 중 1명에서는 시행되고 있으며, 특히 여자의 경우 세로길이에 있어서, '인중+윗입술' 에 대한 '아랫입술+턱끝' 의 길이를 1:2 보다 다소 짧게 만들어주는 것이 만족도가 높다.

한편, 돌출입을 단순히 무턱으로 진단받고 턱 끝에 실리콘이나 고어텍스등의 보형물을 삽입한 상태에서, 입이 여전히 나와보인다는 불만족을 가지고 내원하는 환자들이 적지 않다. 이러한 환자들의 돌출입수술 시에는 턱끝 보형물의 제거가 필수적이며 동시에 턱끝절골술을 시행하는 경우도 많다(그림 3-4).

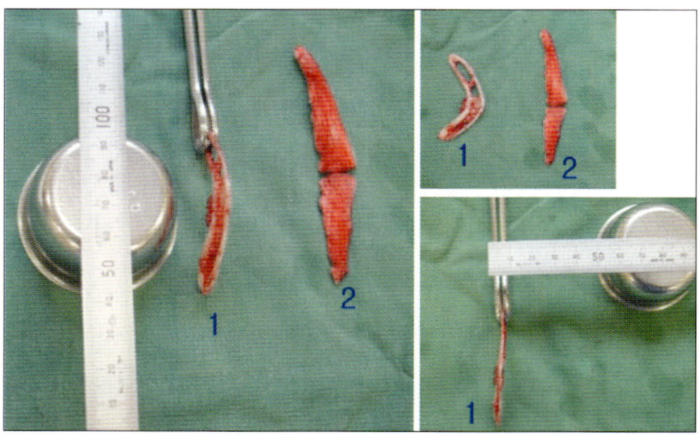

그림 3-4. 턱끝절골술(genioplasty) 후 절골편. 제거된 보형물.
돌출입을 커버하기 위해 미리 턱끝 보형물 삽입을 시행받고 내원하는 환자들에서는 보형물의 동시제거가 필요하다.

1. 길이를 줄이는 턱끝절골술(height reduction genioplasty)를 위해 제거된 1 mm 두께의 골절편. 환자의 완전한 만족은 이러한 1 mm 의 차이에서 비롯된다.
2. 환자의 턱 끝에 삽입되어 있던 8 cm 길이의 고어텍스 보형물. 이와 같이 거대한 크기의 고어텍스는 특히 양쪽 턱끝신경부위와 유착이 심하므로, 박리와 제거에서 극도로 세심한 주의가 요구된다.

빠르고 안전한 돌출입수술의 비밀

강남제일 성형외과의 돌출입 수술(상악 및 하악) 평균시간*은 현재 한시간 30분대로 집계되어, 턱끝 수술이 병행되는 경우에도 1시간 40~50분을 넘지 않게 되었습니다.
빠르고 안전한 수술의 비결은 무엇일까요? 저희 진료팀이 분석해본 결과, 수술시간이 줄어들게 된 이유는 다음과 같습니다.

1. 반복적이고 꾸준한 수술에 의한 숙련도 증가
2. 절골의 정확성 : 즉 부가적인 절골량 조절의 불필요함
3. 수술과정 상의 판단(decision making)의 신속,정확성 : 개개인의 특성, 해부학적 차이에 부딪혔을때 의사가 수술과정의 진행과 선택에 있어서 주저하고 막히는 시간을 제로화
4. 치아교합을 미리 고려한 정확한 수술계획
5. 섬세하고 정교한 수술에 의한 출혈량 최소화 및 그에 따른 수술시야 확보
6. 수술팀의 완벽한 팀웍으로 수술 중 낭비하는 시간 최소화
7. 돌출입 수술에 적당한 편안한 전신마취
8. 특정수술 숙련도 향상 그래프의 빈익빈 부익부현상 : 특정수술을 집중적으로 많이 하는 전문의가 계속해서 더 잘하게 되는 현상

(*수술시간은 입안 점막에 절개를 가하는 순간부터 시작하여, 상, 하악의 돌출입수술의 모든 과정을 끝내고, 점막 절개의 마지막 바늘을 봉합하는 순간까지입니다.)

돌출입 수술은 얼굴뼈를 다루는 수술 중에서도, 가장 난이도가 높은 수술로 알려져 있습니다. 그만큼, 수술의 고난이도 테크닉과 안정성, 물흐르듯 굴곡없는 수술의 진행, 1 mm의 오차도 허용하지 않는 한결같은 정교함이 필요한 수술입니다.
집중적이고 체계적인 전방분절절골술(돌출입수술)의 임상경험을 통하여, 수술시간을 최소화한 것은 결국 환자에게 도움이 됩니다. 즉, 붓기와 전신마취시간, 입원기간(하루), 회복기간도 최소화할 수 있게 되었습니다.
막연히 '큰수술'로 인식되어 왔던 돌출입수술을 빠르고 안전하게 시행하는 저자들의 집중적이고 전문적인 돌출입수술의 성과는 하루아침에 이루어진 것은 아닙니다. 그 열쇠는, 바로 한결같이 정교하고 정확한 수술을 굴곡없이 꾸준히 시행하여 온 지속성에 있습니다.

4. ASO 수술방법 : 2분리 횡절개 방식

1) 수술의 개념

ASO 는 상악과 하악의 4번 혹은 5번 소구치를 총 4개 발치한 다음, 전방 치조골과 전치부의 치아를 포함한 뭉치뼈를 미리 계획된 양만큼만 정확하게 절골해서 통째로 후방이동시킨 뒤 단단히 고정하는 수술이다.

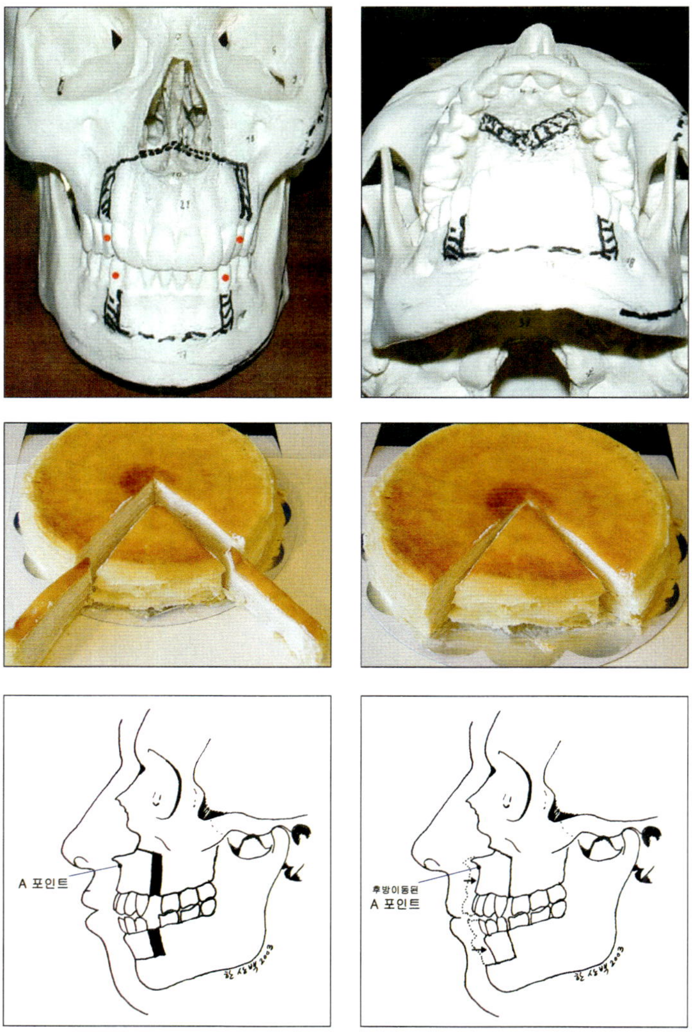

그림 3-5. 두개골모형에서는 빨간색으로 점이 찍힌 치아가 보통 발치하는 치아이며, 상악과 하악에서 절골하는 부위를 검은색 사선으로 표시하였다. 케익모형에 비유하자면, 케익의 뒷쪽 절편을 끊어내어 버리고나서, 앞부분의 삼각케익을 뒤로 밀어넣는 과정과 유사하다.
모식도에서 보듯이, ASO 를 통해 잇몸뼈의 위치 즉 A 포인트자체가 후방으로 이동된다.

2) 절개선과 혈액공급:2분리 횡절개 방식의 우수성

모든 수술이 그렇지만 근본적으로 절개선이 클수록 수술시야가 넓고 크게 확브되기 때문에 수술이 용이할 것이다. 양악에 대한 수술은 어차피 입안으로 시술되기 때문에 입안절개선의 크고 적고는 보통 문제가 되지 않는 것이 일반적이다. 그러나 ASO 는 혈액순환을 보존하는 문제가 중요하기 때문에 특히 상악의 수술에 있어서는 절개선 자체가 수술 방법에 있어서의 중요한 고려 사항이 된다.

왜냐하면, 초기수술방법에 있어서 ASO 후 발생할 가능성이 있었던 가장 심각한 합병증은 골괴사이다. 절골한 전방부 골편의 혈액순환이 차단되거나 과도하게 감소되어 골자체가 생존하지 못한다면, 골유합이 일어나지 않음은 물론이고 종국적으로 치조골과 치아를 모두 잃을 수 있기 때문이다.

ASO 의 전방부 골편에 혈액공급(feeding)을 담당하는 주혈관(main pedicle)은 구개동맥(palatine artery)로서 입천장을 이루는 경구개점막(hard palate mucosa ; mucoperiosteum)안에서 구개공(palatine foramen)으로부터 기시하여 전치부까지 좌우로 각각 한개씩 주행한다(그림 3-6).

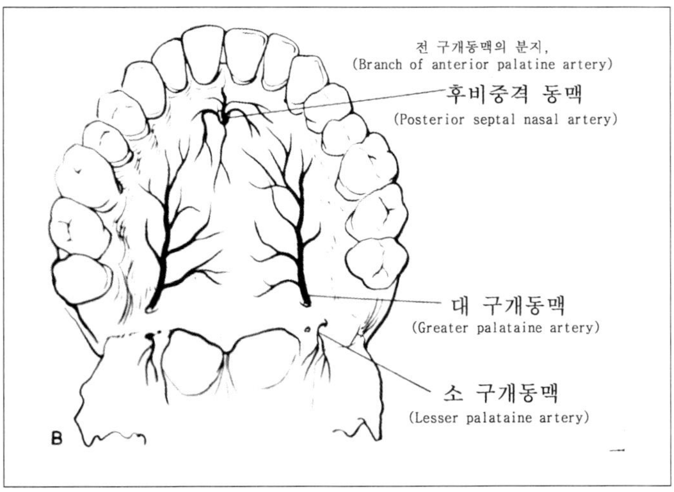

그림 3-6. 상악골에서의 혈액순환을 잘 유지하는 것이 ASO수술에서는 필수적이다. 그림에서 보듯이, 입천장을 통해 혈액을 공급하는 혈관들의 해부학적 구조를 이해하고 수술을 하여야 한다.

과거에는 수술시야를 좋게 하기 위해, 윗잇몸(gum) 부위에서 중앙의 소대(frenulum) 부위를 가로지르도록 절개선(vestibular incision)을 크게 넣었을 뿐만 아니라, 입천장(hard palate)부위에도 일부 절개선을 넣어 골절편의 뒷부분(posterior) 부위의 절골을 용이하게 하기도 하였다. 그러나 절개선이 많아질수록 주혈관(main pedicle)이 다칠 우려가 높아지고 따라서 골괴사의 위험이 증가할 것은 당연하다.

따라서, 현재 저자들은 경구개(입천장부위 ; hard palate) 에는 전혀 절개선을 넣지 않아 주혈관을 완벽하게 보존하는 것은 물론이고, 상악전치부 잇몸(gingiva : labial vestibule) 에서 두 개의 조그만 분리형 횡절개를 좌, 우에 각각 한 개씩 사용함으로써, 위쪽 중앙의 입술소대(frenulum)를 중심으로 약 4~5cm 폭 이상의 연부조직연결(soft tissue connection)을 추가로 유지함으로써 더욱 안정적인 혈행을 보장받고 있다. 뿐만 아니라 두개의 조그만 횡절개 방식은 절개선의 끝이 세로로 내려오는 종절개와는 달리, 웃을때에도 잇몸에 절개반흔이 전혀 보이지 않는 장점도 있다(그림 3-7).

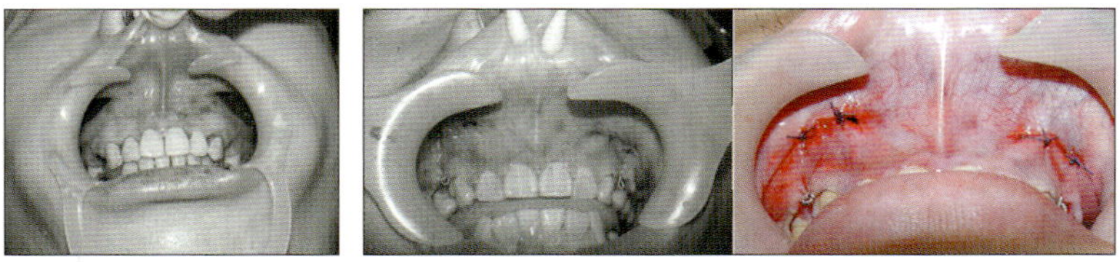
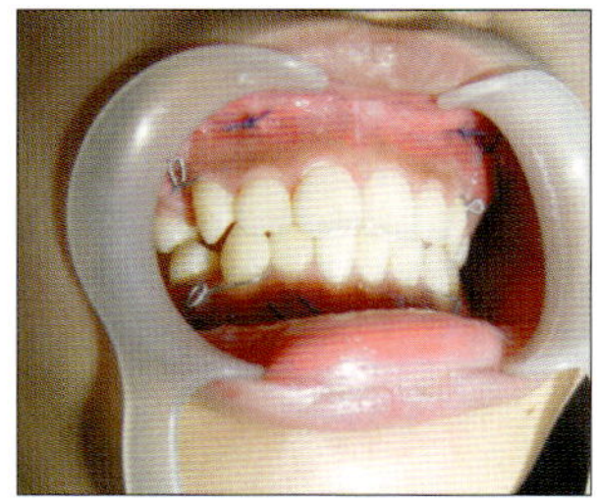

그림 3-7. 상악 ASO 절개선(왼쪽), 봉합 후(가운데), 2주 후(오른쪽)
상악의 잇몸부위 양쪽으로 각각 한개씩의 조그만 횡절개를 가한모습(왼쪽), 봉합후(가운데), 2주 후의 모습(오른쪽)이다. 윗입술 안쪽 중앙의 입술소대(frenulum)가 그대로 보존되어 있다. 입천장의 주 혈액공급에 추가로, 이 부분으로 4~5 cm 의 혈액순환이 유지되므로 더욱 안전하다.

3) 상악 박리 및 절골

수술은 전신마취하에 주로 제 1소구치를 상, 하악에서 총 4개 발치한 다음, 절개선과 발치공간을 통하여 골점막하박리(submucoperiosteal dissection)를 하고(그림 3-8), 절골용 절골톱(surgical saw) 와 절골용 절삭기(bur)를 적절히 활용하여 미리 계획된 양만큼의 절골을 시행한다(그림 3-9). 절골의 위치와 방향은 항상 치아 뿌리(root apex)보다 3-5 mm 이상 충분히 떨어지도록 작도해야 한다.

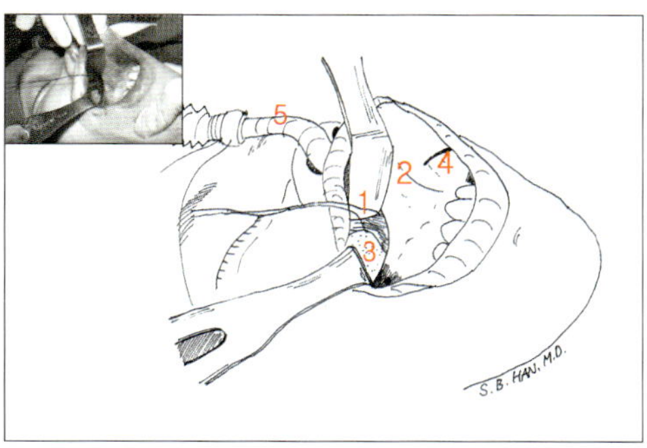

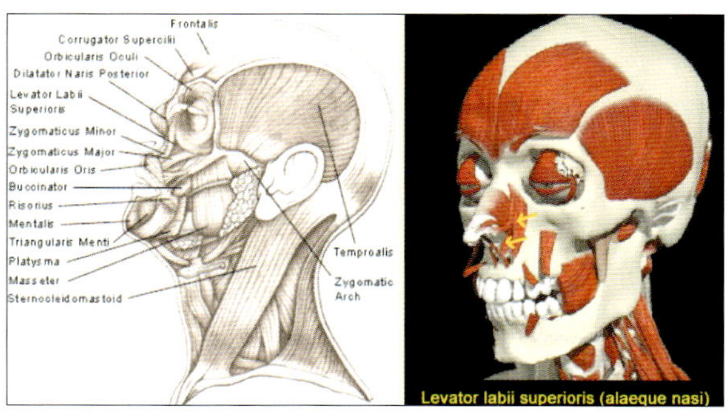

그림 3-8. 상악 ASO를 위한 박리(dissection)
왼쪽:소대(frenulum ; 2)을 보존하는 동시에 중앙의 혈액순환이 유지될 수 있도록 양쪽에 두 개의 조그만 횡절개를 통해 절골할 예정부분만 최소로 박리한다.
1. alar base 의 muscles (실로 묶여 표시됨 ; tagging by suture thread) : 콧망울의 기저부 (alar base)에 위치하는 근육군들을 보존하면서 수술한다(오른쪽 그림 참조)
2. 소대(frenulum)
3. 절골예정지역(planed osteotomy area) : 절골할 부분만 최소박리한다.
4. 반대편 절개선
5. 비강기도삽관(nasotracheal tube)

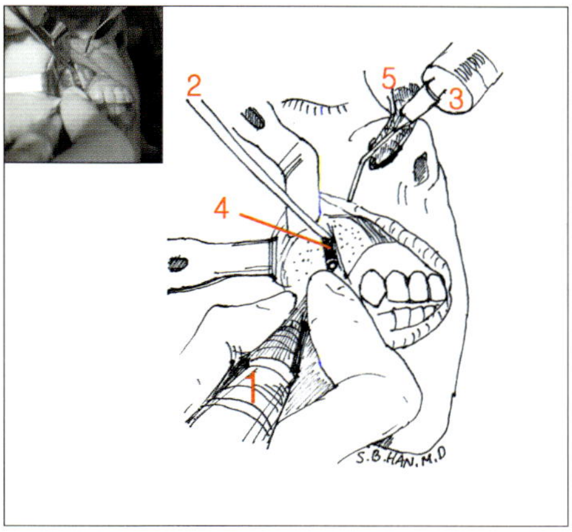

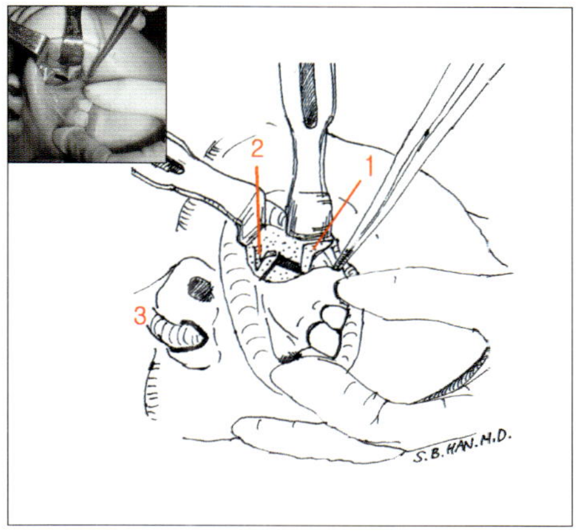

그림 3-9. 전방분절 절골(ostectomy)
(왼쪽) 절골용 절삭기(bur)를 이용한 절골.
1. burring 중인 handpiece
2. suction
3. syringe for irrigation
4. osteotomy area
5. 비강기도삽관(nasotracheal tube)
(오른쪽) 절골용톱(saw)를 이용한 절골.
1. 절골(vertical cut)된 절골편
2. 상방이동을 위해 strip resection 된 horizontal cut 절골편 (상악 위에 놓여 있음)
3. 비강기도삽관(nasotracheal tube)

4) 코퍼짐(widening of alar base)이 없는 돌출입수술

과거 수십년 전에 돌출입수술이 처음 고안되었을 당시의 원시적인 수술법으로는 상악에 소대를 가로지르는 하나의 큰 절개선을 가하기 때문에, 콧망울의 바닥을 이루는 근육까지 절개선에 의해 파열될 수밖에 없으므로 콧망울이 넓어질 여지가 있었다.

그러나 현재 필자들이 사용하는 조그만 두 개의 횡절개방식에서는 콧망울 바닥의 근육군들, 즉 상순거근, 상순비익거근, 비근, 비중격내림근, 비익확대근, 관골근들이 파열되지 않으므로(그림 3-8), 따라서 코퍼짐 현상은 문제가 되지 않는다. 혹자의 주장처럼 내시경을 써야 안전하고 코퍼짐이 없이 수술이 잘된다는 논리는 허황된 것이다. 특히 돌출입수술에 내시경은 필요하지 않다.

즉, 돌출입수술에서 코퍼짐의 문제는 이미 극복된 부분이며, 수술결과가 이미 증명해주고 있다(증례 3, 6, 7 참조).

5) 하악절골

하악에서의 절골은 치아 뿌리 및 턱끝신경(mental nerve)의 주행에 주의하여야 한다. 특히 하악에서 부득이하게 제 2소구치를 발치하는 경우는 수직절골선이 턱끝신경구멍(mental foramen)과 매우 근접해있으므로 절골선의 작도와 실제 절골에서 최대한의 주의를 기울여야 한다(그림 3-10).

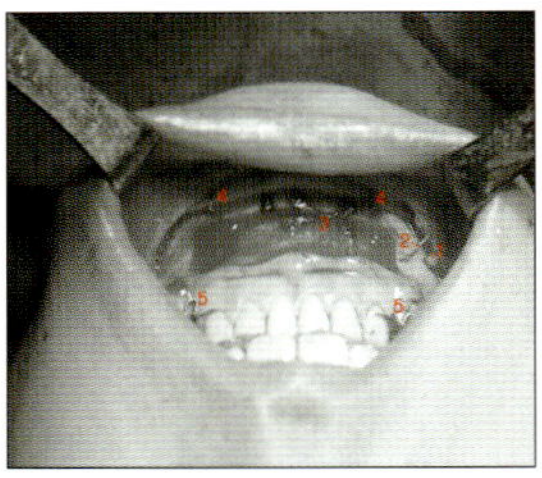

그림 3-10. 하악의 돌출입 수술 : 절골 후 강성고정 및 신경보존
하악의 돌출입 수술(전방분절절골술 ; ASO)과 턱끝수술(genioplasty)후 고정한 사진. 우측 턱끝신경이 보존되어야 하는 것은 물론이고, 이 경우 accessory mental n.까지도 보존되었다. accessory mental n.를 수술을 위해 희생하는 경우 경미하더라도 감각의 일부저하가 일어날 수 있으므로 최대한 보존하도록 하여야 한다.

1. 턱끝신경(mental nerve), 우측
2. 부 턱끝신경(accessory mental nerve), 우측
3. double Y titanium plate를 이용한 하악 전방분절 절골편(ASO segment)의 강성고정(rigid fixation)
4. surgical wire를 이용한 턱끝절골술(genioplasty)의 고정
5. wire를 이용한 치간고정(interdental wiring)

6) 3차원 이동 및 고정

골분절은 반드시 후방으로 평행이동되는 것만이 아니다. 상하악에서 상하,좌우의 절골량을 달리 작도함으로써 골분절의 회전방향이동(rotational movement) 및 상방혹은 하방이동(upward or downward movement)가 가능하며, 이를 이용하여 전치부의 치아각도를 안쪽으로 굽혀(tipping) 시킨다든지, 해부학적 중심선(midline)을 바로잡아준다든지, 여러 부정교합들(edge bite, open bite, overjet 및 overbite)을 개선시켜줄 수 있다.

골분절이 이동되면 미리 준비된 교합틀(wafer : bite block)에 치아가 정확히 맞음을 확인한 상태에서 고정용 금속판과 나사(plate & screw) 와 치간철사(interdental wiring)로 골분절을 강성고정(rigid fixation)한다(그림 3-10, 3-11).

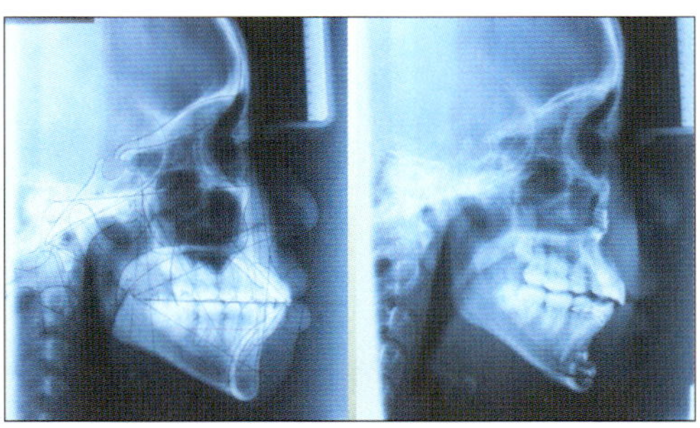

그림 3-11. ASO 수술 전후 엑스레이
수술전후 상, 하악 ASO 골편의 이동이 관찰된다. 고정을 위해 plate and screw 및 wire가 사용되었다.

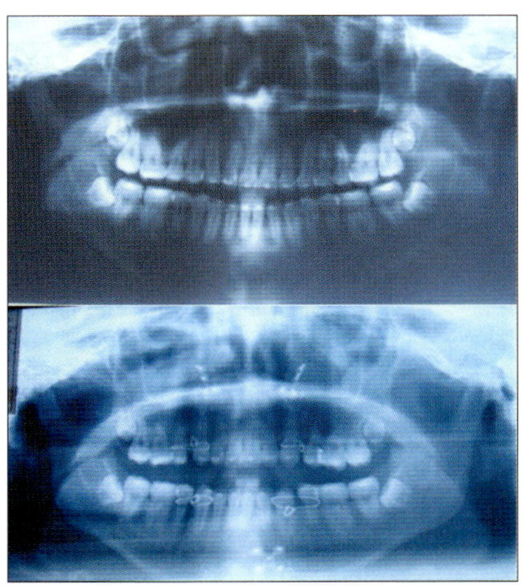

5. 수술 결과

ASO 는 획기적으로 얼굴의 윤곽선을 개선시키는 효과를 가져와 만족도가 어느 수술보다도 높은 편이다. 잘된 돌출입수술의 결과는, 학술적인 표현이 아님에도 '드라마틱하다' 라는 표현이 들어 맞는다. 이러한 높은 만족도를 지속적으로 유지하기 위해서는, 결국은 정확한 진단 및 분석과 계획, 그리고 미적감각을 토대로 한 정확한 수술이 역시 키포인트이다.

본원의 경우, 수술 후 골괴사(bone necrosis) 나 턱끝신경손상(mental nerve injuy)과 같은 주요합병증(major complication)은 발생하지 않았으며, 드물게 치아뿌리(tooth apex)의 손상, 그리고 역시 드물게 턱끝절골술 가장자리 부위의 국소적 혈청종(localized seroma)이 관찰되었다. 치아뿌리의 손상이 있는 경우는 해당하는 치아의 개별적 치아변색을 가져오게 되며, 치과적 보존적 치료로 기능을 수복할 수 있었다. 혈청종은 흡입 또는 절개후배농으로 비교적 간단히 해결할 수 있었다.

강남제일성형외과/치과에서 ASO를 시행한 환자 중, 84명을 대상으로 설문조사와 실제측정을 한 결과가 다음과 같았다.(2003년 5.15-16 제 54차 대한 성형외과학회 춘계학술대회 초록구연발표내용)

1)돌출입 수술 후 미용적인 결과에서의 만족도는, 수술 후 6주 때 만족한다가 95.2 % , 다른 사람에게도 이 수술을 권하겠다는 응답이 88.1% 로서, 만족도가대단히 높은 수술이다.

2) 골괴사등 주요합병증 없이 안전하고 효과적인 수술을 시행하였다.

3) 입술이 잘 닫히지 않는 증상은, 수술전 84.5%의 환자에 있었고, 수술 후 6주때 이미 87.3%에서 개선되었다.

4) 웃을 때 잇몸이 많이 보이는 증상은 수술전 66.7%의 환자에서 나타났으며, 수술후 6주 때 이미 88%의 환자가 개선을 보였다.

5) 수술 직후의 통증에 대해서는 '생각보다 아프지 않았다/견딜만 했다' 가 83.3% 였다.

6) 의료진의 상담 및 태도에 대해서는 100%의 환자들이 좋다/보통이다 라고 대답하였다.

7) 수술 후 입술이 얇아지는 것, 입주위 근육의 부자연스러움, 치아의 감각 저하는 수술 후 2주에서 대다수의 환자에서 관찰되었으나, 6주때에는 치아의 감각 저하를 제외하고는 대부분의 경과가 호전되었다. 수술 후 입술이 얇아지는 것은, 수술 전 입술이 두꺼운 환자에서는 매우 긍정적인 효과로 작용하였다. 6주 이후로부터 6개월-1년까지는 조금씩 입술 두께가 다시 증가하게 되며, 치아의 감각은 9개월 이상의 경과관찰이 가능했던 환자들의 예에서는 모든예

에서 90% 이상 돌아오는 것이 임상적인 경험이다.

8) 돌출입 수술후 입술 두께는 6주 이전에 관찰하였을 때 위, 아래 모두 10-20 %의 감소양상을 보이며, 장기 추적관찰에서는 술전에 비해 5 % 정도의 감소로 나타나고 있다.

절골된 치조골이 주위 bone 으로부터 격리되었음에도 불구하고 치아감각이 돌아오는 기전은 혈관주위신경공급이론(perivascular nerve supply)로 설명된다. (1969. MacGregor)

6. 가능성있는 합병증

감염, 출혈, 혈종 등의 어떤 수술에 있어서나 동반될 수 있는 일반적인 합병증 이외에, 전방분절 절골술에서 교과서적으로 기술된 합병증을 나열하면 다음과 같다

1) 전방분절 절골된 치조골괴사 가능성

2) 치아뿌리(tooth root) 의 손상

3) 턱끝신경(mental nerve)의 손상

이 중 치조골괴사의 경우는, 이 수술이 처음 제안되었을 당시에는 가장 위험하고 가능성이 상존하는 합병증이었으나, 저자들의 현재 수술방법을 제대로 시행하였을 경우에는 가능성이 없다고 단언할 수 있다.

수술방법(제4장. ASO 수술방법)에서 기술한 바와 같이, 현재 저자등은 입천장(경구개부위 ; hard palate) 에는 전혀 절개선을 넣지 않을 뿐만 아니라, 상악전치부 잇몸(gingiva ; labial vestibule) 에서도 두 개의 분리형 횡절개를 좌, 우에 각각 한 개씩 사용함으로써, 상순의 잇몸소대(frenulum)을 중심으로 약 3-4cm 이상의 연부조직연결부(soft tissue connection)를 유지함으로써 더욱 안정적인 혈행을 보장받고 있기 때문에, 치조골괴사의 가능성으로부터는 자유롭다고 할 수 있다.

치아뿌리의 손상과 턱끝신경의 손상가능성은 결국은 수술자의 수술적인 과정에 의해 좌우되는 것이다. 물론 환자의 해부학적 변이에 의해서도 유발될 수 있는 부분이 있으나, 결국은 수술계획 단계에서 수술당시의 상황에 이르기까지 수술자의 신중한 수술과 고도의 테크닉을 통해 치아뿌리 위치와 턱끝신경의 경로를 피해서 정확한 절골이 이루어져야만 할 것이다.

7. 증례

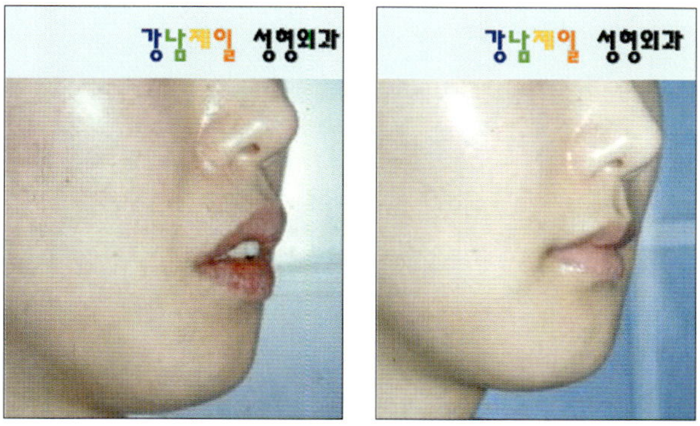

증례 1. 10년전 강남제일성형외과의 첫 돌출입 케이스

26세 여자환자, 수술 후 6주.
이 사진은 1997년 강남제일성형외과의 첫 돌출입수술 증례로 더욱 의미가 깊다.
수술전에는 입술이 잘 닫히지 않고, 팔자주름이 깊어보인다.
상악과 하악의 ASO를 시행하였고, 턱끝수술은 따로 시행하지 않았다. 눈이나 코, 이마는 전혀 수술하지 않았다.
수술 후 입이 이상적인 윤곽선을 그리면서 입술이 잘 닫히며, 마치 이마와 코를 오똑하게 만든 것과 같은 시각적인 효과까지 거두었다.

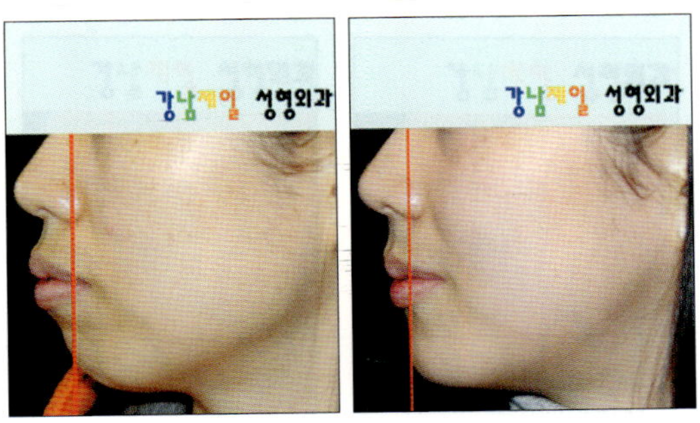

증례2. 전형적인 돌출입과 무턱 (및 사각턱)

27세 여자환자, 수술 후 6주.
상악과 하악의 돌출입(ASO)수술과 동시에 턱끝의 위치를 전방으로 이동시키는 턱끝수술을 시행하였다. 더불어 이 환자는 사각턱절제술도 동시 시행하였다.
코시작점(비근부; nasal root)에서 그은 빨간색의 수직기준선에서 입의 모양을 비교해보면, 수술전에는 기준선에서 입술 기시부위와 턱끝부위가 동떨어져 있지만, 수술 후에는 기준선에서 일렬로 정렬하고 있는 것이 관찰된다. 수술 후 귀밑 사각턱부위가 부드러운 곡선으로 만들어진 것도 동시에 관찰된다.

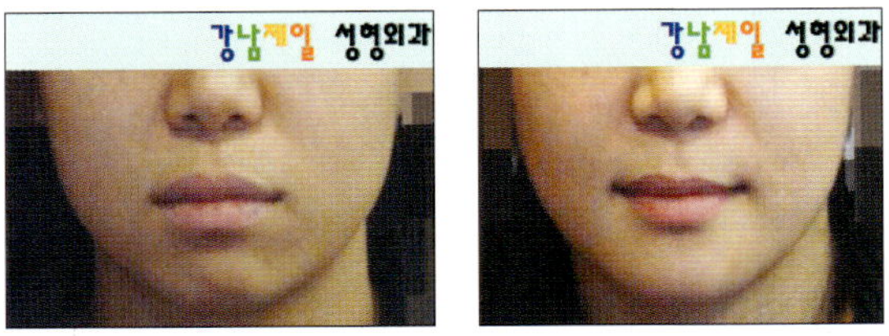

증례 3. 코퍼짐이 없는 돌출입수술

24세 여자환자, 수술후 6주. 코퍼짐이 없이 윤곽이 개선된 수술 후의 모습을 관찰할 수 있다.
상악과 하악의 돌출입수술을 시행하였다.
돌출입이 있는 경우, 수술전에 정면모습에서 팔자주름 부위, 즉 콧망울의 바닥을 이루는 부위가 움푹 꺼져보이게 된다. 수술 후 이러한 팔자주름부위의 함몰이 개선된 것을 보여준다.
또한 수술 후 콧망울이 옆으로 퍼지는 현상은 관찰되지 않는다. 조그만 횡절개를 통해 절골술을 시행함으로써, 코옆을 지나면서 콧망울을 조여주는 기능을 하는 근육(Levator Labii Superioris Alaeque Nasi muscle)을 애초에 손상시키지 않고 수술하는 것이 가능해졌기 때문이다.

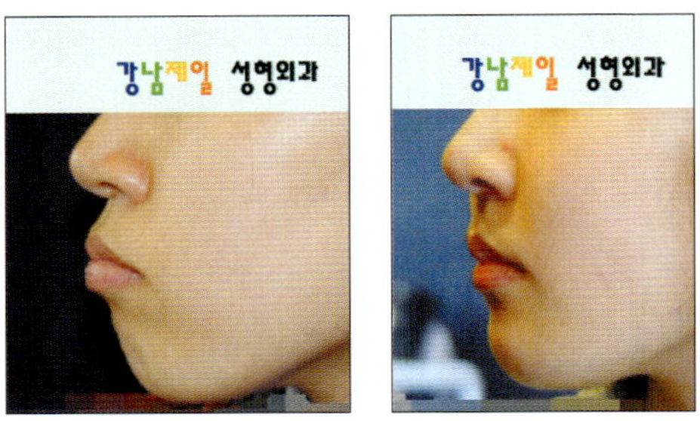

증례 4. 돌출입과 길고 후퇴된 턱

23세 여자환자, 수술 후 6주.
상악과 하악의 돌출입수술, 그리고 턱끝절골술을 동시시행하였다.
턱끝은 턱끝점(pogonion)의 위치를 상방, 전방으로 이동하였다. 즉, 소위 샌드위치절골술을 이용하여 2단으로 절골하여 가운데 절골편은 제거함으로써 턱끝의 길이를 줄이면서 전방으로 이동하여 턱끝의 절대기준선에 맞추어주었다.
경험이 적은 의사의 경우, 턱끝의 길이나 전후위치는 무시하고 오로지 현재 코끝과 턱끝의 위치를 기준으로 입을 넣는 양을 분석하기 쉬운데, 이것은 아주 나쁜 결과를 초래한다. 이 환자의 경우, 턱끝을 그냥 놔둔채로 입을 집어넣었다면 턱끝이 후방에 위치한 것을 고려해서 입을 넣는 양은 더 증가했을 것이고, 그렇게되면 얼굴이 하부 1/3로 내려오면서 후방으로 무너지고 길어지는(lower face volume이 deficient한) 이상한 모양의 윤곽이 되고 말았을 것이다.

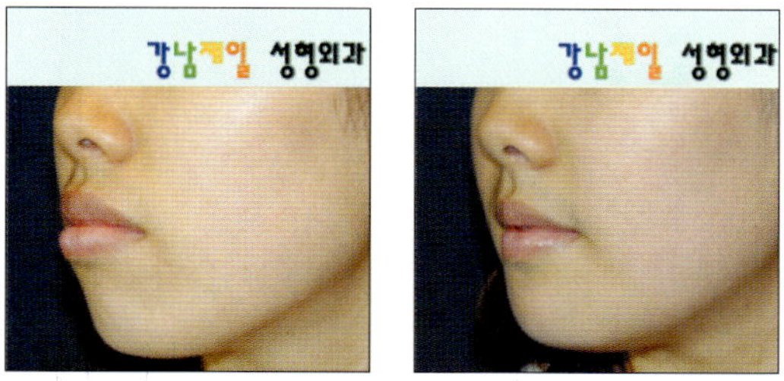

증례 5. 아랫입술이 더 튀어나와보이는 돌출입

24세 여자. 수술 후 6주

특히 위앞니가 크고 발달된 돌출입의 경우, 억지로 입을 다물면 아랫입술이 윗입술보다 앞으로 돌출되어 보이는 경우가 있다. 상악과 하악의 전방분절절골술과 동시에, 턱끝의 길이를 줄이는 샌드위치 절골술을 동시 시행하였다. 수술 후 입술의 위치와 입의 모양이 모두 이상적인 기준선에 부합하고 있다.

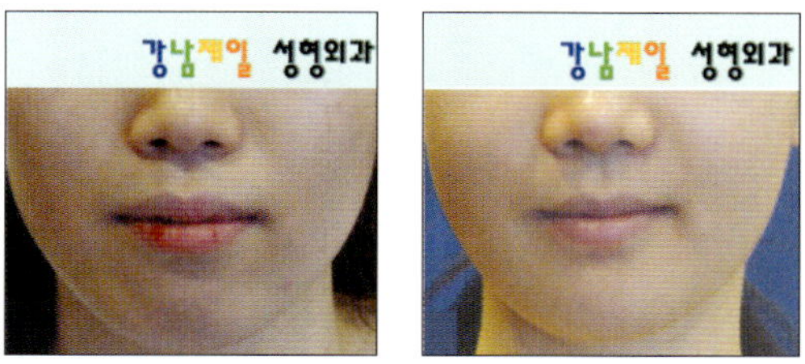

증례 6. 돌출입수술로 입술두께와 입크기가 감소

25세 여자. 수술후 6주
수술 후 입술의 두께가 감소하고 입의 폭도 줄어든 것을 관찰할 수 있다.
돌출입수술 시 입을 집어넣는 양, 원래 입술의 두께, 연부조직 즉 얼굴살의 탄력성 등에 따라 개인차이가 있겠지만, 평균적으로 돌출입수술 후에는 입술의 두께와 폭이 약 5~10 % 정도 감소하는 것으로 관찰된다. 대부분의 돌출입 환자들은 두꺼운 입술과 큰 입을 가지고 있기 때문에 입이 작아지는 것은 환자들에게 매우 도움이 된다. 그러나 입이 작아진다는 사실을 의사, 환자 모두 미리 인지하고 있어야 하며, 입이 극히 작은 환자에서는 수술을 결정할 때 신중할 필요가 있다.

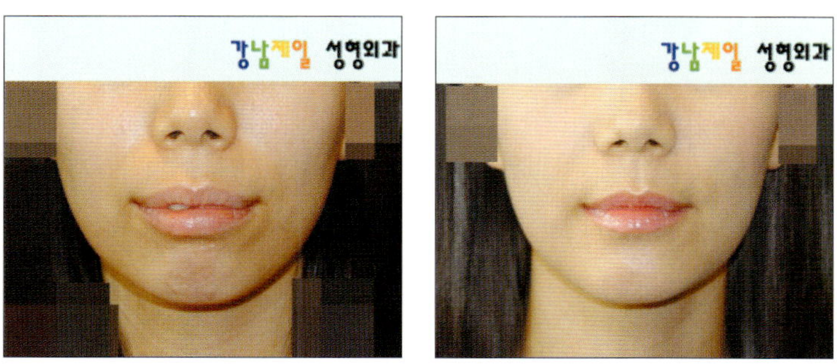

증례 7. 팔자주름 부위의 개선

24세 여자. 수술 후 6주

돌출입으로 입이 나와있으면, 정면에서 볼 때 팔자주름부위가 함몰되어 보이게 된다. 따라서 팔자주름이 더 강조되어 보이고 나이가 들어 보이게 된다. 이 팔자주름 함몰부위에 보형물을 넣는 소위 귀족수술(perinasal augmentation)이나, 지방주입 등으로는 입자체가 튀어나온 느낌을 근원적으로 해결하지 못한다. 전방분절절골술을 통해 입이 들어가게 되면, 입이 예뻐지는 효과는 물론이고, 함몰되어 보이는 팔자주름 부위의 개선도 동시에 이루어지게 된다. 더불어, 입술의 두께가 적당히 감소하고 입의 크기가 줄어든 것이 관찰되며, 입주위 긴장(lip strain)이 감소함으로써 입을 다무는 것이 더 자연스러워 진 점도 관찰된다.

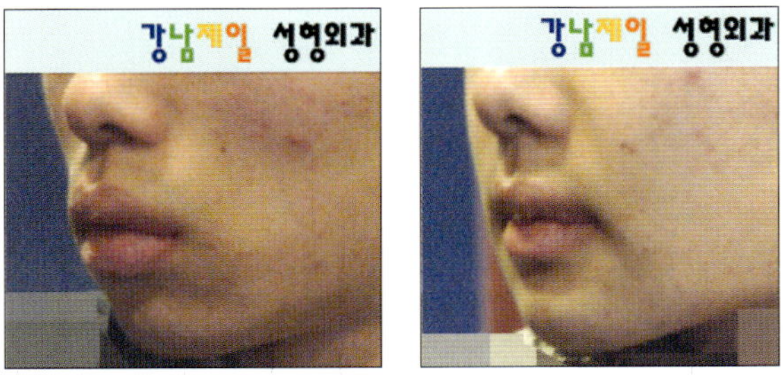

증례8. 돌출입과 광대뼈 동시수술

19세 남자. 수술후 6주
상악과 하악의 돌출입수술, 그리고 광대뼈 축소수술을 동시에 시행하였다.
수술전에는 입이 튀어나와 있으면서 다문 입의 주위에 근육의 긴장이 느껴진다. 입술이 두툼해보이고 팔자주름부위가 함몰되어 보인다. 또한 광대뼈의 돌출로 인해 볼살이 함몰되어 그림자가 진다.
수술 후 입의 윤곽선이 개선된 것과 동시에, 입술의 두께가 얇아지는 효과, 그리고 볼살이 수술전보다 통통해보이는 효과를 거둘 수 있었다.

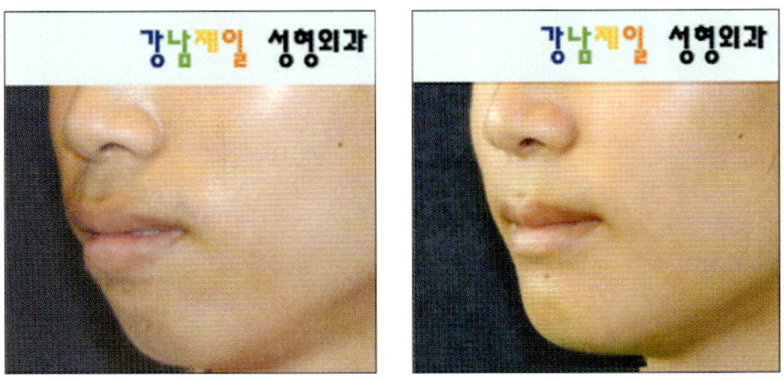

증례 9. 남자 돌출입에서의 인상 변화

18세 남자, 수술 후 6주
상악과 하악의 돌출입수술, 턱끝절골술을 동시시행하였다.
수술전에는 입을 다물때의 입주위와 턱끝근육의 긴장과 더불어, 입이 완전히 닫히지 않아 입술사이로 치아가 보인다.
수술 후 효과적으로 개선된 입의 윤곽선과 함께 긴장없이 자연스럽게 다물어지는 입의 모양이 관찰된다.

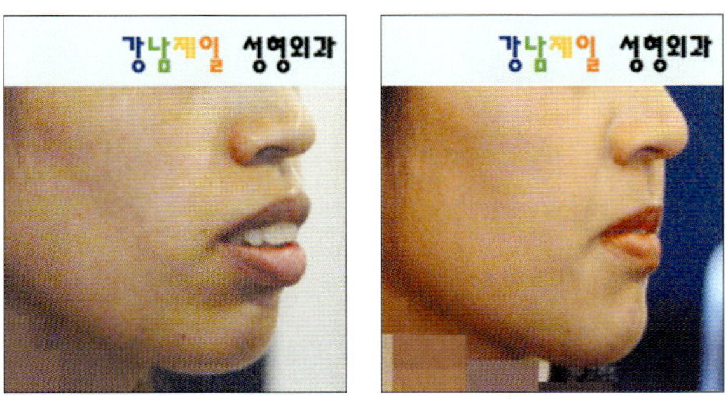

증례 10. 입을 다물기 어려운 심한 돌출입의 경우

35세 여자, 수술후 6주
상악과 하악의 돌출입수술, 턱끝절골술을 동시시행하였다.
수술전 입의 돌출이 매우 심하고, 입을 억지로 다물기조차(forced lip seal) 어려울 정도였던 환자이다.
이와 같이 돌출의 정도가 상급에 해당하는 환자에서는, 수술 후에도 입을 다무는데 여전히 약간의 어려움이 남을 수 있음을 인지하여야 한다.

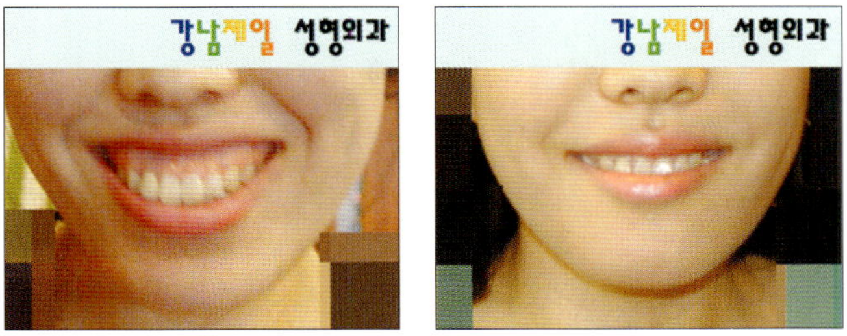

증례 11. 웃을 때 잇몸이 보이는 증상(gummy smile)의 개선

28세 여자, 수술 후 6주, 활짝웃는 모습(full smile)
돌출입의 경우, 활짝 웃었을 때 잇몸이 노출되어 드러나보이는 증상(gummy smile)이 동반되어 있는 경우가 매우 흔하다. 여자의 경우 활짝 웃었을 때 3mm 이하의 잇몸이 드러나는 것이 가장 매력적이라고 한다.
이 환자의 경우, 수술전에는 거의 1cm 에 가까운 양의 잇몸노출이 관찰되었다.
상악과 하악의 돌출입수술, 그리고 턱끝절골술(상방, 전방이동)을 시행하였다.
상악의 수술에 있어서 절골된 상악전치부를 후방으로만 이동한 것이 아니라 상방으로도 3차원 이동시킴으로써 웃을 때 잇몸노출의 양을 조절해줄 수 있다.

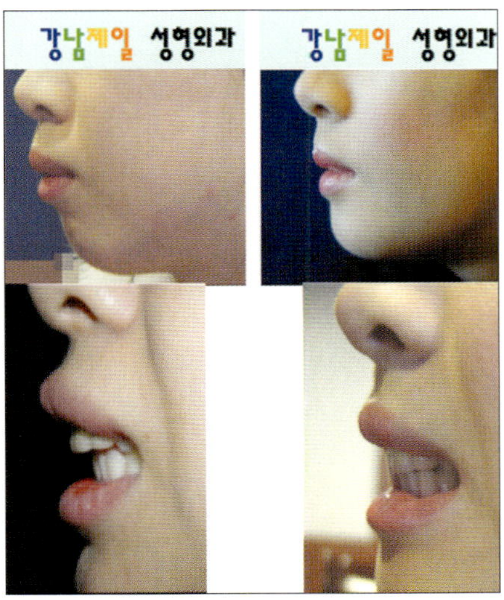

증례 12. 교합에 문제가 있는 돌출입 I

26세 여자, 수술후 6주.
돌출입이면서 치아교합에도 문제가 있는 경우가 있다.
이 환자의 경우는 수평피개교합(overjet)를 가지고 있는 경우, 즉 전치부의 윗니가 아랫니보다 앞으로 더 많이 돌출된 상태이다.
상악과 하악의 돌출입수술을 모두 시행했고, 동시에 턱끝절골을 통해 턱끝의 길이와 위치를 조절해주었다.
상악과 하악에서 전치부절골편의 이동량을 위, 아래 다르게 계획함으로써, 수술 뒤 사진에서 보듯이 치아의 교합을 개선시켜줄 수 있었다. 수술후 6주의 사진은 수술후 마무리 교정을 시작하기 전 상태이다.

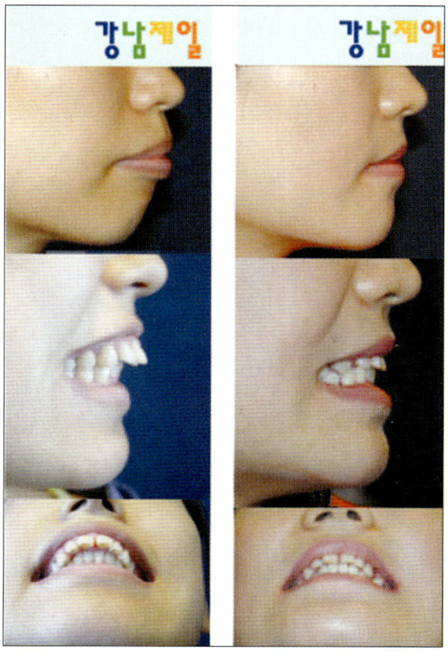

증례 13. 교합에 문제가 있는 돌출입 II

25세 여자, 수술 후 6주
이 환자는 상악돌출과 함께 소위 무턱, 즉 기준선보다 후퇴된 턱을 가진 경우이다. 교합도 상악의 수평 및 수직피개교합(overjet 과 overbite)이 심한 경우였다.
수술전 사진에서 보면, 튀어나온 입과 함께, 상악의 치아가 앞으로 돌출되면서 삐드러져있고, 하악의 전치가 상악 전치와 교합면을 이루지 못하고 오히려 상악 전치 후방의 경구개 부분에 맞닿아 있음을 관찰할 수 있다.
수술은 상악만 전방분절절골술(돌출입수술)을 시행하였고, 상악전치부를 상방, 후방으로 이동하여 하악전치부에 맞추어 줌으로써 개선된 교합을 얻었다. (마무리 교정을 시작하기 전임). 하악의 전방분절절골술은 시행하지 않았고, 턱끝의 길이와 위치를 조절하는 턱끝절골술은 시행하였다.
수술 후 입의 윤곽선이 효과적으로 개선되었음은 물론, 치아의 교합도 가시적인 개선효과를 얻었음을 관찰할 수 있다.

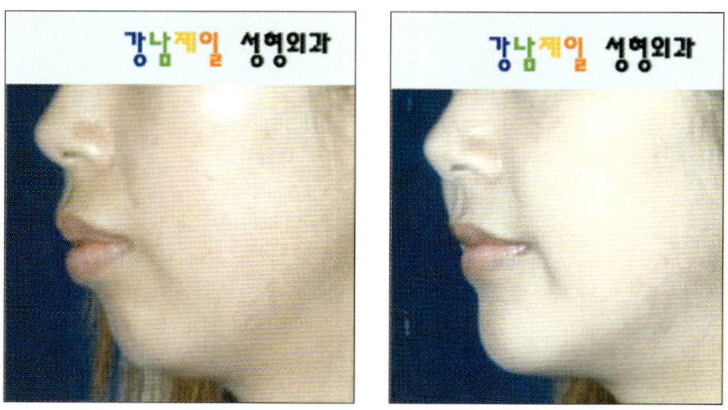

증례 14. 상악돌출 - 교합에 문제가 있는 경우의 돌출입 III

33세 여자, 수술 후 6주
상악의 돌출입수술과 동시 턱끝전진수술 시행한 경우.
수술전 상악전치부가 하악보다 앞으로 나온 수평피개교합(overjet)이었으므로, 상악만 ASO 시행하고, 턱끝수술을 동반함으로써 좋은 결과를 얻을 수 있다.

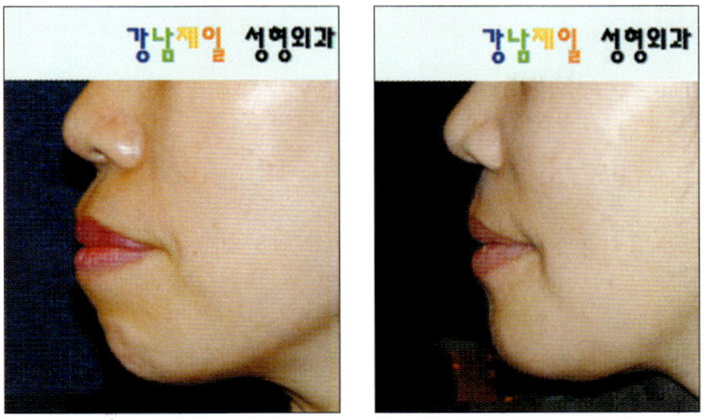

증례 15. 40대 환자에서의 돌출입

48세 여자, 수술 후 6주

이 환자의 경우, 48세라는 나이가 돌출입수술에는 분명히 부담이 된다. 연부조직의 탄력이 떨어져 있는 상태이기 때문이다. 이 환자는 상악과 하악의 돌출입수술과, 턱끝의 길이를 줄여주는 이단절골술(horizontal 2-step ostectomy at chin)을 동시시행했으며, 결과적으로 얼굴주름당김술(face lift)과같은 연부조직에대한 추가적인 수술은 필요하지 않았다. 이와 같이, 추후 얼굴주름제거술의 필요여부는 반드시 나이에 따라 미리 예상할 수 있는 것이 아니며 개인차가 크다. 40대이후 고령환자에서의 돌출입수술에서는, 입이 나온정도에 대한 환자의 인식, 본인이 입을 넣고 싶은 정도, 향후 배우자나 가족들의 반응에 대해 예상해야 할 부분 등을 더 면밀히 파악해보아야 하고, 20, 30대의 수술에 비해서는 입을 넣는 양도 다소 보수적으로 조절하는 것이 낫다.

일반적으로 나이에 따른 돌출입수술에 대한 견해는 다음과 같다.

나이 자체가 돌출입수술 과정 자체에 기술적인 문제가 되지는 않지만, 나이가 30대 후반에서 40대 이후가 되면 자연스러운 노화현상에 따라 연부조직의 탄력성이 떨어져 있는 상태이다. 그런데 돌출입수술은 잇몸뼈와 치아의 구조가 후방이동되어 그 크기가 작아지는 수술이기 때문에 상대적으로 이것을 감싸고 있는 연부조직은 남는 셈이 된다.

따라서, 연부조직의 탄력이 이미 떨어져있는 경우는, 돌출입수술 후 볼살이나 턱살, 입주위 살들이 수축해서 미처 다 올라붙지 못하거나, 올라붙는 시기가 늦어져서 붓기가 오래가는 것으로 느껴질 가능성있다. 최악의 경우는 미처 다 수축하지 못하고 남은 살들을 얼굴주름당김수술(face lift) 수술로 추가로 조절해주어야 할 가능성이 있다(특히 40대 중반 이후) 그러나 이러한 가능성들은 반드시 나이에 따라 비례하지는 않으며, 살성에 따른 개인차가 크다고 볼 수 있다.

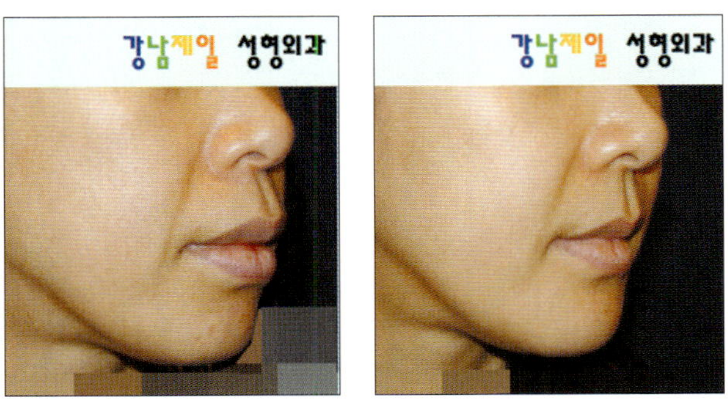

증례 16. 인중이 긴 경우의 돌출입

39세 여자, 수술 후 6주

인중이 긴 돌출입의 예이다. 인중이 긴 경우 수술 후 인중이 더 길어질 것을 두려워하는 환자들이 있다. 그러나 실제 수술적인 경험에 비추어 보았을 때 인중이 실제로 길어진다고만 보기는 어렵다. 상악과 하악의 돌출입수술을 시행한 이 환자에서도 수술 후 사진을 관찰해보면 인중이 수술전보다 더 길어보인다고 할 수 없다. 실제로 상악이 후방이동되면서 인중의 길이 변화는 입을 넣는 양, 인중살의 수축력, 인중의 각도변화에 따라 개인차가 있다. 또한, 돌출입수술 후 인중의 각도가 더 수직에 가깝게 세워짐으로써 감추어져있던 인중의 길이가 수술 후에는 더 잘 보이게 되는 시각적 효과가 있다손 치더라도, 어차피 가지고 태어난 인중의 길이가 예쁜 입일 경우에는 보여질 수밖에 없다고 말할 수 있다.

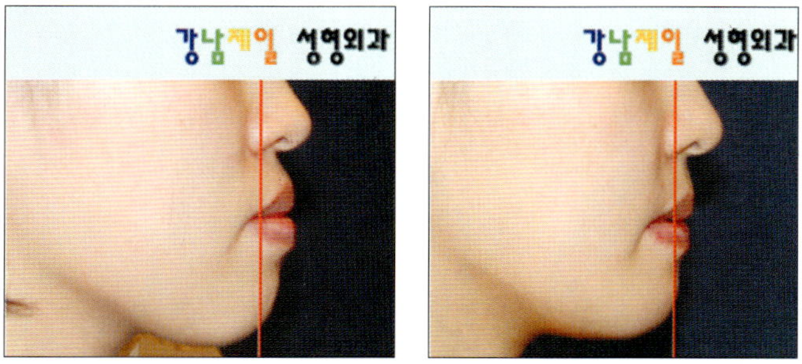

증례 17. 주걱턱처럼 보이는 돌출입

28세 여자, 수술 후 6주

소위 '주걱턱처럼 보이는 돌출입' 에 해당하는 경우이다. 상악과 하악의 치조전돌증과 동반하여, 턱끝(pogonion)의 위치도 빨간선으로 표시된 분석상의 기준선보다 앞으로 돌출되어 있는 형태이다.(pogonion은 엄밀하게는 '턱끝' 이 아니고, '턱끝의 최전방점' 이다)

이러한 형태의 환자들의 교합을 보면, 절단교합(edge bite)이나 교차교합(crossbite)를 이루고 있어서 앵글의 교합 분류 (Angle's classification of malocclusion) 상에서 경미한 클래스 III로 볼 수 있는데, 전치부의 보상제거과정(decompensation)이 필요없는 경우 선교정없이 전방분절절골술(돌출입수술)과 동시에 턱끝후퇴수술(recession genioplasty)를 통해 만족할만한 결과를 얻을 수 있다.

이 환자는 절단교합을 보였으며, 돌출입수술 시에 상악절골편의 후방이동량보다 하악절골편의 후방이동량을 더 많게 계획함으로써, 개선된 교합을 얻을 수 있었다.

이와같이 경미한 정도의 주걱턱소인을 가지는 양악전돌증의 치료는, 크게 두가지로 대별될 수 있다. 고전적인 방법인 '선교정 후 하악후퇴수술(소위 주걱턱수술)' 과, 이 환자의 경우에서처럼 '전방분절절골술(돌출입수술)과 턱끝후퇴술' 을 이용하는 경우이다.

후자는 전자에 비하여, 치조신경(alveolar nerve)의 손상에 대한 염려가 없으며 선교정이 필요없는 경우가 많고, 수술 후 일정기간동안 상악과 하악을 묶어놓는 기간 즉 양악결찰(IMF ; intermaxillary fixation)이 불필요하다는 장점을 가진다.

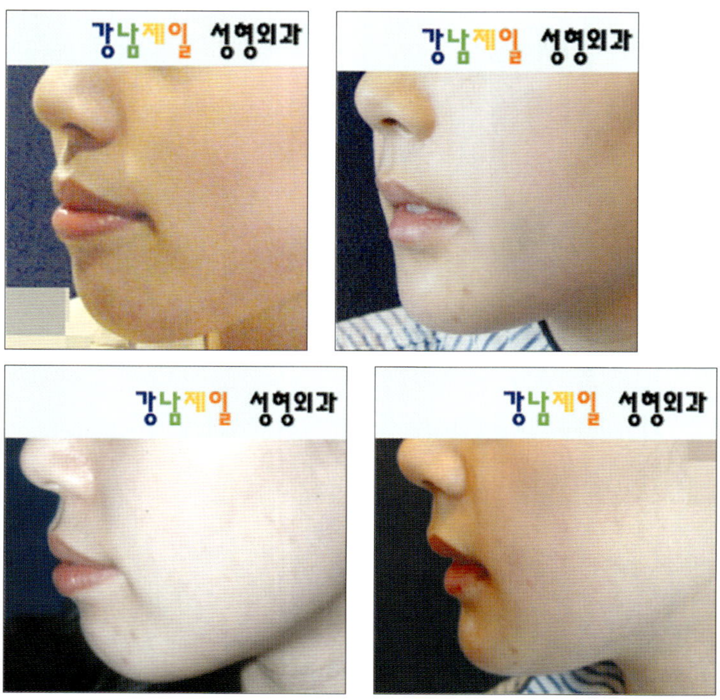

증례 18. 돌출입수술 다음날(퇴원일)

24세 여자, 수술 다음날

돌출입수술 당일에 하루 입원하고, 다음날 환자복을 입은 상태로 찍은 사진이다. 입이 단번에 들어가서 이상적인 예쁜 윤곽선을 만들어내고 있다. 필자들의 병원에서는 수술 후 얼굴에 특별한 드레싱을 하거나 붕대를 감지 않는다.

위쪽의 수술 후 사진에서 보면, 입술 왼쪽의 볼 부분에 옅은 멍이 들어 있다. 멍은 반드시 생기는 것은 아니며 개인차가 있다.

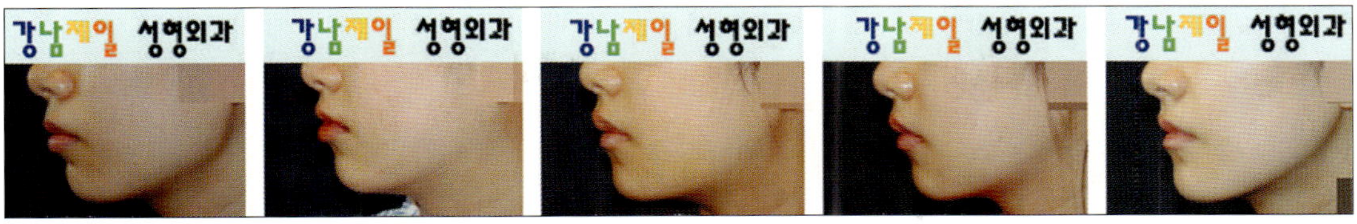

증례 19. 돌출입, 사각턱 수술 후 다음날, 5일, 2주, 6주때.
23세 여자, 수술 후 다음날, 5일, 2주, 6주사진
돌출입 수술과 동시에, 사각턱과 같은 다른 윤곽수술까지 한꺼번에 받은 환자의 수술 바로 다음날과 1-2 주때 사진을 자신있게 공개하는 것은 쉽지 않은 일이다. 적은 붓기는 그만큼 간결하고 숙련된 단시간의 수술의 결과이다. 환자는 상, 하악의 돌출입수술과 사각턱절제술, 그리고 이마의 실리콘보형물 삽입술을 동시수술 받았다. 사진에서 보는 바와 같이, 연부조직의 변화를 관찰해 보면, 상구순이 하구순에 비해서 비교적 시간적으로 늦게 후방이동된다. 사각턱수술의 라인은 6주때의 사진에서 보듯이, 귀밑의 사각턱의 일부를 부드럽게 남기면서 곡선을 이루는 것이 키포인트이다. 귀밑부터 턱끝까지 직선을 달리는 턱라인으로 만들면 수술한 티가 많이나서 인위적인 느낌을 주며 자연스럽지 못하다.

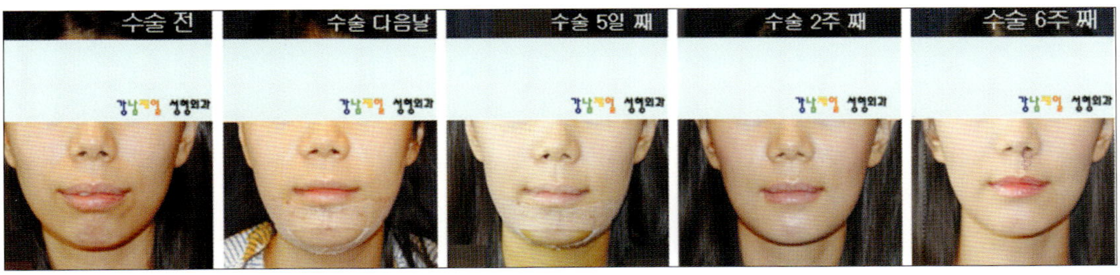

증례 20. 돌출입+턱끝수술 후 다음날, 5일, 2주, 6주때.
24세 여자. 수술 후 다음날, 5일, 2주, 6주때 사진
- 수술 다음날 사진 : 보통 하루 입원 후 수술 다음날 퇴원을 하게 되는데, 이미 입이 들어간 것이 관찰되며 팔자주름 부위의 함몰이 개선된 점, 입이 편안히 닫히는 점도 관찰된다. 턱끝수술을 동반한 경우 턱끝부위의 연부조직 탄력성을 보강해주기 위해서 테이핑을 하며, 이것은 피부에 절개선이 있거나 해서는 아니다.
- 수술 후 5일째 사진 : 2-3일째 최고조에 달했던 붓기가 빠지는 중이며, 턱끝수술이 동반된 경우 사진처럼 턱밑과 목부위에 멍이 드는 경우가 종종 있다. 멍은 2-3주면 사라진다.
- 수술 후 2주 째 사진 : 회복이 진행되면서 환자들의 기대는 커지는 반면, 아직 연부조직의 붓기 때문에 최종결과와는 다른 모습이므로 환자들이 결과에 대해 불안해 할 수 있는 시기이다. 즉, 넙적해 보인다거나 밋밋해보인다거나 입술이 말려들어가 보인다거나 혹은 반대로 입이 덜 들어가 보인다고 호소하기 쉬운 시기이다.
- 수술 후 6주째 사진 : 어느정도 최종결과에 가까운 사진이다. 아직도 붓기의 5%정도는 남아있다고 봐야하며, 이 붓기는 6개월 이상에 걸쳐 천천히 빠진다.

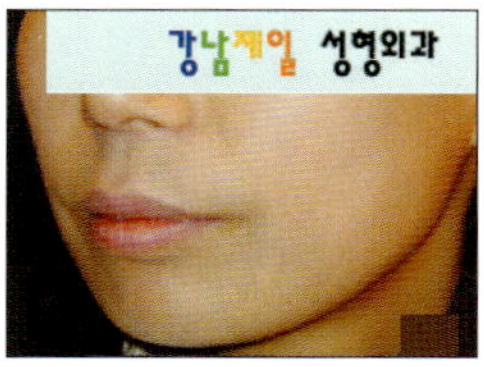

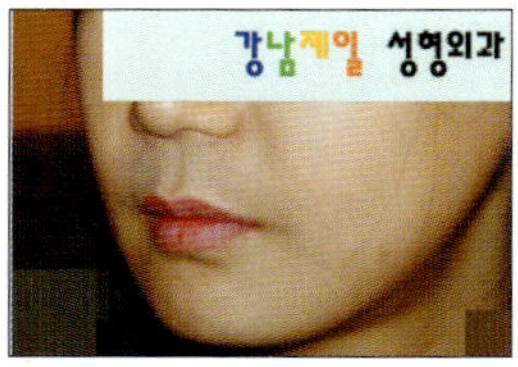

증례 21. 동시 돌출입, 사각턱, 광대뼈 수술.

32세 여자, 수술 후 6주.
돌출입수술과 사각턱절제술, 광대뼈 수술을 동시에 받은 환자이다. 돌출입수술이 한시간 반정도, 사각턱이 사오십분 정도, 광대뼈수술이 삼십분정도 소요되므로, 총 수술시간은 세시간을 넘지 않는다.
수술 후 개선된 광대뼈윤곽선과 예쁜 입, 사각턱의 자연스러운 라인을 관찰할 수 있다.

8. 성형외과 학회 발표 초록

2003년 5.15~16 양일간 부산 롯데 호텔에서 열린 제 54차 대한 성형외과학회 춘계학술대회에서 양악전돌증(돌출입) 환자에서 전방분절절골술(돌출입수술) 후의 치료효과에 대하여 다음과 같은 제목의 초록을 구연하였다.

〈양악전돌증(Bimaxillary prortrusion)환자에서 전방분절절골술(anterior segmental osteotomy)후의 효과 분석〉

- 김용섭, 한상백, 윤태호 / 강남제일성형외과, 강남제일치과

■ 연구목적

양악전돌증을 가진 환자에서 전방분절절골술은 코에서 턱끝까지의 윤곽선을 이상적인 기준에 맞도록 미용적으로 개선시키는 효과이외에도 여러 가지 동반된 증상을 개선시켜준다. 전방분절절골술 후에 이러한 증상 개선의 여부와 정도, 치유과정에서 나타나는 부수적인 병발증과 합병증의 양상 및 치료방법 등을 분석함으로서, 양악돌출증 환자들을 진단하고 치료하는 데에 있어서 하나의 가이드라인을 제시하고자 하였다.

■ 대상 및 방법

지난 3년간 전방분절절골술(턱끝성형술을 동반한 또는 동반하지 않은)을 받은 환자 중 추적관찰이 되고 설문에 임한 84 명의 환자를 기본대상으로 하였다. 나이는 19-43세(mean=26.5세)였으며, 성별은 여자79명(94%), 남자 5명(6%)였다. 분석의 내용은, 1. 수술 내용의 대체적인 분석 2. 수술 후의 입의 윤곽선에 대한 만족도 3. 양악돌출의 다른 증상의 개선여부 4. 술후 2주, 6주 이후의 시점에서 환자가 자각하는 병발증과 처치 5. 수술 후 입술 두께의 변화 및 처치

■ 결과

1. 전방분절절골술을 통한 상악분절의 후방이동량은 4-8 mm(mean 5.2 mm)였다. 이중 좌우의 이동량이 달랐던 증례가 전체의 10.7%(9/84)였다.

하악분절의 후방이동량은 0-8mm(mean 4.3mm)였으며, 이중 좌우의 이동량이 달랐던 증례가 전체의 11.9%(10/84)였다.

상악에서 후방이동시키면서 회전방향의 이동(rotational movement or inclination)을 요하였던 경우는 상악에서는 4.8%, 하악에서는 3.6% 였다. 턱끝성형술(genioplasty)를 동반했던 경우는 23.8%(20/84)이었다.

2. 수술 후 윤곽선에 대해서는, 대단히 만족한다(58.3% 49/84), 대체로 만족스럽다(36.9% 31/84), 불만족스러운 점이 있다(0.6% 3/84), 무응답이 한명이었다. 불만족의 내용은 입이 너무 들어가 합죽해보인다가 1례, 턱끝이 뾰족하고 길어보인다 1례, 입이 덜 들어갔다가 1례였다.

같은 증상을 가진 다른 사람에게도 이 수술을 권하겠는가하는 설문에는 88.1 % (78/84) 가 그렇다고 대답하였다.

3. 평상시(resting position)입이 닫히지 않는 (lip incompetence) 증상은 수술전 84.5%(71/84)의 환자에서 나타났으며, 수술 후 6주때 87.3%(62/71)의 환자에서 개선되었다.

웃을 때 잇몸이 보이는 증상(gummy smile)은 수술전 66.7%(56/84)의 환자에서 나타났으며, 술후 6주때 88%(60/68)의 환자가 개선을 보인다고 하였다.

4. 2주 시점에서 많은 순으로(%는 중복된 수치임), 입술이 말려 들어가거나 얇아보인다(90.5% 76/84), 입술과 입주위의 움직임이 자연스럽지 못하다 (91.7% 77/84), 치아의 감각이 떨어졌다 (89.3% 75/84), 발음이 부정확하다(57.1% 48/84), 아랫입술의 감각이 떨어졌다(29.8% 25/84) 이었고,

6주 시점에서는, 치아의 감각이 떨어졌다(59.5% 50/84), 입술이 말려들어가거나 얇아보인다 (29.8% 25/84), 입술과 입주위의 움직임이 자연스럽지 못하다(9.5 % 8/84), 아랫입술의 감각이 떨어졌다(9.5% 8/84), 발음이 부정확하다(3.6% 3/84) 이었다.

상악 또는 하악괴사, 혹은 턱끝신경(mental n.)절단과 같은 주요합병증의 발생은 없었다. 1례에서 절골부위의 치근손상으로 하악 우측견치(제 43번 치아)의 치아변색이 발생하였으며, 치아신경치료 및 보철치료를 시행하였다.

수술 직후의 통증에 대해서는 '생각보다 아프지 않았다/견딜만 했다' 가 83.3%(70/84)였다.

5. 28명의 환자에서만 직접 측정이 가능하였으며, 2주 시점에서 윗입술의 수직길이 변화는 9.8-35 %(mean 24%)감소를 보였으며, 아랫 입술의 수직길이변화는 7.5-38.3%(mean 26.4%)의 감소를 보였다. 6주시점에서 윗입술의 수직길이 변화는 5.0-31 %(mean 15.7 %)감소를 보였으며, 아랫 입술의 수직길이변화는 8.8%-38.3%(mean 17.1%)의 감소를 보였다. 입술 두께의 감소는 하이얼유론산(hyaluronate)제재와 같은 충전물(filler material)의 주사를 통해 개선되었다.

■ 결론

1. 양악전돌증에서 전방분절절골술 시 골피판의 후방이동량은 상악 평균5.2mm, 하악 평균 4.3mm이었으며, 턱끝성형술을 동반한 경우가 23.8% 였다.
2. 전방분절절골술 후 미용적인 결과에서의 만족도는 만족한다가 95.2%. 다른 사람에게도 이 수술을 권한다가 88.1%로, 만족도가 대단히 높은 수술이다.
3. 대다수의 환자에서 수술전 동반되는 입이 닫히지 않는 것과, 웃을 때 잇몸이 보이는 것의 문제는 6주때 이미 대부분 개선이 된다.
4. 수술 후 입술이 얇아지는 것, 입주위 근육의 부자연스러움, 치아의 감각저하는 수술 후 2주에서 대다수의 환자에서 관찰되었으나, 6주때에는 치아의 감각저하를 제외하고는 대부분의 경과가 호전되었다. 수술 후 입술이 얇아지는 것은, 수술 전 입술이 두꺼운 환자에서는 오히려 긍정적인 효과로 작용하였다. 6주 이후로부터 6개월-1년까지는 조금씩 입술두께가 다시 증가하게 되며, 치아의 감각은 1년 이상의 경과관찰이 가능했던 환자들의 예에서는 90% 이상 돌아오는 것이 임상적인 경험이다.
5. 전방분절절골술 전후 입술 두께는 수술전에 비해서, 2주때 평균 위 24%감소, 아래 26.4% 감소를 보였으며, 6주때 위 15.7%감소, 아래 17.1%의 감소를 보였다. 이러한 변화는 수술전 환자의 입술두께, 후방이동의 양, 봉합의 방법, 붓기의 정도에 따라 차이를 보일 수 있으나 대략적인 두께의 감소양상을 보여준다. 이러한 입술 및 연부조직의 3차원적인 이동과 변화에 대하여서는 추후 더욱 정밀한 분석을 통해 연구, 보고할 계획이다.

2003년 5.15-16 양일간 부산 롯데 호텔에서 열린 제 54차 대한 성형외과학회 춘계학술대회에서 "안면윤곽수술의 접근 및 치료방침" 이라는 주제의 패널토의에 김용섭원장이 패널리스트로 초빙되어 발표한 내용.

안면윤곽수술의 접근 및 치료방침

- 김용섭 / 강남제일 성형외과

■ 연구목적

안면윤곽수술의 전형과 함정(pearls and pitfalls)에 대하여 토의해 보고자 하였다.

■ 대상 및 방법

본원에서 안면윤곽수술을 시행받은 증례들을 중심으로 저자의 경우 전형적인 적응증, 수술방법 및 결과, 고려사항 등을 고찰하여 보았다.

■ 결과

1. 이마는 실리콘 보형물을 사용하였으며, 시상(sagittal)방향의 절개가 더 눈에 띄지 않았고, 수술후 약1-3주 사이에 혈청종을 주사기로 배액한 경우가 약 10-20 %였다. 보형물의 가장자리가 만져지는 것은 보형물의 edge를 잘 tapering하여 조각하는 것과, 특히 눈썹위 박리를 충분히 하는 것으로 예방할 수 있다. 결과는 비교적 만족스러웠으며 관자놀이(temple)부분의 augmentation은 시행하지 않았다.

2. 광대뼈축소술의 경우 구강내절개와 귀앞 구렛나루 부분의 작은 절개창을 사용하였으며, 제한적 박리를 통해 볼처짐은 예방이 가능하였다. 옆광대(lateral budging)를 호소하는 환자에서는 신중한 고려가 필요하다.

3. 하악각절제술의 경우, 입안절개를 통해 부드러운 선을 이루는 연속적인 절골라인이 되도록 하였다. 많은 경우에서 턱끝신경구멍(mental foramen)의 하방에 이르는 부위까지 충분히 절제함으로서 2차하악각(secondary angle)이 생기지 않도록 하는 것이 중요하다. 외측피질골절제술(lateral corticotomy)는 사용하지 않았으며, 필요한 경우 외측피질골에 대한 절삭(burring)은 시행하였다. 흡인관(closed suction drain)은 장치하지 않았다. 저작근육에는 수술적 조작을 가하지 않았다.

2004년 10월 5일, 제5차 아시아 태평양 두개안면성형외과 학술대회(The 5th Asian-Pacific Craniofacial Association Conference)에 패널리스트로 발표한 내용.

(영문)

Application of ASO (Anterior Segmental Osteotomy)as a Aesthetic Cranio-Facial Surgery

- Kangnam Cheil Plastic Surgery Clinic / Yong-sub Kim,MD, Sang-Baek Han,MD

The aesthetic facial bone surgery such as rhinoplasty, genioplasty, peri-pyriform augmentation has been widely performed to improve the profile line of lower 1/3 of the face.

Uchida indicated that the distance between the nasal tip and the medial portion of the upper lip is between 10 and 14 mm(The beauty index of Uchida).

Ricketts recommended a line drawn from the nasal tip to the soft tissue pogonion(Pos) : the upper and lower lips should fall posteriorly 4 and 2 mm, respectively, from the line. This index of Uchida or Ricketts puts value on the 'relative' position of the facial structures.

However, Ohmori pointed out the problem of unnatural, enlarged, and 'augmented' face following forehead augmentation, rhinoplasty and genioplasty, in bimaxillary dentoalveolar protrusion patients, although their result fit simply on the Uchida or Ricketts index.

Consequently, the surgical procedure to move the bimaxillary segments onto the 'absolute' standard position is imperative for the patients with bimaxillary protrusion, in both aesthetic and functional aspects.

Over hundreds of cases of bimaxillary protrusion were treated with ASO(anterior segmental osteotomy) consecutively for over 7 years in authors' clinic, which produced constant, satisfactory results of improved facial profile. For maxillary segmental osteotomy, separate two small horizontal incisions were used at upper labiobuccal vestibule, without any incision on palatal mucosa. Therefore, not only the main palatal mucoperiosteal pedicle but also labial mucoperiosteal pedicle? was preserved, which reinforced the bone flap survival. No alveolar bone necrosis developed in our cases.

The pearls & pitfalls of the ASO, in authors's experience, are summarized as below :

(1) Pearls

1. Aesthetic improvement of the ASO is natural and dramatic.
2. Concurrent improvement of insufficient lip seal, lip strain, mentalis muscle corrugation, everted thick vermilion and gummy smile is established.
3. Relative embossing of nasal profile, chin profile and depressed perinasal area is accomplished following ASO.
4. Malocclusion such as open bite, deep overjet/overbite, class II/III is improved

(2) Pitfalls

1. Safety, that is bone flap survival, is essential : The palatine artery(main pedicle) based hard palate mucoperiosteum should be throughly preserved.
2. Selection of the ASO indication. : Careful consideration should be given to the patients with small mouth, thin lip, old age with redundant soft tissue, indefinite expectations or difficult adaptation to the fully changed facial impression.
3. Analysis and assessment of the set back distance : Not only absolute standards such as SNA, SNB, etc but also the age, soft tissue condition, patient expectations should be considered.
4. The control of facial height of lower 1/3 is cardinal keypoint : The only setback of protruded mouth contour is only a near completion.

(국문)

Profiloplasty에서 전방분절절골술(Anterior Segmental Osteotomy)의 적용과 중요성

- 김용섭, 한상백 / 강남제일 성형외과

얼굴의 profile line을 개선시킴으로써 보다 attractive 한 얼굴의 윤곽선을 만들어주려는 목적으로, 이마성형술, 융비술, 턱끝성형술, piriform augmentation 등이 광범위하게 시행되어 왔다.

Uchida등은 upper lip 과 nasal tip 의 전후거리가 10~14 mm 정도일 때 attractive 하다고 하였고, 이상적인 nasal tip~ lip ~chin(soft tissue pogonion)의 관계를 도해한 Ricketts 의 예에서도 이 구조물 사이의 상대적인 관계에 비중을 두고 있다.

그러나 Ohmori 등은, 양악치조전돌증의 형태가 많은 동양인에서 이마성형술, 융비술, 그리고 턱끝성형술을 통해 만들어진 미인은 -비록 profile line이 Uchida나 Ricketts의 라인에 맞는다고 하더라도 feminine하거나 delicate하기보다는, enlarged 또는 augmented 되었다는 느낌을 주는 '성형미인' 의 범주에 들어가기 쉽다고 지적한 바 있다.

결론적으로, 양악(치조)전돌증을 가진 환자들에서는 정확한 진단과 안면계측학적인 분석을 통해서, 양악치조골의 절대적인 위치자체를 이상적인 기준선에 맞도록 전방분절절골술을 통해 바로 잡아 주는 것이 미용적, 기능적으로 얻는 효과가 극대화된다고 할 수 있다.

본원에서는 지난 7년간 양악치조전돌증을 가진 환자들에게 전방분절절골술을 시행하여 높은 만족도의 profile의 개선효과를 얻었으며, 그 경험으로 비추어볼 때 전방분절절골술에서 pearls & pitfalls 에 대하여 다음과 같이 요약할 수 있다.

(1) Pearls

1. ideal facial line에 입의 윤곽을 맞추어줌으로써 profile line이 자연스러우면서도 dramatic한 개선효과를 얻는다.
2. insufficient lip seal, lip strain, mentalis muscle corrugation, everted thick vermilion, gummy smile을 개선시켜줌으로서 미용적, 기능적인 개선이 동시에 이루어진다.
3. nasal & chin profile 이 상대적으로 융기되는 효과와, depressed nasolabial crease area 가 개선되는 효과를 얻는다.
4. open bite, overjet/overbite, class II/III 의 malocclusion을 개선시키고 추후 치아교정을 더 용이하게 한다.

(2) Pitfalls

1. 절골술의 안전성 확보 : main pedicle 인 palatine a. based hard palate mucoperiosteum의 철저한 보존
2. 수술대상의 선정 : small mouth, thin lip, old age with redundant soft tissue, 돌출정도에 대한 인식과 술후결과에 대한 기대, 술후 변화된 인상에 대한 적응문제 등에 주의.
3. set back 의 양을 분석하고 측정하는 문제 : SNA, SNB 등 절대적인 분석수치 이외에도 환자의 나이, 기대, 연부조직의 상태 등을 종합적으로 분석.
4. 돌출된 입의 전후위치 뿐만 아니라 facial height of lower 1/3에 주의하여야 한다.

2005년 5.12~14, 3일간 경주에서 열린 제 58차 대한성형외과 학술대회의 학회발표 내용.

'주걱턱' 을 주소로 하는 환자에서 전방분절절골술(ASO)의 적용
Application of ASO(anterior segmental osteotomy) for the Patients Mimicking ClassIII Malocclusion

- 김용섭, 한상백, 윤태호* / 강남제일 성형외과, 강남제일치과*

■ 연구목적

주걱턱을 주소로 하는 환자들 중 가장 전형적인 것은 골격성 Angle씨 3급부정교합을 가지고 있는 하악전돌증이다. 이 경우 전형적인 치료방법은 술전교정-하악골후퇴술(mandible set back operation)-술후교정을 연계하여 치료하는 것이다.

그런데, 주걱턱으로 보이는 어떤 경우에서는 하악골후퇴술이 아닌, 양악의 전방분절절골술을 통해 좋은 효과를 볼 수 있었다.

■ 대상 및 방법

주걱턱으로 보이는데 양악의 전방분절절골술의 대상이 되었던 경우는 다음과 같다.

첫째, 하악의 전돌 정도가 경하지만 상악도 역시 돌출되어 있고, 특히 전치부(incisor)의 decompensation 이 불필요하면서, 구치부(molar teeth)의 crossbite 가 심하지 않은 경우의 경한 골격성 Angle씨 3급부정교합에서는 양악의 전방분절절골술 및 (필요한 경우) 턱끝후퇴술(recession genioplasty)을 통한 수술이 가능하다.

둘째, 실제로 골격성 Angle씨 3급부정교합에 정확히 준하지 않는데에도 주걱턱처럼 보이는 경우의 양악전돌증이다. 즉, 전치의 교차교합(crossbite)이나 절단교합(edge bite) 또는 개방교합(open bite)를 가지면서 연부조직의 위치(soft tissue profile)상 아랫입술이 윗입술보다 더 전방에 위치하고 대개 턱끝(soft tissue pogonion)의 위치도 경하게 전돌되어 있어 주걱턱과 유사해보이는 경우이다. 이 경우 양악의 전방분절절골술 및 턱끝성형술의 적응증이 되었다.

수술방법은, 술전 cephalometric analysis와 mock surgery를 통해 미용적, 치아기능적인 부분을 고려한 수술계획을 수립한다음, 상악은 labiobuccal vestibule에 두군데의 조그만 횡절개를 통하여 전방분절절골술을 시행하였고 하악의 전방분절절골술과 필요한 경우 턱끝의 후퇴술(recession genioplasty) and/or 세로길이축소술(vertical reduction)을 동시 시행하였다.

■ 결과

적응증이 되는 환자군에서, 양악의 전방분절절골술과 턱끝성형술을 통해 미용적으로 profile line의 만족스러운 개선효과와 함께 전치부 교차교합(crossbite)이나 절단교합(edge bite) 또는 개방교합(open bite)교합이 개선되는 효과를 얻을 수 있었다.

골분절의 괴사등 주요합병증은 없었으며, 하악골후퇴술의 취약점인 악간고정(IMF)나 치조신경(alveolar n. injury)의 부담을 피할 수 있었다.

■ 결론

주걱턱을 주소로 하는 환자들 중 경도의 골격성 3급부정교합을 보이는 양악전돌증 환자나, 전치의 교차교합(crossbite)이나 절단교합(edge bite) 또는 개방교합(open bite)를 가지면서 아랫입술과 턱끝의 전돌증(protrusion)이 있어서 주걱턱과 유사해보이는 양악전돌증 환자군에서는, 양악의 전방분절절골술을 통해 alverolar n injury나 IMF의 부담없이 효과적인 미용적, 기능적 개선을 도모할 수 있었다.

대한민국 돌출입수술의 기준, 돌출입10주년 강남제일성형외과치과의 10가지 자부심

1. 한국인 돌출입수술 10년의 경험과 미적기준선의 축적된 데이터

서양교과서를 기준으로, 혹은 짧은 경험과 용기만으로 돌출입수술은 완성되지 않습니다. 진단, 분석, 계획의 정확성과, 미적감각, 수술솜씨, 안전성, 한결같은 수술결과들이 하루 아침에 이루어지지 않습니다.

2. 단일 병원건물에서 성형외과/치과의 진정한 공동진료

단일 병원 건물에서 성형외과,치과,내과,수술실,입원실,검진실을 갖추고 진정한 원스탑 진료에 매진하고 있습니다.

3. 원내 내과, 마취과 전문의진료 및 강남제일검진센터의 수술전 검사

환자로부터 채취된 가검물을 타 병원에 위탁하는 번거로움 없이, 부설 강남제일검진센터에서 수술전검사를 전담하며, 따라서 저희는 모든 환자에서 심전도 검사까지도 시행합니다. 건강상의 문제가 발견된다면 즉시 내과진료를 받을 수 있습니다.

4. 모든 케이스마다 성형외과/치과의 공동토론을 통한 결과도출

별도의 치과에서 작성한 계획대로 성형외과는 수술만 하는 일방통행(one-way)시스템이 아닙니다. 진단-눈석-계획 단계에서부터 성형외과/치과 의료진의 수술전 회의와 전문적인 상호토론을 통해 최선의 결과를 내고 있습니다.

5. 아주 작은 절개를 통한 안전하고 코퍼짐없는 돌출입수술

소위 '최소절개'라는 말로는 부족합니다. 굳이 이름을 붙여야한다면 '극최소 횡절개법' 입니다. 내시경 사용이나 두개 이상의 절개는 저희에게는 불필요합니다.

6. 한시간 반의 수술시간이 증명해주는 깔끔하고 숙련된 수술솜씨

제 아무리 계획이 잘 세워졌어도, 수술자(surgeon)의 손이 거칠고, 계획과 다르게 수술된다면 안전도 수술결과도 보장될 수 없습니다. 짧은 수술시간은 그만큼 적은붓기와 빠른 회복을 가능하게합니다.

7. 돌출입수술은 기본. 필요한 경우 사각턱, 광대뼈, 턱끝을 동시에

이미 턱끝수술을, 돌출입을 완성하는 의미로 포함시켜 놓아 추가부담이 없습니다. 한편, 사각턱+광대뼈+돌출입 세가지의 수술시간이 두시간반에서 세시간 사이가 됩니다. 이렇듯 파격적인 시간의 차이는 테크닉(수술솜씨)의 차이입니다. 서둘러서가 아니고, 물흐르듯 정교하면서도 막힘이 없기 때문입니다.

8. 타병원(신생병원)의 돌출입 콘텐츠와 인터넷답변에 강남제일의 것을 원용하거나 도용하는 사례

병원 홈페이지의 돌출입분야 설명을 아예 강남제일의 것을 베껴가는 사례가 늘고 있습니다. 돌출입분야의 컨텐츠는 저희의 10년경험을 바탕으로 하나하나 손수 작성한 결실들입니다.이미 즉시 삭제와 사과를 받은 사례도 있습니다만, 이와 같은 무단전재에 대한 윤리적, 법적인 재고가 필요한 시점입니다.

9. 돌출입에 대한 연구, 강연, 학술대회 발표, 학회 좌장초청 등의 활동

누군가 "돌출입수술 시에 왜 A는 B인가요?" 라는 질문에, "글쎄요. 10여년 주욱 해보니까 그렇더군요" 하는 것이 그냥 정답이 되고 마는 경우를 봅니다. 이렇듯, 돌출입수술은 과학의 힘을 빌어 세월의 경험이 탄생시킨 장인(匠人) 의 작품같은 것입니다.

10. 돌출입 재수술에 대한 의뢰가 점점 많아지는 추세

돌출입 재수술에 대한 의뢰가 점점 많아지고 있습니다. 안타깝습니다. 그냥 수술 전보다 입만 대충 뒤로 넣으면 되는 것이 아닙니다. 다작을 하다보면 수작이 몇개 나오는 식의 수술은 정말 곤란합니다.

Ⅳ. 돌출입 수술 – 교정 : 교정치과적 관점

Miracle

In Your

Life

1. 서론

돌출입

양악 전돌증은 상하순의 전돌에 의한 심미성 손상을 주소로 내원하며, 대부분의 증례에서 소구치를 발거하고 그 공간을 이용하여 전치부를 후방 견인하여 돌출된 입술을 집어 넣는 경우가 많은데 성인 환자의 경우 최대 고정원(Maximum anchorage) 확보를 위하여 악외 고정원의 사용에 따른 환자의 협조가 필수적이며, 최근 교정용 mini-screw 등을 사용하여 환자의 협조 없이 최대 고정원을 확보할 수 있게 되었지만 교정 치료의 한계가 있는 증례에서는 좋은 치료 결과를 얻기 힘들고, 또 치료기간의 장기화, 전치부의 상당한 거리 이동에 따른 전치부의 치근 흡수의 가능성 등의 부작용이 있다.

최근 환자들의 치료 기간의 단축과 안모의 빠른 심미성 개선에 대한 욕구가 증가하면서 전방분절 골절단술(Anterior segmental osteotomy)을 이용한 단기적 교정 치료는 양악 전돌증 환자에서 좋은 치료 결과를 얻을 수 있는 효과적인 방법이다.

소구치의 발거 및 전방 분절 골절단술 후 단기적 교정치료에 의해 치료한 다수의 증례를 분석하면서 수술 계획 시의 고려 사항과 심미적인 기준 및 합병증 등에 대해 알아보고 양악 전돌증의 다양한 증례를 치료 전후의 두부 방사선 계측 사진, 구내 사진, 얼굴 사진 및 연구 모형을 통해 비교 분석하여 이의 장단점을 고찰하고자 한다.

I. 서론

아름다운 외모에 대한 관심이 증가하면서 교정 치료를 위하여 내원하는 성인 환자의 비율이 점점 증가하고 있다. 특히 입술의 돌출을 주소로 내원하는 환자의 비율이 증가하여 서울 Y 치과대학 교정과의 1992년부터 1996년까지 내원 환자 통계에 따르면 돌출 환자의 비율이 1992년 15.1%에서 1996년 33.9%로 증가하였다. 이는 조화로운 안모에 대한 기준이 점차 서구화되어 돌출된 입술 모양을 꺼리는 현재의 서구적인 안모에 대한 선호와도 관련이 있다하겠다.

양악 전돌증(Bimaxillary protrusion)은 상하악 전치부가 전방으로 돌출되어 입술 폐쇄시 입술주위 근육이 긴장되어 있는 상태로 상하악 치조골은 전방 돌출되거나 혹은 되어 있지 않으며 대부분의 경우 앵글 I급 부정교합에서 많이 관찰되지만, II급, III급 부정교합 같은 전후방적인 부조화와 함께 나타나기도 한다.

양악 전돌증의 임상적인 특징은 lip strain at lip closure, lip incompetence at rest, acute nasolabial angle, recessive chin, flattened submandibular sulcus등으로 나타난다.

이런 양악 전돌의 증례 중 성장중인 아동에서는 제1소구치 4개의 발거 후 상 하악 전치를 후방 견인함으로써 성공적인 치료를 할 수 있으며 이를 위해서는 최대 고정원(Maximum anchorage)을 위한 구외 장치의 사용에 대한 환자의 협조도 및 치료 기간과 후의 성장 등이 영향을 미친다.

반면 양악 전돌증을 가진 많은 성인 환자에서 성공적인 치료 결과를 보이기도 하지만 한편으로는 교정 치료의 한계를 나타내기도 한다.

다수의 보철물이 장착되어 있어 통상적인 교정치료가 어려운 경우, 구치가 다수 상실되어 있는 경우, A point가 전방으로 많이 돌출되어 있는 경우, 치조골의 두께가 얇아서 치아 이동에 제한이 있는 경우, 심한 dolichofacial 혹은 brachyfacial pattern을 나타내는 경우, 치근의 흡수가 있는 경우 혹은 치주염이 광범위하게 진행되는 경우 등에는 장기간의 교정치료를 시행하기가 어렵다.

그림 1의 환자는 입술의 돌출 및 비대칭을 주소로 내원한 20대 여성 환자로 구강 내 다수의 보철물이 장착된 경우이다.

상악 제1,2소구치와 좌측 제1대구치가 상실되었고 상악 우측 제1대구치에서 좌측 제2대구치까지 보철물이 장착되어 있고 하악에서는 우측 제2소구치가 상실되어 3 unit bridge가 장착되었다.

정모두부방사선 사진에서 하악은 좌측으로 변위되어 있어 안모의 중심선에서 비대칭의 소견을 보이며 교합 평면도 경사되어 있다(그림 2, 3).

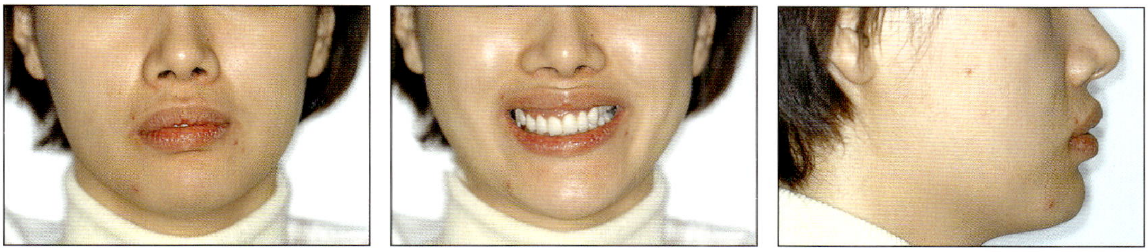

그림 1. 수술 전 얼굴사진

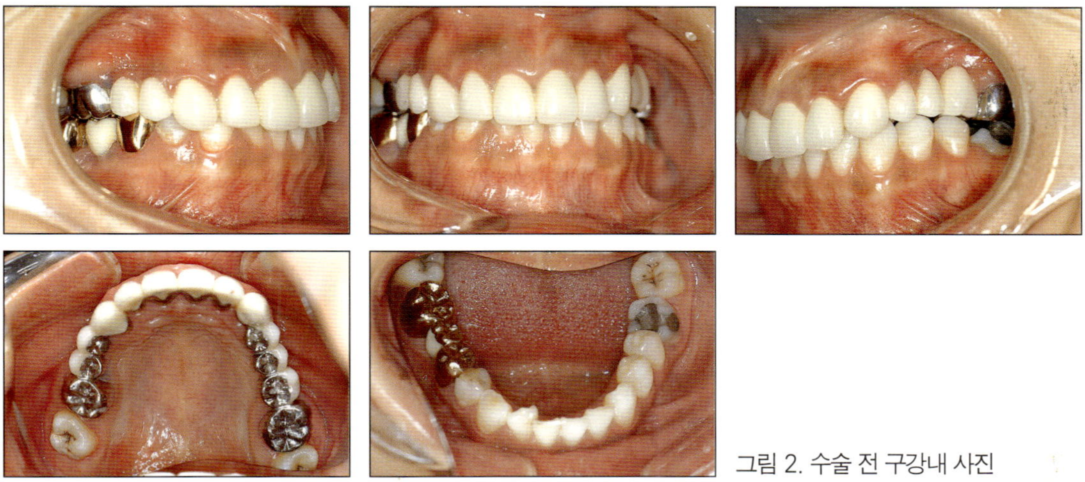

그림 2. 수술 전 구강내 사진

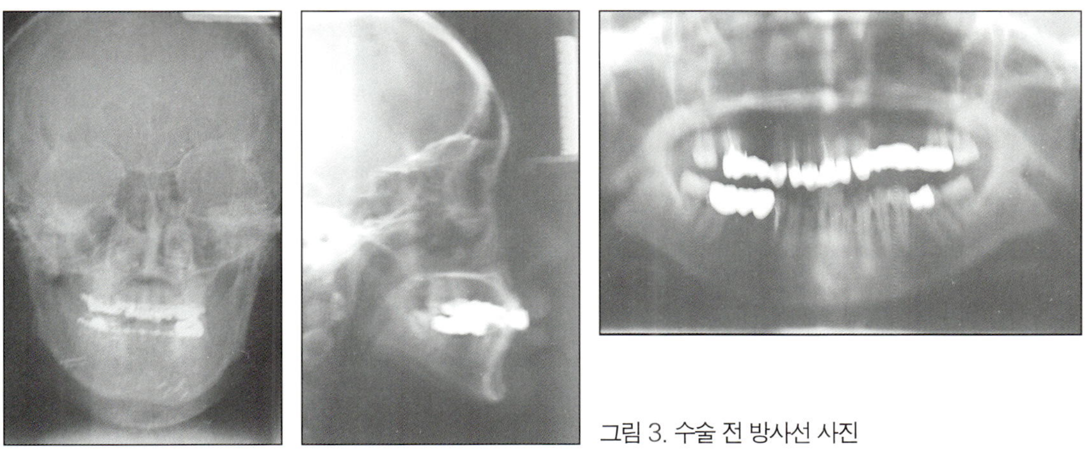

그림 3. 수술 전 방사선 사진

위의 환자와 같이 다수의 보철물이 장착된 경우 일반적인 교정치료를 행하기에는 많은 어려움이 있을 것이다. 교정 장치를 부착하기 힘들며 치아들이 bridge로 연결되어 있어 개별적인 치아이동이 어렵고 굳이 교정치료를 하려면 기존의 보철물을 임시 레진 치아로 교환한 후 새로 보철물을 제작하여야 한다.

위의 환자는 상악 제1소구치에 해당하는 pontic을 제거한 후 ASO에 의해 5mm 후방이동하였고 하악에서는 하악 제2소구치에 해당하는 pontic을 제거하고 좌측은 SSRO(Sagittal split ramus osteotomy) 우측은 step ostectomy로 수술하여 좌측으로 변위된 하악골을 우측으로 이동시키면서 genioplasty로 chin을 우측으로 3mm 이동시켜 정중선을 일치시켰다.

수술 후 환자의 정모, 측모두부방사선사진 및 얼굴 사진에서 개선된 안모의 모습을 관찰할 수 있다(그림 4~6).

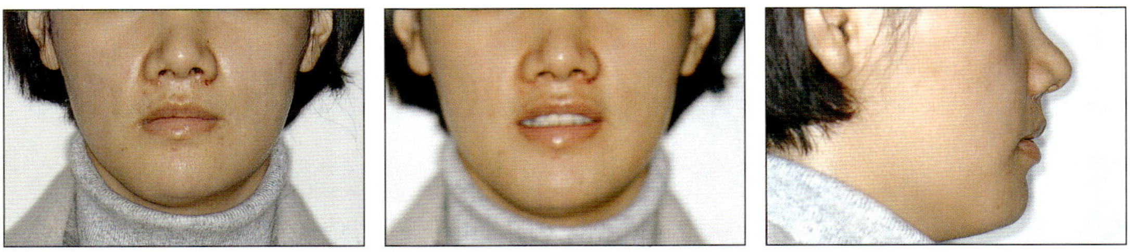

그림 4. 수술 후 얼굴사진

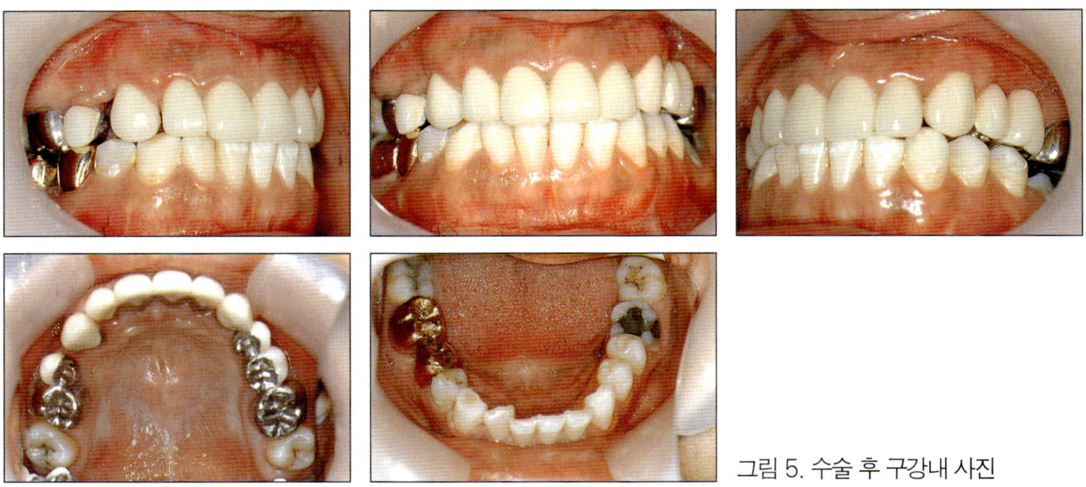

그림 5. 수술 후 구강내 사진

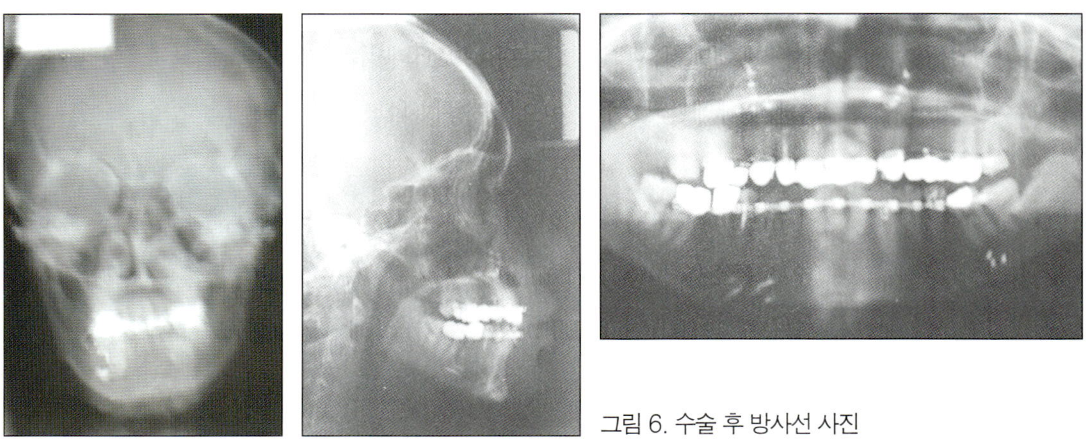

그림 6. 수술 후 방사선 사진

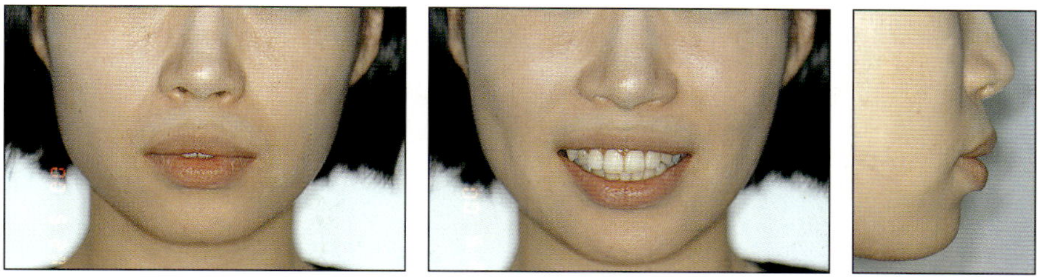

그림 7. 수술 전 얼굴사진

그림 7의 환자는 구치가 다수 상실된 경우로 역시 입술의 돌출을 주소로 내원하였다.

상악 우측 제2소구치와 하악 좌측 제1, 2대구치가 상실되었으며 하악의 정중선이 좌측으로 4mm 변위되었다(그림 8, 9).

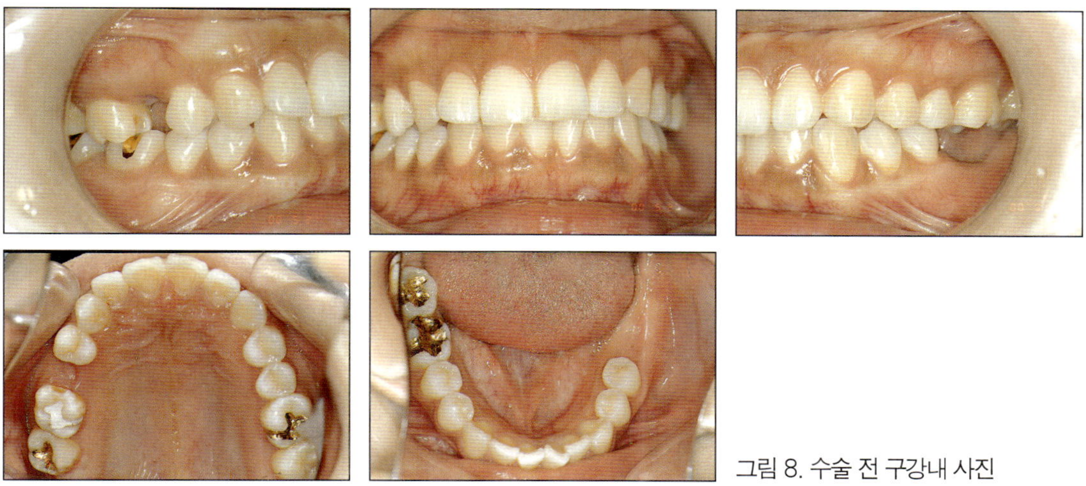

그림 8. 수술 전 구강내 사진

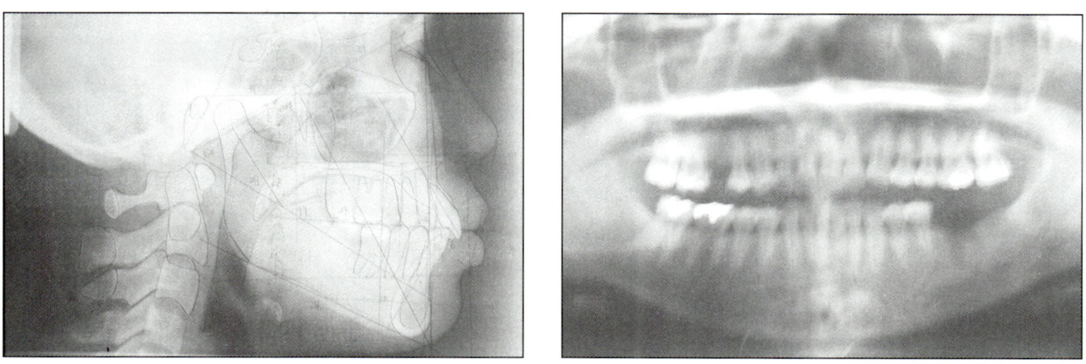

그림 9. 수술 전 방사선 사진

양악 전돌환자에서 구치가 다수 상실된 경우 발치에 의한 교정치료는 고정원의 확보가 어려워 치료가 힘들며 최근의 교정용 mini-screw를 이용한다 하여도 치료가 쉽지는 않다.

상기 환자의 경우 상악 좌측 제2소구치와 하악 우측 제1소구치를 발거한 후 상악은 ASO, 하악은 우측은 ASO, 좌측은 step osteotomy로 후방이동하였다.

수술 후 환자의 측모두부방사선사진, 얼굴 및 구강내 사진에서 입술의 돌출감이 개선되고 치아의 정중선이 일치한 것을 관찰할 수 있다(그림 10~13).

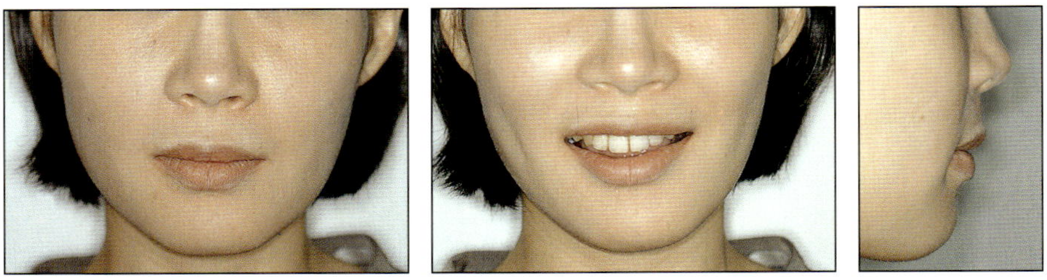

그림 10. 수술 후 얼굴사진

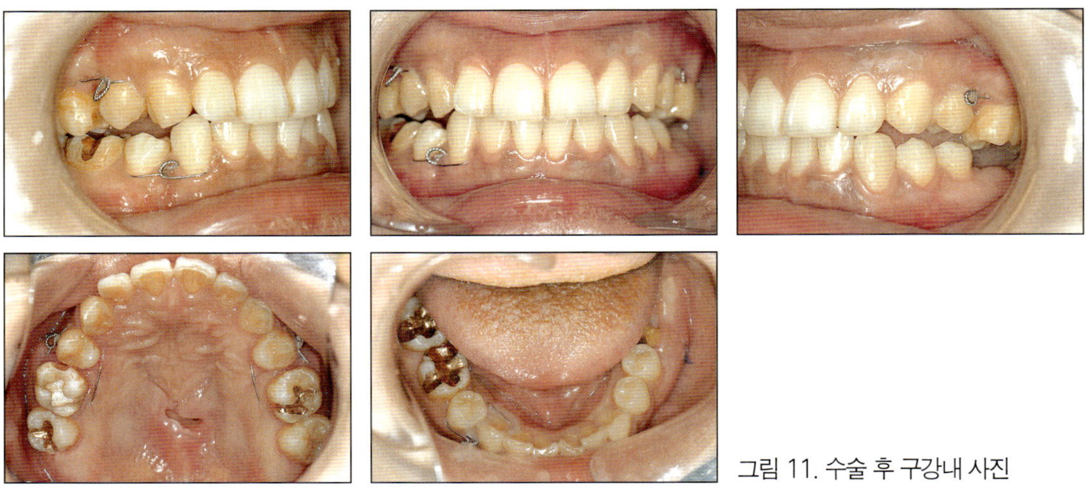

그림 11. 수술 후 구강내 사진

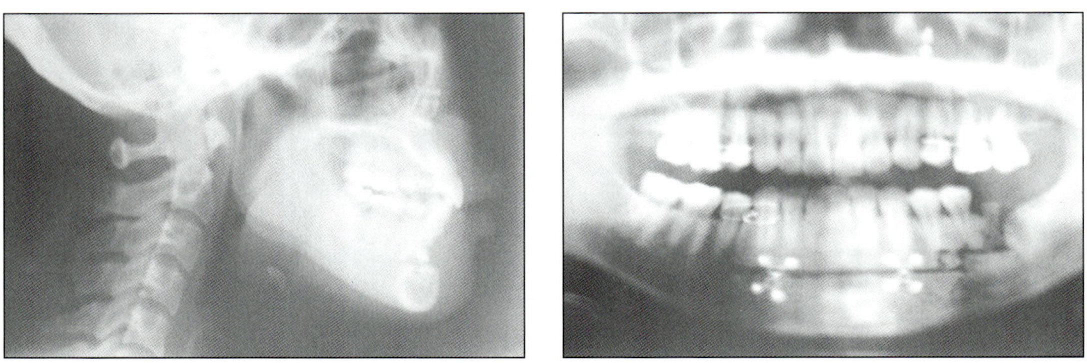

그림 12. 수술 후 방사선 사진

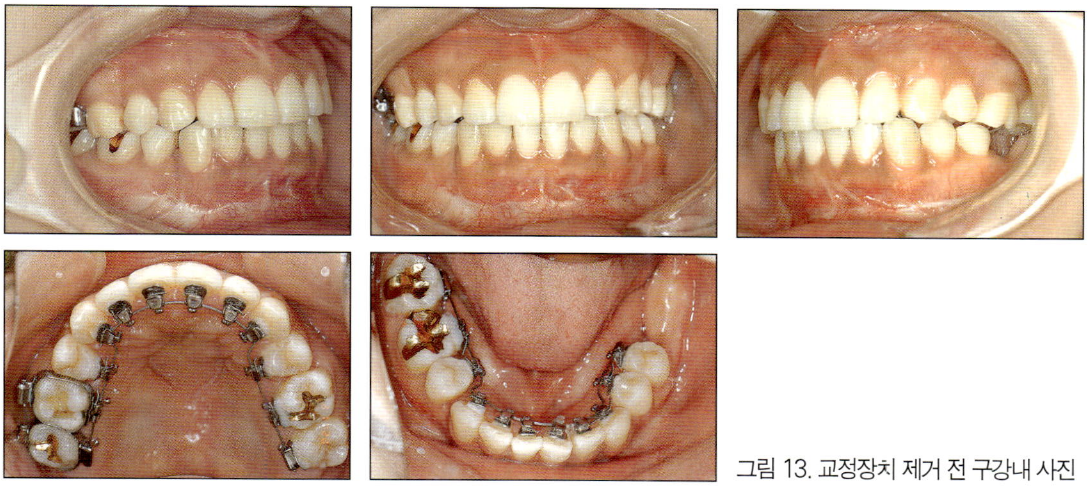

그림 13. 교정장치 제거 전 구강내 사진

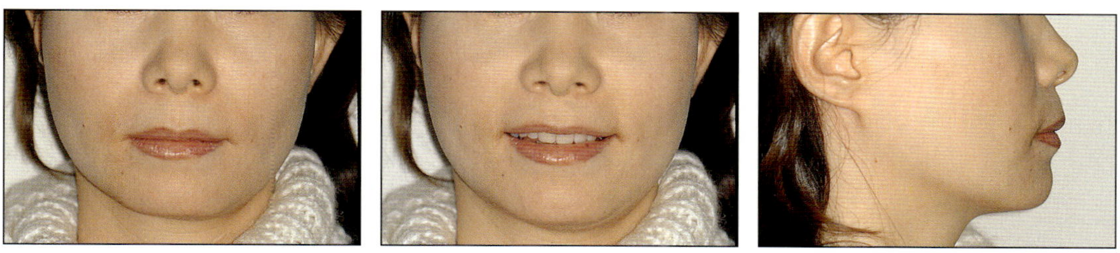

그림 14. 초진시 얼굴사진

그림 14의 환자는 이미 발치에 의한 교정치료를 10여년 전 받은 환자로 코 아래 부위의 돌출을 주소로 내원하였다.

측모두부방사선사진에서 상악골은 Maxillary depth가 96°, N perpendicular to A point 거리가 6mm, 하악골은 facial depth 92°, N perpendicular to Pog 거리가 2mm로 전방 돌출되어 있으며 상하악 전치의 interincisal angle이 157°, A-Pog에 대해 상악 전치가 4mm, 하악 전치가 0mm로 모두 설측 경사가 심하였으며 과개교합의 소견을 보였다.

E-line에 대해 상순과 하순의 거리는 정상이나 얼굴 사진에서 코 아래 부위가 돌출된 소견을 보였다. 파노라마 사진에서 상악 전치부의 치근이 흡수된 양상을 보였다(그림 15, 16).

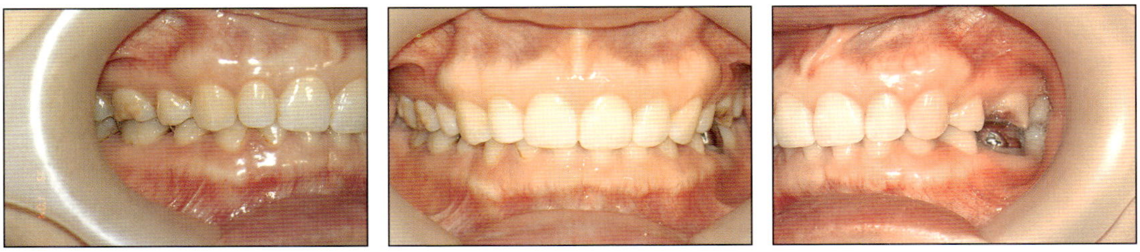
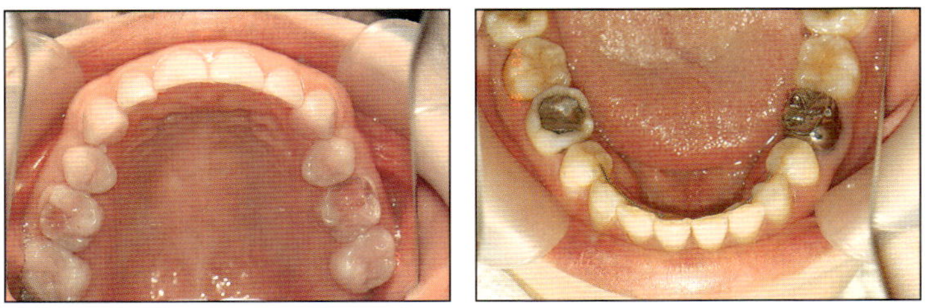

그림 15. 초진시 구강내 사진

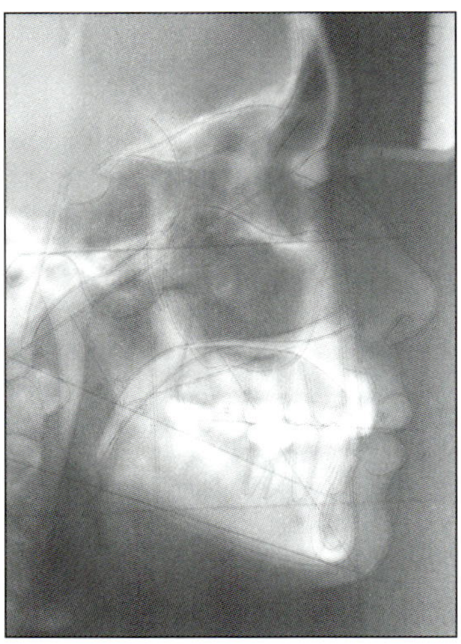
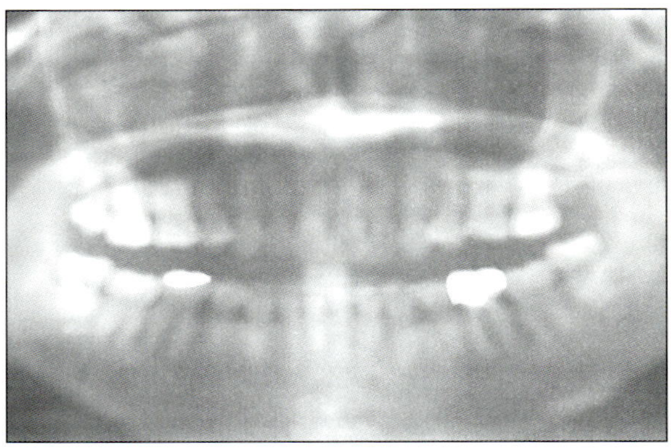

그림 16. 초진시 방사선 사진

상기 환자는 상악골과 하악골의 기저골이 전방 돌출된 양악 전돌증으로 발치에 의한 교정치료로 입술의 돌출감은 해소하였으나 코 아래 부위의 돌출감은 개선되지 않았고 무리한 전치부의 설측경사로 인하여 상악 전치부의 치근이 흡수되는 부작용이 생겼다.

치료 계획으로는 술전 교정을 통하여 설측 경사된 상악 전치부를 전방 이동시켜 견치 후방에 5mm의 공간을 만든 후 상악골만 ASO로 4mm 후방이동시키는 것이 필요한 것으로 생각되나 상악 전치부의 치근 흡수가 진행될 것을 우려하여 환자가 치료를 포기하였다.

만약 상기의 환자가 교정치료 전 ASO에 의한 치료를 받았더라면 심미성 뿐만 아니라 기능적으로도 좋은 결과를 얻지 않았을까 하는 아쉬움이 남는다.

그림 17의 환자는 모성형외과에서 ASO를 시행하였으나 교정의사의 도움없이 성형외과의의 수술 계획의 잘못으로 하악에만 ASO를 시행하였으며 또한 하악 전치가 설측으로 심하게 경사된 경우이다.

내원 당시 12mm의 overjet, A-Pog line에 대해 상악 전치는 9mm, 하악 전치는 -3mm로 하순이 상악 전치의 설측면에 갇혀있었다.

측모두부방사선사진에서 상악골은 Maxillary depth가 97°, N perpendicular to A point의 거리가 7mm, 하악골은 Facial depth 94°, N perpendicular to Pog. 거리가 7mm로 상악골과 하악골의 기저골이 전방 돌출된 양악 전돌증 증례이었다(그림 18, 19).

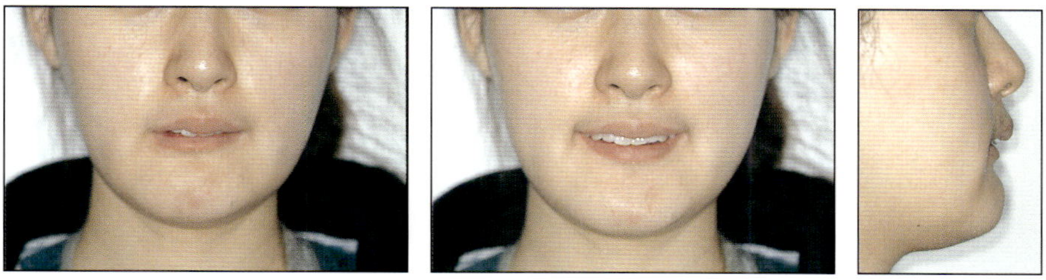

그림 17. 수술 전 얼굴사진

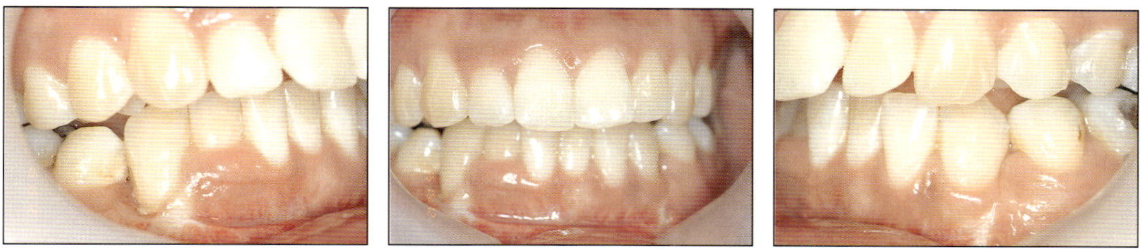

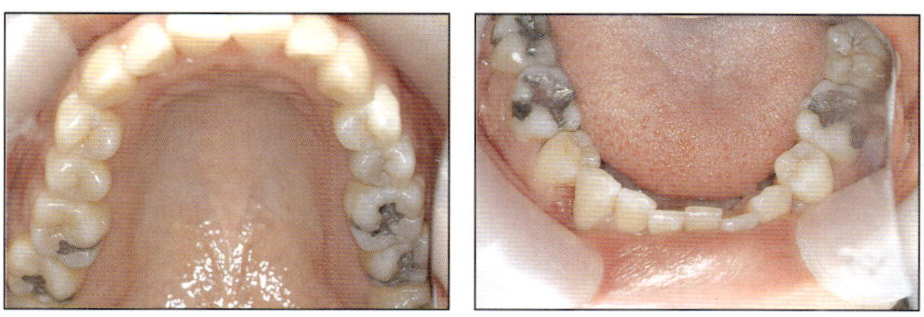

그림 18. 수술 전 구강내 사진

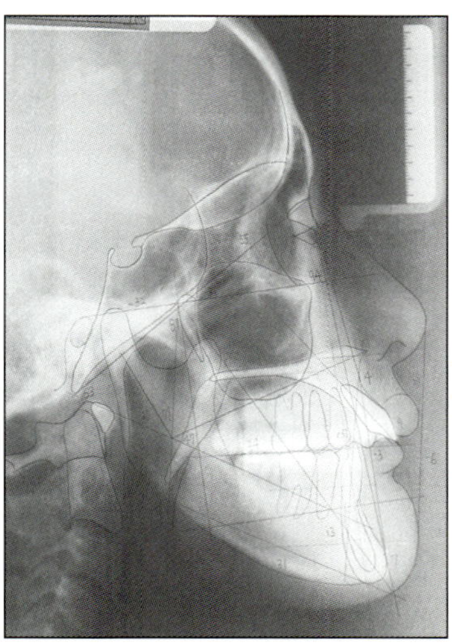

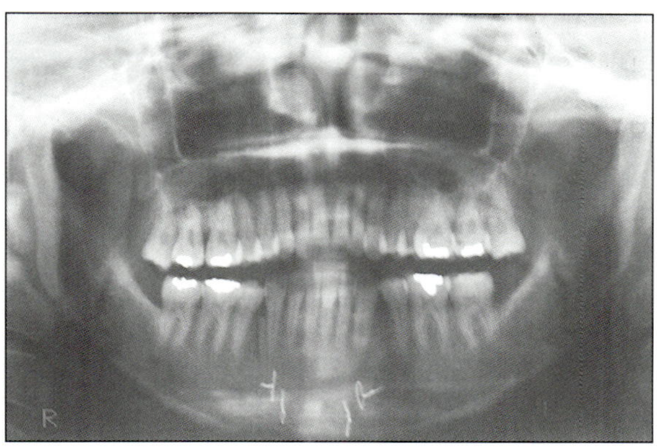

그림 19. 수술 전 방사선 사진

수술의 결과에 실망한 환자는 정신적으로 우울하고 아주 불안한 심리 상태를 보였다.

STO(Surgical treatment objectives)와 model surgery 결과, 상악 제1소구치 2개의 발거 후 상악골은 ASO에 의해 7mm 후방 이동하였고 하악골은 ASO에 의해 3mm 전방 이동하였으며 Hip bone에서 골이식을 하였다. 또한 이부성형술(Genioplasty)로 이부(Chin)을 3mm 후방 이동시켰다(그림 20~22).

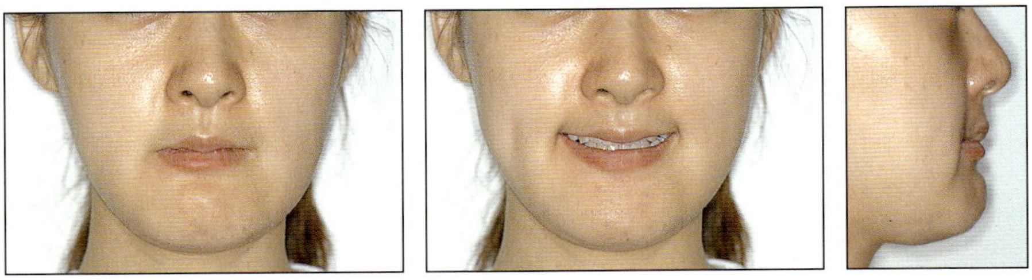

그림 20. 수술 후 얼굴사진

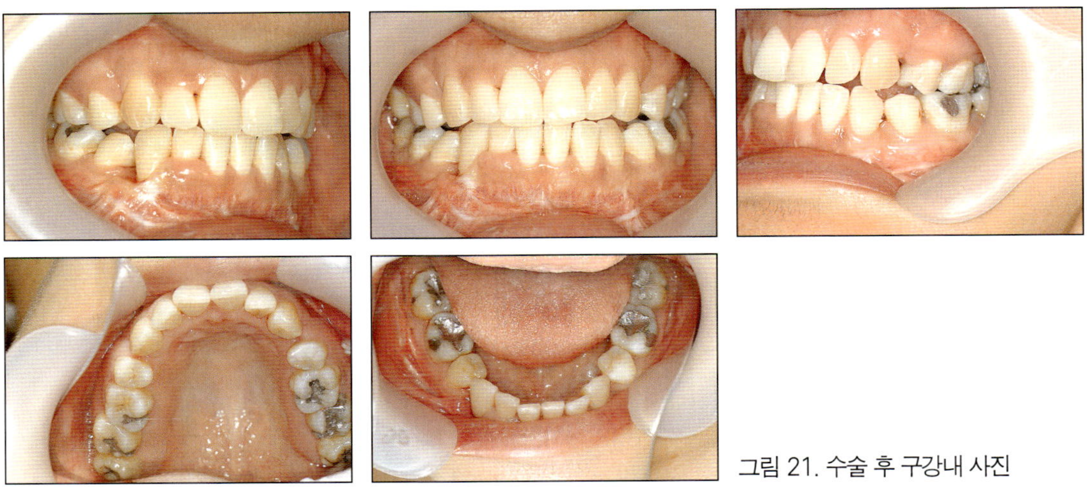

그림 21. 수술 후 구강내 사진

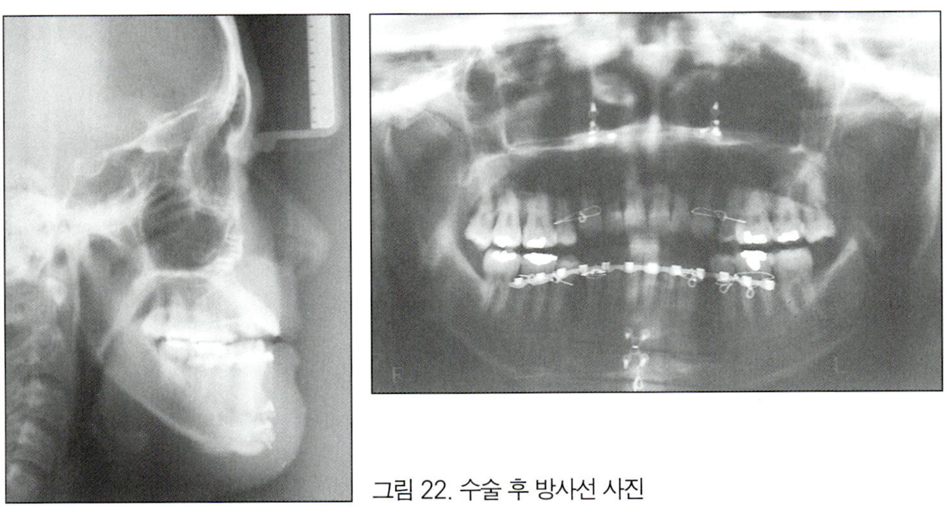

그림 22. 수술 후 방사선 사진

술 후 교정이 종료된 후 환자는 안모의 개선에 만족감을 보였으나 여전히 이부(Chin)은 돌출되어 있으며 이것은 이부의 반흔 조직때문인 것으로 생각되며 추후 관찰이 필요하다. 8개월간의 설측 교정치료를 통해 기능 교합을 달성하였으며 현재 유지 장치를 장착하고 있다(그림 23~25).

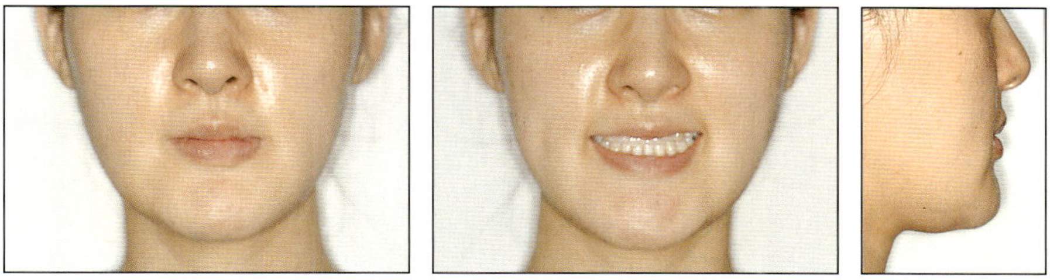

그림 23. 교정치료 종료 후 얼굴사진

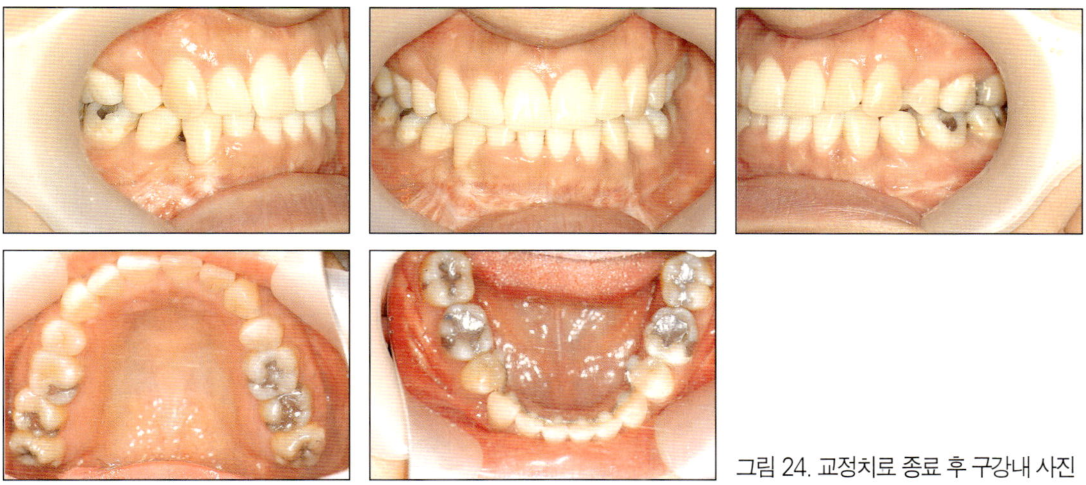

그림 24. 교정치료 종료 후 구강내 사진

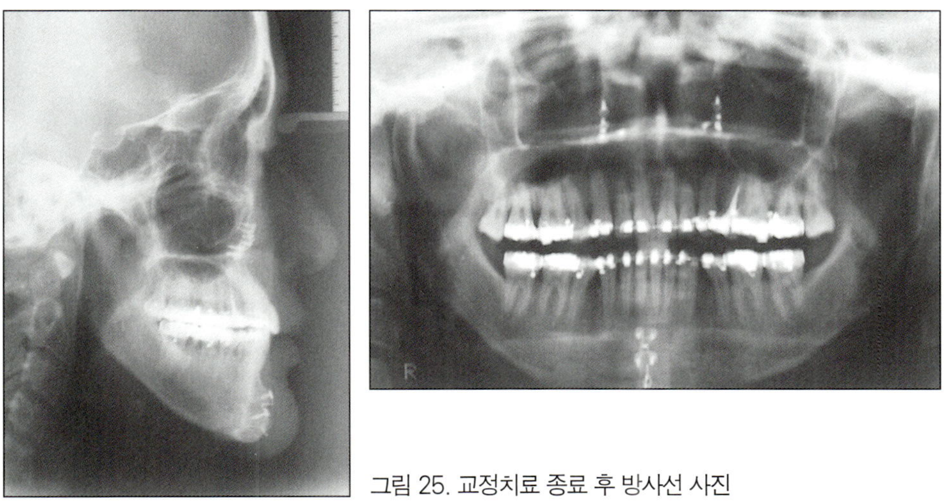

그림 25. 교정치료 종료 후 방사선 사진

일반적인 교정치료에서는 입술 돌출을 해소하기 위한 발치 교정의 경우 최대 고정원을 위한 구외 장치의 장착이 필수적이었고 최근에는 교정용 mini-screw의 사용으로 구외 장치의 사용이 줄었으나 여전히 교정치료의 한계를 극복하기에는 어려운 점이 많으며 전치부의 상당한 거리 이동에 따른 치근 흡수의 가능성이 있으며 생리적인 치아 이동의 조절이 어려워 전치부의 심한 설측 경사가 일어나는 경우가 많고, 치료 후의 심미적인 결과에 대해 환자가 만족하지 못하는 경우가 있고, 치료 기간이 긴 단점이 있다.

전방분절 골절단술(Anterior segmental osteotomy)은 1921년 Cohn-Stock이 처음 발표한 이래 2차 세계대전이후 널리 사용되었으며 Wunderer, Cuper, Wassmund 등은 상악골에 이 수술 방법을 사용하였고 Kole 등은 하악골에 사용하였다(그림 26, 27).

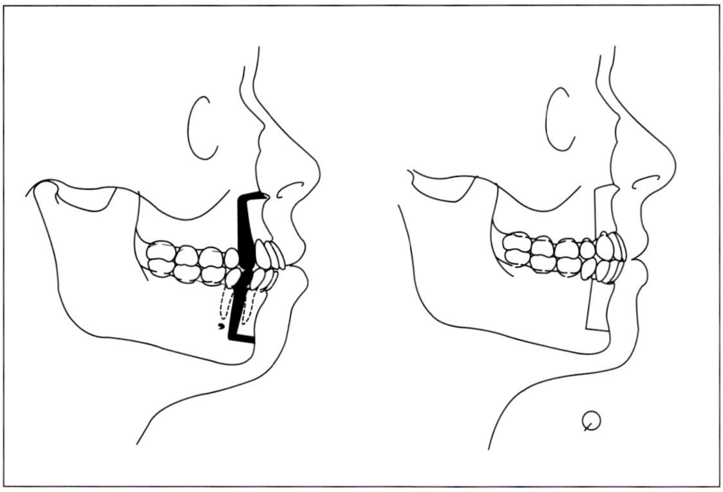

그림 26. Anterior segmental osteotomy

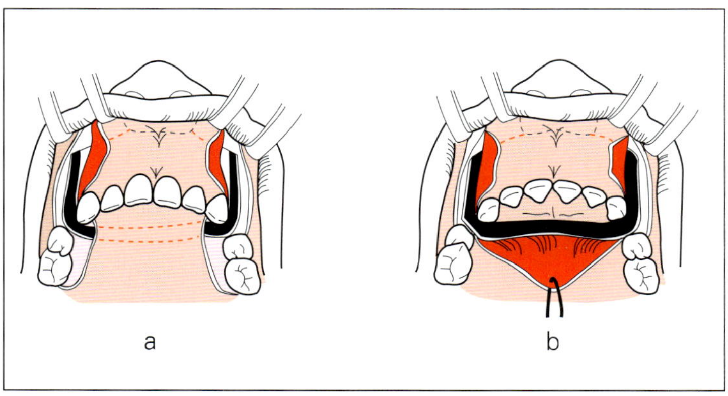

그림 27. 상악분절술.
a. Wassmund method
b. Wunderer method

1960년대 미국에 도입되어 Bell 등이 상악골에 사용한 이 후 현재에도 널리 시행되고 있는 악교정 수술 방법 중 하나로 한국에서는 전방 분절 골절단술을 이용하여 양악 전돌증을 치료한 증례가 발표되었으나 제한적으로 사용되는데 그쳤는데 골절단 부위의 혈류 공급이 손상되어 골편의 괴사로 인한 부작용이 심각하였기 때문이다.

최근에는 이러한 혈류 공급에 손상을 주지 않는 수술 방법의 개선으로 수술에 따른 부작용이 상당히 감소되면서 양악 전돌증 환자에서 교정 치료의 한계를 극복하기 위한 방법으로 사용할 수 있게 되었다.

또한 단기간에 심미적으로 개선된 안모를 갖기를 원하는 경우에도 효과적으로 사용할 수 있다(그림 28).

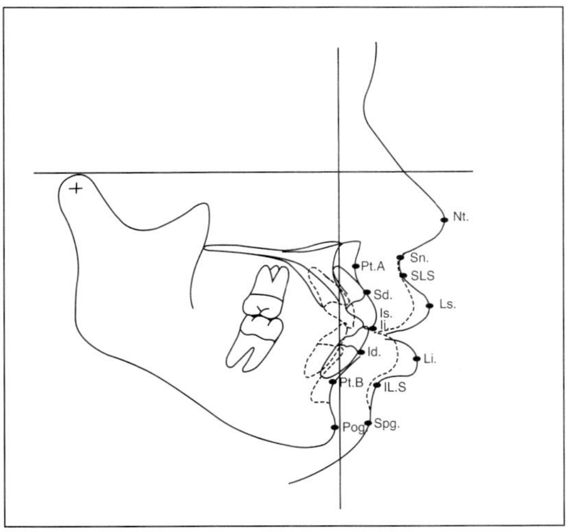

그림 28. ASO후 측모의 변화

전방분절 골절단술에 의한 양악 전돌증 환자의 치료에 있어 다수의 경우는 술전 교정이 필요하지 않으나 수술시 상악골편의 후방이동이 제한되는 경우, 즉 설측 변위 혹은 회전된 상악 전치가 있거나 상악 전치부 특히 견치의 폭경이 좁은 경우 등에는 술 전 교정이 필요하며 상악 전치의 설측 변연 융선(Marginal ridge)이 풍융하거나 설측 교두가 있는 경우에는 이에 대한 처치가 필요하다.

또한 수술 계획 시에도 고려해야 할 여러 가지 사항이 있다.

그 동안의 많은 증례를 통해 얻은 임상 경험을 바탕으로 이러한 고려 사항과 수술 계획시 심미적 기준, 합병증과 술 후 교정방법 등에 대해 논의하고 다양한 임상 증례를 발표하고자 한다.

2. 수술 계획시의 고려사항 (1)

전방 분절 골절술(ASO)에 의한 단기 교정(ASOrthodontics)은 대부분의 증례에서 술 전 교정 없이 먼저 수술을 한 후 술 후 6주부터 술 후 교정에 의해 치아의 배열, 발치 공간의 폐쇄 및 교합 등을 조절하며 교정기간은 개인에 따라 어느 정도 차이가 있지만 대부분 증례에서 8개월 정도 걸린다.

ASOrthodontics에서는 환자 개인에 맞는 올바른 수술 계획을 세우는 것이 무엇보다도 중요하므로 여러 가지 사항을 고려해야한다.

Cephalogram, PA view, Panorama view 및 TMJ 방사선 사진 등이 필요하며 교합기에 mounting된 모형, 환자의 얼굴 사진과 구강내 사진, 환자와의 상담 자료, STO(Surgical Treatment Objective), model surgery등을 기초로 아래와 같은 사항들을 고려하여 수술 계획을 수립한다.

1. Choice of extraction

통상의 발치 증례처럼 제1 소구치를 발치하나 이미 발치된 공간이 있을 경우에는 그 공간을 이용하며(그림 7의 증례 참조), 치아 우식증이 심하거나 치주적으로 예후가 불량한 치아 혹은 제2 소구치에 보철물이 있을 경우에는 제2 소구치를 발치한다.

그림 29의 환자는 입술의 돌출을 주소로 내원한바 상악 우측 제2 소구치의 상실로 3 unit bridge가 되어 있어서 이 공간을 이용하여 수술을 하기로 하였다. 상악 좌측 및 하악 제2소구치를 발거한 후 상 · 하악골의 ASO 및 하악골 이부의 reducing genioplasty를 시행하였다(그림 29~31).

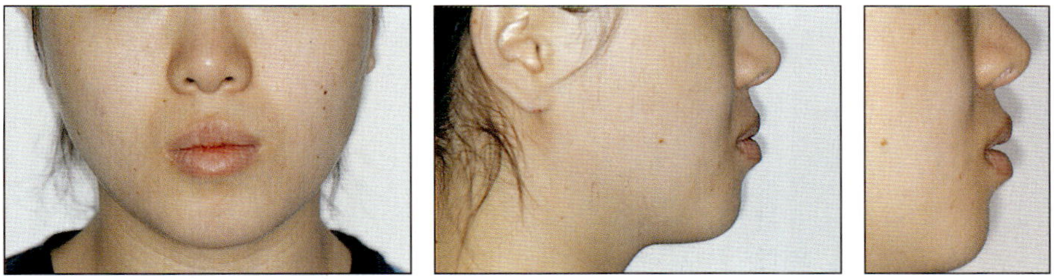

그림 29. 수술 전 얼굴사진

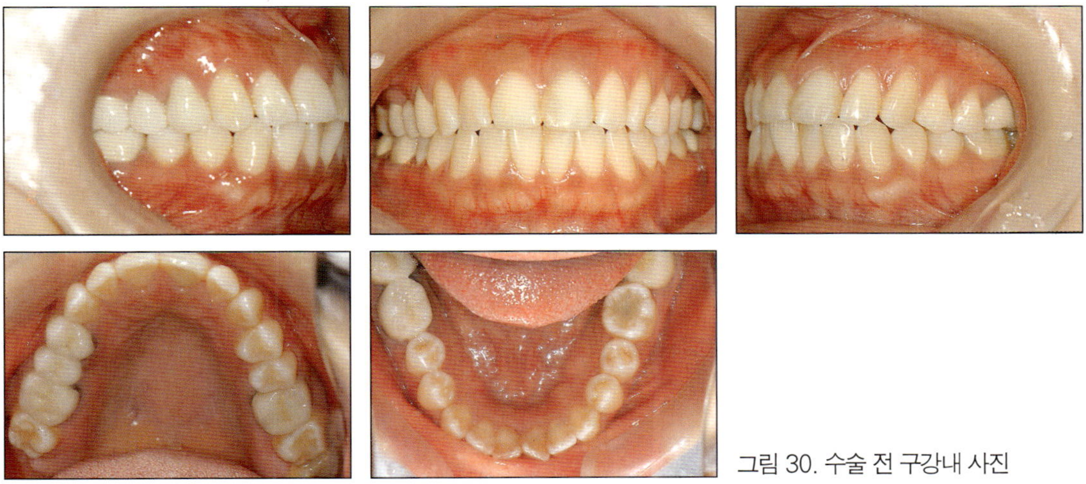

그림 30. 수술 전 구강내 사진

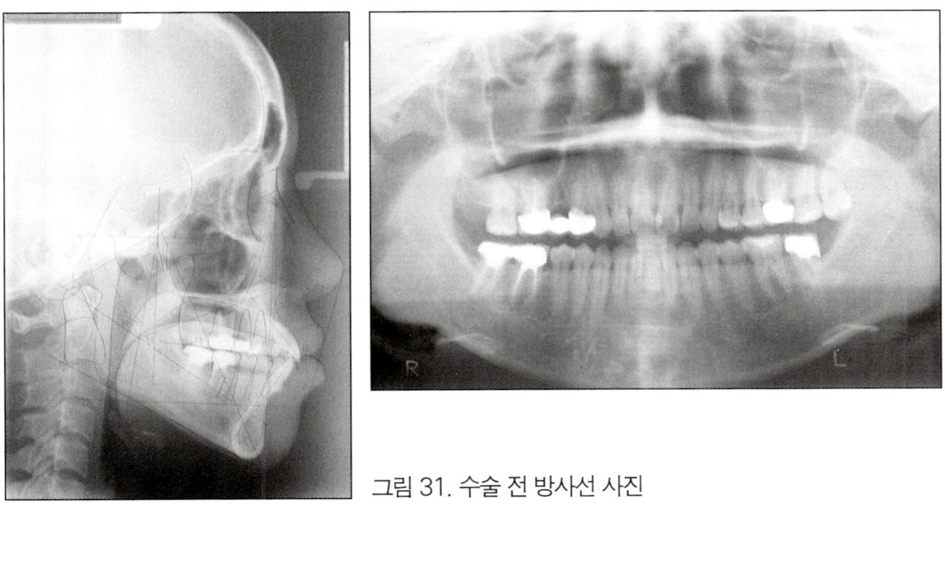

그림 31. 수술 전 방사선 사진

환자의 안모는 개선되었고 돌출된 입술은 조화로운 모습을 보였다(그림 32~34).

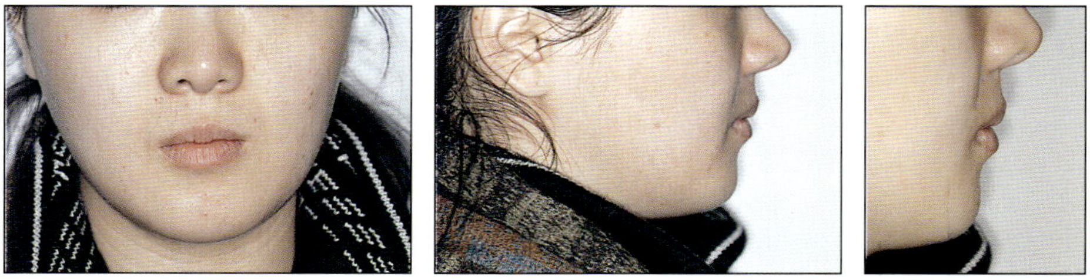

그림 32. 수술 후 얼굴사진

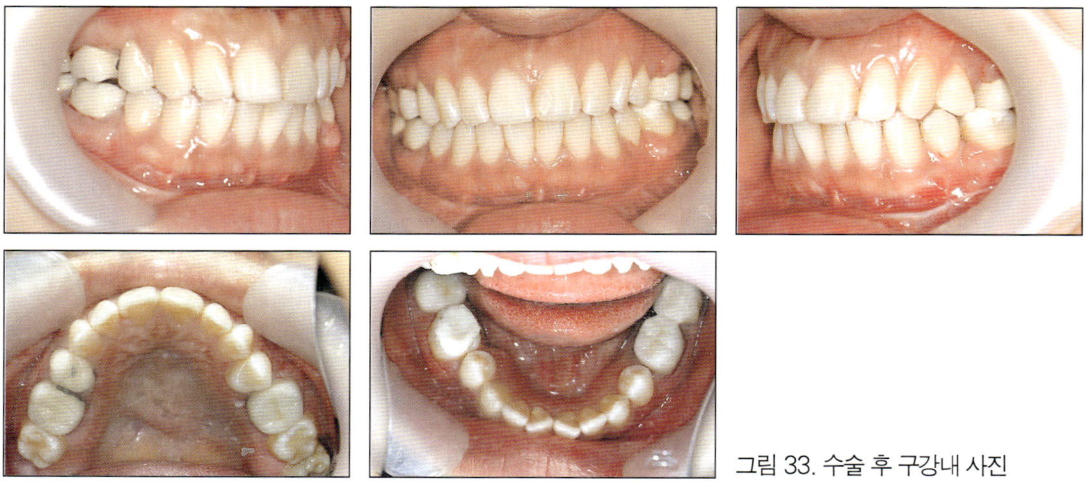

그림 33. 수술 후 구강내 사진

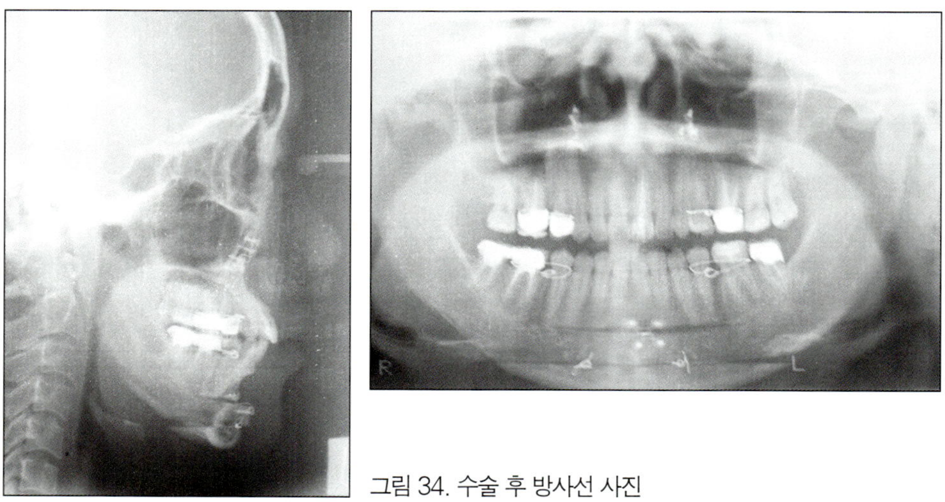

그림 34. 수술 후 방사선 사진

그림 35의 환자는 역시 입술의 돌출감을 주소로 내원한 환자로 하악 전치부 1개가 선천적 결손되어 있고 상악 우측 제2 소구치 및 하악 좌 · 우측 제2 소구치에 보철물이 장착되어 있고 상악 제2 소구치에는 근단부의 병소가 관찰되었다.

제2 소구치 4개의 발거 후 상 · 하악골에 ASO, 하악골의 이부에 advancing genioplasty를 시행하였다(그림 35~37).

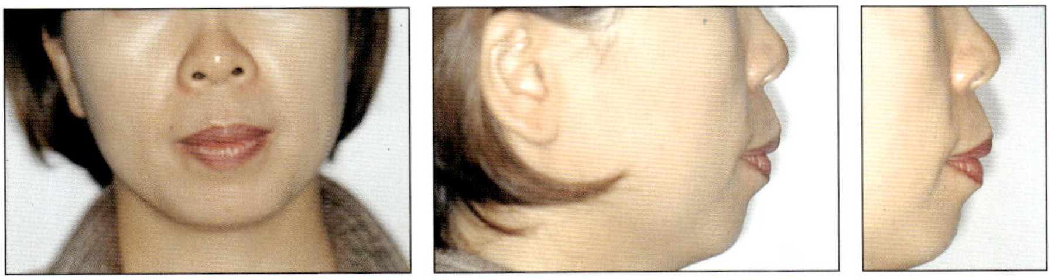

그림 35. 수술 전 얼굴사진

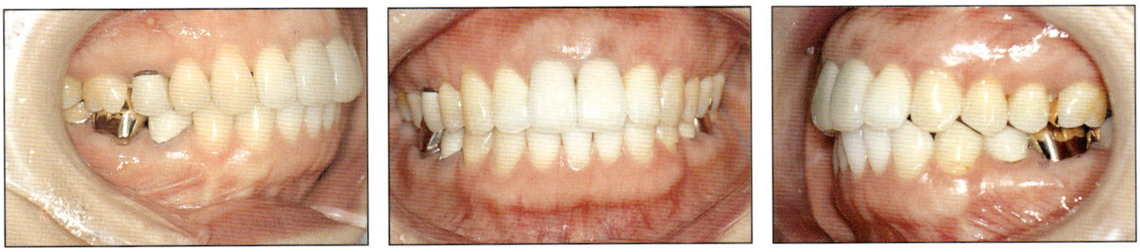

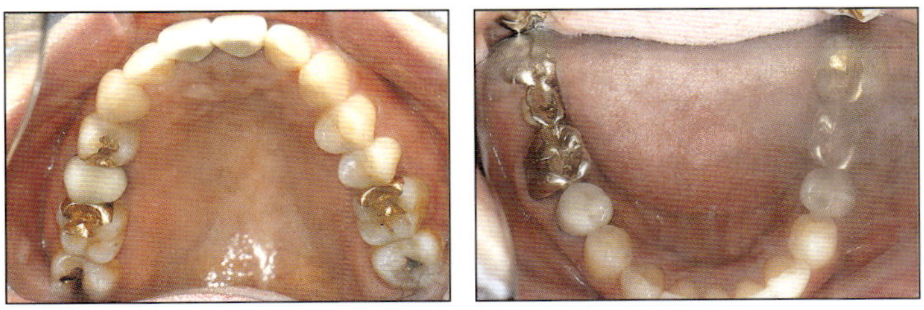

그림 36. 수술 전 구강내 사진

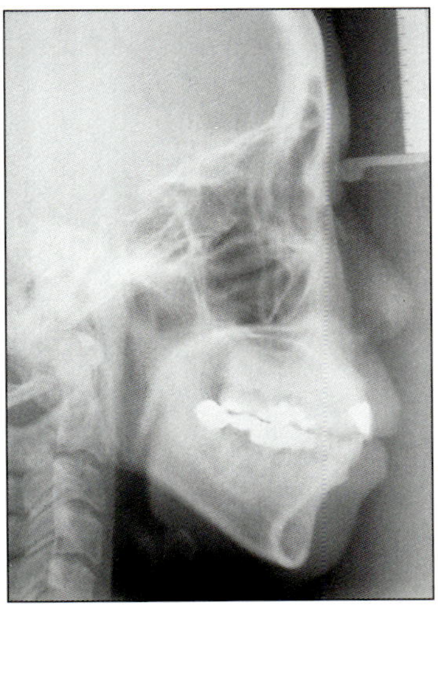

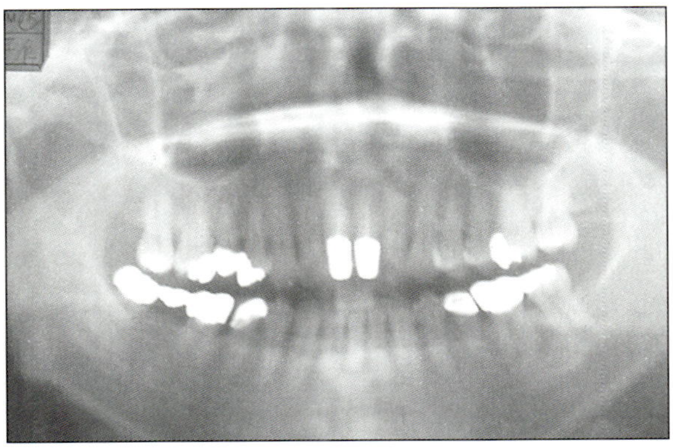

그림 37. 수술 전 방사선 사진

수술 후 안모의 심미성은 크게 개선되었고 돌출된 입술은 후방이동 하였으며 특히 평평했던 submandibular sulcus가 곡선을 회복하면서 조화로운 안모를 이루었다(그림 38~40).

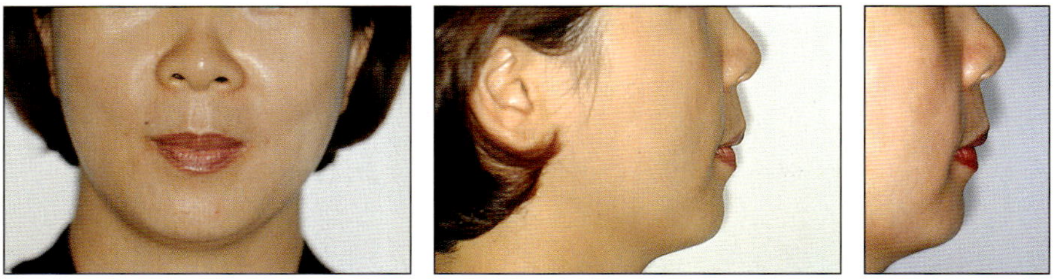

그림 38. 수술 후 얼굴사진

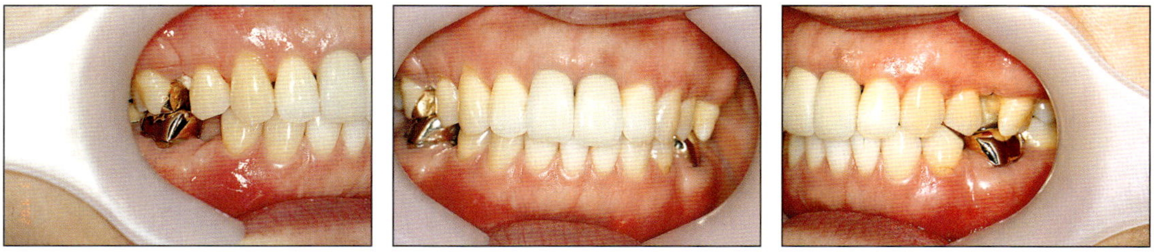

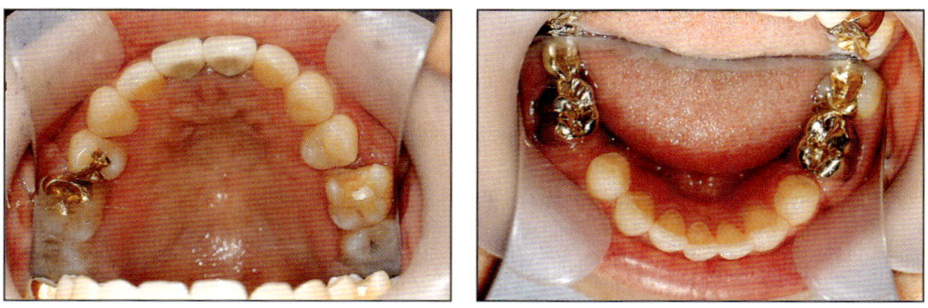

그림 39. 수술 후 구강내 사진

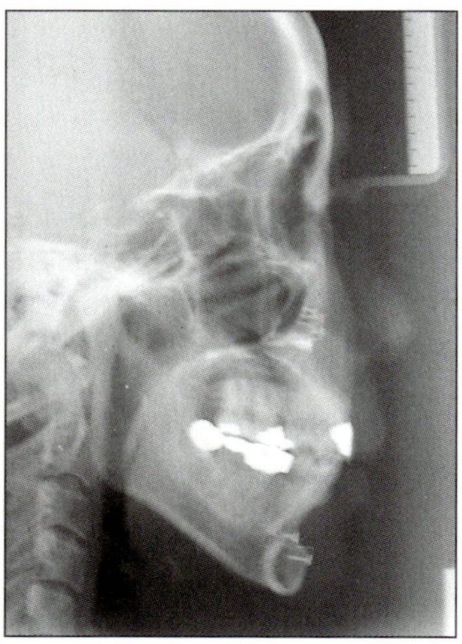

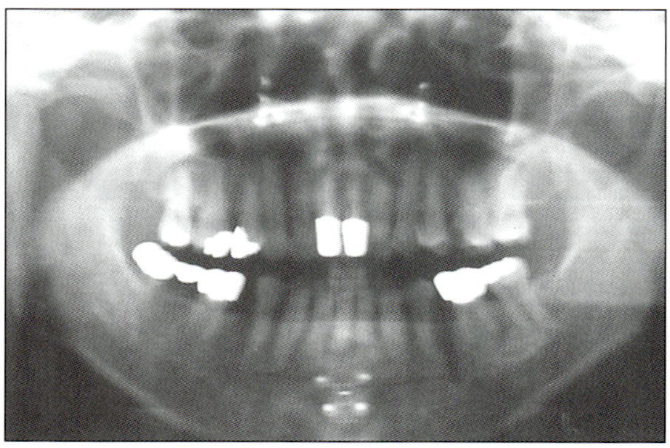

그림 40. 수술 후 방사선 사진

전방부 골편의 setback 양이 4mm 이하로 작을 경우에는 술 후 교정의 용이성을 고려하여 제2 소구치를 발치하며 환자가 상담 시 술 후 교정을 거부할 경우에도 가능한 제2 소구치를 발치한다.

제1 소구치를 발치하는 경우 수술 후 견치 후방에서 견치간 폭경과 소구치간 폭경의 차이에 따라 buccal step이 생기는데 이것은 술 후 교정에 의해서 쉽게 해소된다(그림 41, 42).

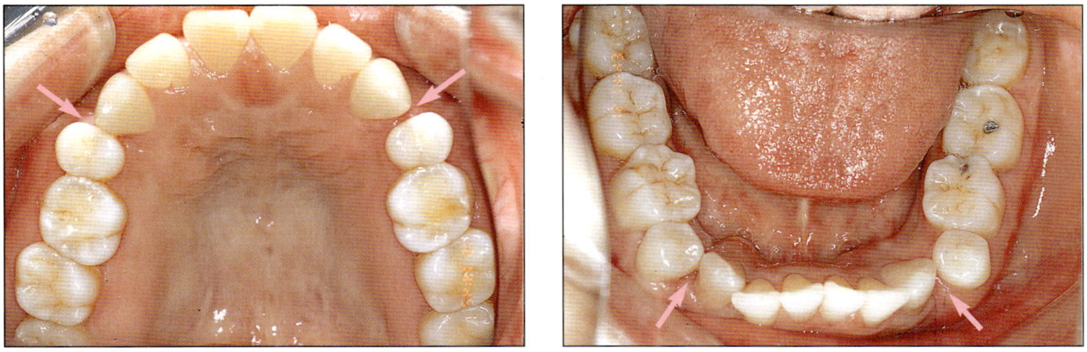

그림 41. 제1 소구치 발치 후 수술한 뒤 견치와 제2 소구치 사이에 buccal step이 발생하였다.(화살표)

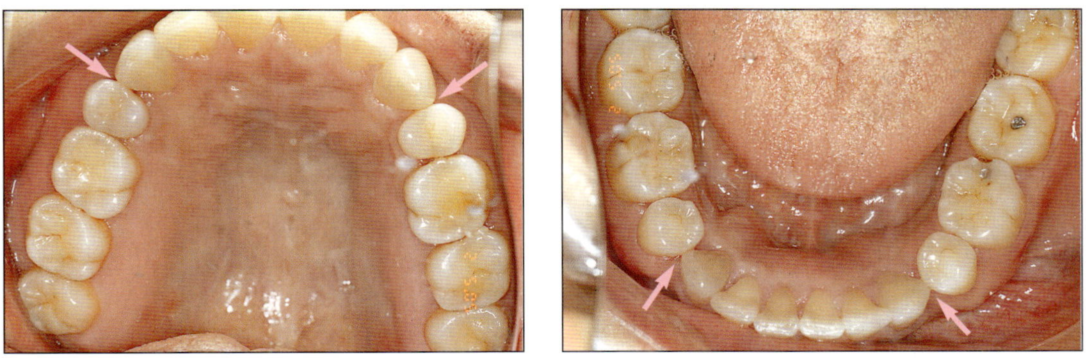

그림 42. 술 후 교정을 마친 후 buccal step이 해소되었다.

제2 소구치를 발치하는 경우 이러한 buccal step이 생기지 않으므로 술 후 교정의 필요성이 줄어들기도 하지만 하악에서는 제2 소구치 하방으로 mental nerve가 가까이 위치하는 경우가 많으므로 수술시 mental nerve의 박리를 위해 추가적인 수술 시간이 들며 nerve trauma에 따른 하순의 지각 이상이 생길 가능성이 높으므로 방사선 사진 상에서 제2 소구치와 mental nerve와의 위치를 확인하는 것이 좋다. 또한 상악에서는 제1 소구치가 하악의 제1 대구치와 교합간섭을 일으켜 전방부 골편을 정확히 위치시키는데 방해가 될 수 있으므로 model surgery를 통해 교합간섭 여부를 확인하여야 한다.

그림 43의 환자는 상악 좌측 제2 소구치가 상실된 상태에서 상악 우측 제1, 2 소구치 및 하악 좌측 제2 소구치에 보철물이 장착되어 있고 하악 좌측 제1소구치가 심하게 결손되었다.

파노라마 방사선 사진에서 하악 제2 소구치 하방에 mental nerve가 인접하여 위치하므로 상악에는 제2 소구치, 하악에는 제1 소구치를 발거한 후 상 · 하악골에 ASO를 시행하였다(그림 43~45).

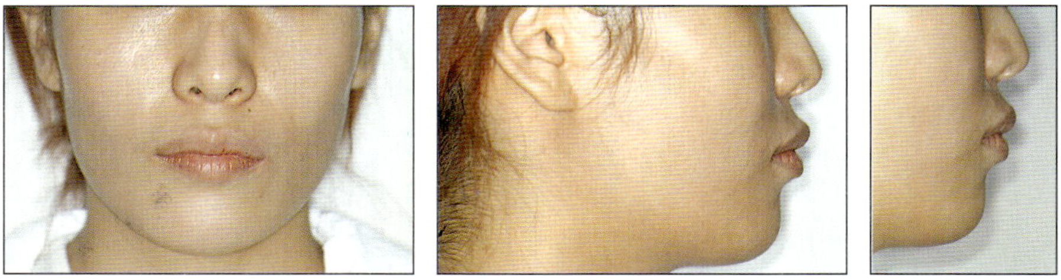

그림 43. 수술 전 환자의 얼굴사진

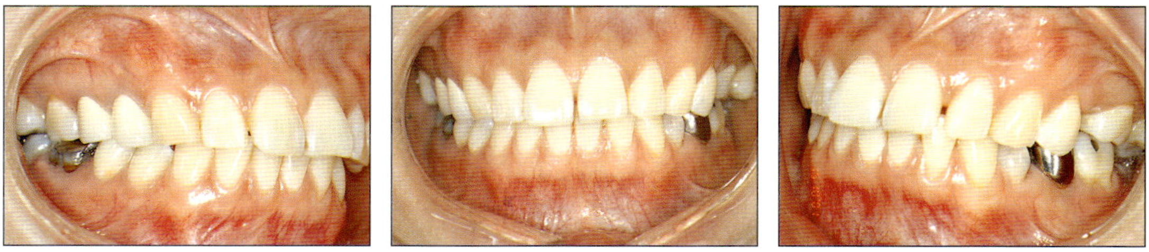

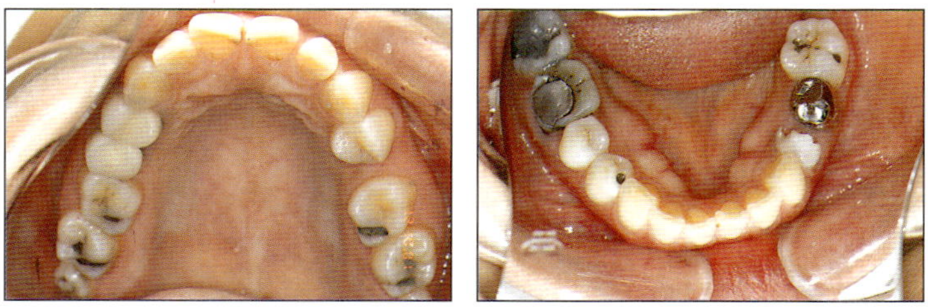

그림 44. 수술 전 환자의 구강내 사진

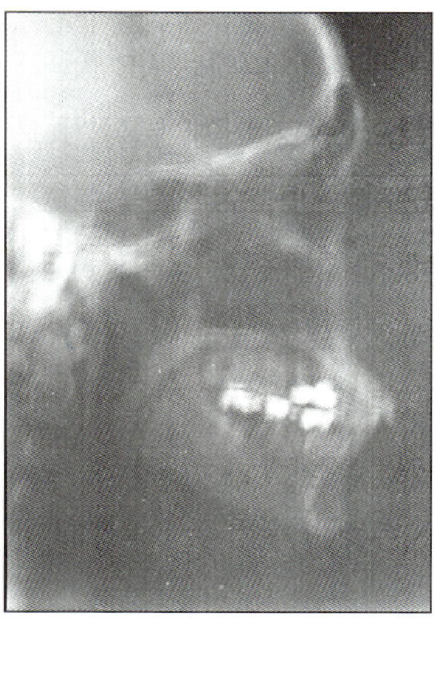

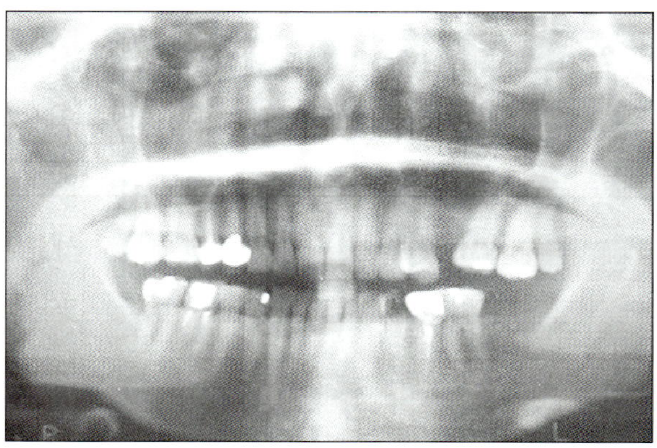

그림 45. 수술 전 환자의 방사선 사진

수술 후 환자의 안모는 개선되었으며 입술 폐쇄시의 긴장감이 사라지고 조화롭게 입술이 맞물리고 예각이었던 비순각(Nasolabial angle)도 크게 개선되었다(그림 46~48).

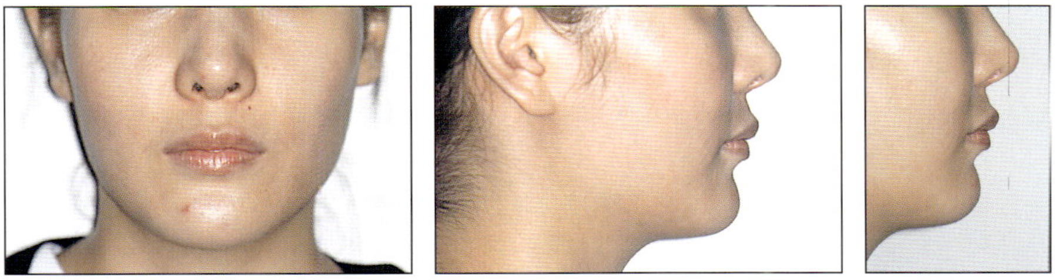

그림 46. 수술 후 환자의 얼굴사진

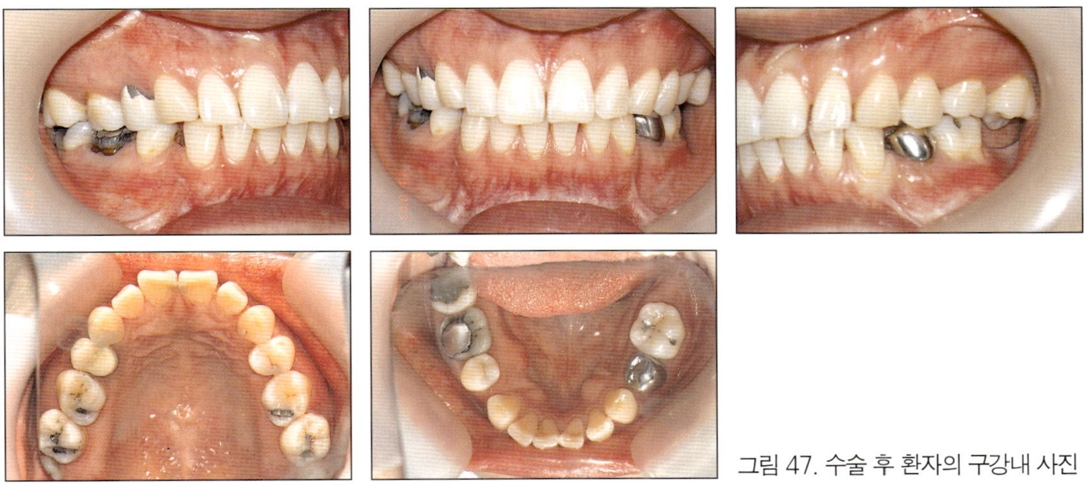

그림 47. 수술 후 환자의 구강내 사진

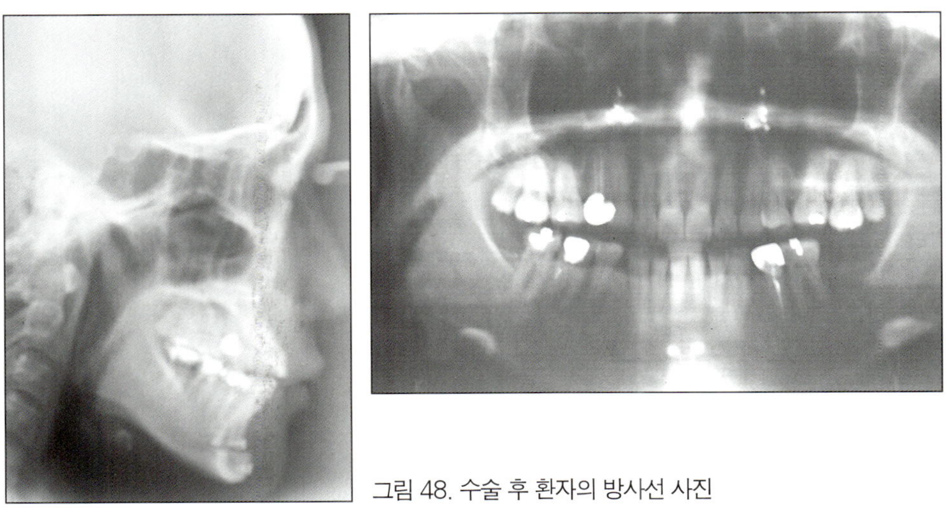

그림 48. 수술 후 환자의 방사선 사진

그림 49의 환자는 상담 시 수술 후 교정을 거부한 환자로 파노라마 방사선 사진에서 하악 제2 소구치와 Mental nerve와의 거리가 있어 하악에서는 제2 소구치를 발거하기로 하였고 상악에서는 제2 소구치 발거 시 model surgery에서 상악 제1소구치와 하악 제1 대구치 사이에 interference가 발생하여 상악에서는 제1소구치를 발거하기로 하였다.

상 · 하악골에 ASO, 하악골 이부에 advancing genioplasty를 시행하였다(그림 49~51).

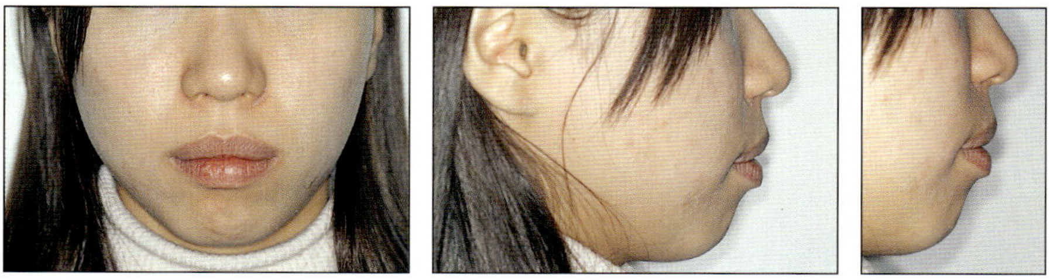

그림 49. 수술 전 환자의 얼굴사진

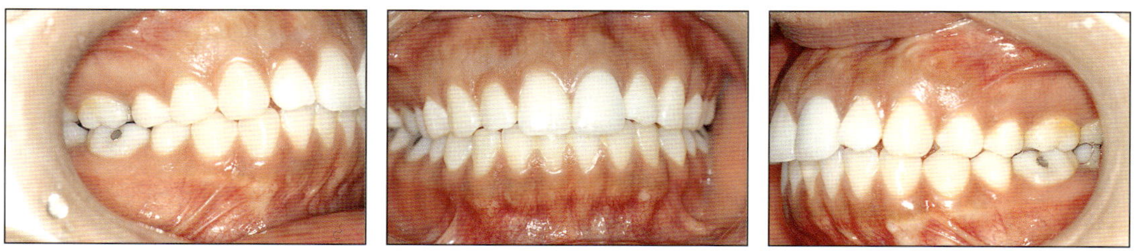

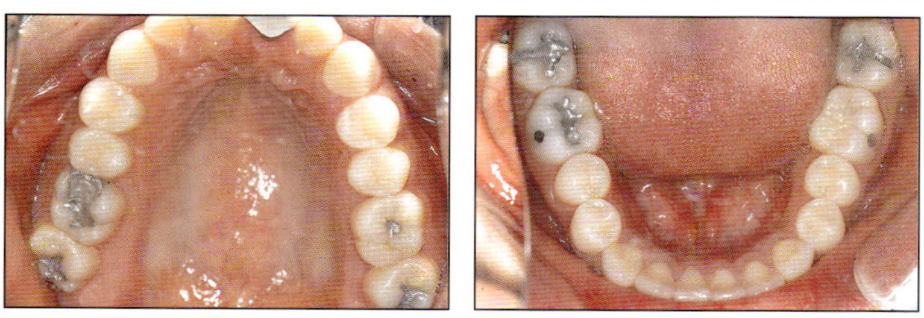

그림 50. 수술 전 환자의 구강내 사진

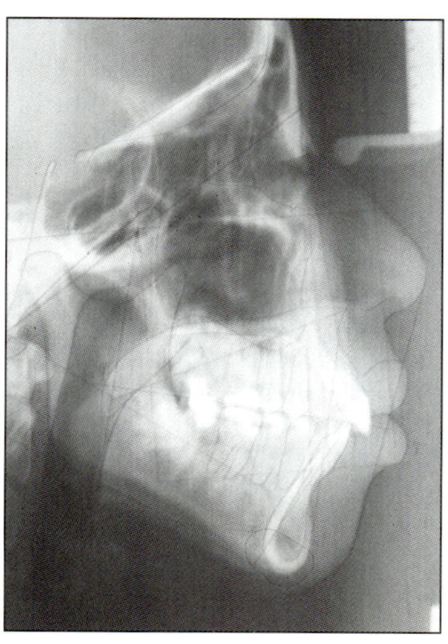

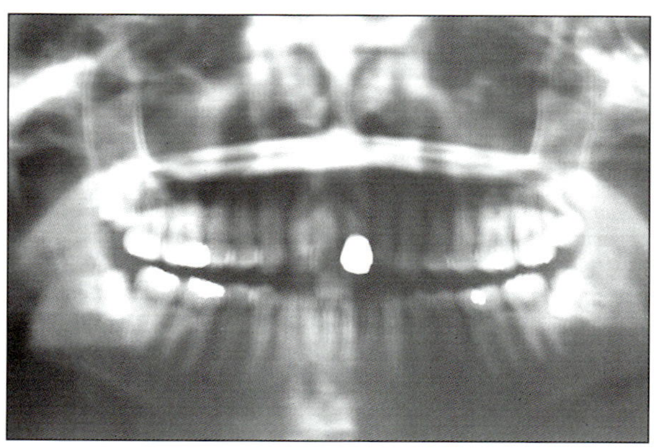

그림 51. 수술 전 환자의 방사선 사진

수술 후 환자가 보였던 lip tension 및 lip incom- petence는 해소되었고 심미성이 크게 개선되었으며 교합상태도 양호했으며 잔존 공간은 보철적인 방법으로 해결하기로 하였다(그림 52~54).

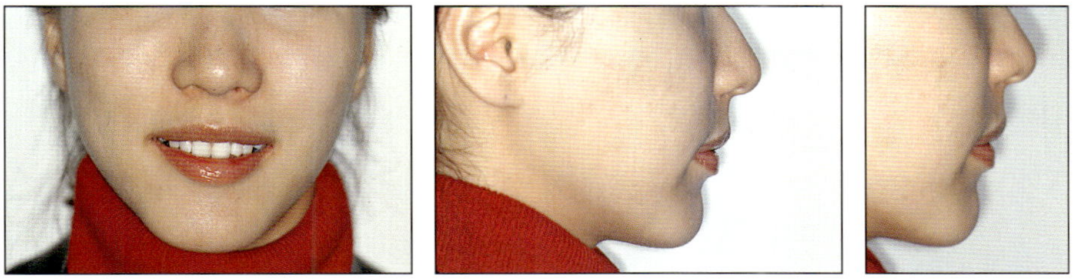

그림 52. 수술 후 환자의 얼굴사진

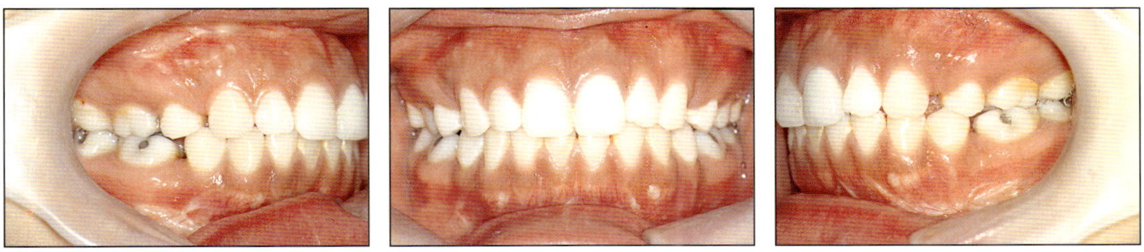

그림 53. 수술 후 환자의 구강내 사진

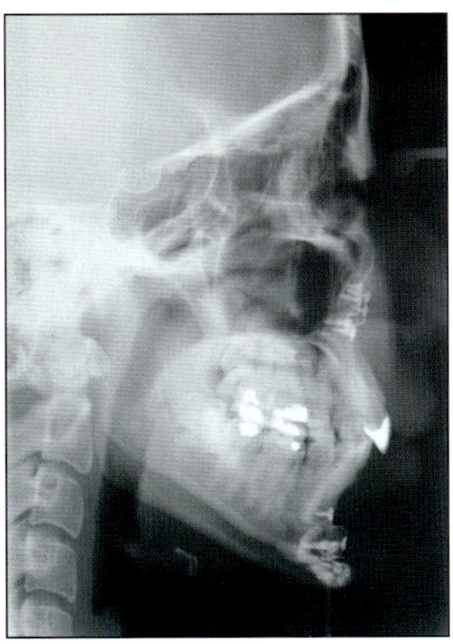

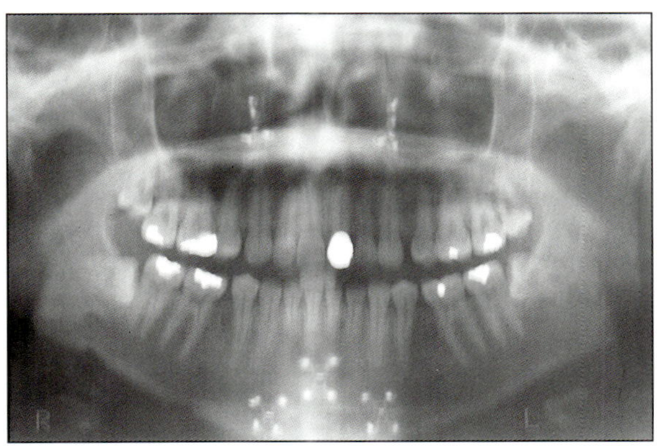

그림 54. 수술 후 환자의 방사선 사진

2. Inclination of anterior teeth

수술 계획 시 중요한 사항중의 하나가 골편을 치체 이동(Bodily movement)시킬 것인지 아니면 경사 이동(Clockwise rotation)시킬 것인지 결정하는 것이다(그림 55).

치축 경사도(Interincisal angle)가 정상이고 상악 전치부의 치축 경사도가 Facial axis와 거의 평행한 증례에서는 골편을 치체 이동시키는 것이 좋으나 치축 경사도가 110도 이하이면서 상악 전치부의 치축 경사도가 Facial axis와 평행하지 않은 증례에서는 골편을 clockwise rotation시키는데 10도를 넘어 가지 않는 것이 좋다. 너무 많이 경사시킬 경우 견치와 소구치사이에 vertical step이 생기며 이것은 술 후 교정으로 해결하기가 힘든 경우도 있다(그림 56).

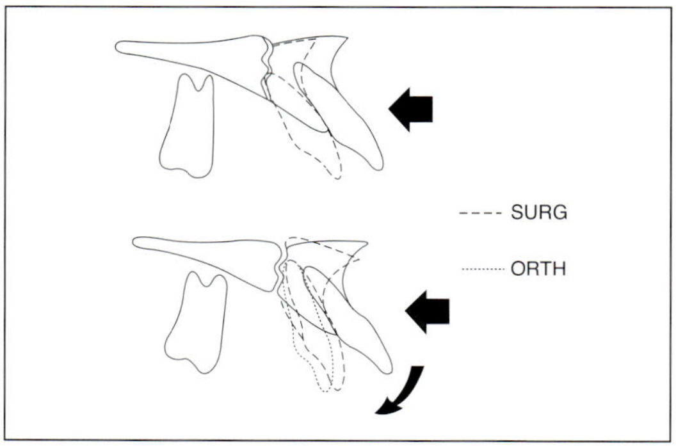

그림 55. 상악 전치부의 치축 경사가 양호한 경우에는 전방부 골편을 치체이동(Bodily movement)시키며, 전치부가 전방으로 경사진 경우에는 전방부 골편을 경사이동(Clockwise rotation)시킨다.

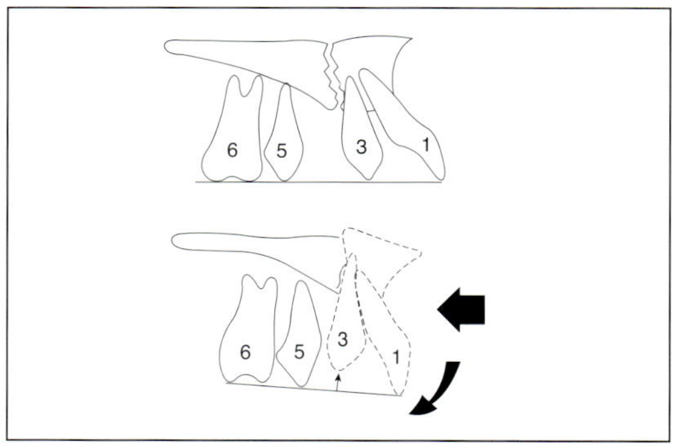

그림 56. 과도한 전방부 골편의 clockwise rotation은 견치와 제2소구치 사이에 vertical step을 야기한다.

올바른 치축 경사는 술 후 교정으로 쉽게 달성되며 발치공간을 2mm 정도 남긴 후 원형 교정호선 상에서 light elastic force로 발치공간을 닫으면서 치축 경사를 조절할 수 있다.

수술 후 치아의 이동은 수술에 따른 골조직의 대사 작용의 변화로 인하여 빨리 이동하므로 보통 술 후 6주부터 교정치료를 시작하며 적어도 6개월이 경과하기 전에 교정치료를 시작하는 것이 좋다. 술 후 1년이 경과하면 치아이동이 이전보다 느리게 일어난다.

3. Transverse plane

좁은 상악 견치간 폭경이나 혹은 넓은 하악 견치간 폭경을 가진 경우 술 후 견치부위에서 반대교합이 생길 수 있고, 또 model surgery에 의한 골편의 setback 시 interference가 생겨서 정확하게 골편을 위치하지 못하는 경우 술 전 교정에 의해 견치간 폭경을 조절하여야 한다.

그림 57의 환자는 돌출된 입술과 아래 턱의 후퇴를 주소로 내원한 바 Class II division 1으로 진단하여 상악 제1 소구치의 발거 후 상악골에는 ASO, 하악골에는 advancing genioplasty를 하기로 계획하였으나 model surgery 시 좁은 상악 견치간 폭경 때문에 interference가 발생하여 술 전 교정을 통해 상악 견치간 폭경을 확대하고 하악 전치는 stripping을 하여 2mm 후방이동하기로 계획하였다(그림 57~60).

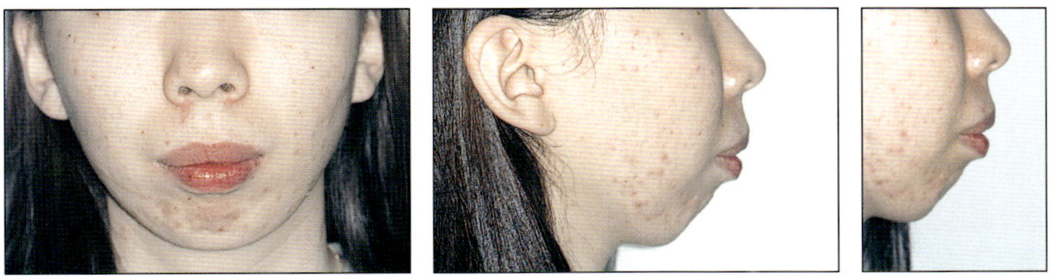

그림 57. 술전 교정 전 환자의 얼굴사진

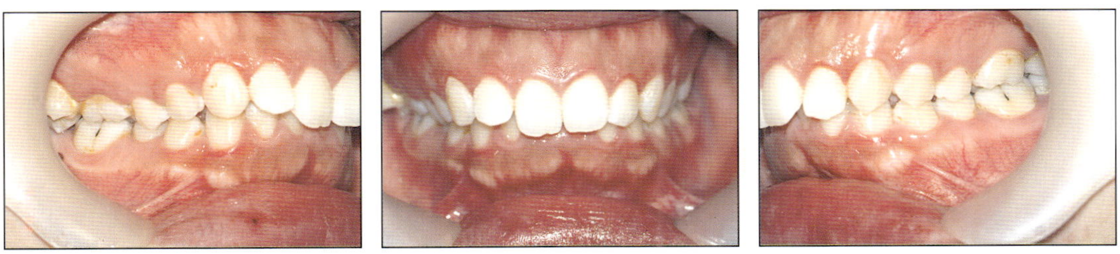

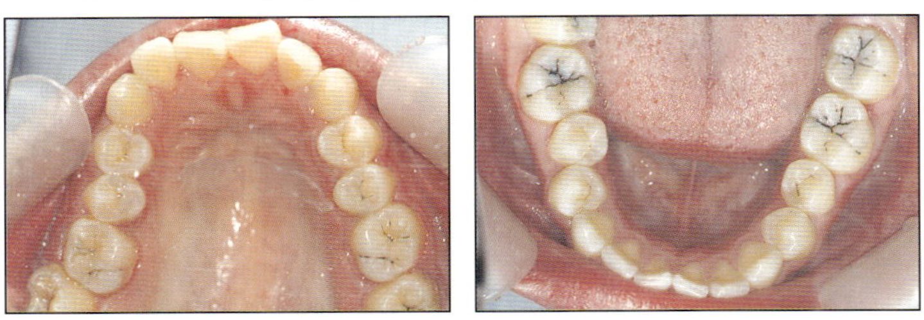

그림 58.
술전 교정 전 혼자의 구강내 사진

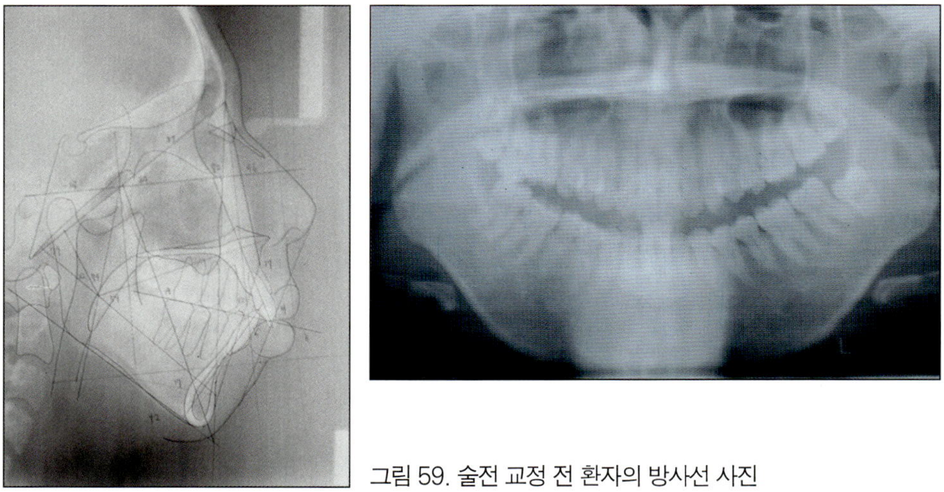

그림 59. 술전 교정 전 환자의 방사선 사진

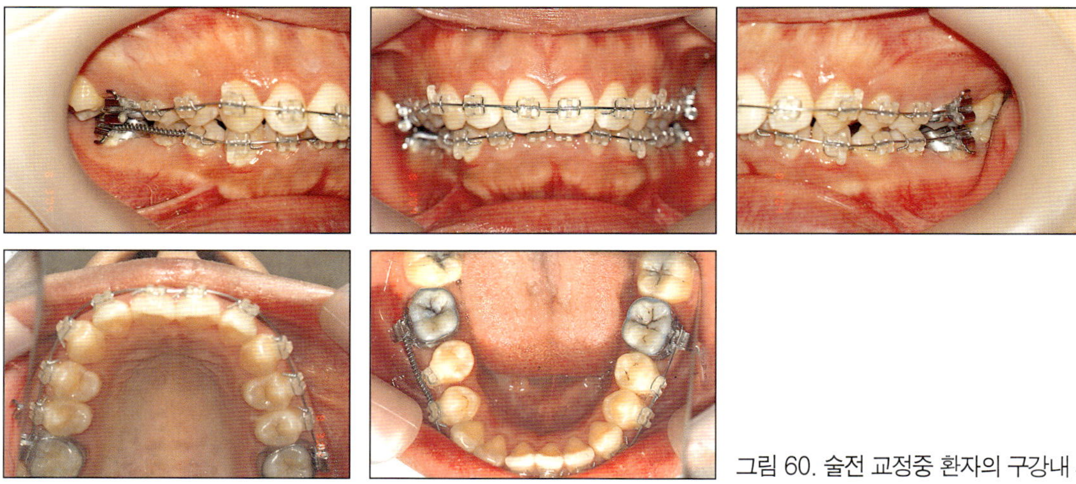

그림 60. 술전 교정중 환자의 구강내 사진

그러나 견치간 반대교합이나 interference의 정도가 술 후 교정으로 조절할 수 있는 정도라면 술 전 교정 없이 바로 수술을 할 수 있다.

그림 61의 환자의 경우 상악 견치간 폭경이 좁은 Class II division 1 증례로 상악골의 ASO, 하악골의 advancing genioplasty를 계획하여 model surgery를 한 결과 좁은 상악 견치간 폭경으로 인하여 interference가 발생하여 수술 후 전치부 개방교합이 발생하고 견치에서 반대교합이 발생할 것이 예상되나 술 후 교정으로 충분히 해소될 것으로 생각되어 술 전 교정없이 수술을 시행하였다(그림 61~66).

구치부의 폭경은 수술여부에 별 영향을 미치지 않으며 구치부 반대교합의 경우 술 후 교정으로 해소한다.

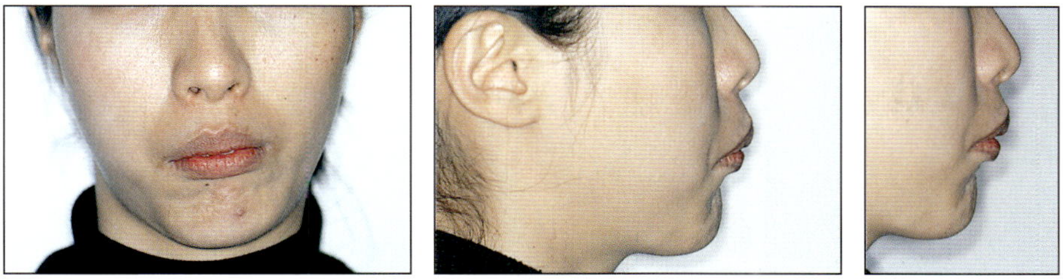

그림 61. 수술 전 환자의 얼굴사진

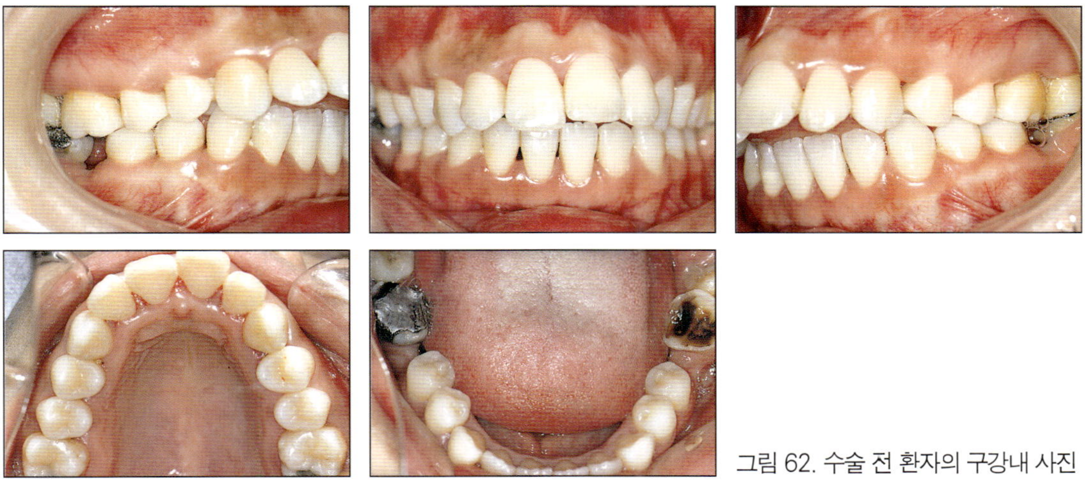

그림 62. 수술 전 환자의 구강내 사진

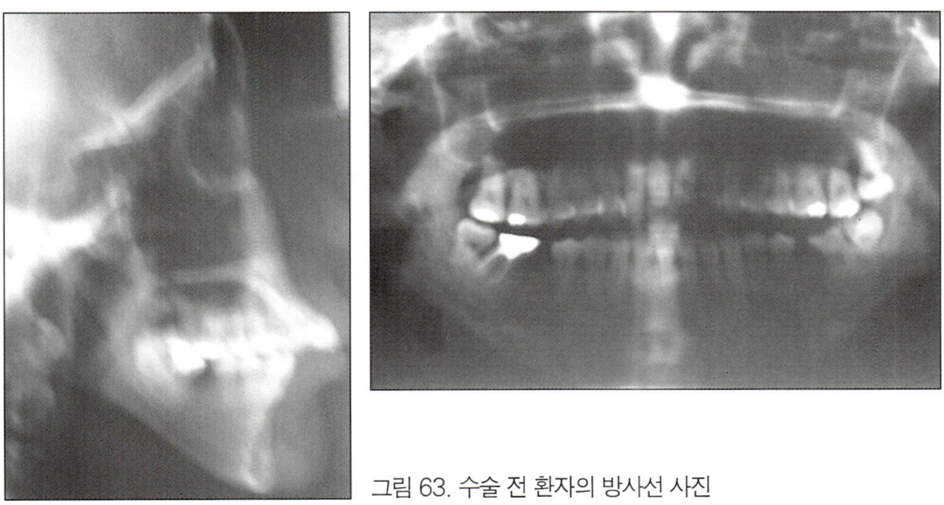

그림 63. 수술 전 환자의 방사선 사진

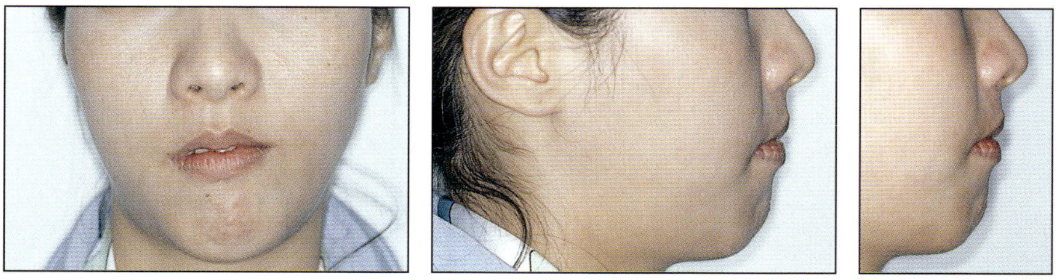

그림 64. 수술 후 환자의 얼굴 사진

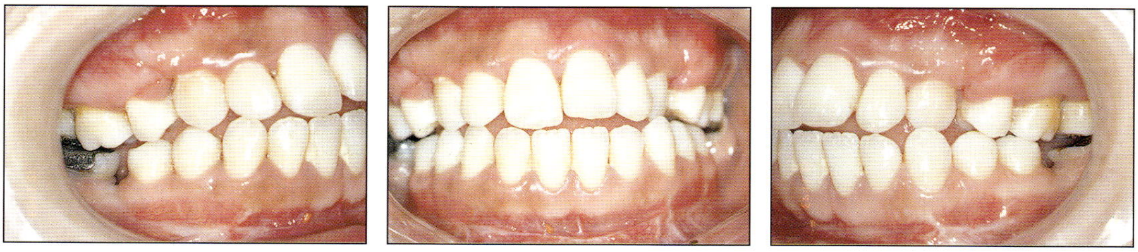

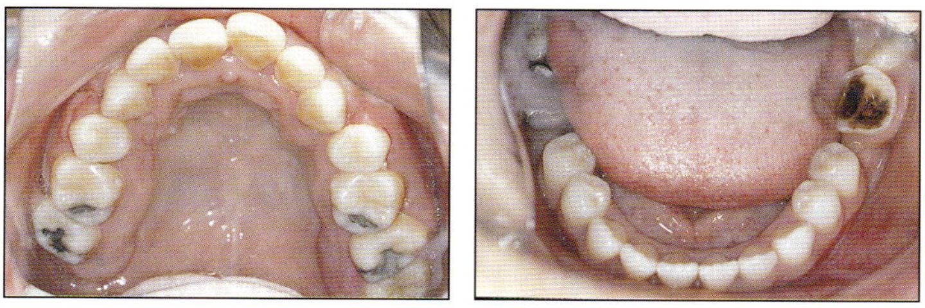

그림 65. 수술 후 환자의 구강내 사진

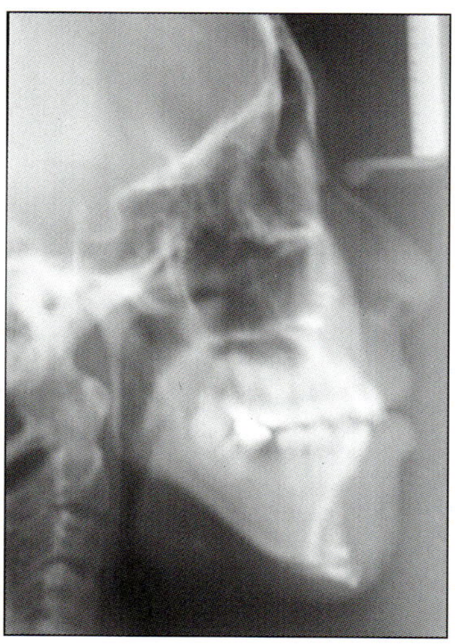

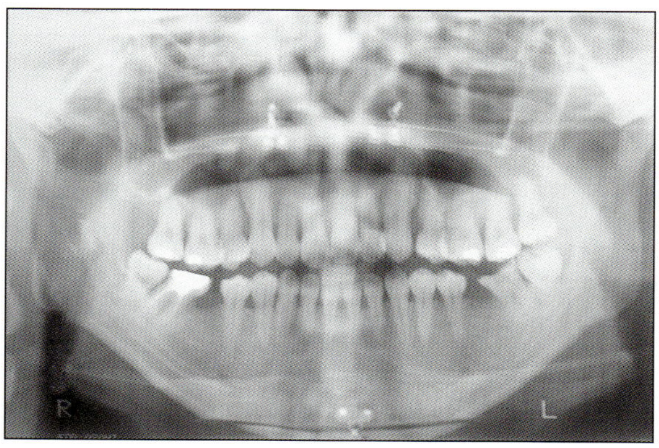

그림 66. 수술 후 환자의 방사선 사진

4. Anteroposterior plane

상악골이 전방 돌출되어 있고 하악골이 후퇴되어 있는 Class II division 1 증례의 경우 상악 전치와 하악 전치간에 충분한 overjet이 있으면 상악골의 ASO, 하악에는 advancing genioplasty을 시행하여 좋은 치료 결과를 얻을 수 있으며(그림 67~72), 전치간의 충분한 overjet이 없는 경우라면 상 · 하악골의 ASO와 하악골의 advancing genioplasty를 시행하여 양호한 치료결과를 얻을 수 있다(그림 73~81).

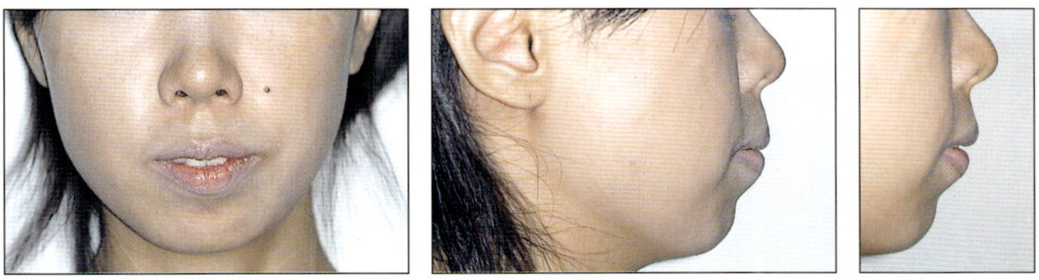

그림 67. 수술 전 얼굴 사진

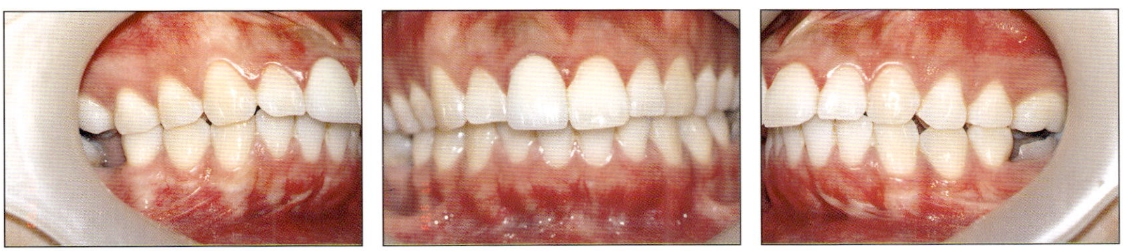

그림 68. 수술 전 구강내 사진

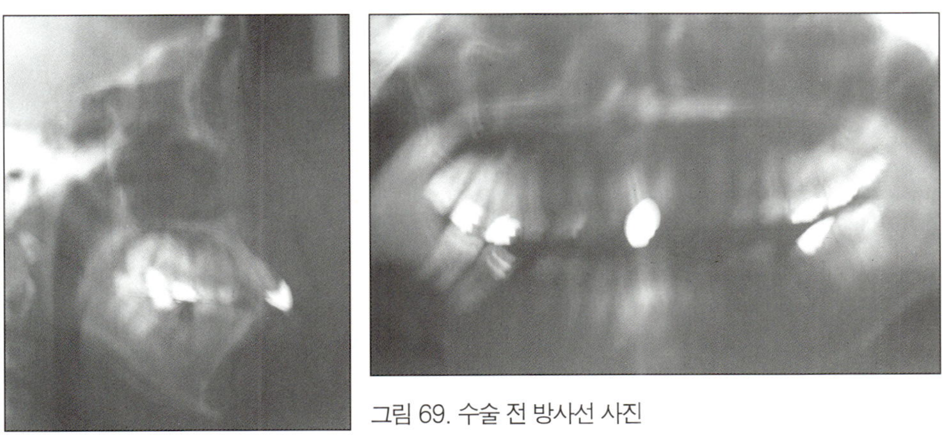

그림 69. 수술 전 방사선 사진

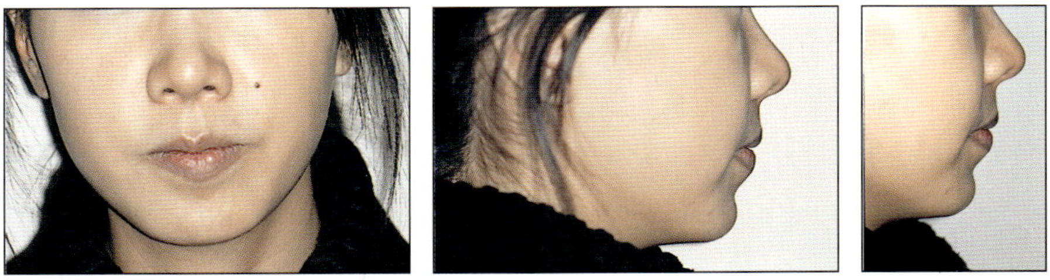

그림 70. 수술 후 얼굴 사진

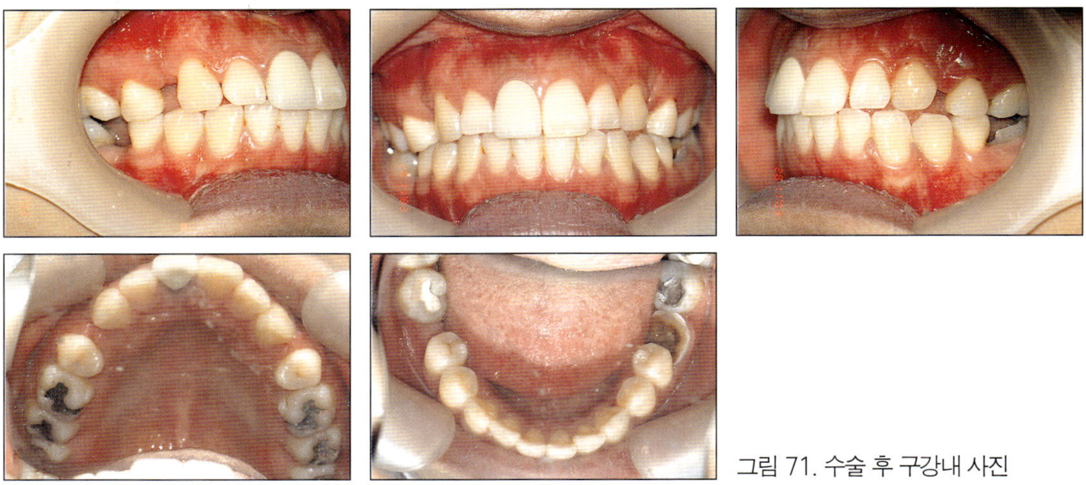

그림 71. 수술 후 구강내 사진

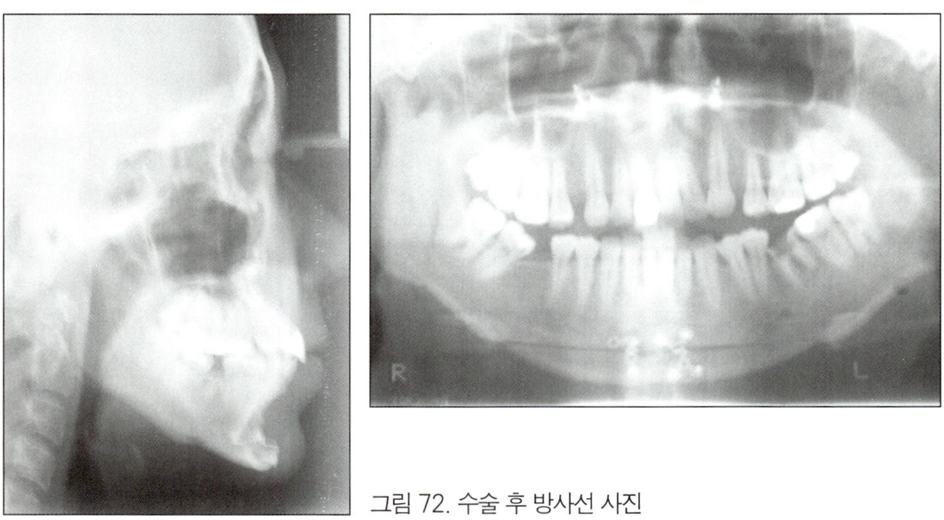

그림 72. 수술 후 방사선 사진

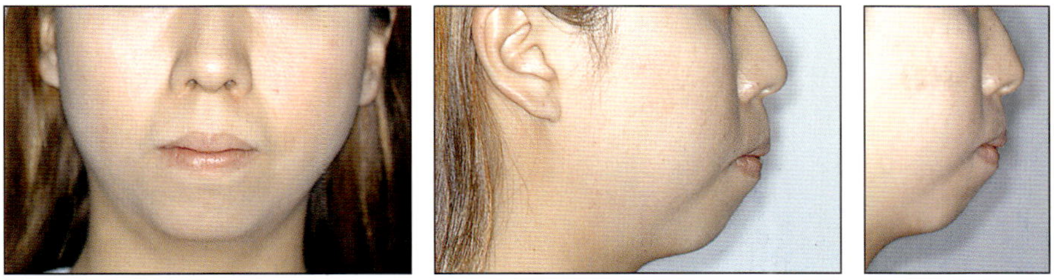

그림 73. 수술 전 얼굴 사진

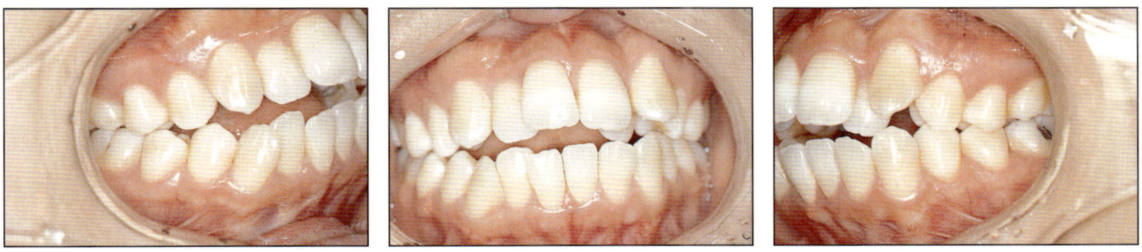

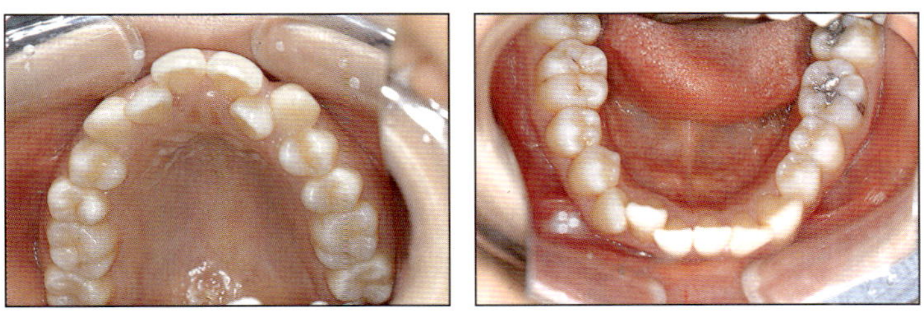

그림 74. 수술 전 구강내 사진

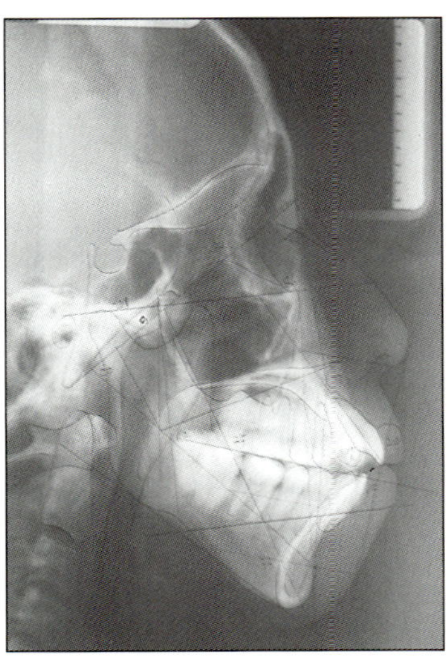

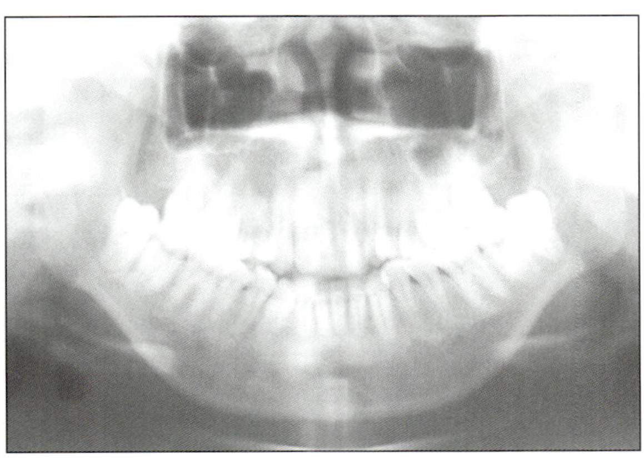

그림 75. 수술 전 방사선 사진

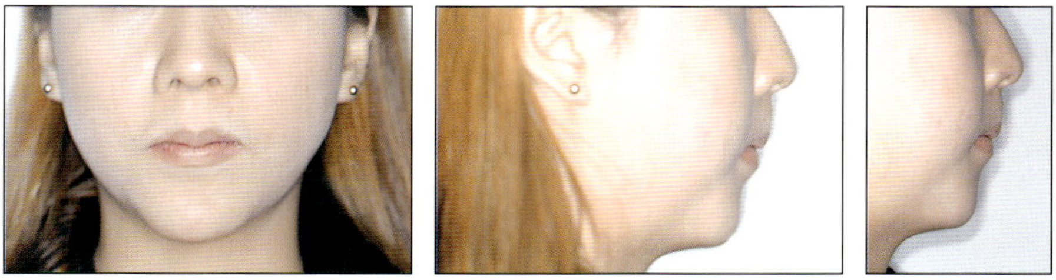

그림 76. 수술 후 얼굴 사진

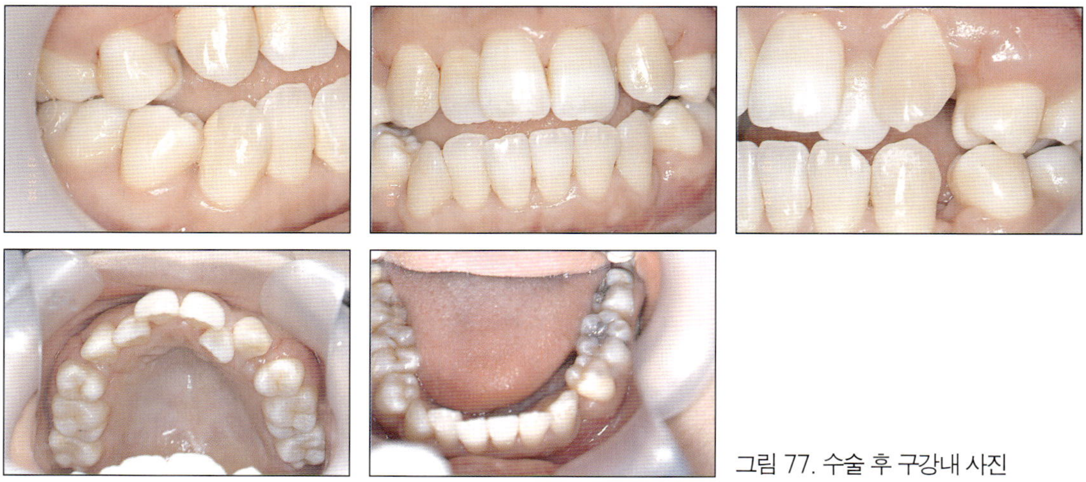

그림 77. 수술 후 구강내 사진

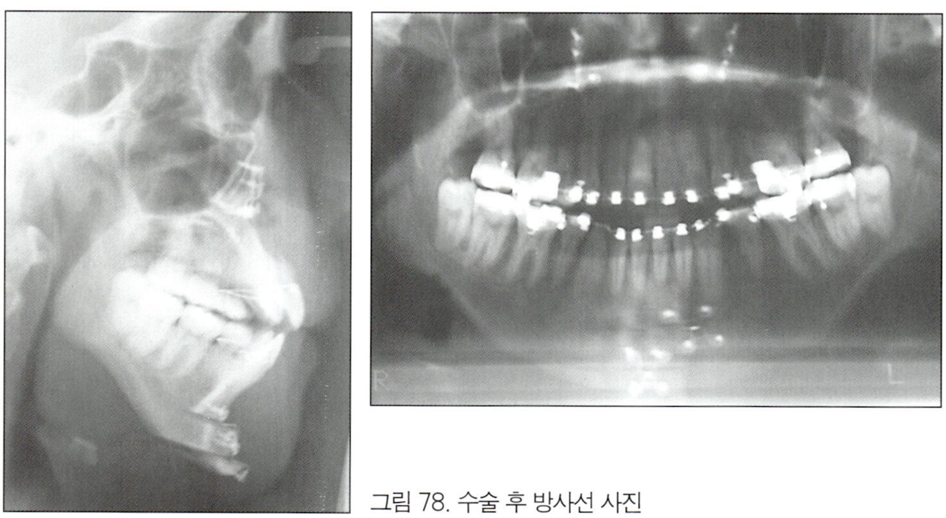

그림 78. 수술 후 방사선 사진

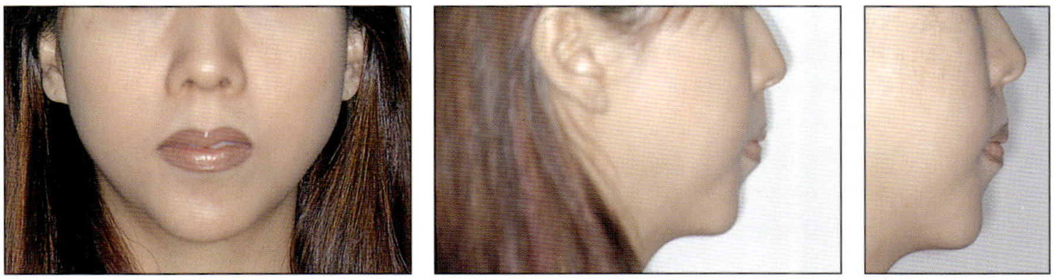

그림 79. 교정치료 종료 후 얼굴 사진

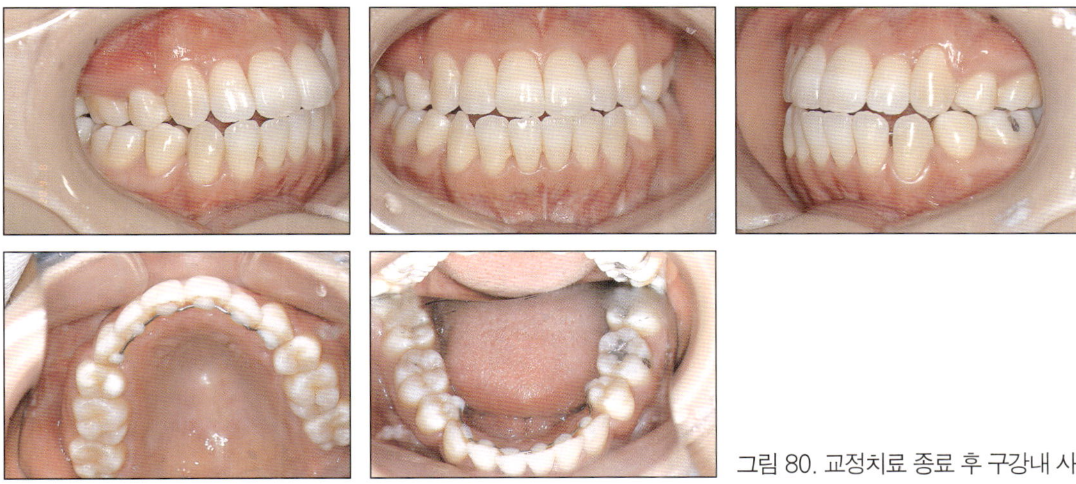

그림 80. 교정치료 종료 후 구강내 사진

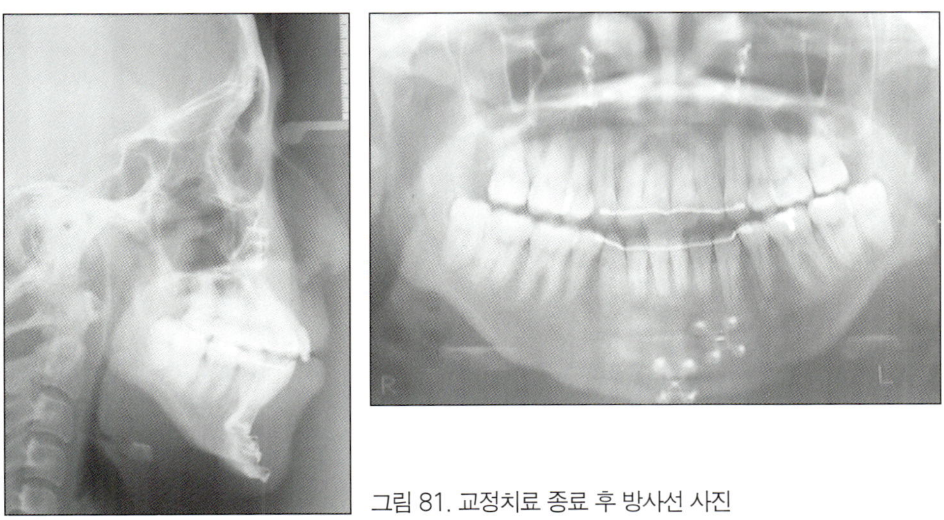

그림 81. 교정치료 종료 후 방사선 사진

상악골은 정상위치이며 하악골이 후방위치인 경우에는 하악골 전체를 전방으로 위치시키는 턱 교정 수술이 필요할 것이다. 그러나, 이 경우에는 술 전 교정이 필요하고 어떤 환자에서는 기간이 오래 걸리는 치료 방법을 거부 할 경우 대안으로써 상하악의 ASO와 하악 이부에 대한 advancing genioplasty를 시행하여 양호한 치료 결과를 얻을 수 있다(그림 82~90).

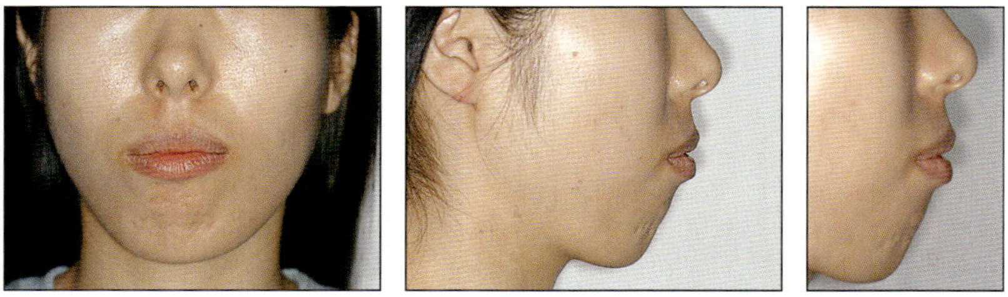

그림 82. 수술 전 얼굴 사진

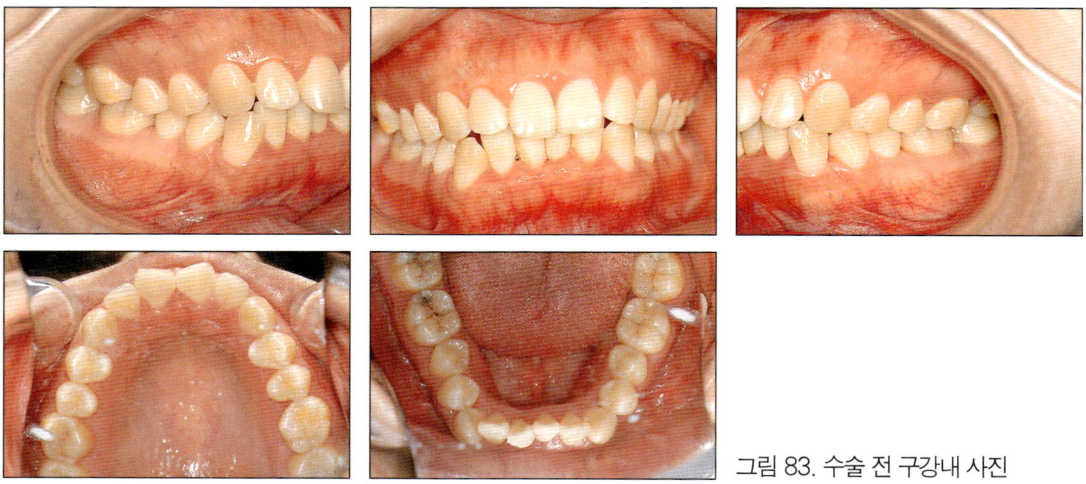

그림 83. 수술 전 구강내 사진

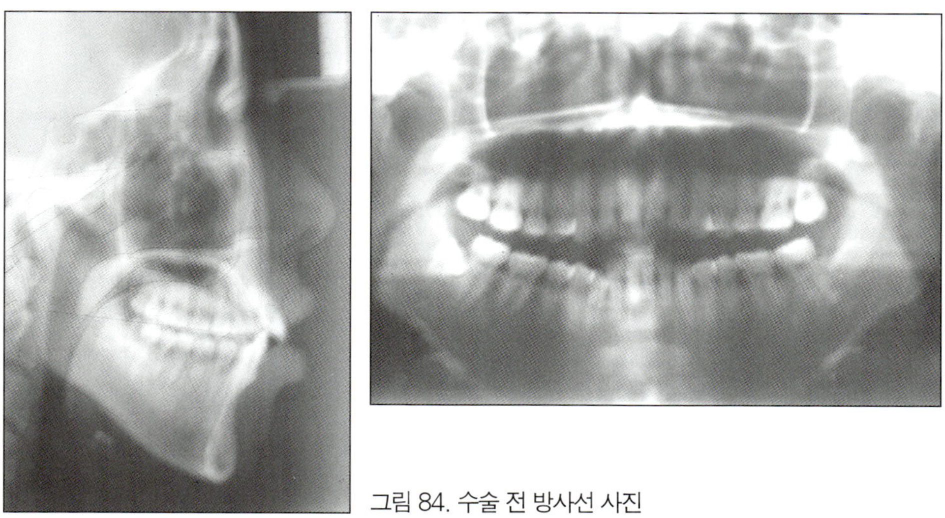

그림 84. 수술 전 방사선 사진

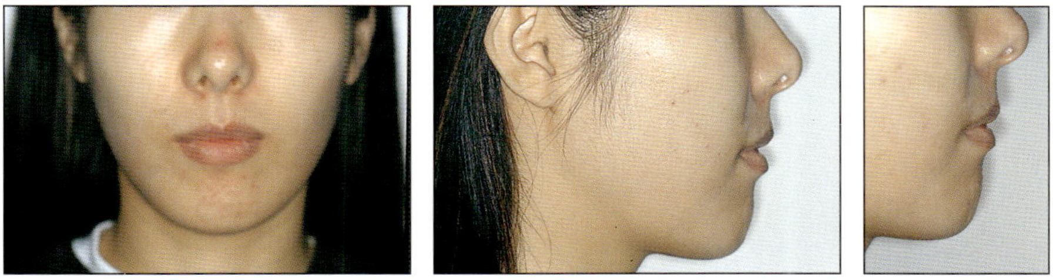

그림 85. 수술 후 얼굴 사진

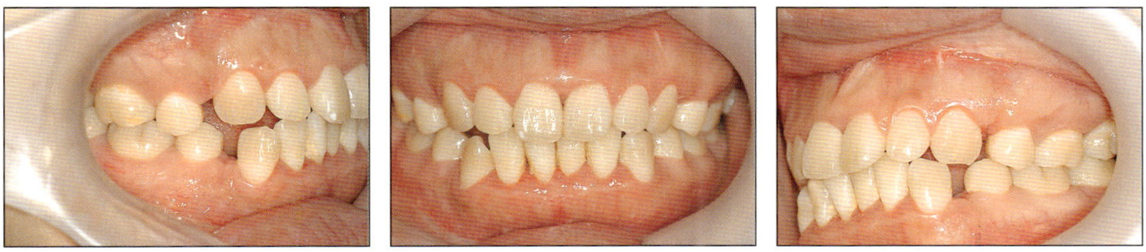

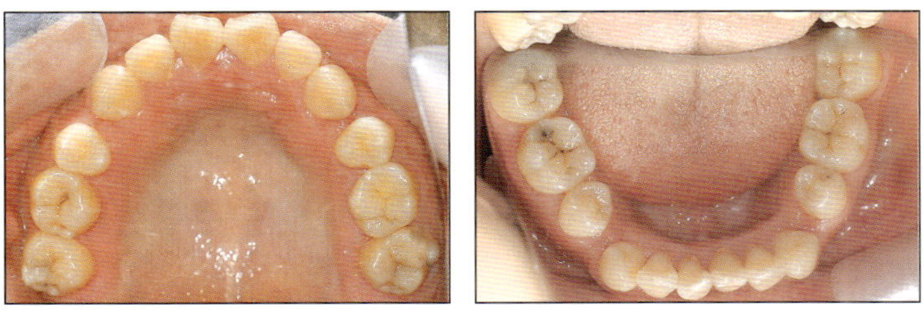

그림 86. 수술 후 구강내 사진

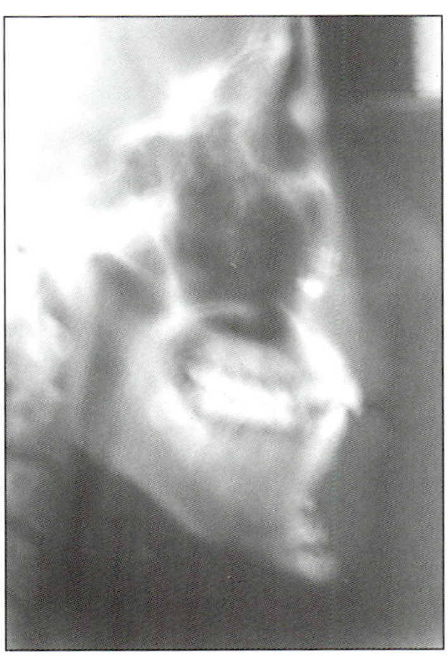

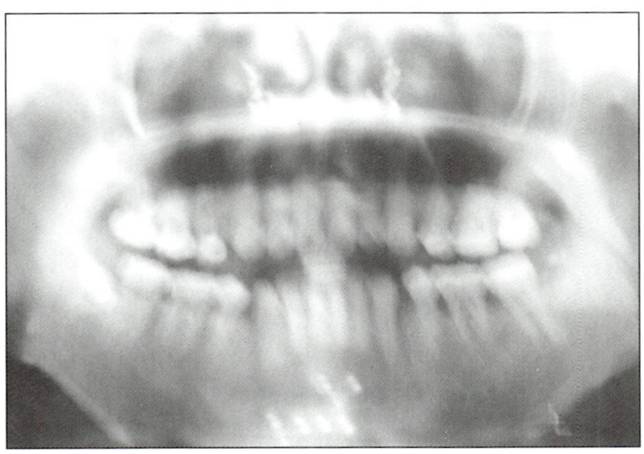

그림 87. 수술 후 방사선 사진

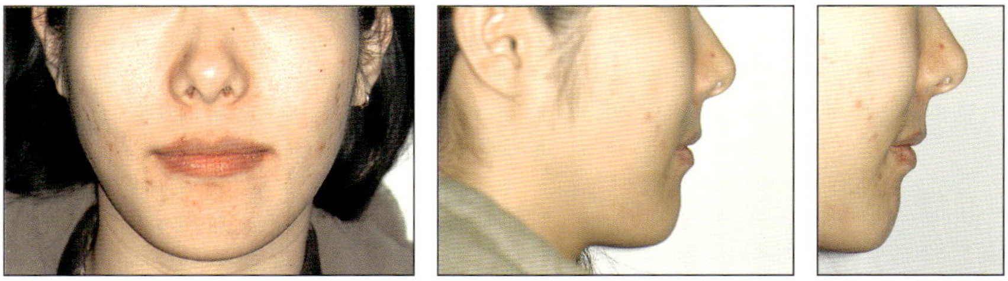

그림 88. 교정치료 종료 후 얼굴 사진

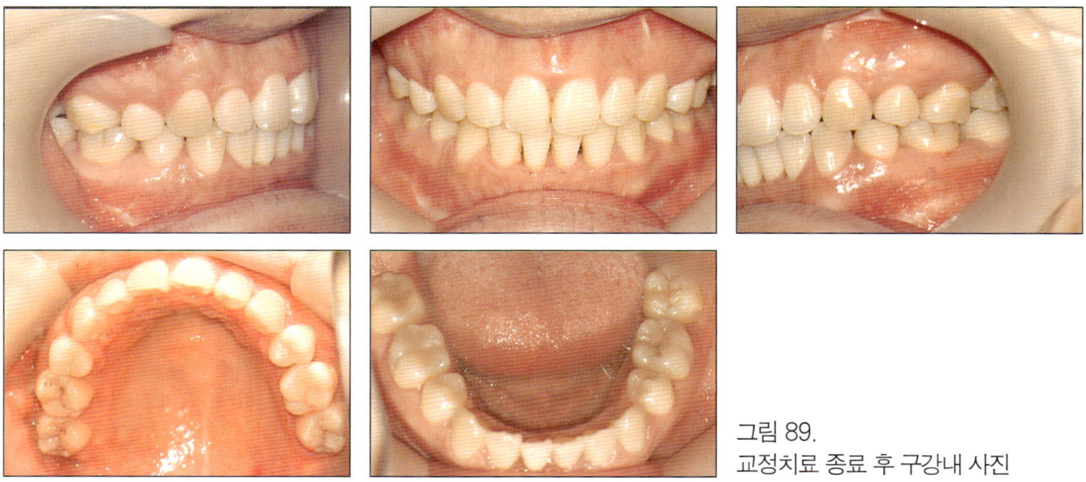

그림 89.
교정치료 종료 후 구강내 사진

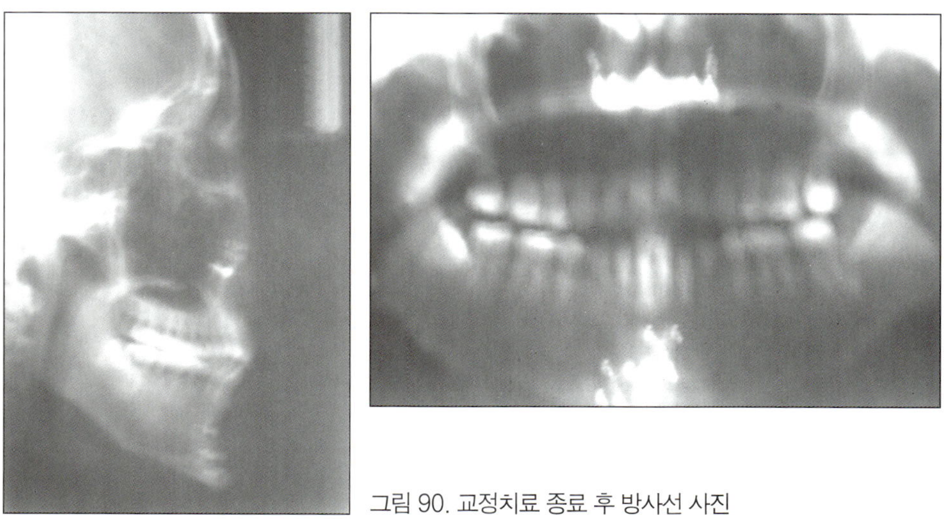

그림 90. 교정치료 종료 후 방사선 사진

상악 전치가 설측 경사되어 있는 Class II division 2 증례에서는 설측 경사된 상악 전치를 전방으로 이동시키는 술 전 교정을 한 후 상악골에는 ASO, 하악에는 advancing 혹은 reducing genioplasty를 시행한다.

Mild한 Class III 증례 중 하악 전치가 순측으로 경사되어 decompensation이 필요하지 않은 증례에서는 상 · 하악골의 ASO 및 하악골 이부에 대한 reducing genioplasty를 시행하여 양호한 치료 결과를 얻을 수 있다(그림 91~99).

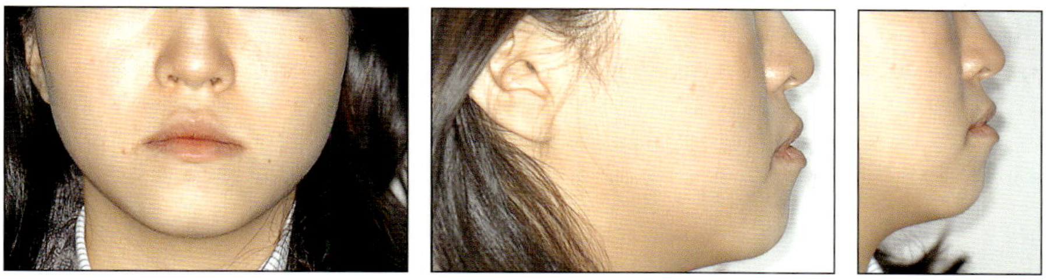

그림 91. 술전 교정 전 얼굴 사진

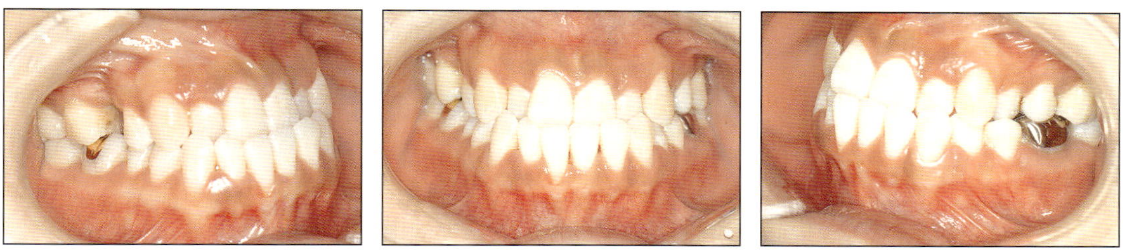

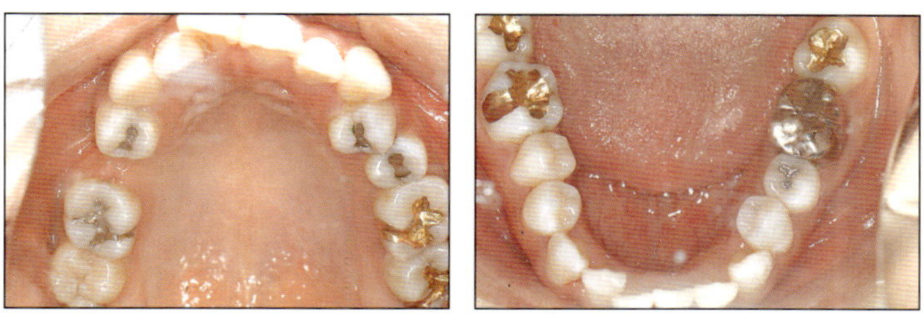

그림 92. 술전 교정 전 구강내 사진

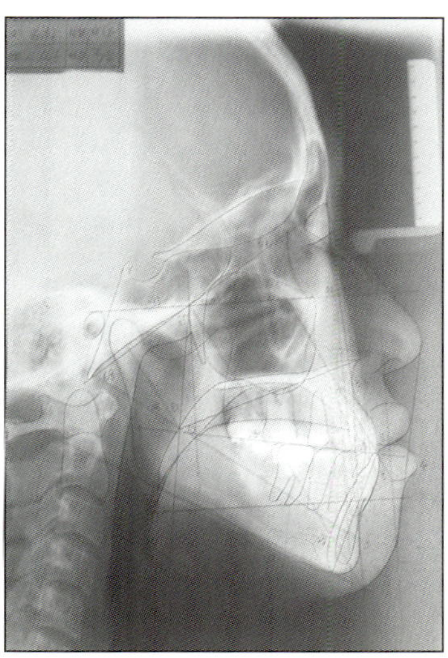

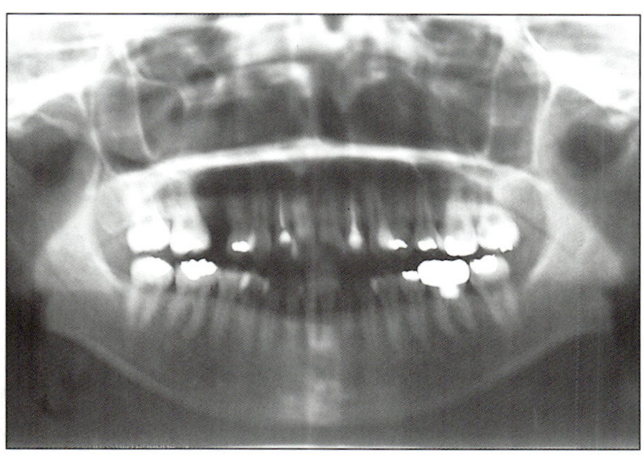

그림 93. 술전 교정 전 방사선 사진

이때 이부성형술(Tenioplasty)에 의한 이부의 후방 이동량은 5mm 정도로 제한되므로 STO 작성 시 ASO에 의한 setback 후 reducing genioplasty의 양이 5mm를 넘어 가면 ASO의 setback 양을 감소시키는 것이 좋다. 또한 하악골의 전방 골편과 후방 이동하는 이부사이에 위치하는 3mm 이상 되는 골편은 위치이동이 없으므로 수술 후 이부가 돌출되어 보일 수 있으므로 술 후 1년 뒤에 추가적인 이부 성형술이 필요할 수 있다.

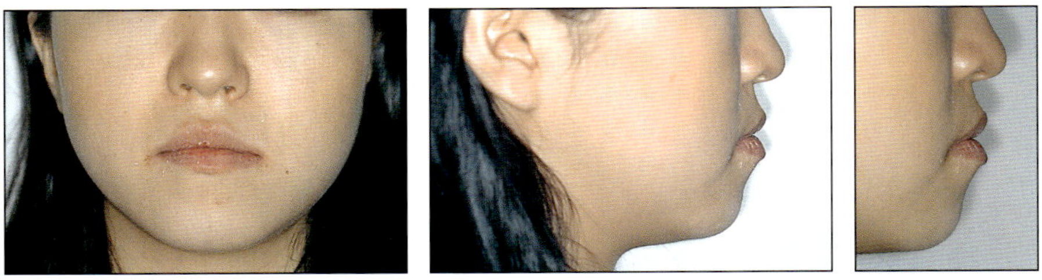

그림 94. 술전 교정 후 얼굴 사진

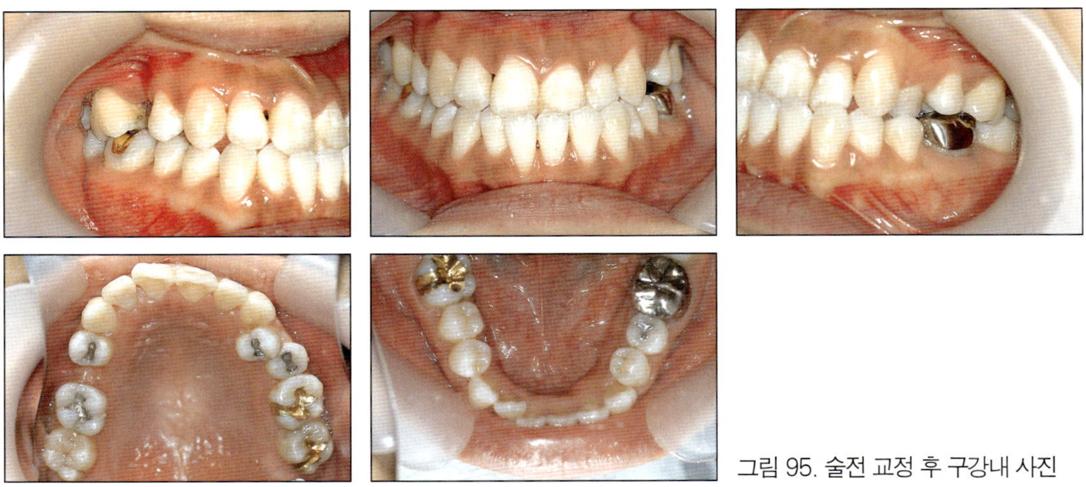

그림 95. 술전 교정 후 구강내 사진

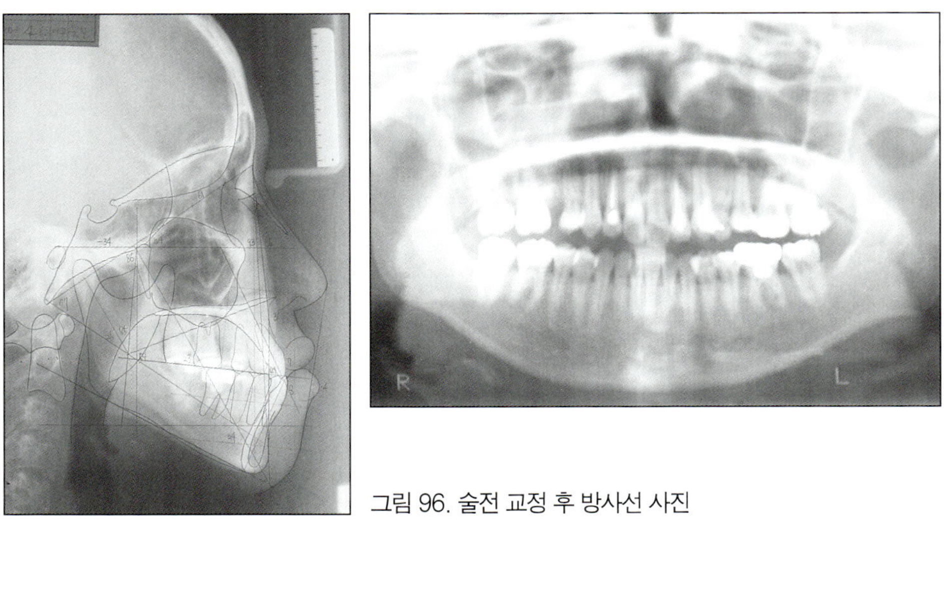

그림 96. 술전 교정 후 방사선 사진

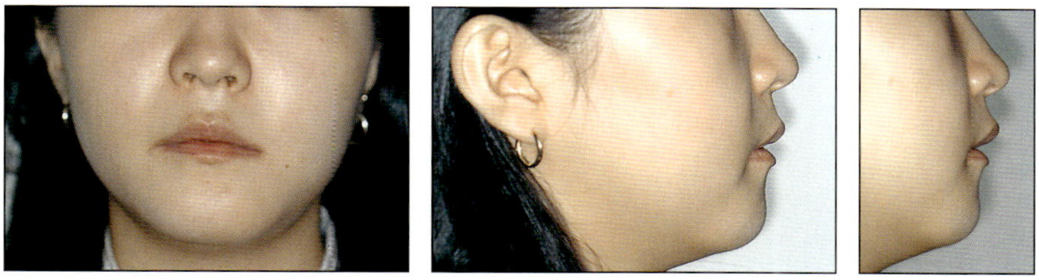

그림 97. 수술 후 얼굴 사진

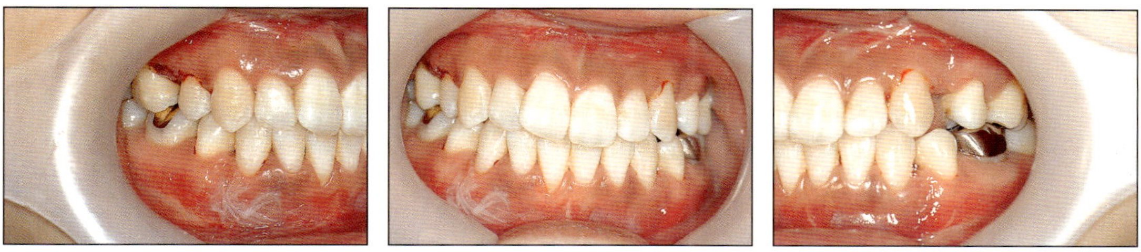

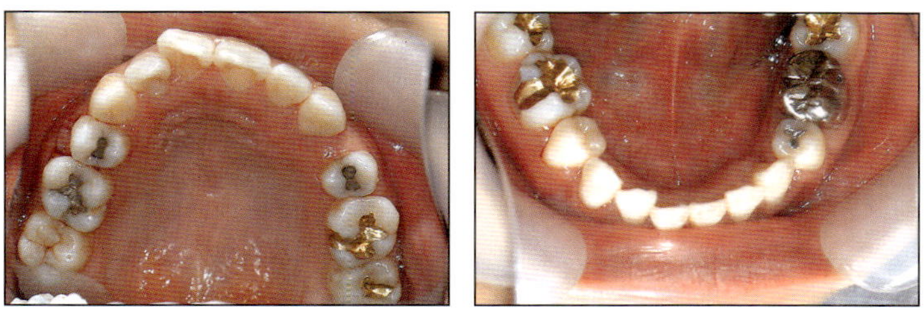

그림 98. 수술 후 구강내 사진

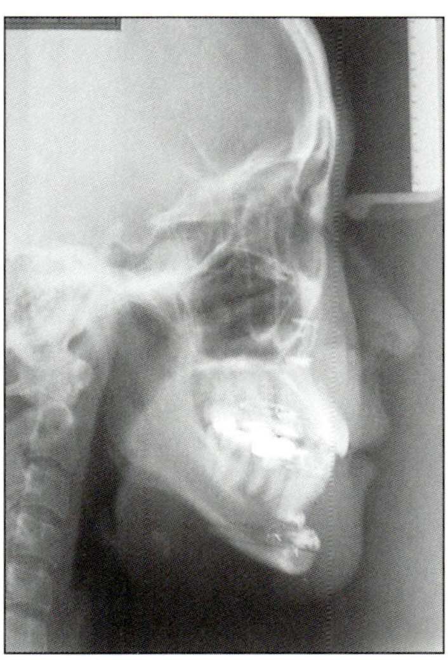

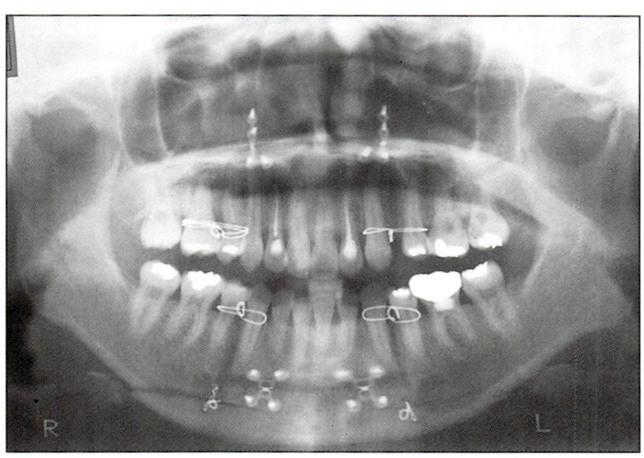

그림 99. 수술 후 방사선 사진

5. Vertical plane

과개 교합(deep bite)이나 개방 교합(open bite)이 있는 증례에서 교정적인 방법에 의한 전치부의 함입이나 정출은 재발되는 경향이 있으므로 수술시 전방부 골편의 수직적 이동에 의해 조절하는 것이 재발 방지나 치료의 빠른 결과를 위해서 좋다.

상악 전방부 골편의 superior impaction은 3-4mm까지 가능하며 이때는 상순과 상악 전치부 관계를 고려한다. Gummy smile이 있는 경우 상악 전치부의 치체 후방이동만으로 gummy smile을 감소하는 효과가 있으며 심한 gummy smile과 함께 과개 교합이 있는 경우 적극적으로 상악 전치부 골편을 superior impaction 한다(그림 100~106).

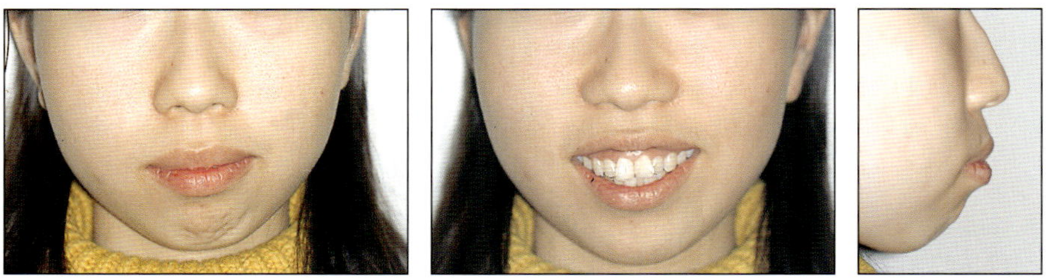

그림 100. 수술 전 얼굴사진

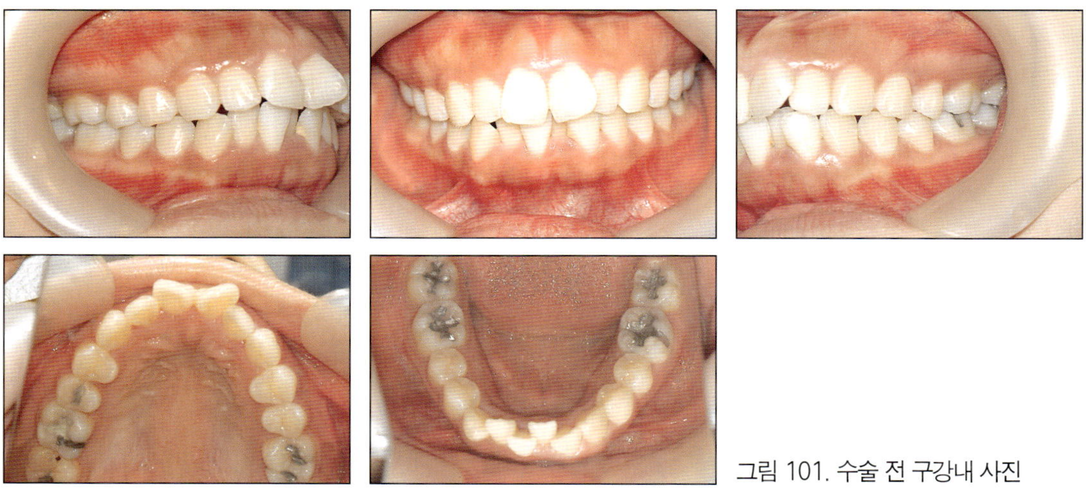

그림 101. 수술 전 구강내 사진

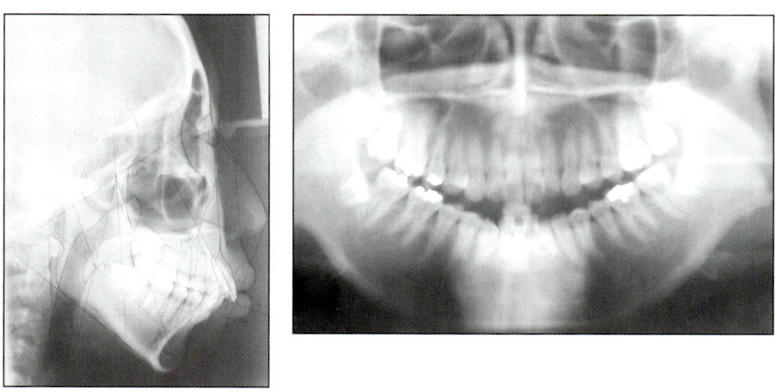

그림 102. 수술 전 방사선 사진

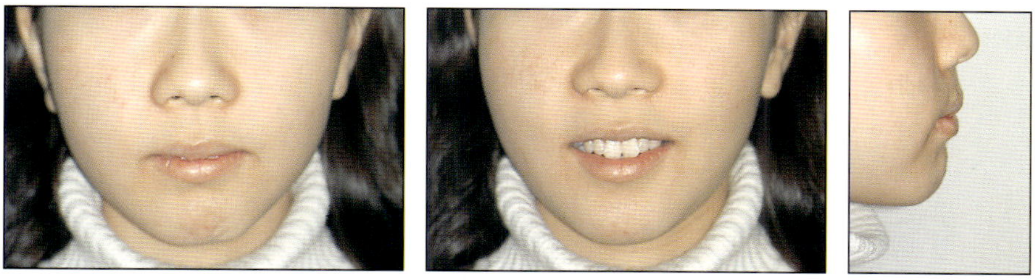

그림 103. 수술 후 얼굴사진

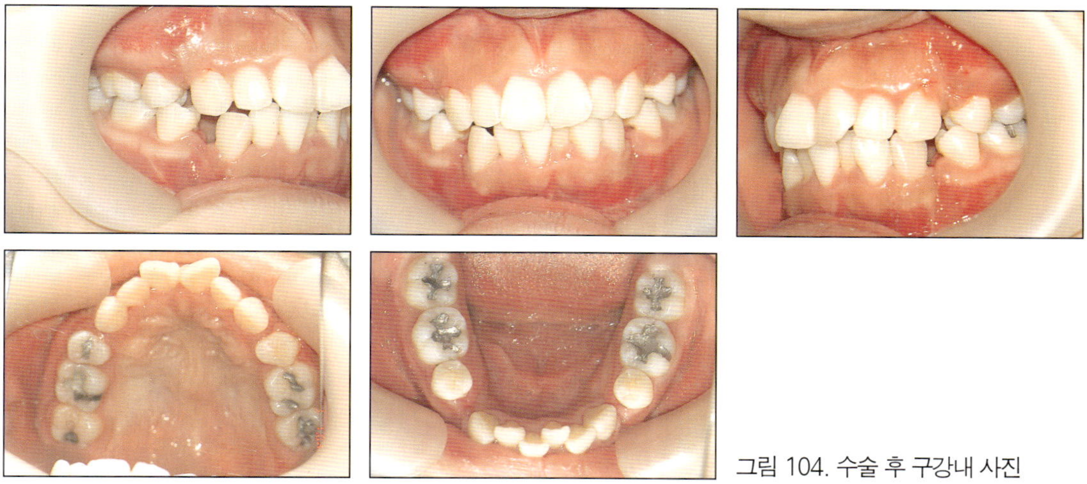

그림 104. 수술 후 구강내 사진

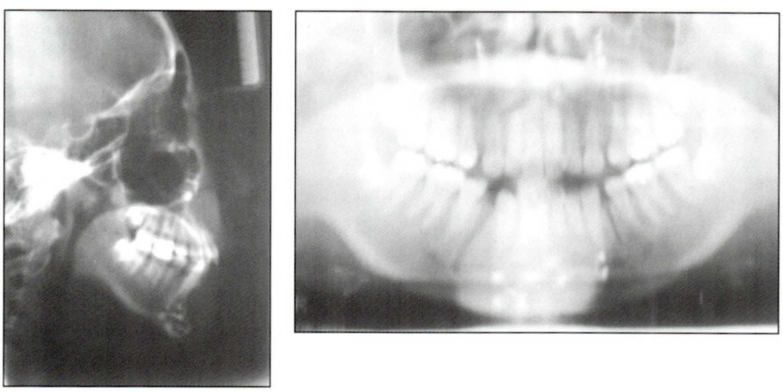

그림 105. 수술 후 방사선 사진

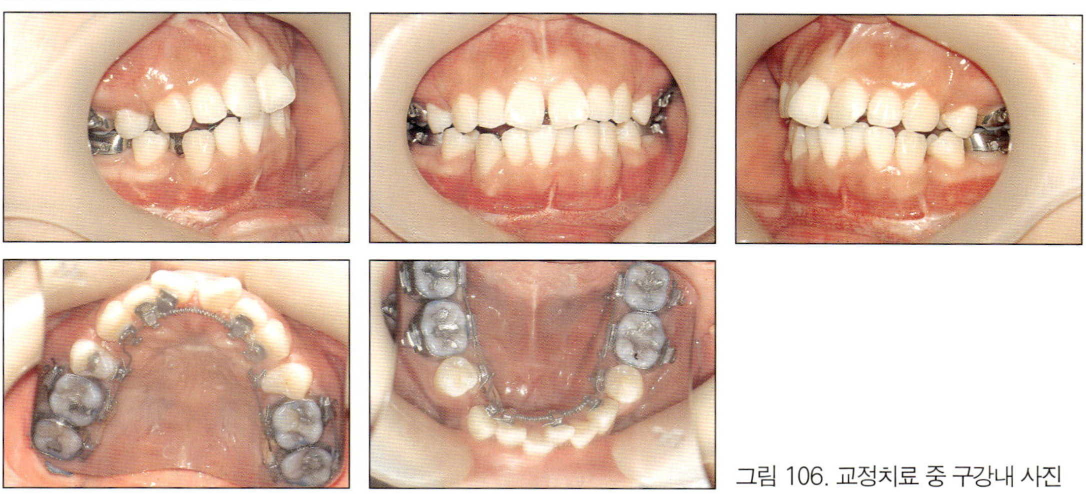

그림 106. 교정치료 중 구강내 사진

6. Root divergent of adjacent teeth

파노라마 방사선 사진 상에서 골절단 부위 인접 치아의 치근이 골절단 부위로 경사된 경우 술 전 교정에 의해 인접 치아의 치근을 골절단 부위로부터 멀어지도록 만들어야 한다.

그렇지 않을 경우 수술 중 골 절단시 인접 치아의 치근이 같이 절단되면서 치수의 괴사가 발생하여 치아의 변색이 초래될 가능성이 높고 추 후 근관 치료 및 보철 치료가 필요하게 된다.

7. Amount of arch length discrepancy

가능하면 arch length discrepancy를 고려하여 setback량을 결정하나 arch length discrepancy가 심하여 setback량이 부족할 경우에는 setback량을 우선한다. ASOrthodontic에서는 안모의 심미성 증진과 빠른 치료가 우선 되며 술 후 교정시 arch length discrepancy를 해소하기에 부족한 공간은 stripping과 expansion이나 하악 전치 1개의 발거 등으로 확보한다. 이 때에는 set-up model을 제작하여 교합을 검토한다(그림 107~115).

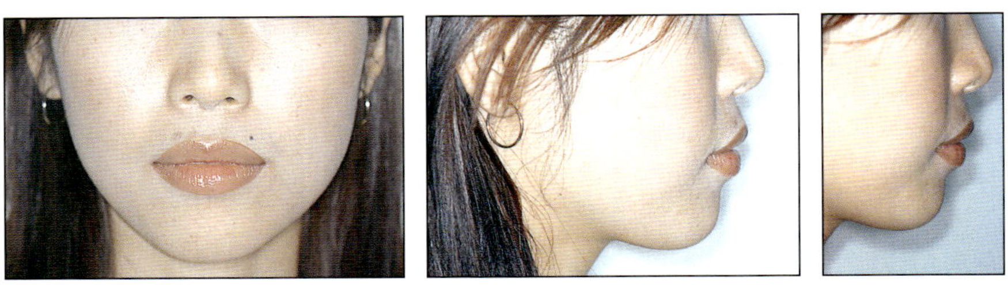

그림 107. 수술 전 얼굴사진

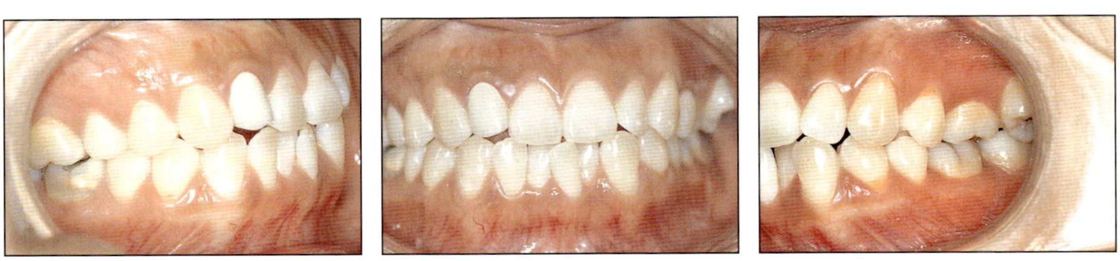

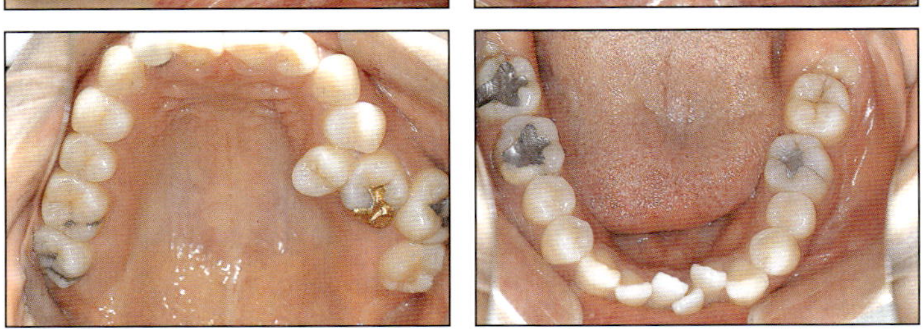

그림 108. 수술 전 구강내 사진

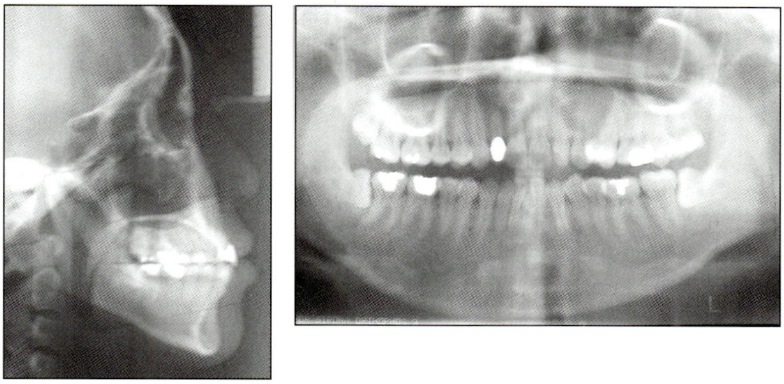

그림 109. 수술 전 방사선 사진

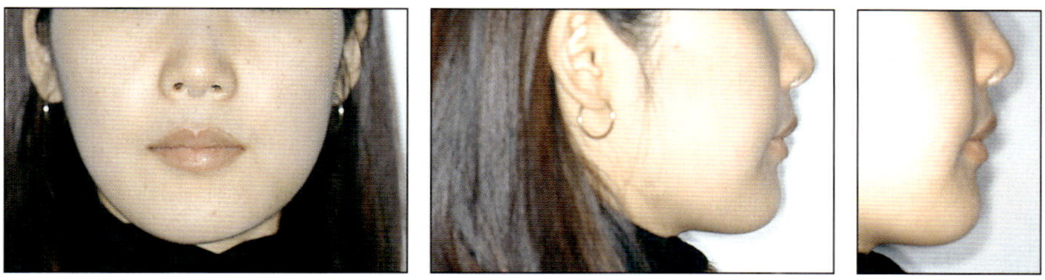

그림 110. 수술 후 얼굴사진

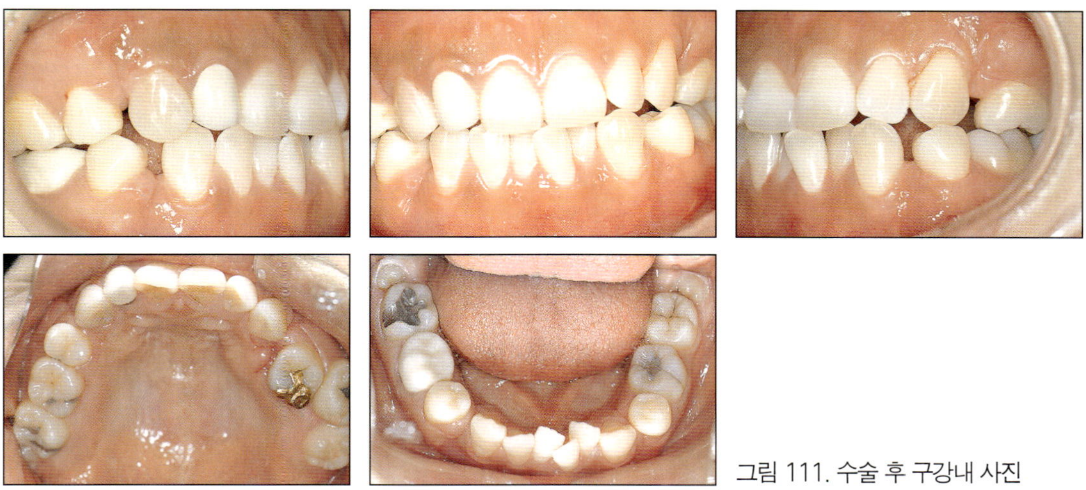

그림 111. 수술 후 구강내 사진

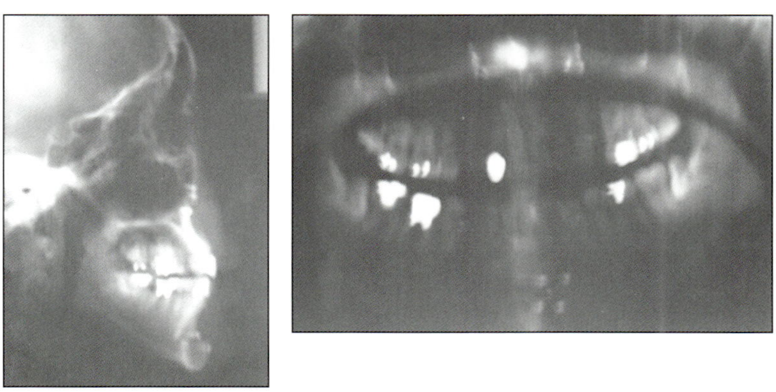

그림 112. 수술 후 방사선 사진

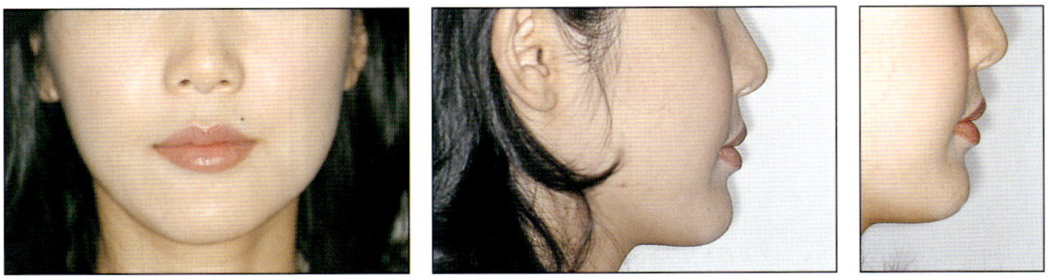

그림 113. 교정치료 종료 후 얼굴사진

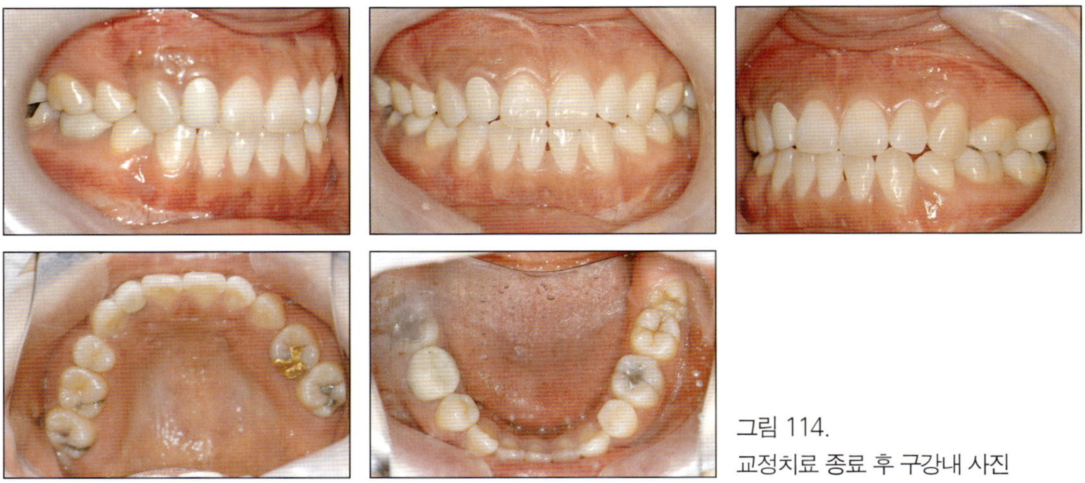

그림 114.
교정치료 종료 후 구강내 사진

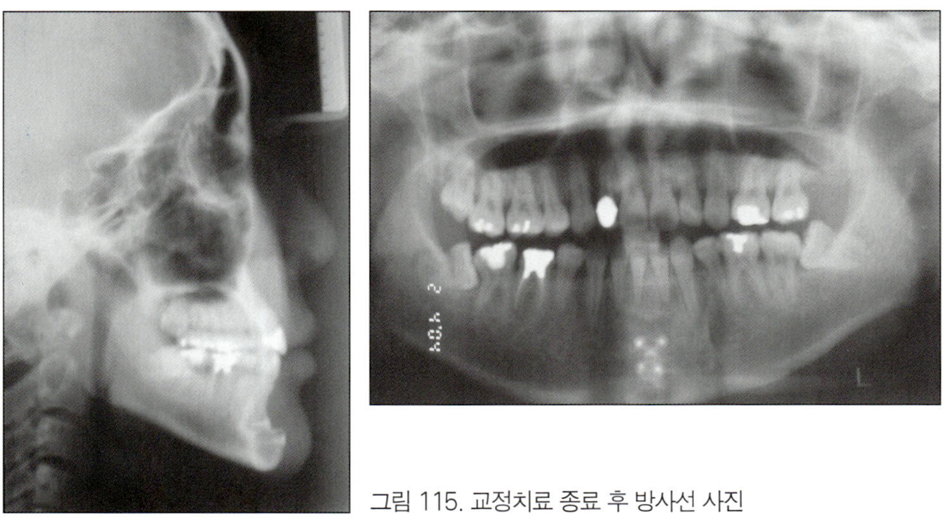

그림 115. 교정치료 종료 후 방사선 사진

8. Rotation

상악 전치부의 회전 경사가 심한 경우 하악골의 전방부 골편을 정확히 위치하는데 방해가 되므로 술 전 교정을 통하여 회전된 치아를 바로 잡은 후 수술을 한다.

또한 상악 전치부의 설측 변연 융선이 풍융하거나 설측 교두가 기형적으로 생겨서 하악골의 전방부 골편을 정확히 위치시키는데 방해가 되는 경우에는 삭제가 필요하다.

9. Amount of setback

상 · 하악골의 전방부 골편의 setback의 양은 STO(surgical treatment objectives)와 model surgery를 통해서 결정한다. ASOrthodontics에서의 STO 작성법은 Epker, Stella & Fish의 Dentofacial Deformities : Integrated orthodontics & surgical correction Vol. III의 1333-1344 p를 참조하기 바란다(그림 116).

STO를 통해 대략적인 setback 량과 수직적인 이동량에 따른 연조직의 변화를 파악한 후 수술 시 적용할 수 있는 정확한 setback량을 측정하기 위하여 교합기에 model을 mounting한 후 model 상에 수직이동과 수평이동을 측정할 수 있는 기준선을 그어서 전방부 골편을 이동시킨 후의 골절단 부위에서의 좌,우측 양을 측정한다(그림 117).

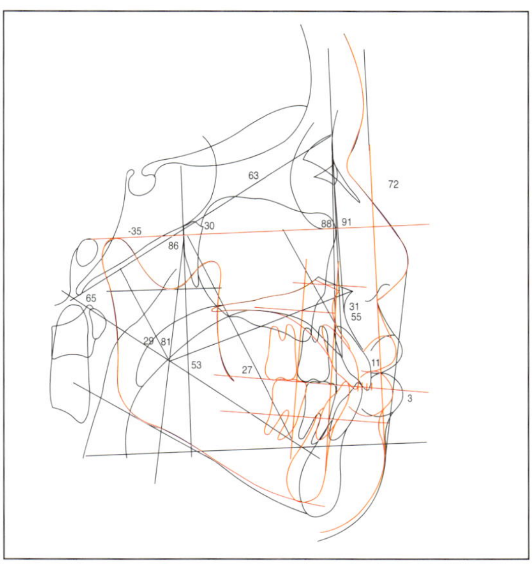

그림 116. STO

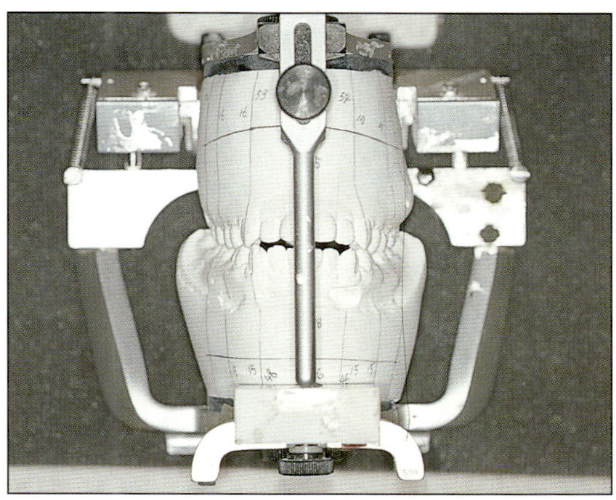

그림 117. Model surgery를 위하여 교합기에 mounting된 모형

10. Adjunctive surgical procedure

STO 결과 ASO 후 입술의 변화에 따라 advancing 혹은 reducing genioplasty가 필요할 수 있다. 수술 후 안모가 길어 보일 수 있고 아래 턱 끝이 나와 보이는 경우는 적극적으로 reducing genioplasty를 시행한다.

코 끝이 들려 있거나 코의 크기가 큰 경우에는 ASO후에 코가 더 들려 보이거나 크기가 커져 보이므로 rhinoplasty의 가능성이 있음을 환자에게 미리 알려주는 것이 좋다.

입술이 얇은 경우에는 수술에 의해 입술이 더 얇아질 가능성이 있으므로 chelioplasty가 필요할 수 있음을 알려준다. 또한 피부의 탄력성이 떨어지는 30대 후반 이상의 여성에서 수술을 하는 경우 paranasal area에서 주름이 발생할 가능성이 있으므로 face lift가 필요할 수 있다.

관골이 돌출되어 있는 환자에서 입술이 후방이동하면 관골이 더 돌출되어 보이므로 상담시 zygoma reduction의 가능성을 설명한다.

이상과 같이 ASOrthodontics에서는 전체 안모의 조화로운 아름다움을 추구하므로 환자와의 상담 시 ASO 외에 다른 수술의 추가적인 필요성에 대해 언급하는 것이 필요하다(그림 118~123).

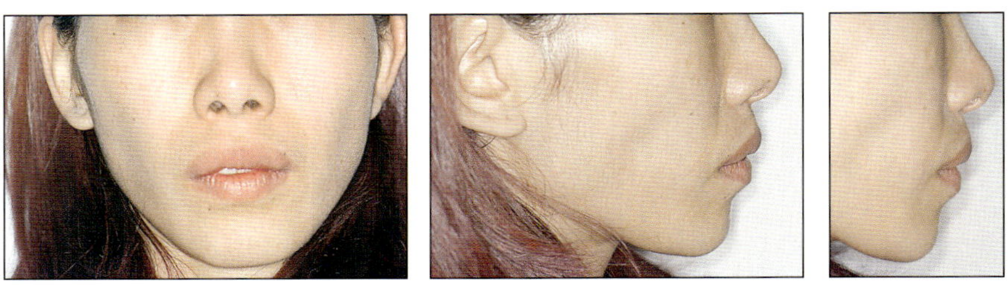

그림 118. 수술 전 얼굴사진

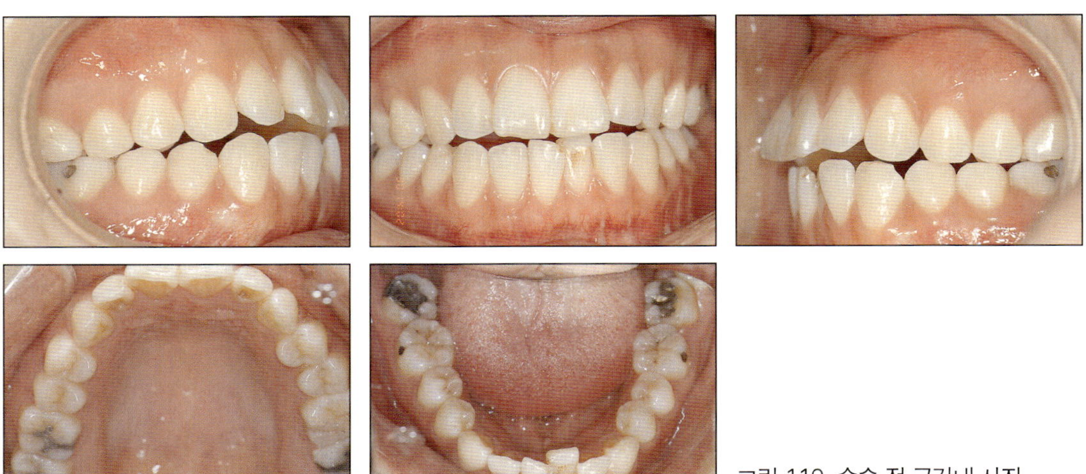

그림 119. 수술 전 구강내 사진

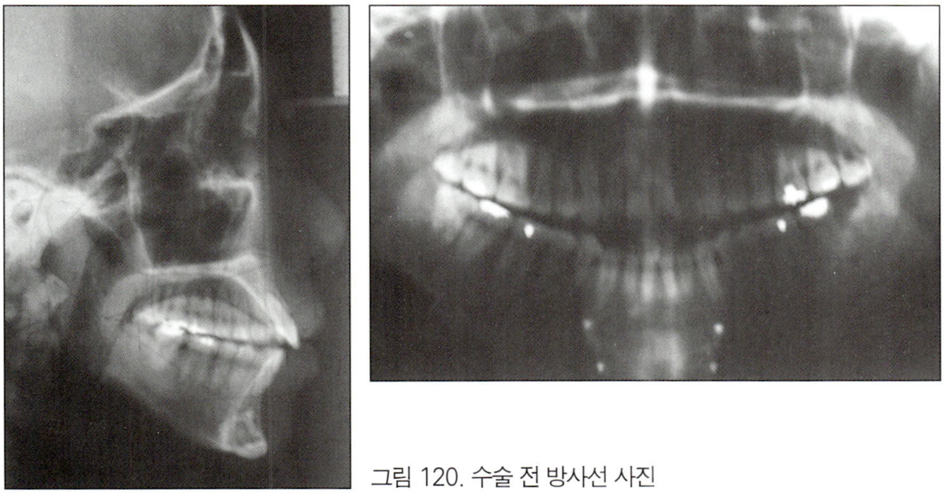

그림 120. 수술 전 방사선 사진

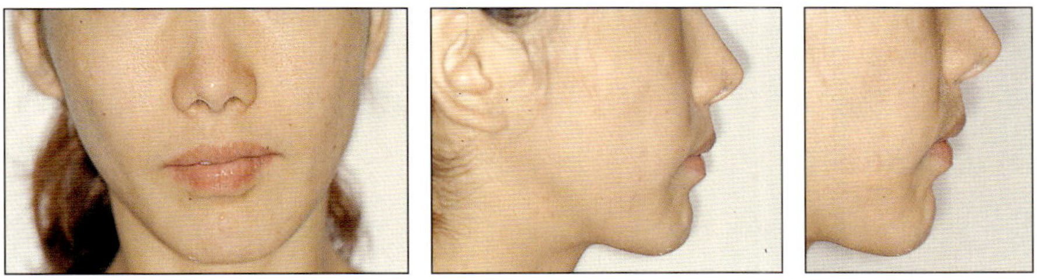

그림 121. 수술후 얼굴사진. ASO와 함께 zygoma reduction과 하악골 우각부위의 angle osteotomy도 같이 시행하였다.

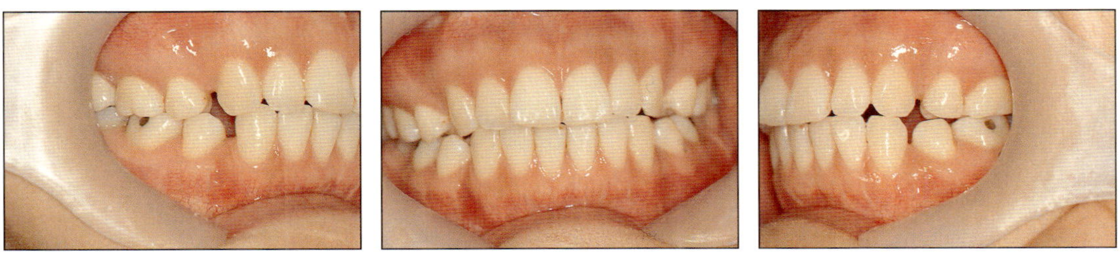

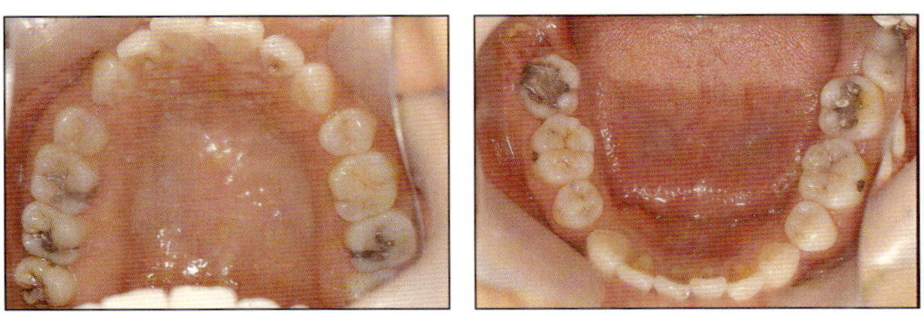

그림 122. 수술 후 구강내 사진

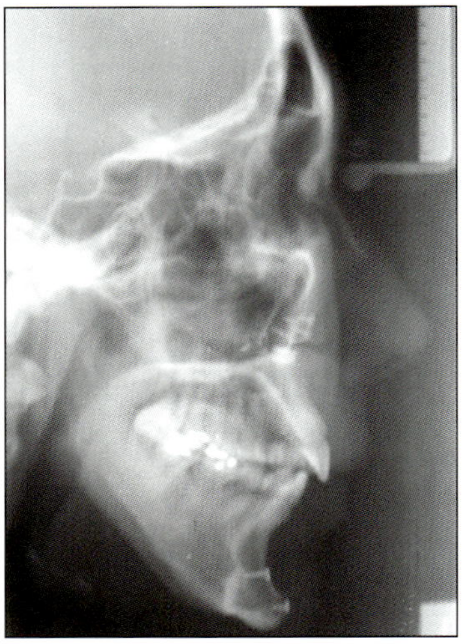

그림 123. 수술 후 방사선 사진

11. Patient's expectation

수술 전 환자와의 상담을 통하여 수술을 통해서 환자가 원하는 것이 무엇인지를 정확하게 파악하고 환자의 심미적인 기준과 술자와의 심미적인 기준과의 차이를 최소화하는 것이 무엇보다도 중요하다. 수술 후 일어나는 연조직의 변화에 대해 환자에게 유사한 증례를 보여줌으로써 환자가 충분히 인식하도록 하며 환자가 원하는 연조직의 변화를 술자도 충분히 파악하여 수술 계획에 반영한다.

12. Age

20대 초반 여성들의 경우 입술이 심미선(E-line)과 같은 선상에 있거나 약간 후방에 위치하기를 선호하는 반면 30대 이상의 여성들의 경우 입술이 합죽하게 보이는 것을 싫어하므로 STO 상에 결정되는 후방 이동량보다 1mm 정도 감소하여 집어넣는다. 또한 피부의 탄력성이 떨어지는 30대이상 여성들에게서도 이상적인 후방 이동량보다 덜 집어 넣는 것이 좋다.

13. Married or single

배우자가 있는 여성의 경우 배우자의 심미적인 기준도 수술 계획에 고려하여야 한다. 30대이상 여성들의 배우자에서는 입이 너무 쏙 들어가 보이는 변화에 대해 부정적일 수 있으므로 약간 보수적으로(conservatively) 수술 하는 것이 낫다. 즉, 약간 입을 덜 집어 넣는 것이 좋다.

14. Plastic surgical camouflage

ASOrthodontics 치료를 위하여 내원하는 환자 중에는 돌출된 입술을 보상하기 위하여 성형외과에서 rhinoplasty를 하여 코를 높이거나 paranasal augmentation으로 코 아래 부위에 보형물을 삽입하거나 혹은 chin augmentation으로 이부에 보형물이 삽입되어 있는 경우도 있다.

이와 같은 경우, 코의 보형물은 일단 문제가 없다면 그대로 두지만, paranasal angmentation이나 chin implant는 수술과 동시에 보형물을 제거하여야 한다. 따라서 보형물을 제거한 후의 연조직 변화를 미리 예측한 후 이것을 수술 계획에 반영한다(그림 124~132).

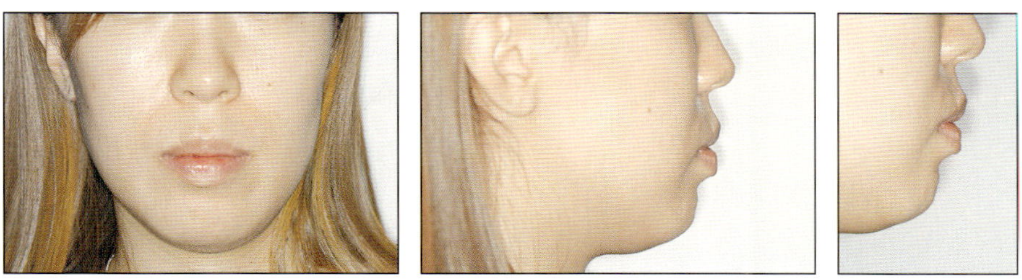

그림 124. 수술 전 얼굴사진

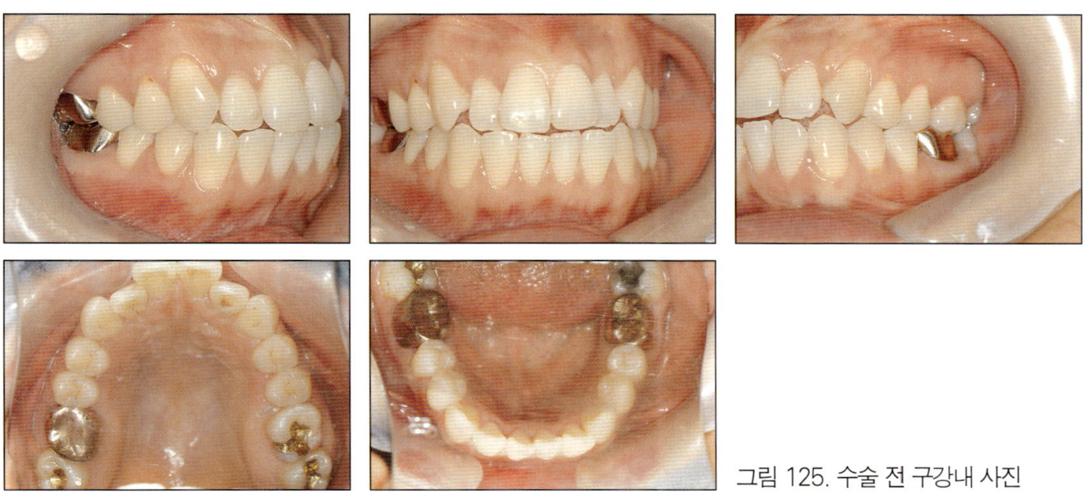

그림 125. 수술 전 구강내 사진

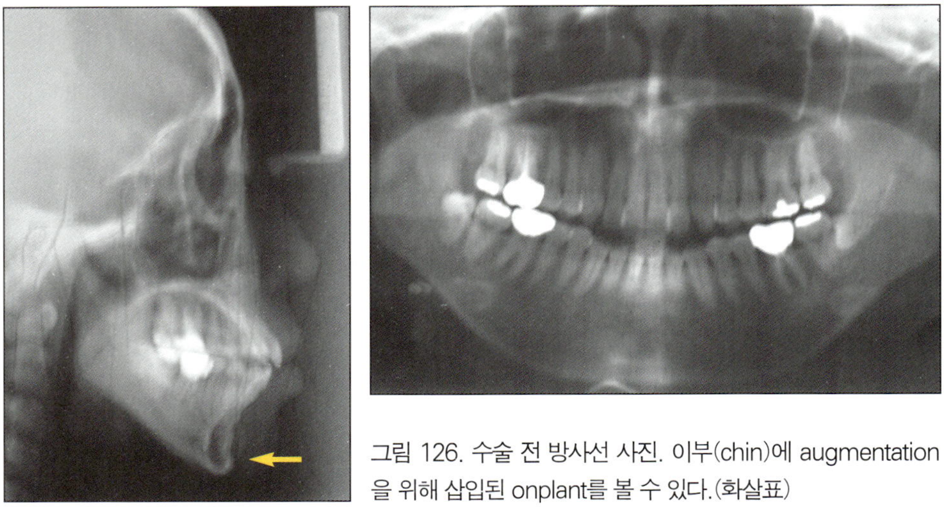

그림 126. 수술 전 방사선 사진. 이부(chin)에 augmentation을 위해 삽입된 onplant를 볼 수 있다.(화살표)

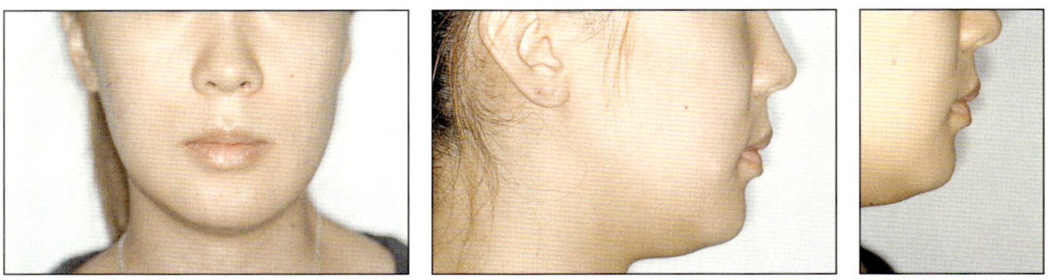

그림 127. 수술 후 얼굴사진

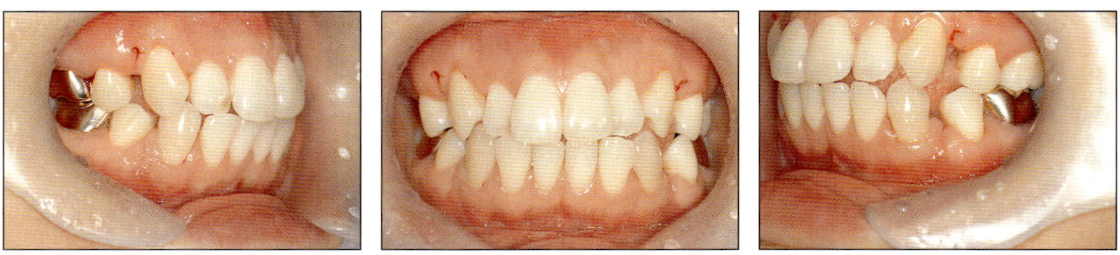

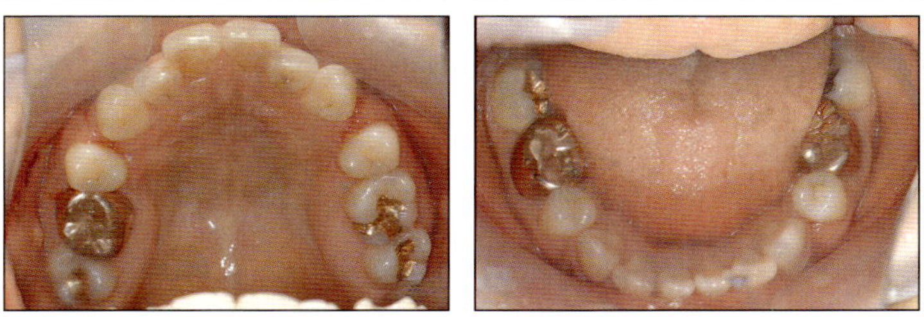

그림 128. 수술 후 구강내 사진

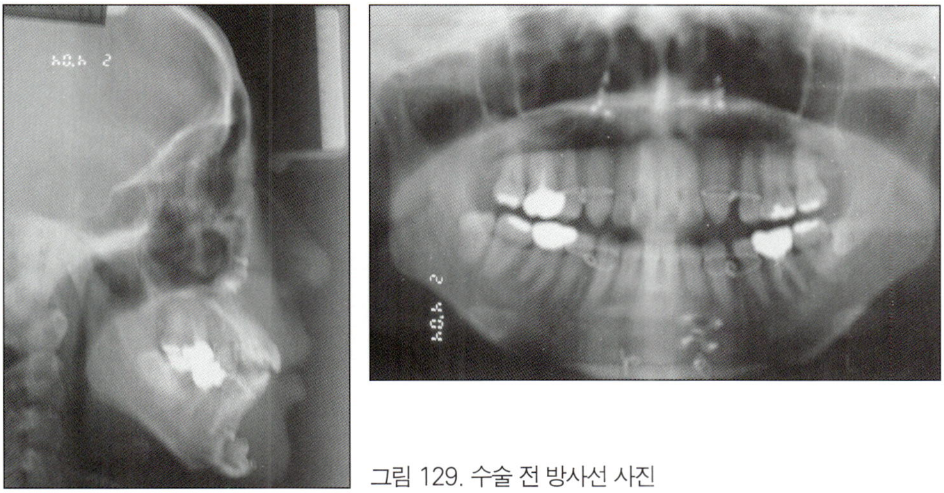

그림 129. 수술 전 방사선 사진

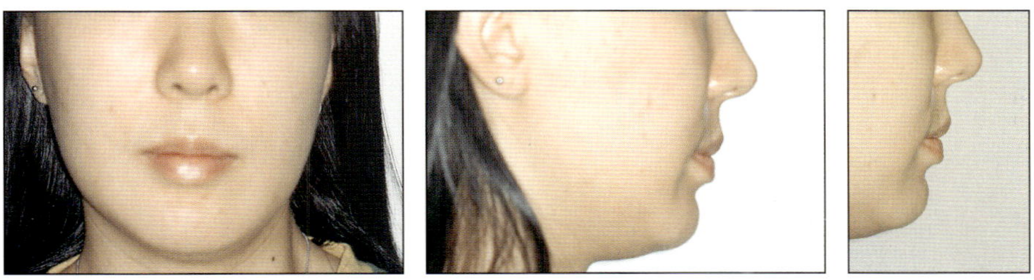

그림 130. 교정치료 종료 후 얼굴사진

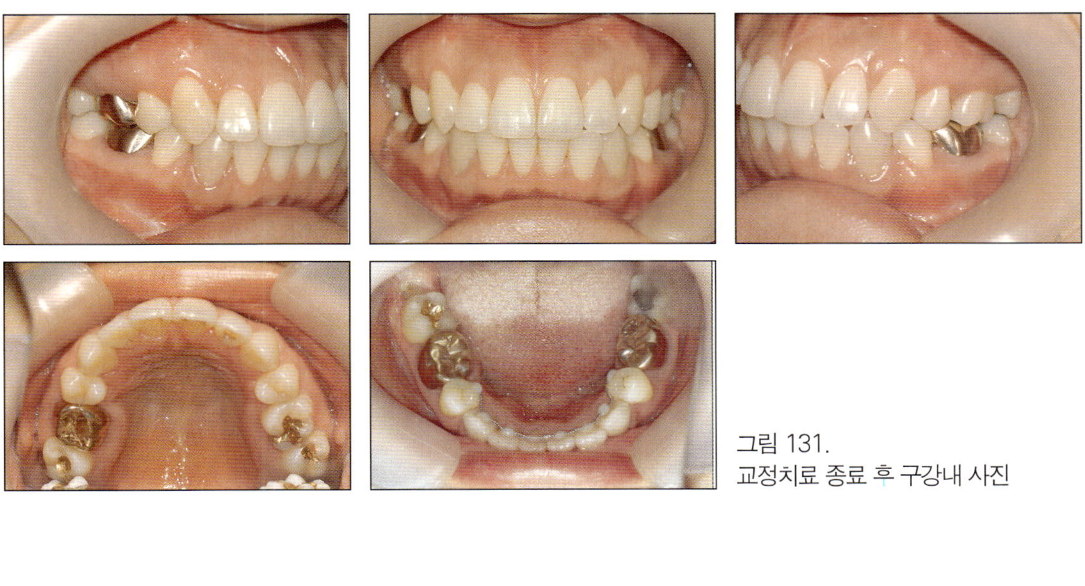

그림 131.
교정치료 종료 후 구강내 사진

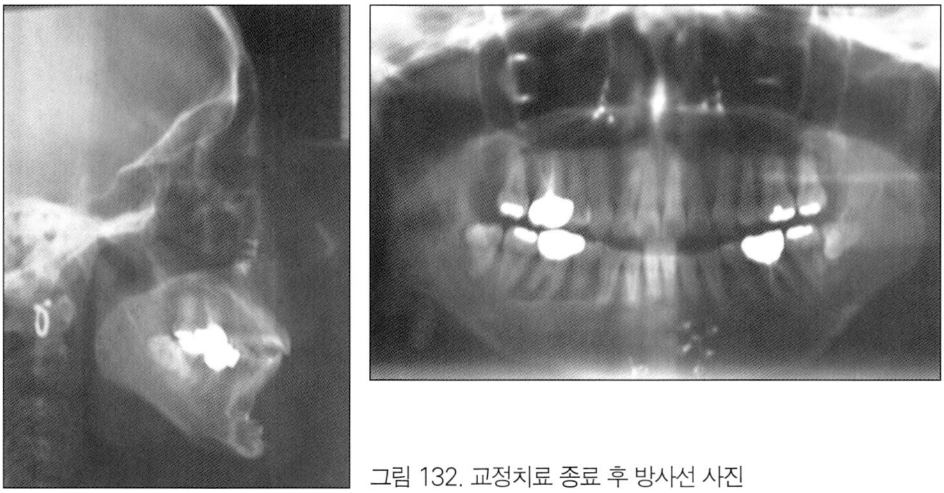

그림 132. 교정치료 종료 후 방사선 사진

3. 합병증(Complications)

ASO(Anterior segmental osteotomy)수술 후 발생하는 부작용중 가장 심각한 것은 골괴사(Bone necrosis)로 전방부 골편에 대한 혈류 공급(Blood supply)이 원활하지 못할 경우 골편이 괴사하여 골절단 부위의 골융합(Bone healing)이 일어나지 않음으로써 전방부 골편이 유리되어 심각한 문제가 일어날 수 있다.

최근의 수술 방법은 전방부 골편에 대한 혈류 공급이 원활하게 일어나도록 연조직 점막을 유지한 채 수술하므로 골괴사가 일어날 가능성은 현저히 감소하였으나 골괴사가 일어나지 않도록 주의하여야 한다.

수술 중 골절단 부위 인근의 치아, 특히 견치의 치근이 손상되었을 경우 치아의 실활(Devitalization)이 발생하여 치아의 변색이나 통증이 발생할 수 있으므로 술 후 파노라마사진을 통해 치근의 손상 여부를 확인한다.

드물게는 치근의 손상과 상관없이 견치의 변색이 발생하는 경우도 있는데 골절단시 발생하는 열에 의해 치수조직이 손상을 받았거나 혹은 치근으로 가는 미세한 신경이 손상을 받아서 실활이 발생할 수도 있다(그림 133~135).

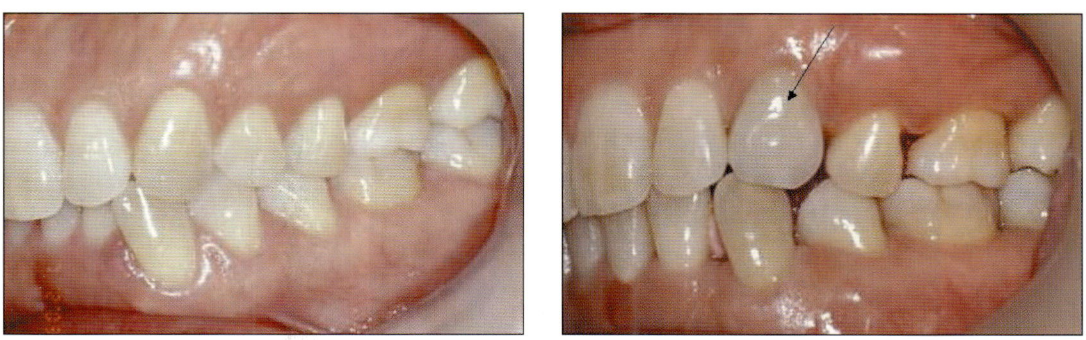

수술 전 　 수술 후

그림 133. 수술 후 상악 좌측 견치가 변색된 것을 볼 수 있다.

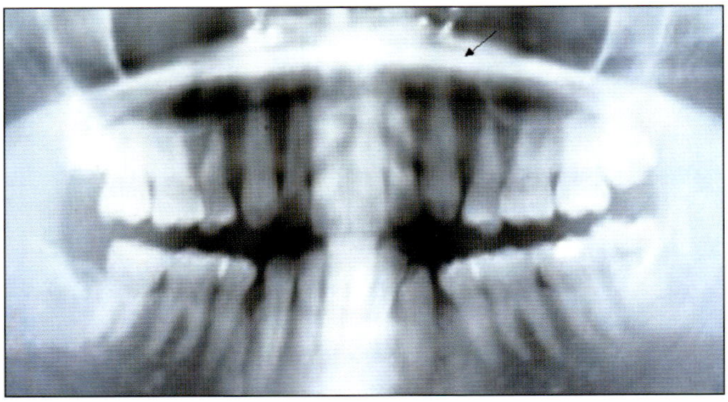

그림 134. 수술 후 상악 좌측 견치의 골절단 부위 치근의 손상을 볼 수 있다.

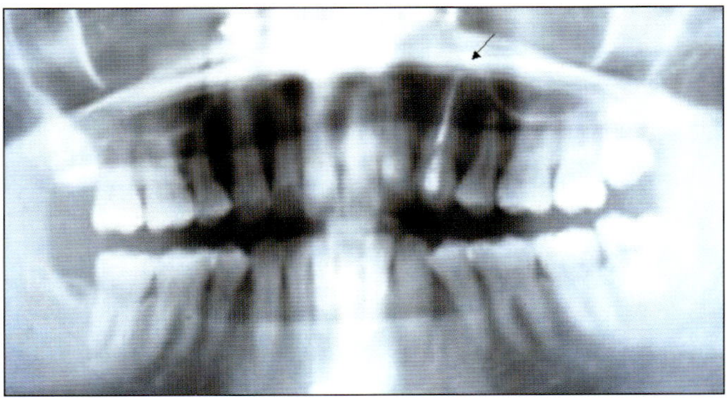

그림 135. 근관치료가 된 상악 좌측 견치

치아의 변색이 생기는 경우 환자에게 치아의 실활 가능성을 알리고 근관 치료 및 보철 치료의 가능성에 대해 설명하는 것이 좋다.

또한 수술에 의해 치근이 손상되는 경우 ankylosis가 발생하여 술 후 교정을 어렵게 만들 수도 있다.

골절단 부위의 치조골이 손상될 경우, 즉 bony defects가 심할 경우 치간부 치은조직의 퇴축이 일어나거나 치주낭(Periodontal pocket)이 발생 할 수도 있다. 술 후 치주적 문제가 발생할 경우 치주의사와 상담이 필요하다(그림 136~139).

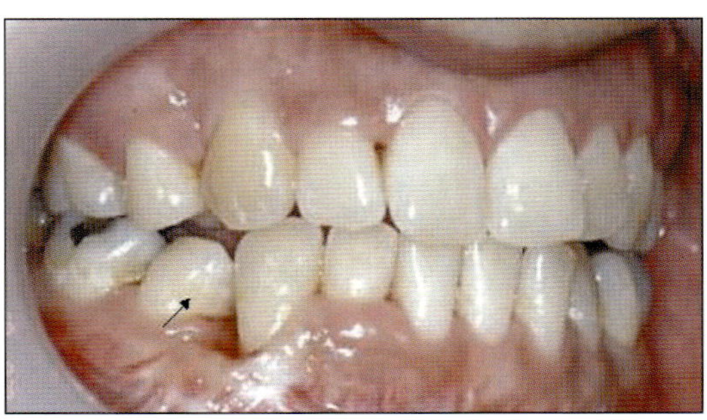

그림 136. 술 후 하악 우측 견치. 원심에 치은 퇴축과 함께 치주낭이 형성되었다.

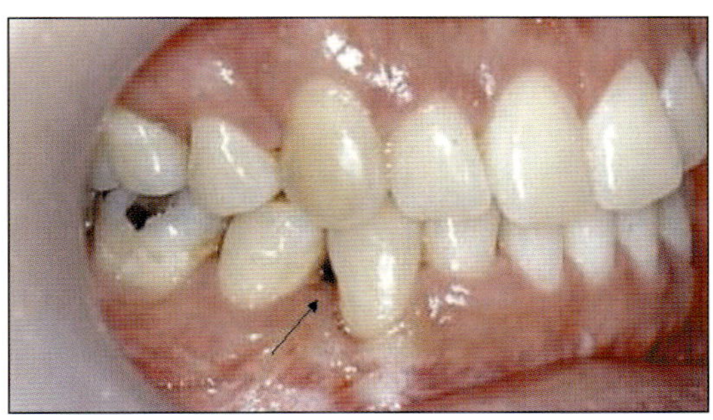

그림 137. 교정치료 종료 후 여전히 치은 퇴축은 남아 있다.

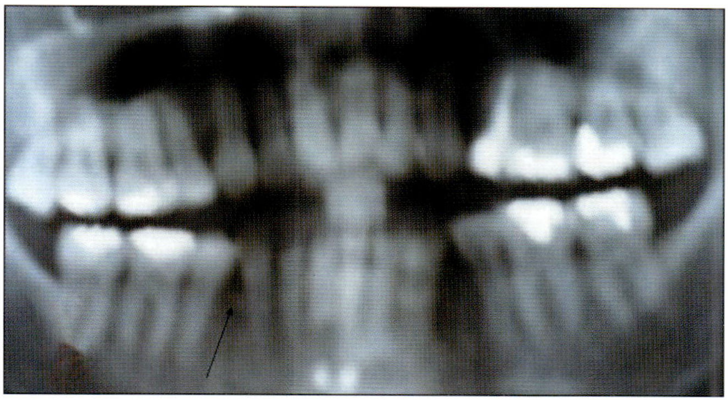

그림 138. 수술 후 하악 우측 견치와 제 2 소구치 사이 치조골이 소실된 소견을 보인다.

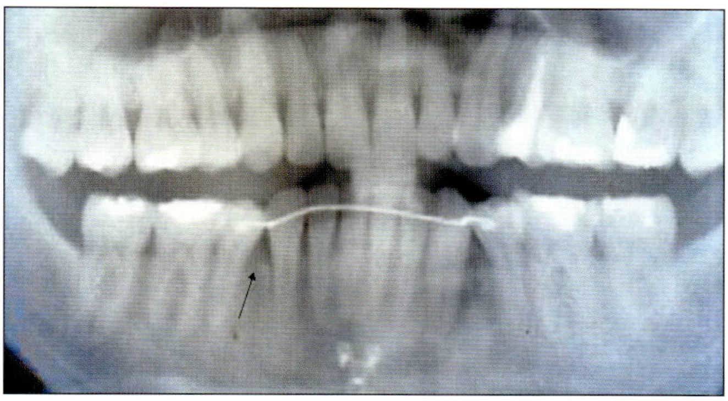

그림 139. 교정치료 종료 후에도 치조골이 소실된 소견을 보인다.

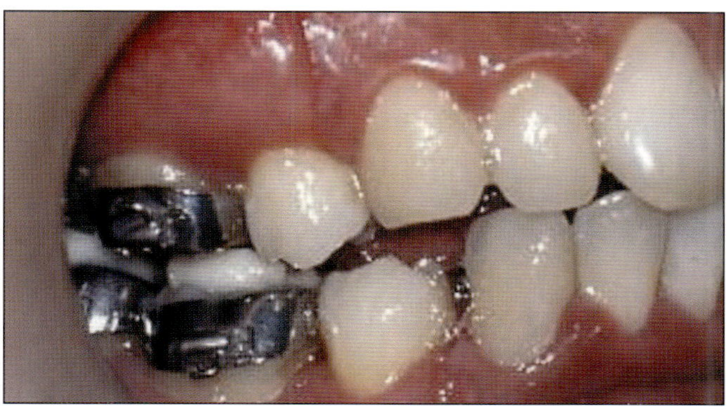

그림 140. 하악 제 대구치 교합면에 Glass ionomer를 축성하였다.

또한 술 후 교정에 의해 골절단 부위의 잔존 공간이 폐쇄되더라도 교정 장치를 제거한 후 다시 공간이 발생할 수 있다.

전방부 골편의 후방이동 후 전치부 교합 간섭(Occlusal interference)에 의해 구치부가 이개하여 저작이 어렵게 될 수 있다. 이것은 술 후 교정에 의해 쉽게 해결되나 교정치료를 시작하기 까지 환자가 불편해하므로 구치부에 glass ionomer나 혹은 광중합성 레진을 임시로 축성하여 교합을 할 수 있도록 만들어 준다(그림 140).

수술시 이부신경(Mental nerve)에 손상이 있을 경우 하순이나 하악 전치 혹은 이부의 지각 장애가 발생하는데 증세는 neuroma, 신경압박에 의한 allodynia 혹은 hyperpathia, 작열감(burning sensation) 그리고 감각신경이 손상된 부분의 anesthesis dolorosa등이 있다.

만약 4주 이상 감각 마비가 지속되면서 개선되는 양상을 보이지 않으면 신경 외과적 처치를 고려해야하나 이의 효과에 대해서는 확정적이지 못하다.

다행히 시간이 지남에 따라 신경 조직의 재생이 일어나면서 증상이 대부분 개선되며 환자들의 적응도도 높은 편이다(그림 141, 142).

수술 후 변화된 안모에 적응하지 못하면서 생기는 심리적 우울증(Psycologic depression)은 특히 환자 주변의 부정적인 반응과 관련이 깊다.

또한 술 전 수술 계획 입안시 환자의 심미적 목표와 술자의 심미적 목표에 대한 충분한 사전 교감이 이루어지지 않은 상태에서 수술을 통하여 환자의 구순이 후퇴되어 보이거나 혹은 구순의 두께가 얇아졌거나, 구순의 횡적인 넓이가 좁아졌을 경우 부정적인 반응을 보인다.

먼저 수술 후 일어나는 연조직의 변화에 대해 설명을 하여 추 후 관찰을 유도한 후 필요하면 구순에 대하여 외과적인 처치를 하고, 술 후 교정에 의해 전치부를 전방으로 이동하여 문제점을 해결할 수 있다는 것을 설명한다.

부정적인 반응을 보이는 대부분의 환자에서 술 후 1년이 경과한 후 일어나는 연조직의 변화와 자신의 안모에 적응하면서 심리적 우울증은 개선이 되나 심각한 경우에는 정신과적 상담이 필요한 경우도 있다(그림 143).

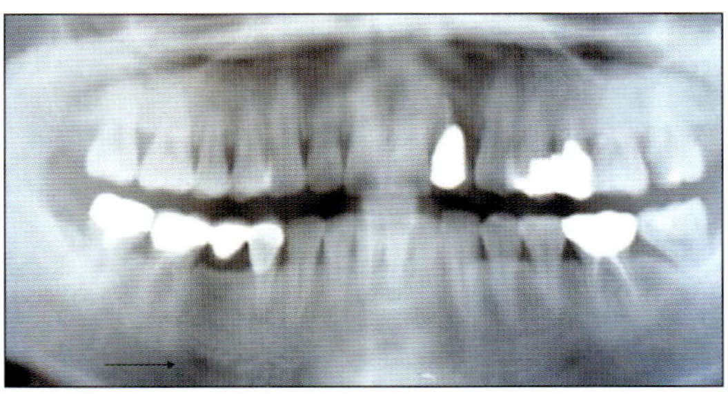

그림 141. 수술 전 mental foramen의 위치

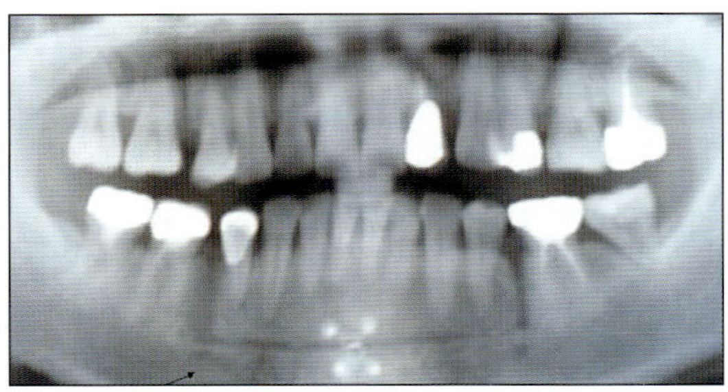

그림 142. 수술 후 손상된 mental foramen

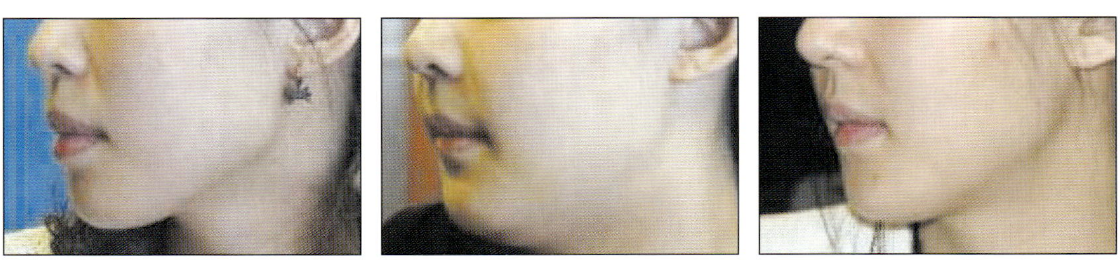

수술전 측모사진 수술 1주 후 수술 1년 6개월 후

그림 143. 수술 후 연조직의 변화

4. 심미적 기준(Esthetic guidelines)

ASOrthodontics에서는 양악 전돌증 환자에서의 교정 치료를 위한 심미적 기준 외에 교정치료의 한계를 벗어난, 수술을 위한 심미적 기준이 필요하다.

여기에서는 저자가 주로 사용하는 심미적 기준을 중심으로 서술하고자 한다.

1. 경조직(Hard tissue)에서의 심미적 기준

Dr.Ricketts' Analysis와 McNamara Analysis중 일부를 사용하여 두개골에 대한 상악골과 하악골의 전방 돌출의 정도와 전치부 돌출의 정도를 평가한다(그림 144).

Measurements	Norm Age 9	Clinical Dev.	Mean Change/Year
CHIN IN SPACE:			
1. Facial Axis	86°	± 3°	No Change with age
2. Facial (Angle) Depth	86°	± 3°	Change = + 1° every 3 ye
3. Mandibular Plane	30°	± 4°	Change = - 1° every 3 ye
4. Lower Facial Height	49°	± 4°	No Change
5. Mandibular Arc	25°	± 4°	Angle increases ½° year
6. Total Face Height	64°	± 3°	No Change
CONVEXITY:			
7. Convexity of Point A	4mm	± 2mm	Change = - 1mm every 3 ye
8. Maxillary Depth	91°	± 3°	No Change
TEETH:			
9. Lower Incisor to APO	3mm	± 2mm (±1.5mm)	No Change with age
10. Mandibular Incisor Incl.	25°	± 4° (±5°)	No Change with age
11. Upper Molar to PTV	+3mm	+2mm (+3mm)	Changes 1mm /year
PROFILE			
12. Lower Lip to E Plane	+2mm	± 2mm	Less protrusive with gro

그림 144. Dr.Ricketts analysis

1) Maxillary depth (그림 145)

FH plane과 Nasion to A plane이 이루는 각도로 두개골에 대한 상악골의 전후방위치관계를 나타내며 정상치는 91도, 성장에 따라 변화가 없으며 clinical deviation은 3도로 94도 이상이면 상악골의 전방 위치를 나타낸다.

2) Facal depth (그림 146)

FH plane과 N to Pog plane이 이루는 각도로 두개골에 대한 하악골의 전후방위치를 나타내며 정상치(9세)는 87도, 성장에 따라 1년에 0.33도 증가하며 clinical deviation은 3도이다. 93도 이상이면 하악골의 전방 위치를 나타낸다.

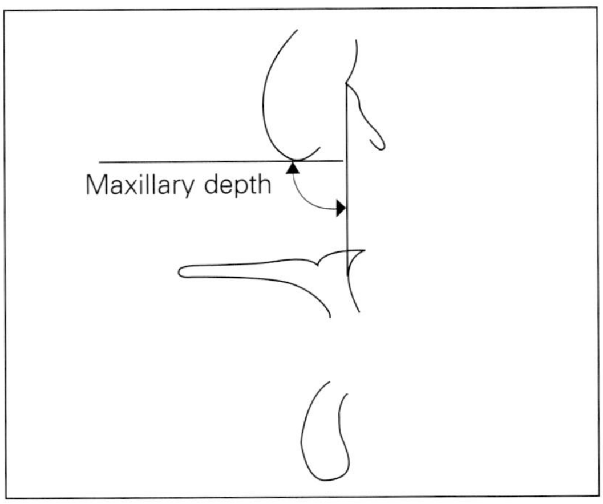

그림 145. Maxillary depth

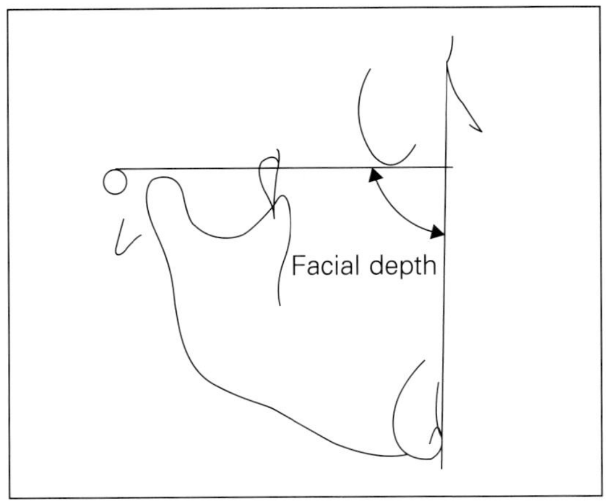

그림 146. Facial depth

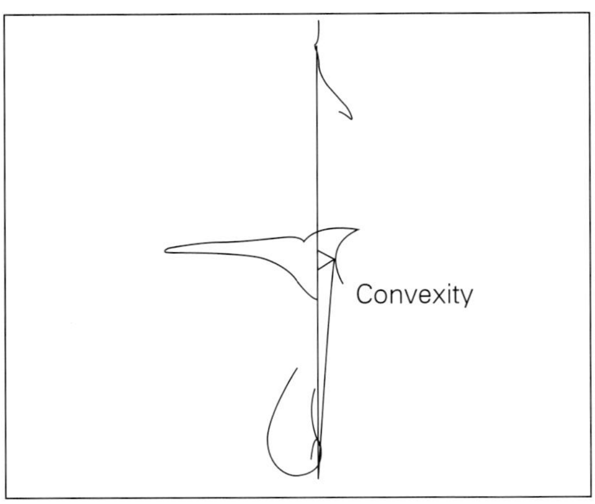

그림 147. Convexity

3) Convexity (그림 147)

Facial plane에서 A point까지의 거리로 정상치(9세)는 4mm, 성장에 따라 1년에 0.2mm씩 감소하며 clinical deviation은 2mm이다. 성인에서는 2mm로 4mm이상이면 상악골의 전방 위치를 나타낸다.

4) N perpendicular to A point (그림 148)

Nasion에서 그은 true vertical line으로부터 A point까지의 거리로 정상치는 0-1mm이며 상악골의 전후방위치를 나타낸다.

5) N perpendiculat to Pog (그림 148)

Nasion에서 그은 true vertical line으로부터 Pog까지의 거리로 정상치는 -2-+4mm이며 하악골의 전후방위치를 나타낸다.

이상의 5가지 측정치를 기준으로 두개골에 대한 상 • 하악골의 전후방 위치관계를 파악한다.

6) A-Pog to U1 distance (그림 149)

A-Pog plane에서 상악 중절치까지의 거리로 정상치는 6mm이다.

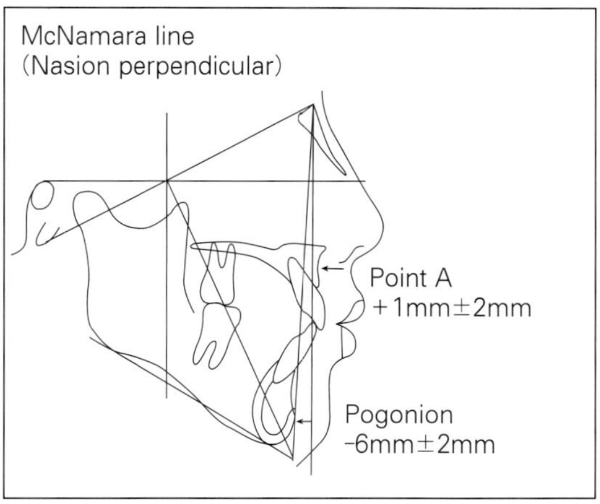

그림 148. N perpendiculr to A point & Pogonion

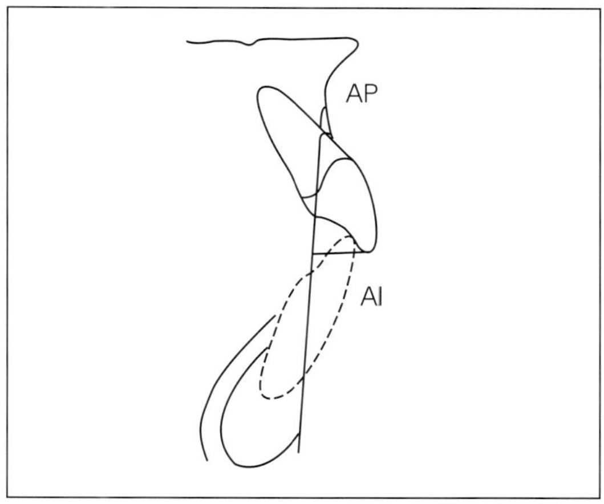

그림 149. A-Pog to U1

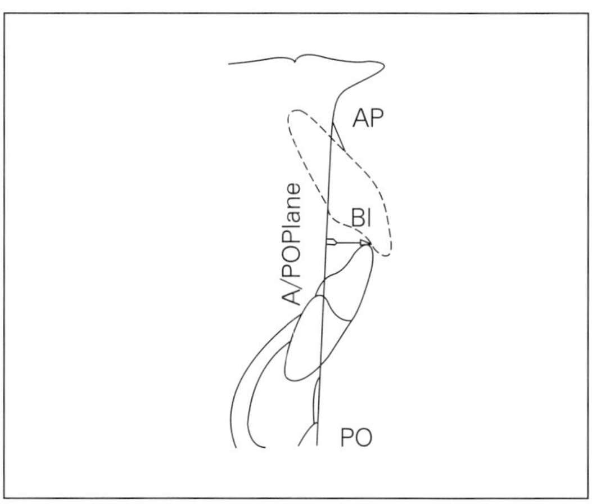

그림 150. A-Pog to L1

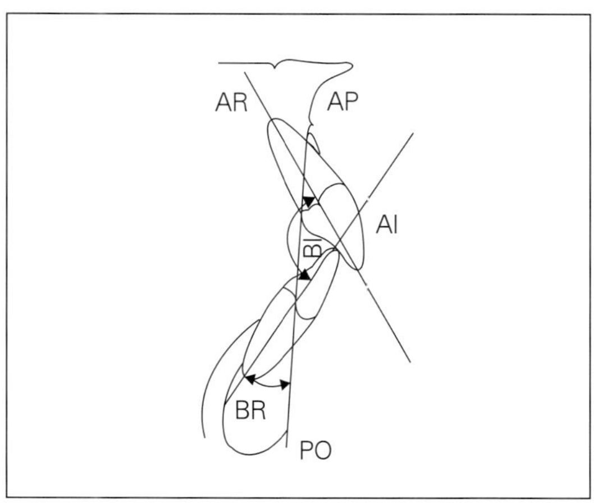

그림 151. Interincisal angle, A-Pog to L1 degree.

7) A-Pog to L1 distance (그림 150)

A-Pog plane에서 하악 중절치까지의 거리로 정상치는 3mm이다.

8) A-Pog to L1 degree (그림 151)

A-Pog plane에 대한 하악 중절치의 치축이 이루는 각도로 정상치는 25도이다.

9) Faical axis to U1

Facial axis와 상악 중절치의 치축이 이루는 각도로 정상치는 0도이다.

10) Overbite & overjet

상악 중절치와 하악 중절치간의 수평 및 수직 거리로 정상치는 각 2.5mm이다.

11) Interincisal angle (그림 151)

상악 중절치와 하악 중절치의 치축이 이루는 각도로 정상치는 125도이다.

이상의 6가지 측정치를 통해 상악 및 하악의 후방 이동 및 경사의 정도를 판단한다.

또한 PA view에서 안모의 정중선에 대한 상악 중절치와 하악 중절치 그리고 이부의 정중선 일치여부를 평가한다(그림 152).

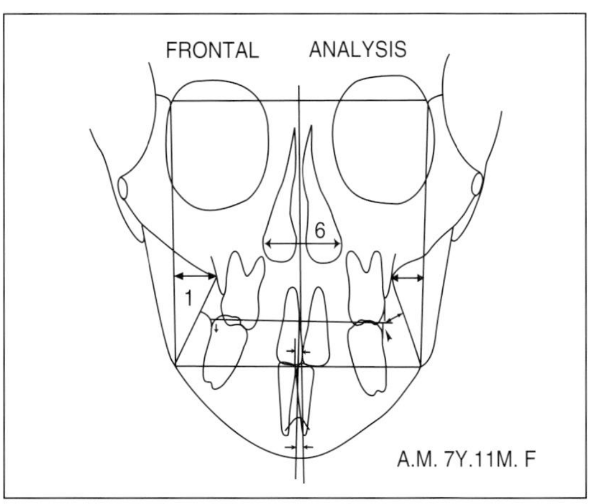

그림 152. Frontal analysis

2. 연조직(Soft tissue)에서의 심미적 기준

ASOrthodontics에서는 수술에 의한 안모의 급격한 개선을 주목적으로 하므로 연조직에 대한 평가가 무엇보다 중요하다.

1) 정모(Frontal view)

환자의 얼굴을 정면에서 관찰하여 nasal bridge center, nasal tip 그리고 Philtrum을 연결한 선상에서 상악 중절치, 하악 중절치와 이부(chin)의 대칭성을 평가한다(그림 153).

중안모(Middle third)와 하안모(Lower third)의 비례관계가 1:1인지, 그리고 하안모에서 upper third와 lower third의 비례관계가 1:2인지, 하순에서 이부까지의 거리가 50mm이상인지를 평가한다(그림 154, 155).

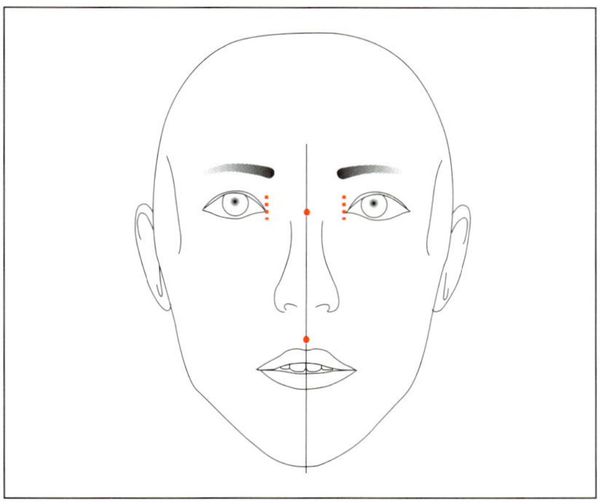

그림 153. 얼굴에 정중선 평가

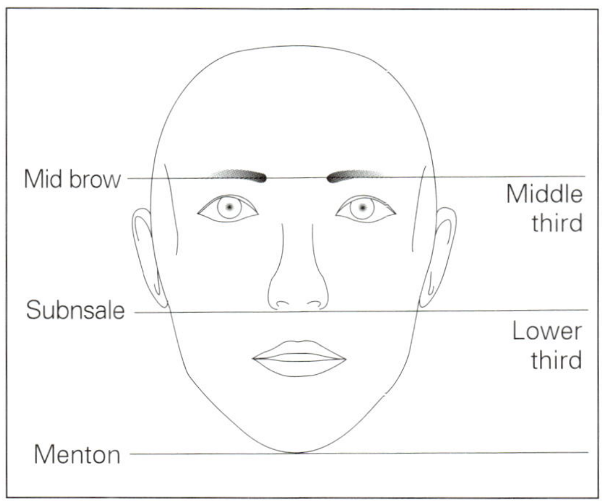

그림 154

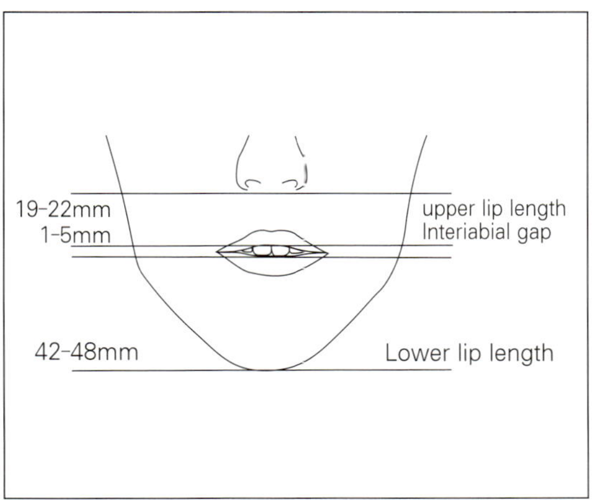

그림 155

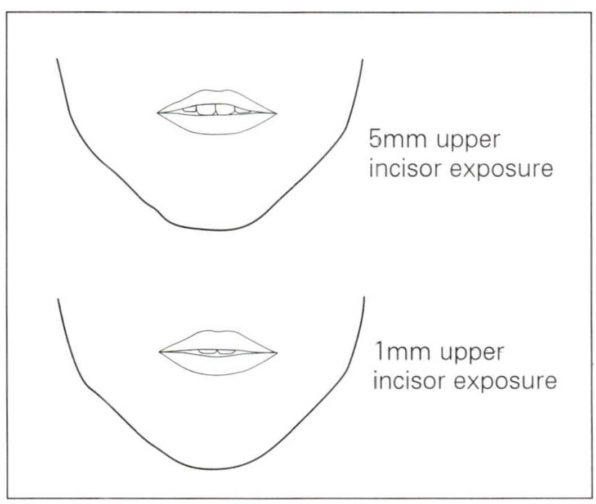

그림 156

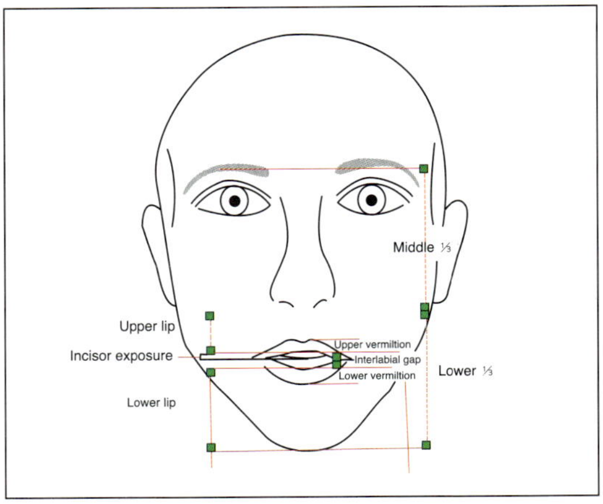

그림 157

1. Vertical	Range	Patient
Middle 1/3	62-75mm	
Overbite	3mm	
Upper lip height (a)	19-22mm	
Interlabial gap (b)	1-5mm	
Lower lip height (c)	42-48mm	
Lower 1/3 height	62-75mm	a+b+c
Mx incisor exposure (relaxed)	1-5mm	
Mx incisor exposure (smile)	8 crown to 2 gingiva	
Closed lip	gentle touching without strain	strain redundancy
Mx incisor height	9.5-11.5mm	
Upper vermilion	6-9mm	
Lower vermilion	8-12mm	

그림 158

구순이 이완된 상태에서 상악 중절치와 하악 중절치의 노출 정도, 그리고 smile시 치은의 노출 정도를 파악하여 gummy smile인지를 확인하고 smile line을 평가한다(그림 156).

정모에서의 평가 사항을 그림 157, 158에서 정리하였다.

2) 측모(Profile view)

환자의 측모는 Natural head position의 centric relation과 이완된 구순의 상태에서 high midface, maxillary area와 mandibular area의 세 부분으로 나누어 그 중 maxillary area와 mandibular area를 평가한다(그림 159).

상악 부위에서는 Nose projection(16mm)(그림 160), 코의 좌우의 대칭 여부와 TVL에 대한 upper lip prominence(정상치는 5mm)(그림 161), 그리고 비순각(Nasolabial angle)의 각도(90-100도)(그림 162, 172), 상순의 두께(11-15mm)(그림 163), 이완시 상악 중절치의 노출 정도(5mm)(그림 164), 상순의 길이(19-22mm)(그림 165), interlabial gap(2-4mm)(그림 165) 등을 평가한다.

하악 부위에서는 TVL에 대한 하순(3mm) 및 soft tissue pogonion(-3mm)의 돌출 정도(그림 166), 하순의 두께(12-15mm), soft tissue pogonion의 두께(10-13mm)(그림 163), 하순의 길이(45-49mm)(그림 167)등을 평가한다.

또한 비첨과 이부를 연결한 심미선(E-plane)에 대해 상순과 하순의 거리를 측정한다(그림 168)

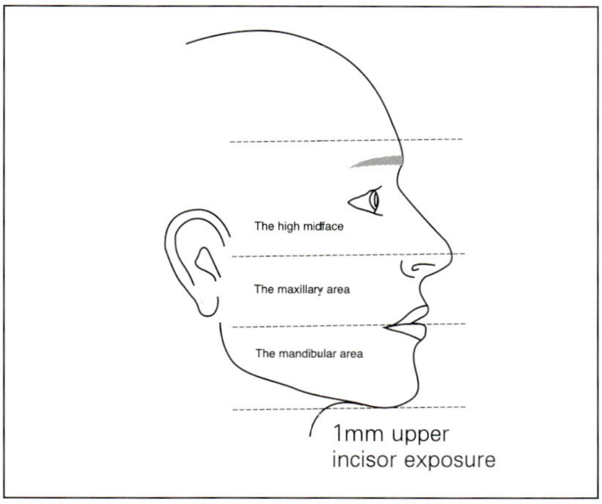

그림 159

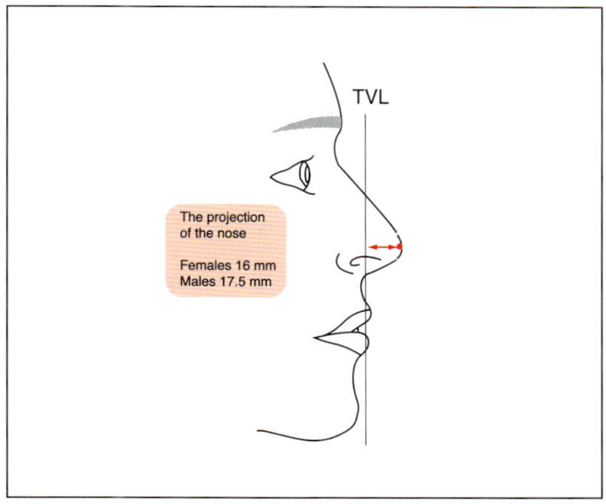

그림 160

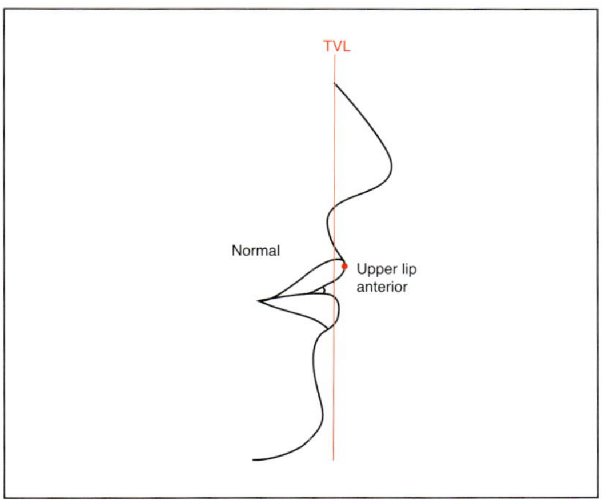

그림 161

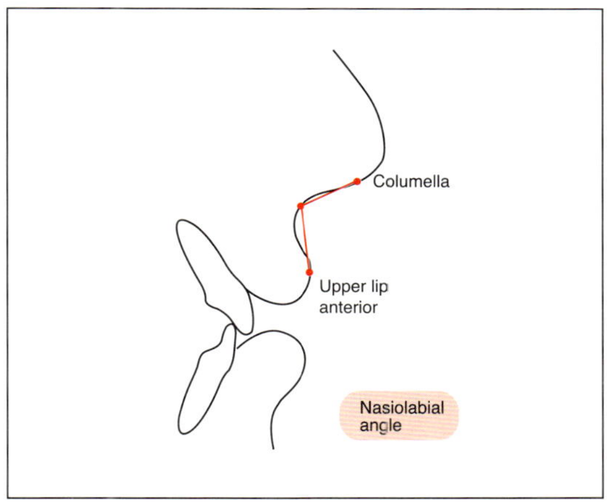

그림 162

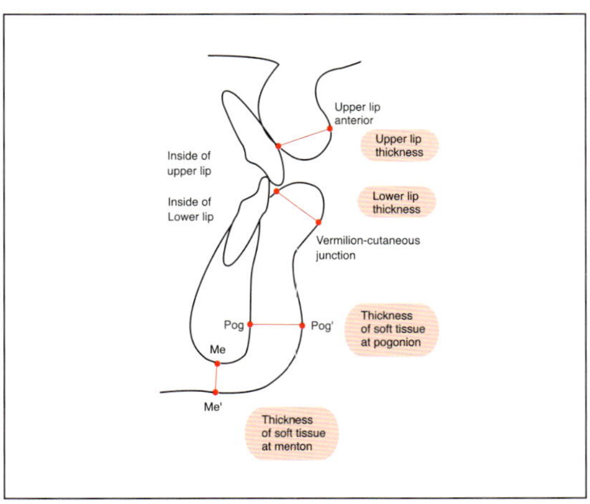

그림 163

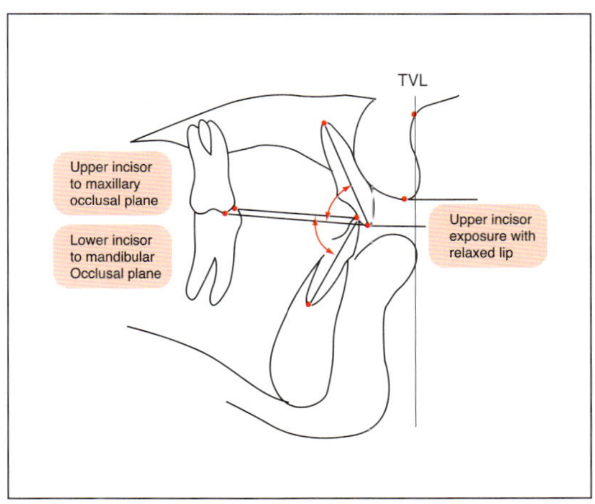

그림 164

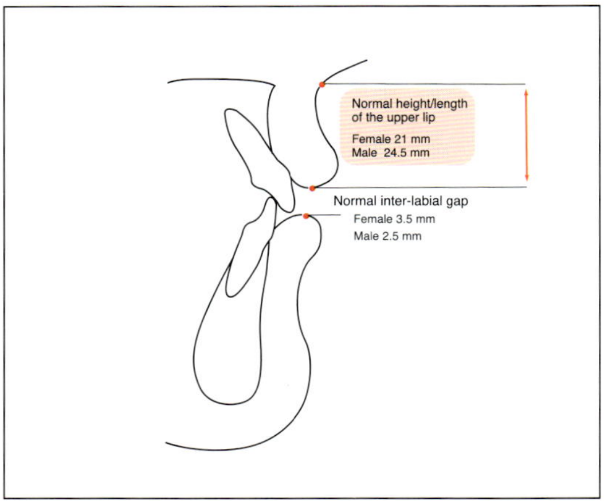

그림 165

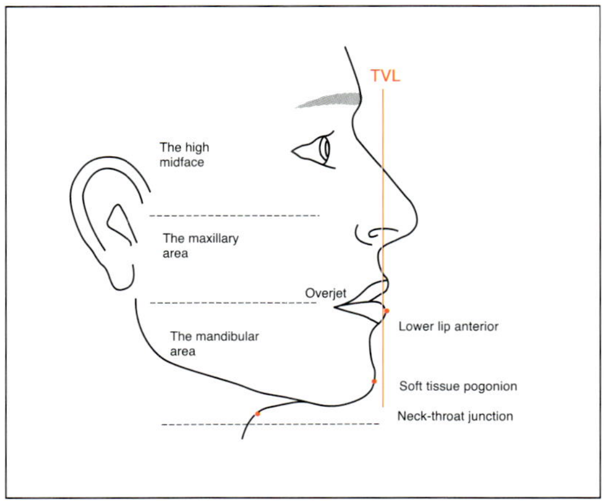

그림 166

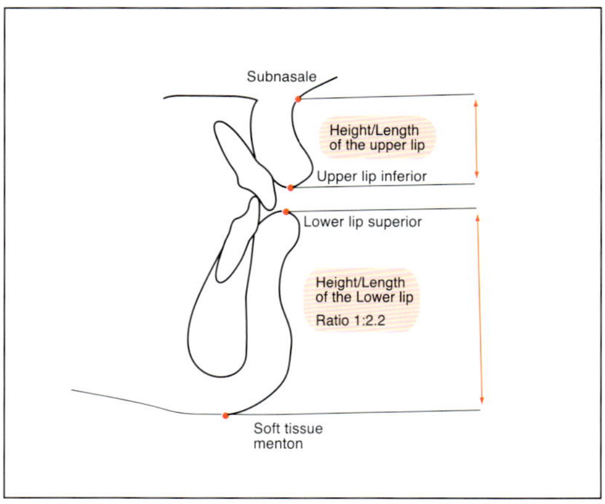

그림 167

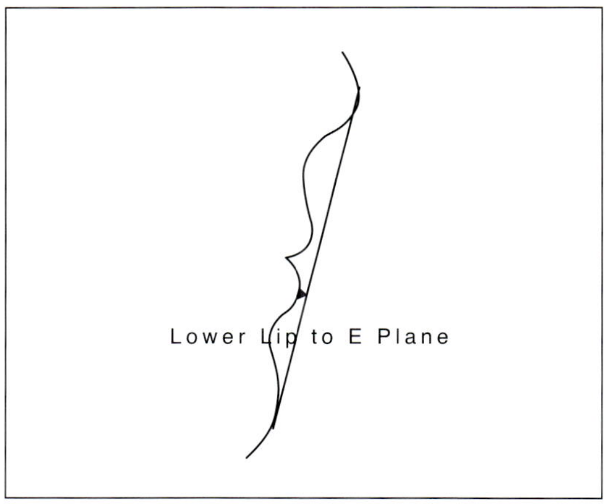

그림 168

이상에서 평가한 측모에서의 상순 및 하순의 연조직 분석을 요약하면 그림 169~171와 같다.

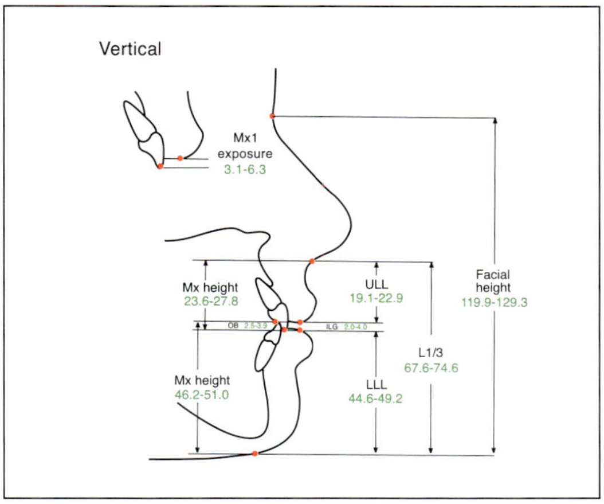

그림 169

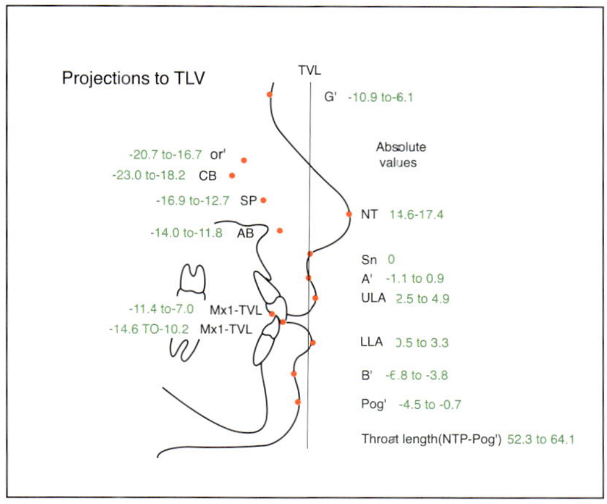

그림 170

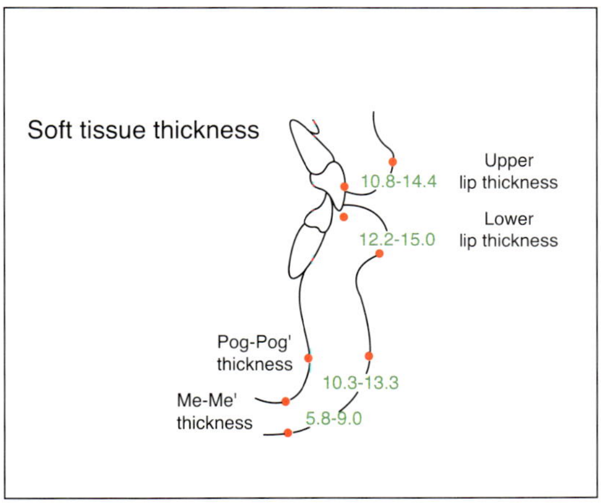

그림 171

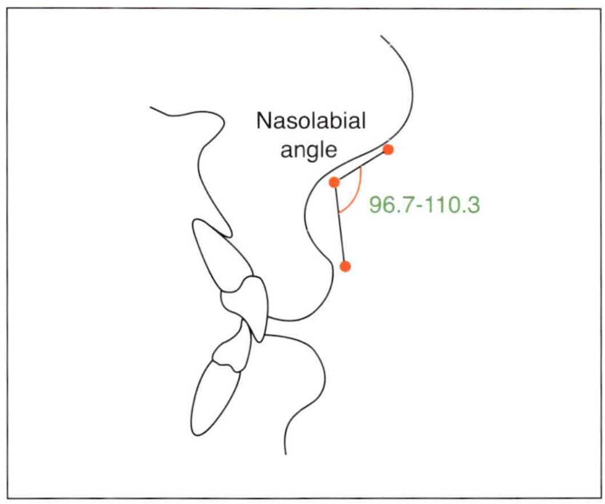

그림 172

※ 4장의 본문 내용중 일부는 Dr. Arnett & McLaughlin 저 "Facial and Dental Planning for Orthodontists and Oral Surgeons" (Moshy Co.)중에서 참조 하였습니다. (主)

5. 술 후 교정

(Post-surgical Orthodontics)

술 후 6주부터 교정 치료를 시행 할 수 있다.

술 후 교정 치료의 목적은

1) 치아의 가지런한 배열과 leveling

2) 수술 후 생기는 vertical & horizontal step을 gentle curve가 되도록 만들어 줌

3) 기능 교합(Functional occlusion)의 달성

4) 발치 잔존 공간의 폐쇄

5) root parallelism의 획득 등이 있다.

술 후 교정은 수술 후 3-6개월 이내에 하는 것이 좋으며 골절단 부위 골의 치유 과정에서 일어나는 regional acceleration phenomenon 때문에 치아 이동이 빨리 일어난다.

수술 후 촬영한 방사선 사진 및 치아 모형등의 자료를 통해 VTO(Visual Treatment Objectives)를 작성하고 전치부의 각도, 전치부 순측 이동의 여부, 구치부 근심 이동의 여부, 견치 및 구치의 1급 관계 달성 및 치아 배열을 위한 추가적인 공간 확보의 필요성 등을 고려하여 치료 계획을 수립한다.

대부분의 경우 치료 기간은 8개월 정도 걸리나 crowding이 심하거나 구치부 관계가 앵글씨 1급이 아니어서 교정 치료를 통해 1급 관계를 회복해야 하는 경우, 혹은 잔존 공간이 3mm이상 남은 경우 등은 이보다 더 치료 기간이 걸릴 수 있다.

ASOrthodontics에 의해 치료하는 양악 전돌증 환자의 다수의 경우에서 심미적인 이유에 의해 수술을 하는 경우가 많으므로 술 후 교정 치료도 설측 교정 장치를 선택하는 경우가 많으며, 또한 잔존 공간이 작고 치아의 배열도 양호하며 치아의 수직적 이동이 필요 없는 증례에서는 투명 교정 장치(Clear aligner)의 사용도 가능하다.

6. Class I 증례 보고

증례 1

1. 기왕력 및 임상 소견

내원 당시 23세 9개월 된 여성 환자로 주소는 입술의 돌출이었다.

구순 폐쇄시 입 주위 근육의 긴장이 관찰되며 예각의 비순각(Nasolabial angle)을 나타내고 이부(Chin)의 근육도 긴장되어 있다. 구순의 이완시 입술은 이개 되었다.

안모의 형태는 경미한 dolichofacial pattern을 보이며 안모의 비대칭은 관찰되지 않았다.

특이한 치과 및 의학적인 병력은 없었으며 양호한 전신 건강 상태를 보였고 악관절 증상이나 다른 구강 악습관은 보이지 않았다.

구치부에 다수의 충전물이 있으며 하악 전치부에 경미한 crowding이 관찰된다.

견치 및 구치 관계는 앵글씨 1급 관계를 나타내며 overbite은 2mm, overjet은 4mm였다(그림. 173, 174).

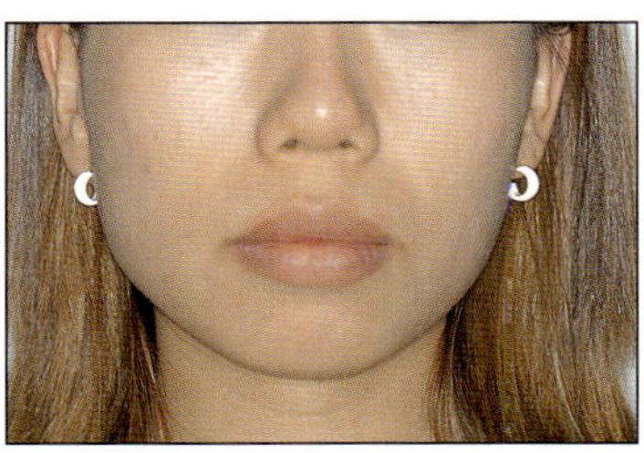

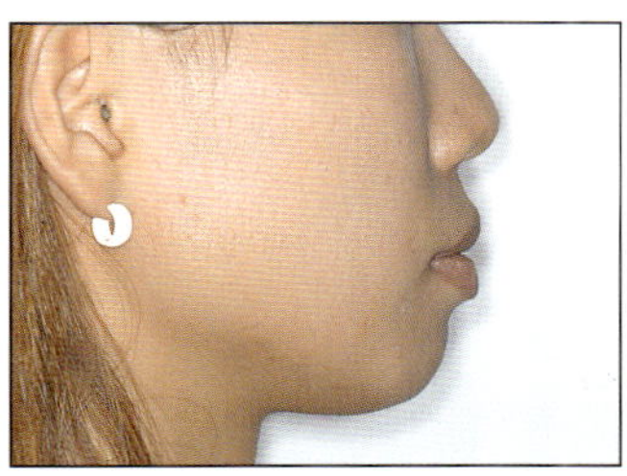

그림 173. 수술 전 얼굴 사진

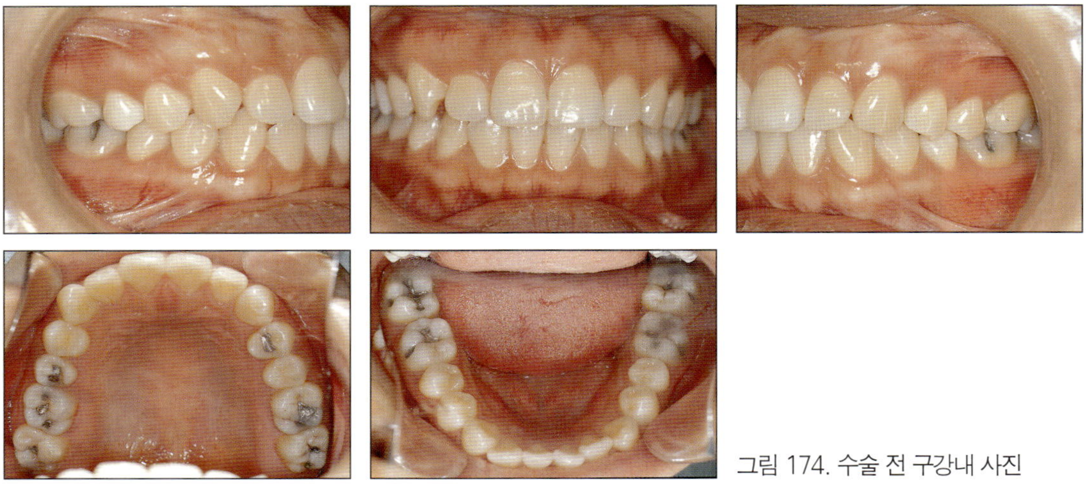

그림 174. 수술 전 구강내 사진

2. 진단

파노라마 구내 방사선 사진에서 결손치나 과잉치등의 특이 소견은 없었고 상악 좌,우측 및 하악 좌측 제 3대구치가 매복되어 있으며 치주염이나 다른 이상 소견은 관찰되지 않았다.

측모 두부 방사선 계측사진의 분석 시 상악골 및 하악골은 두개골에 대하여 약간 후방 위치되어 있으나 상악 전치 및 하악 전치는 A-Pog line에 대하여 12mm, 9mm로 많이 전방 돌출되어 있으며 interincisal angle은 116도였다.

E-line에 대하여 하순은 5mm 전방 돌출되어 있으며 위의 계측치를 종합한 결과 양악 전돌을 동반한 앵글씨 1급 부정교합으로 진단하였다(그림175, 표 1).

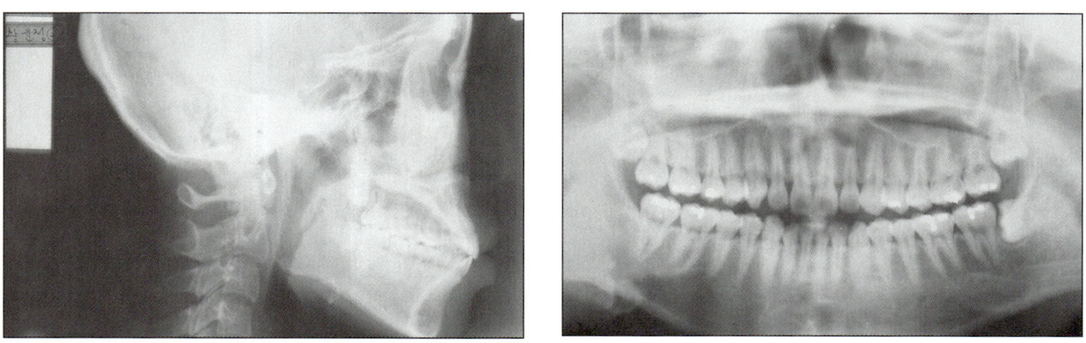

그림 175. 수술 전 방사선 사진

Area of study	Measurement	Norms	S.D	A	B	C
Cranial base	ACB	56.9mm	3	62	62	62
	NaBa/FH	28.4deg	2	26	26	26
Maxilla to Cranial base	NaA/FH	90.8deg	3	88	86	86
	Nperp to A	−1.7mm	2.3	-2	-4	-4
	SNA	80.2deg	4.2	82	80	80
Mandible to Cranial base	NaPog/FH	87deg	2	83	83	85
	SNB	77.9deg	2.4	78	76	76
	Nperp/Pog	−6.5mm	4.5	-13	-13	-11
Maxilla-Mandibular Relations	ANB	2.3deg	1.8	4	4	4
	Convexity	2.2deg	2.2	5	3	1
Size & Form of the Maxilla & Mandible	FMA	30deg	4	30	29	27
	Facial axis	87deg	1.5	85	85	86
	LFH	49deg	4	53	53	54
Denture Relations	Mx1/APog	6.2mm	1.5	12	6	5
	Mx1/FH	116deg	4	112	108	106
	Md1/APog	3mm	1.5	9	3	2
	Md1 incl.	25deg	5	30	26	27
	Interincisal angle	124deg	7.7	116	126	130
Sofe tissue	Nasolabial angle	95deg		83	95	96
	UL to E-line	2mm	1	2	1	-1
	LL to E-line	3mm	1	5	1	0
	Upper lip thickness	12mm		11	16	15
	Lower lip thickness	13mm		12	16	14
	Mandibular sulcus	122deg		147	130	130
	TVL to ULA	5mm		6	4	3
	TVL to LLA	3mm		2	-2	-3
	TVL to Pog'	−4mm		-10	-8	-12

Name : H o o.
Age : 23Y 9M

A:2000. 5. 31 (pretreatment)

B:2000. 6. 13 (post-surgery)

C:2001. 8. 31. (post-treatment)

표1. 증례 1의
Cephalometric measurement

3. 치료 계획

STO 및 model surgery 결과 상악은 7mm, 하악도 7mm씩 전방 분절 골절술(Anetrior segmental osteotomy)에 의해 술 전 교정 없이 후방이동하기로 하였고 연조직 변화의 예측결과 genioplasty는 하지 않기로 하였다.

술 후 교정은 환자의 요구에 의해 설측 교정술로 시행하기로 하였다.

4. 치료 경과

2000년 6월 11일 상,하악 제1소구치 4개의 발거 후 전방 분절 골절술을 시행하였고 2000년 8월 22일부터 0.018″ Ormco lingual bracket을 부착한 후 상악에 0.017″x0.017″ Copper NiTi, 하악에도 0.017″x0.017″ Copper NiTi를 삽입하여 initial aligning후 0.0175″x0.0175″ TMA로 교체하여 leveling 및 torque 조절을 하였다(그림 176).

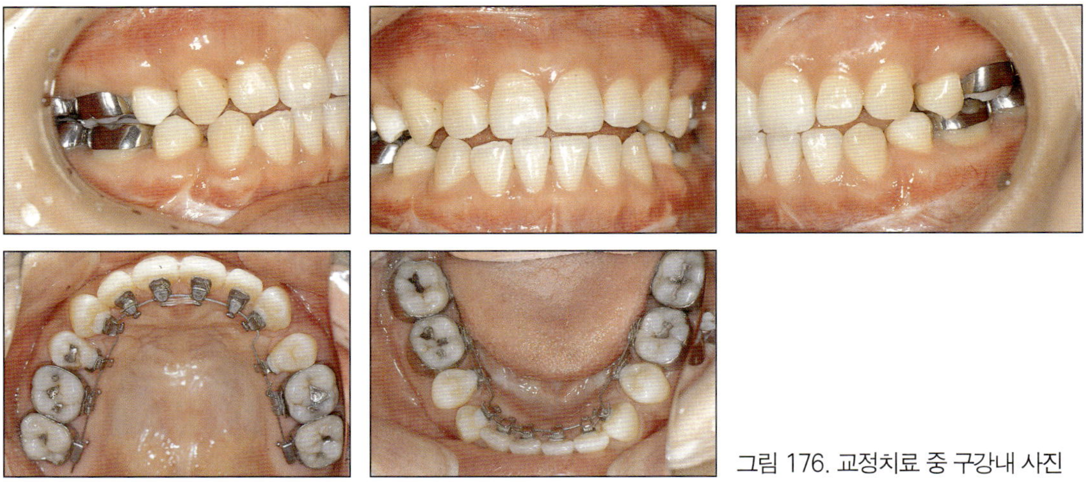

그림 176. 교정치료 중 구강내 사진

이 시기에 up & down elastics등을 이용하여 교합의 안정화를 도모하였고 sliding mechanics을 이용하여 잔존 공간을 폐쇄하였다.

치료 말기에 2개월간 Cl.II elastics을 사용하여 overjet을 조절하였다.

2001년 8월 21일 장치를 철거하고 gnathologic tooth positioner로 교합의 미세 조정을 한 후 상악에는 clear circumferential retainer, 하악에는 lingual bonded 5-5 retainer를 부착하였다.

총 치료기간은 12개월이었다.

5. 치료결과

수술 후 안모의 심미성은 크게 개선되었다(그림 177~179).

비순각은 83도에서 95도로 증가하였고 E-line에 대한 상순의 거리도 2mm에서 -1mm, 하순은 5mm에서 0mm로 감소하였다.

따라서 입술의 긴장도도 많이 감소하여 입술을 다물 때 근육의 긴장 없이 조화로운 모습을 보였다.

Mandibular sulcus는 147도에서 130도로 감소하여 자연스러운 곡선이 살아났다.

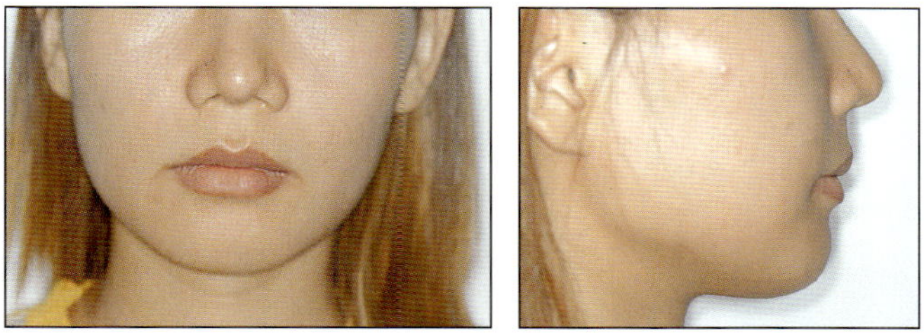

그림 177. 수술 후 얼굴 사진

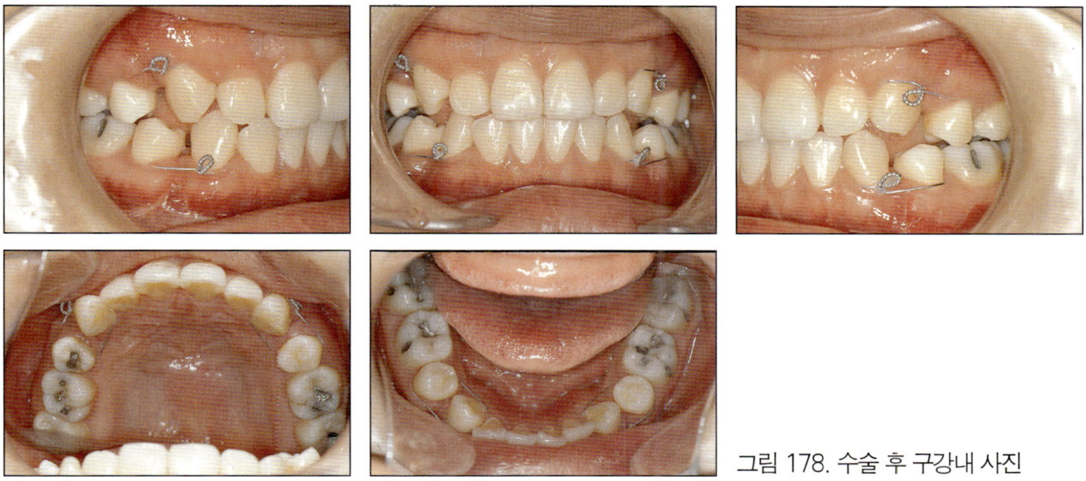

그림 178. 수술 후 구강내 사진

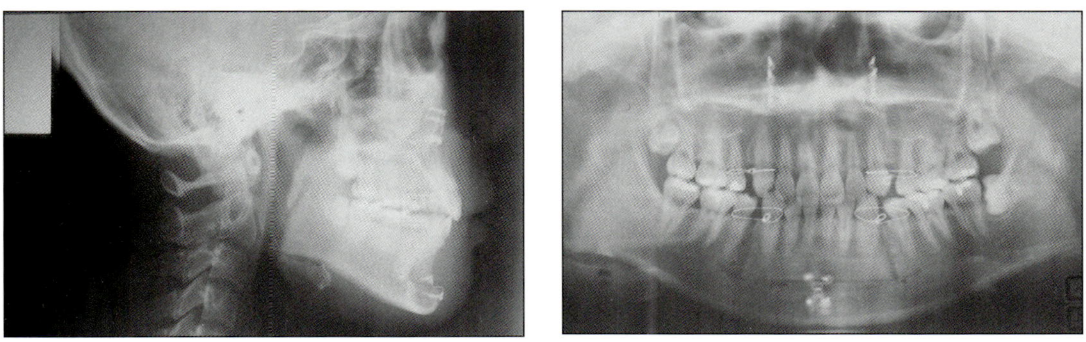

그림 179. 수술 후 방사선 사진

A-Pog에 대한 상악 중절치의 거리는 12mm에서 6mm로 감소하였고 하악 중절치는 9mm에서 3mm감소하였으며 interincisal angle은 116도에서 126도로 증가하였다(표 1).

술 후 교정 후 입술의 모양은 수술 직후보다 훨씬 자연스러워 졌다(그림 180, 181).

비순각은 수술 직 후 95도에서 96도로 거의 변화가 없으며 E-line에 대한 상순과 하순의 관계는 수술 직 후에 비해 약간씩 후방 이동하였다.

Mandibular sulcus는 수술 직 후 130도에서 교정 치료 후 130도로 변화가 없었다.

교정치료 후 상악 중절치는 수술 직 후보다 후방으로 1mm 이동하였으며 interincisal angle은 126도에서 130도로 증가하였다(표 1).

골절단 부위의 치조골은 정상적인 소견을 보이며 치주에도 이상 소견은 없었다(그림 182).

치료 종료 1년 후 치료 결과는 잘 유지되고 있으나 상악의 견치 후방에 약간의 공간이 발생하였다(그림 183, 184).

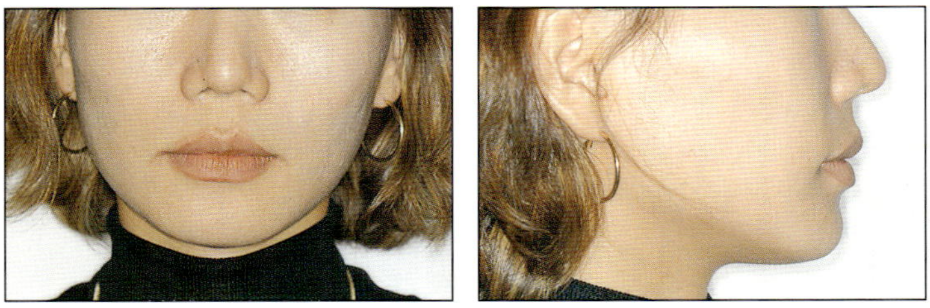

그림 180. 교정치료 종료 후 얼굴사진

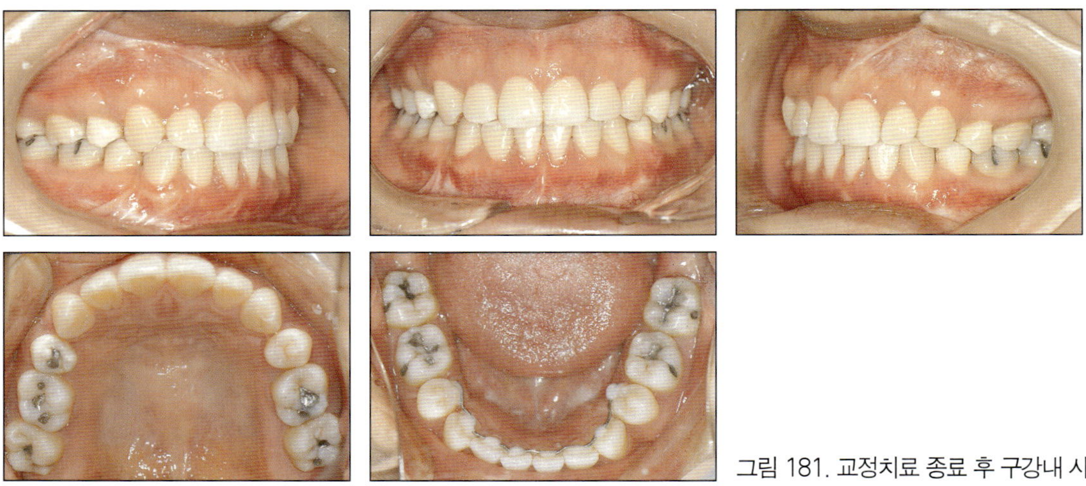

그림 181. 교정치료 종료 후 구강내 사진

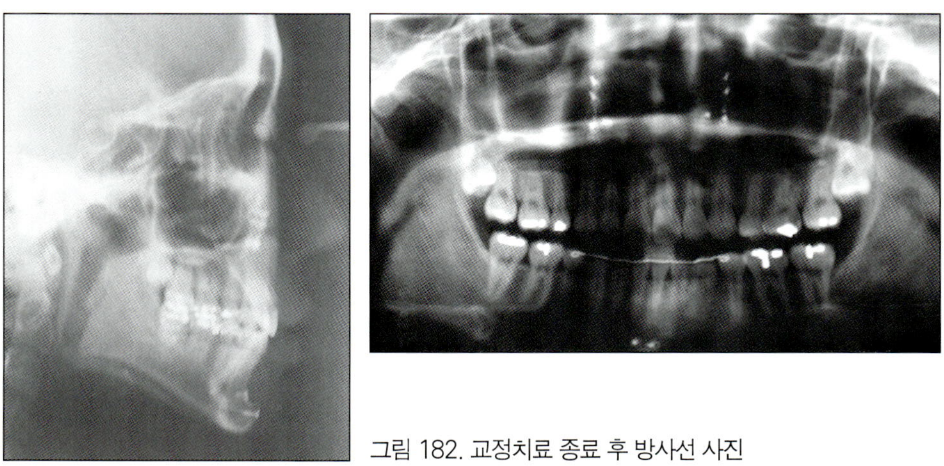

그림 182. 교정치료 종료 후 방사선 사진

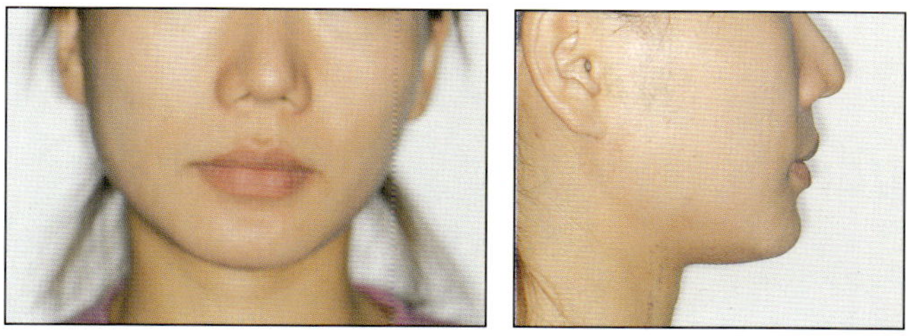

그림 183. 치료종료 1년 후 얼굴사진

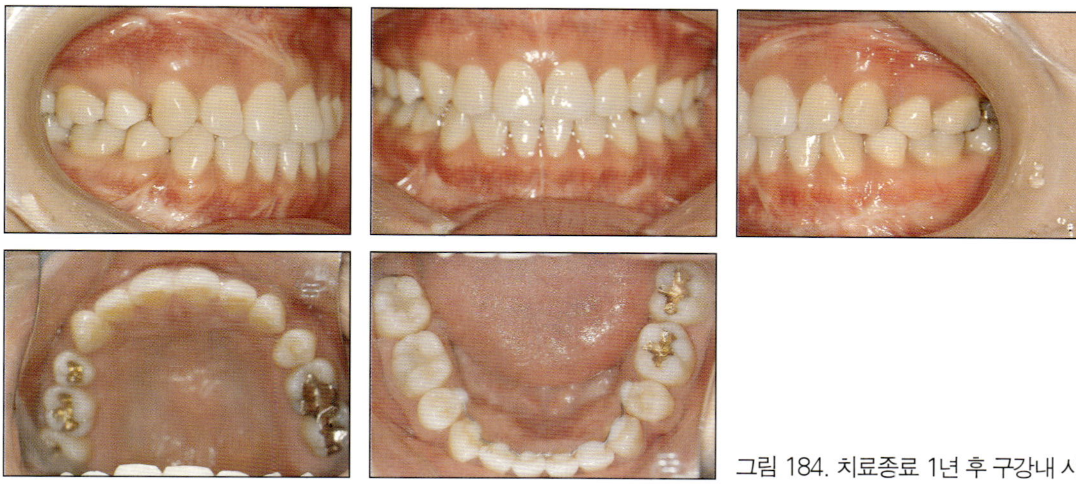

그림 184. 치료종료 1년 후 구강내 사진

증례 2

1. 기왕력 및 임상 소견

입술의 돌출감을 주소로 내원한 21세 4개월 된 여성 환자로 입술 주위 근육이 긴장되어 있고 비순각이 예각이며 lip incompetency를 보이며 이부가 후퇴되어 보였다.

안모의 형태는 mild한 dolichofacial pattern을 보이며 안모의 비대칭은 관찰되지 않았고 하악 우각부위가 각진 형태를 보였다.

특이한 치과 및 의학적인 병력은 없었고 경미한 악관절 증상은 있으나 특별히 치료가 요하지 않은 상태이며 다른 구강 악습관은 없었다.

하악 전치부에 -5mm의 arch length discre pancy를 보였다.

구치 및 견치 관계는 앵글씨 1급이었고 overjet 및 overbite는 각 2mm이었다(그림185,186).

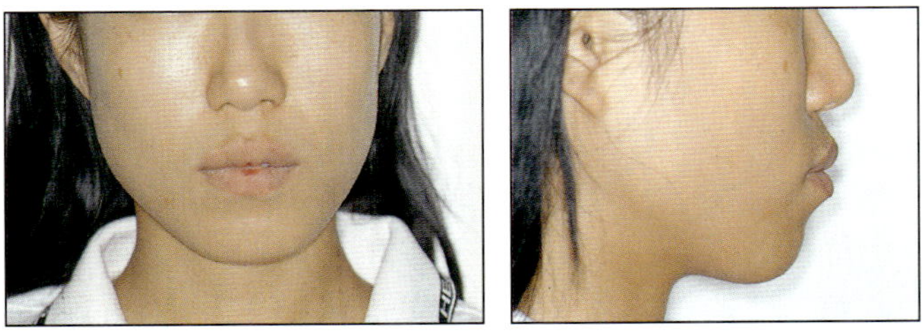

그림 185. 수술전 얼굴 사진

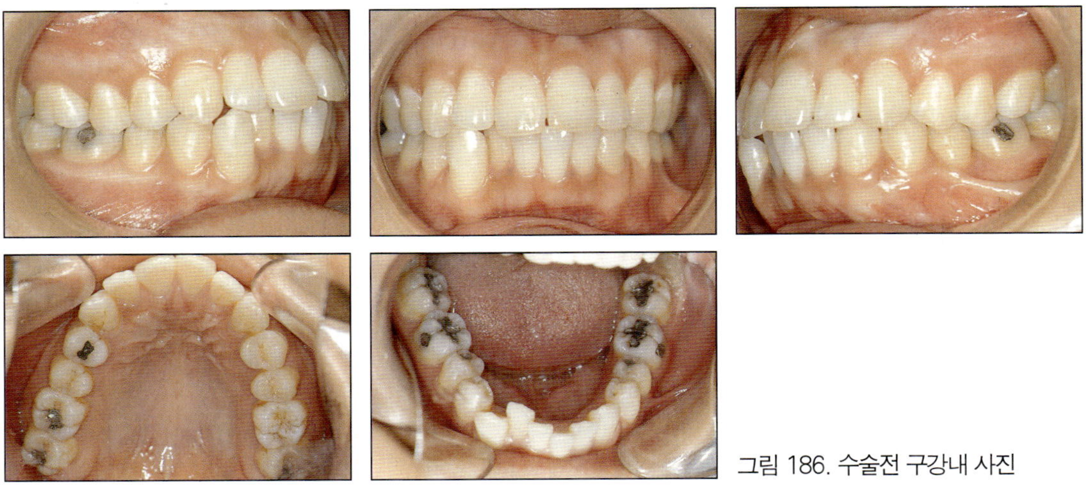

그림 186. 수술전 구강내 사진

2. 진단

파노라마 구내 방사선 사진에서 하악 좌측 제 3대구치가 수평 매복되어 있으며 다른 특이 소견은 없었다.

측모 두부 방사선 계측사진의 분석에서 두개골에 대해 상악골 및 하악골은 약간 전방위치되어 있고 상악 전치 및 하악 전치는 A-Pog line에 대해 12mm, 10mm로 많이 전방 돌출되어 있으며 interincisal angle은 103도 였다.

E-line에 대해 상순은 2mm, 하순은 6mm 전방 돌출되어 있고, TVL(True vertical line)에 대해 상순은 9mm, 하순은 8mm, 이부는 -5mm 위치하고 있으며 이상의 계측치를 종합한 결과 양악 전돌을 동반한 앵글씨 1급 부정교합으로 진단하였다(그림 187, 표 2).

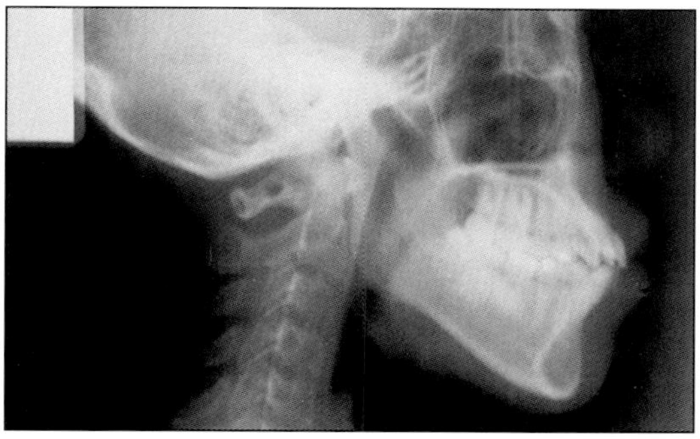

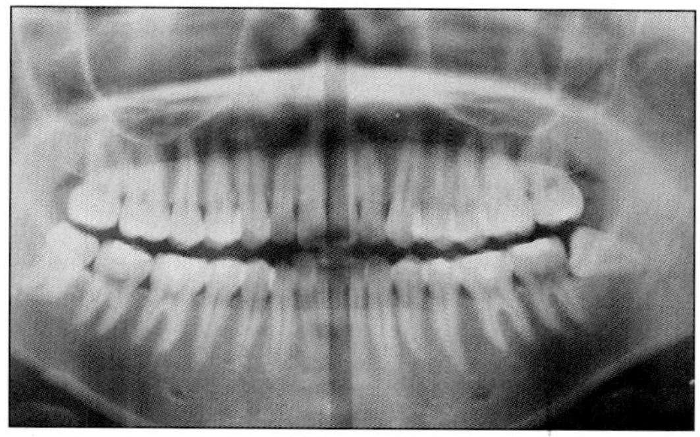

그림 187. 수술 전 방사선 사진

Area of study	Measurement	Norms	S.D	A	B	C
Cranial base	ACB	56.9mm	3	57	57	57
	NaBa/FH	28.4deg	2	31	31	31
Maxilla to Cranial base	NaA/FH	90.8deg	3	94	90	89
	Nperp to A	−1.7mm	2.3	5	0	-1
	SNA	80.2deg	4.2	84	80	80
Mandible to Cranial base	NaPog/FH	87deg	2	89	89	87
	SNB	77.9deg	2.4	80	76	76
	Nperp/Pog	−6.5mm	4.5	-2	-2	-6
Maxilla-Mandibular Relations	ANB	2.3deg	1.8	4	4	4
	Convexity	2.2deg	2.2	5	1	2
Size & Form of the Maxilla & Mandible	FMA	30deg	4	34	40	40
	Facial axis	87deg	1.5	82	82	80
	LFH	49deg	4	51	53	54
Denture Relations	Mx1/APog	6.2mm	1.5	12	7	7
	Mx1/FH	116deg	4	127	119	113
	Md1/APog	3mm	1.5	10	4	3
	Md1 incl.	25deg	5	35	35	26
	Interincisal angle	124deg	7.7	103	112	126
Sofe tissue	Nasolabial angle	95deg		73	94	113
	UL to E-line	2mm	1	2	-1	-4
	LL to E-line	3mm	1	6	0	-1
	Upper lip thickness	12mm		8	13	11
	Lower lip thickness	13mm		10	13	14
	Mandibular sulcus	122deg		149	147	128
	TVL to ULA	5mm		9	5	3
	TVL to LLA	3mm		8	1	1
	TVL to Pog'	−4mm		-5	-7	-6

Name : K 0 0.
Age : 21Y 4M

A:2000. 7. 3 (pretreatment)

B:2000. 7. 24 (post-surgery)

C 2001. 9. 18 (post-treatment)

표2. 증례 2의 Cephalometric measurement

3. 치료 계획

STO 및 model surgery 결과 상악, 하악 모두 제 1소구치의 발거 후 6mm씩 전방 분절 골절술에 의해 술 전 교정 없이 후방이동 하기로 하였고 하순에서 이부까지의 수직적 길이 56mm로 상순의 수직적 길이 26mm에 대해 1:2의 비율보다 크므로 vertical reducing genioplasty에 의해 길이를 4mm 감소하기로 하였다. 또한 하악골의 ramus ostectomy를 통해 각진 하악 우각부의 심미성을 증진하기로 하였다.

술 후 교정은 환자의 요구에 의해 설측 교정술로 시행하였다.

4. 치료 경과

2000년 7월 11일 전방 분절 골절술, 이부 성형술 및 하악 ramus ostectomy를 시행하였고 2000년 10월 9일부터 Ormco사의 lingual bracket을 부착하여 상,하악에 0.017″x0.017″ Copper NiTi를 삽입하여 initial aligning을 하는 중 급성 개구 제한과 우측 악관절에 동통을 호소하여 spray & stretching을 통한 악관절 가동술을 시행하여 증상이 완화된 후 교정치료를 진행하였다. 0.0175″x0.0175″ TMA를 삽입하여 leveling 및 torque 조절을 한 후 sliding mechanic에 의해 잔존 공간을 폐쇄하였다(그림 188).

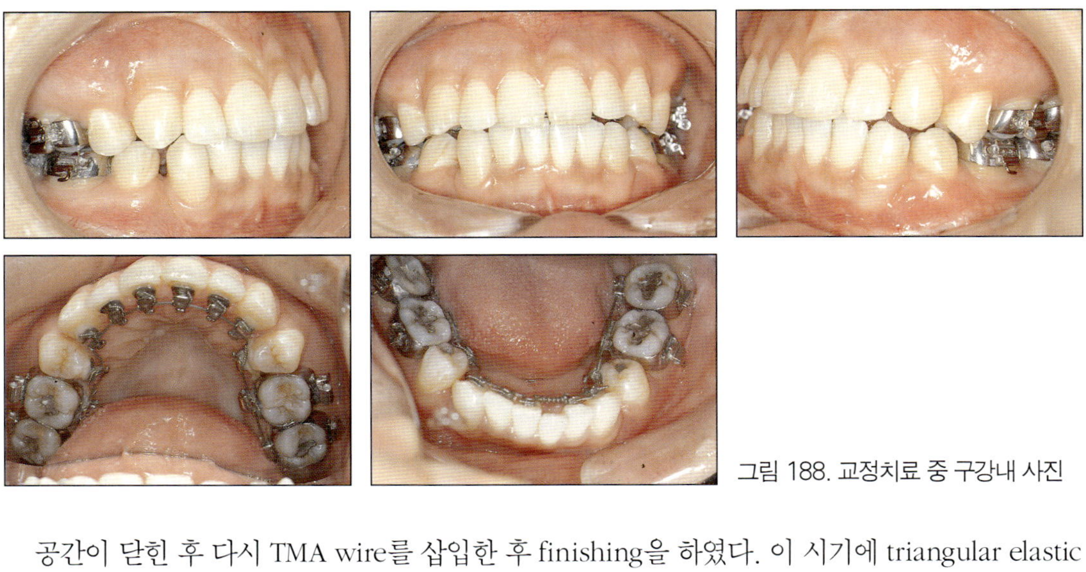

그림 188. 교정치료 중 구강내 사진

공간이 닫힌 후 다시 TMA wire를 삽입한 후 finishing을 하였다. 이 시기에 triangular elastic을 장착하여 교합의 안정화를 도모하였다. 교정 장치 철거 후 gnathologic tooth positioner를 사용하여 교합 미세 조정을 한 후 상악에 clear circumf erential retainer, 하악에 bonded lingual 5-5 retainer를 부착하였다. 전체 치료 기간은 11개월이 소요되었다.

5. 치료 결과

수술 후 안모의 심미성은 크게 개선되었다(그림 189, 190).

비순각은 73도에서 94도로 크게 증가하였고 E-line에 대한 상순의 거리도 2mm에서 -1mm, 하순의 거리도 6mm에서 0mm로 감소하였다. 따라서 입술의 긴장도도 많이 감소하여 이완 상태에서도 자연스럽게 입술을 다물 수 있었다.

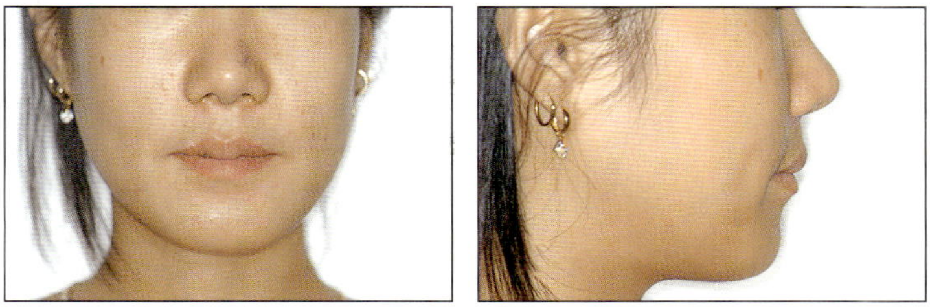

그림 189. 수술 후 얼굴 사진

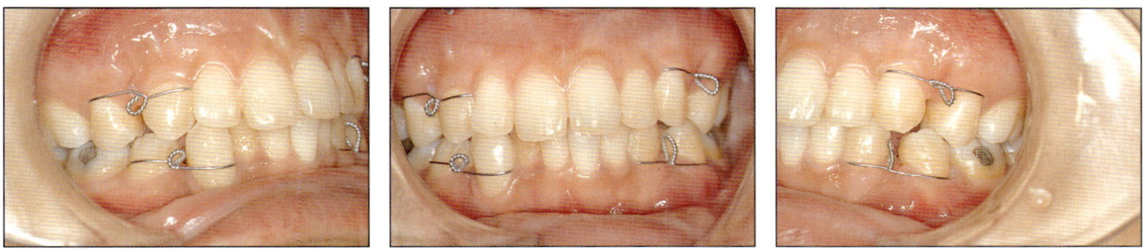

그림 190. 수술 후 구강내 사진

A-Pog에 대한 상악 중절치의 거리는 12mm에서 7mm로, 하악 중절치의 거리는 10mm에서 4mm로 감소하였고 interincisal angle은 103도에서 112도로 증가하였다(그림 191, 표 2).

술 후 교정 후 입술의 모양은 수술 직 후 보다 좀 더 자연스러워 졌으나 환자가 교정 치료중 이부(chin)에 augmentation을 위한 보형물을 삽입하여 이부가 돌출되어 보였다.

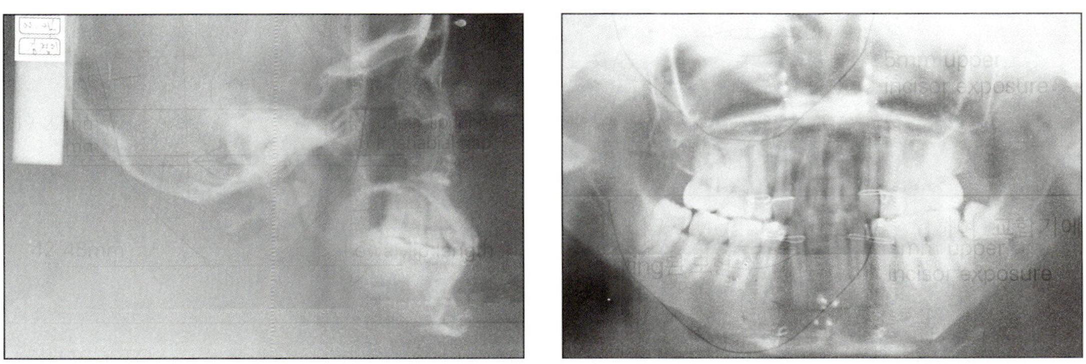

그림 191. 수술 후 방사선 사진

35도였던 하악 치축 경사도는 교정 후 26도로 감소하였고 interincisal angle도 교정 후 126도로 개선되었다.

골절단 부위의 치조골은 정상적인 소견을 나타내며 치주에도 이상 소견은 없었다(그림 192~194).

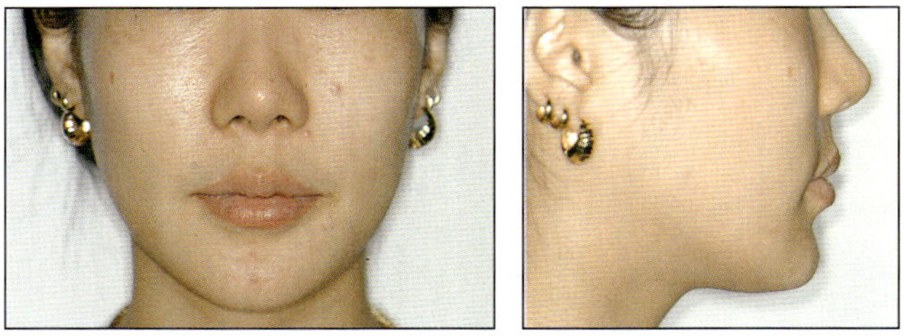

그림 192. 교정치료 종료 후 얼굴사진

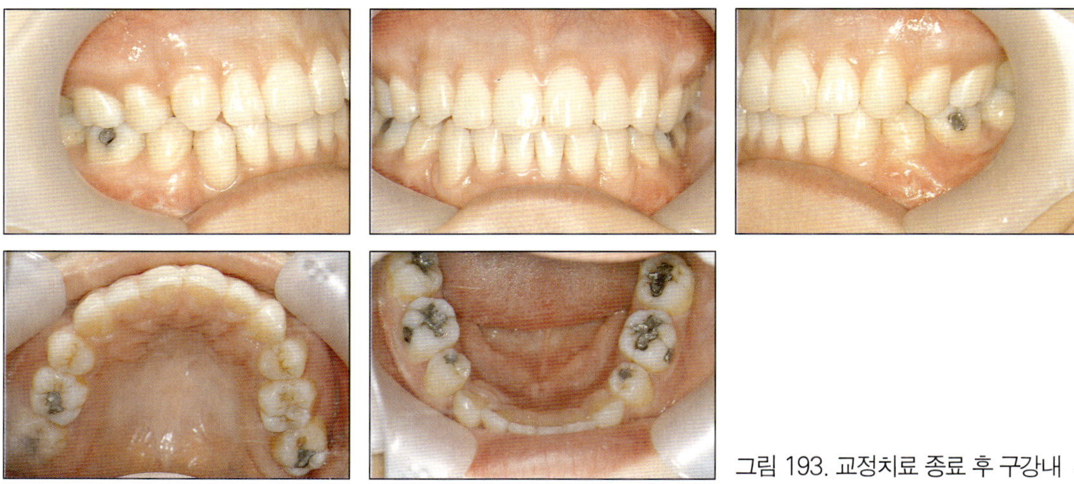

그림 193. 교정치료 종료 후 구강내 사진

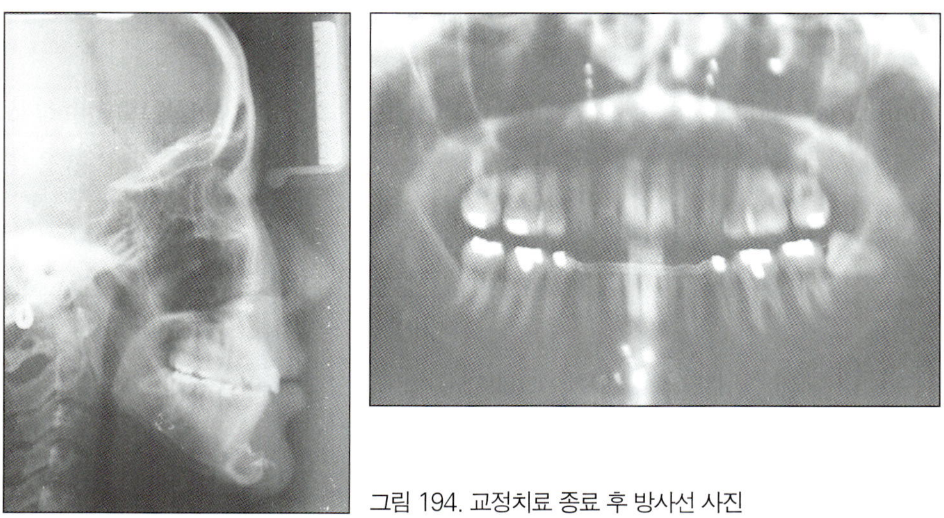

그림 194. 교정치료 종료 후 방사선 사진

증례 3

1. 기왕력 및 임상 소견

돌출된 입술의 심미성 개선을 주소로 내원한 25세 8개월 된 여성 환자로 입술 폐쇄시 입술 주위 근육의 긴장도가 관찰되며 예각의 비순각을 보이고 안모의 형태는 mild한 dolichofacial pattern을 나타낸다.

특이한 치과 및 의학적인 병력은 없으며 양호한 전신 건강 상태를 보였고 악관절 증상이나 다른 구강 악습관은 없었다.

상악 좌측 제2소구치가 교합선상에서 구개측으로 완전히 벗어나 위치하고 있으며 하악에는 -6mm의 arch length discrepancy를 보였다.

상악 우측 측절치가 Porcelain jacket crown이 장착되어 있고 구치부에 다수의 충전물이 있었다.

또한 상악 좌측 제2대구치가 협측 교차교합(Scissor bite)을 나타냈다.

Overbite는 0mm, overjet는 3mm이며 견치 및 구치 관계는 앵글씨 1급을 보였다(그림 195,196).

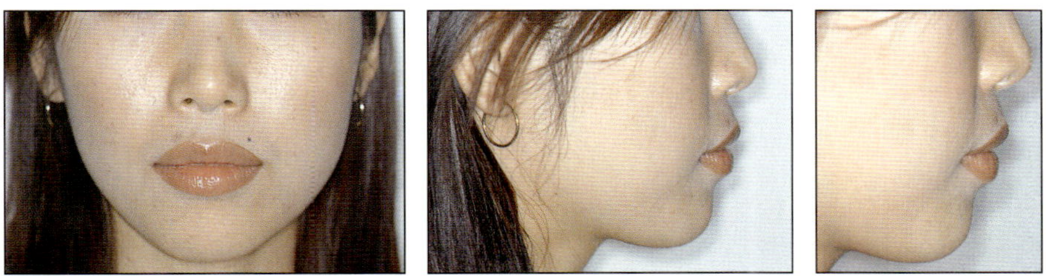

그림 195. 수술 전 얼굴 사진

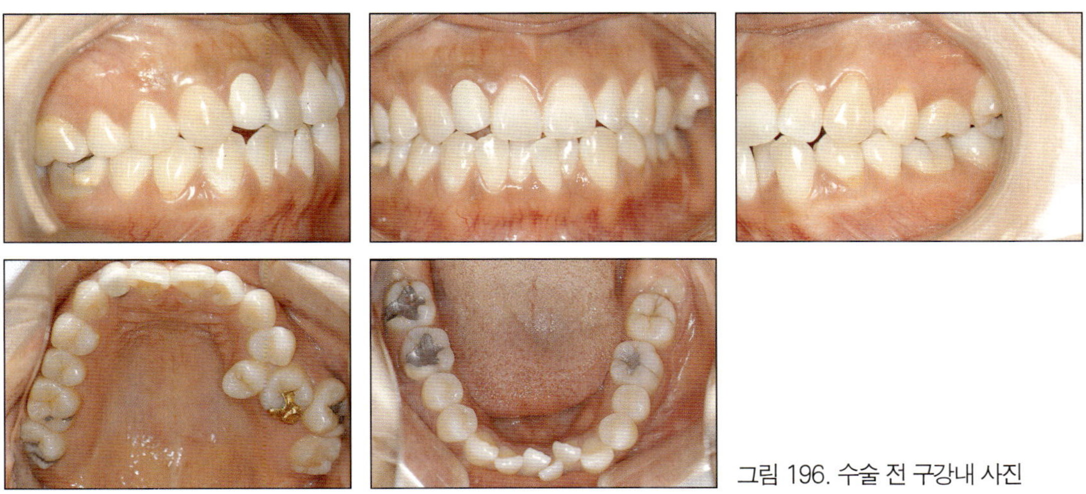

그림 196. 수술 전 구강내 사진

2. 진단

파노라마 방사선 사진에서 하악 좌, 우측 제 3대구치가 수평 매복되어 있고 결손치나 과잉치 등의 특이 소견은 없었다.

측모 두부 방사선계측사진의 분석 시 상악골 및 하악골은 두개골에 대해 경도의 후방 위치되어 있고 상악 전치 및 하악 전치는 A-Pog line에 대하여 10mm, 7mm로 전방 돌출되어 있고 interincisal angle은 124도 였다.

Nasolabial angle은 89도이었고 E-line에 대한 상순과 하순의 거리는 1mm, 3mm이었다.

Mandibular sulcus는 152도로 이상의 계측치를 종합한 결과 치성 양악 전돌을 동반한 앵글씨 1급 부정교합으로 진단하였다(그림 197, 표 3).

3. 치료 계획

STO 및 model surgery 결과 상, 하악 모두 제 1소구치의 발거 후 5mm씩 전방 분절 골절단술에 의해 술 전 교정없이 후방이동하기로 하였고 연조직 변화의 예측 결과 genioplasty는 하지 않기로 하였다.

술 후 교정은 환자의 요구에 의해 설측 교정술로 시행하기로 하였다.

Set-up 결과 상악은 협측 교차교합을 보이는 좌측 제2대구치의 배열을 위하여 좌측 제3대구치를 발거하고 하악에서는 전치부의 crowding을 해소하기 위하여 좌측 중절치를 발거하기로 하였다.

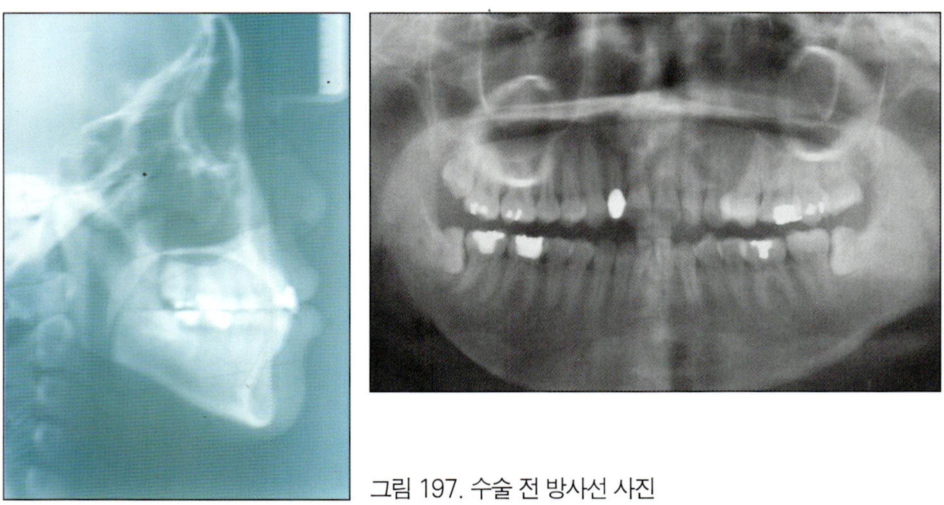

그림 197. 수술 전 방사선 사진

Name : K o o.
Age : 25Y 8M

A:2000. 12. 15 (pretreatment)

B:2001. 1. 15 (post-surgery)

C:2002. 10. 8 (post-treatment)

Area of study	Measurement	Norms	S.D	A	B	C
Cranial base	ACB	56.9mm	3	59	59	59
	NaBa/FH	28.4deg	2	30	30	30
Maxilla to Cranial base	NaA/FH	90.8deg	3	89	85	86
	Nperp to A	-1.7mm	2.3	-1	-4	-4
	SNA	80.2deg	4.2	81	78	78
Mandible to Cranial base	NaPog/FH	87deg	2	85	85	85
	SNB	77.9deg	2.4	77	75	75
	Nperp/Pog	-6.5mm	4.5	-10	-10	-10
Maxilla-Mandibular Relations	ANB	2.3deg	1.8	4	3	3
	Convexity	2.2deg	2.2	4	0	1
Size & Form of the Maxilla & Mandible	FMA	30deg	4	35	35	35
	Facial axis	87deg	1.5	81	81	80
	LFH	49deg	4	52	52	56
Denture Relations	Mx1/APog	6.2mm	1.5	10	5	4
	Mx1/FH	116deg	4	113	108	107
	Md1/APog	3mm	1.5	7	2	2
	Md1 incl.	25deg	5	23	20	26
	Interincisal angle	124deg	7.7	124	135	132
Sofe tissue	Nasolabial angle	95deg		89	96	97
	UL to E-line	2mm	1	1	-2	-3
	LL to E-line	3mm	1	3	-2	-1
	Upper lip thickness	12mm		11	15	13
	Lower lip thickness	13mm		12	15	14
	Mandibular sulcus	122deg		152	134	126
	TVL to ULA	5mm		6	4	3
	TVL to LLA	3mm		3	-1	0
	TVL to Pog'	-4mm		-7	-6	-6

표3. 증례 3의 Cephalometric measurement

4. 치료 경과

2001년 1월 13일 전방 분절 골절단술을 시행하였고 3월 17일 Ormco Co.의 lingual bracket을 장착하고, 상악 좌측 제3대구치와 하악 좌측 중절치를 발거 한 후 상악에는 0.017″x0.017″ Copper NiTi, 하악에는 0.0175″ respond를 삽입한 후 하악에는 다시 0.017″x0.017″ Copper NiTi를 삽입하여 initial aligning을 하였다. 이 시기에 상.하악 좌측 제 2대구치에는 cross-elastics을 장착하여 교차교합을 해소하려고 하였다(그림 198).

0.0175″x0.0175″ TMA를 삽입하여 leveling 및 torque control을 한 후 sliding mechanics을 이용하여 발치 공간을 폐쇄하였다. Finishing을 위해 상,하악에 다시 0.0175″x0.0175″ TMA를 삽입한 후 overbite control을 위해 전치부에 box elastic을 장착하였다.

전체 치료기간은 15개월이 소요되었다.

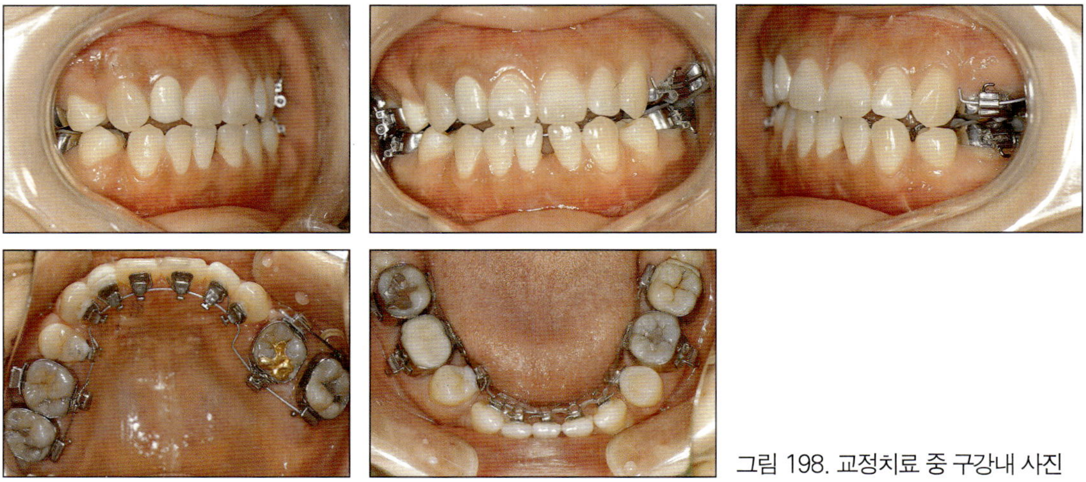

그림 198. 교정치료 중 구강내 사진

5. 치료 결과

수술 후 비순각은 89도에서 96도로 크게 개선되었고 E-line에 대한 상순의 관계도 1mm에서 -2mm, 하순은 3mm에서 -2mm로 감소하였다. 따라서 입술의 긴장도도 감소하여 입술 폐쇄시 조화롭게 맞물렸다.

Mandibular sulcus는 152도에서 134도로 감소하여 자연스러운 곡선이 살아났다.

A-Pog line에 대한 상악 중절치의 거리는 10mm에서 5mm로 감소하였고 하악 중절치는 7mm에서 2mm로 감소하였으며 interincisal angle은 124도에서 135도로 증가하였다(그림 199~201, 표 3).

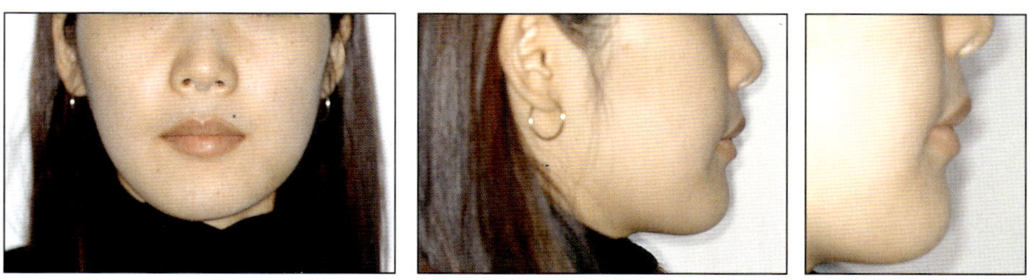

그림 199. 수술 후 얼굴 사진

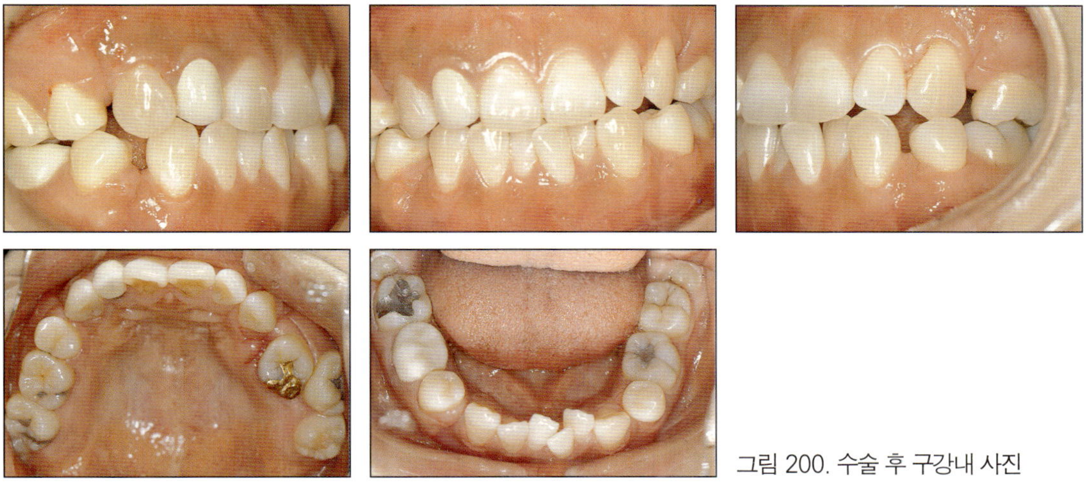

그림 200. 수술 후 구강내 사진

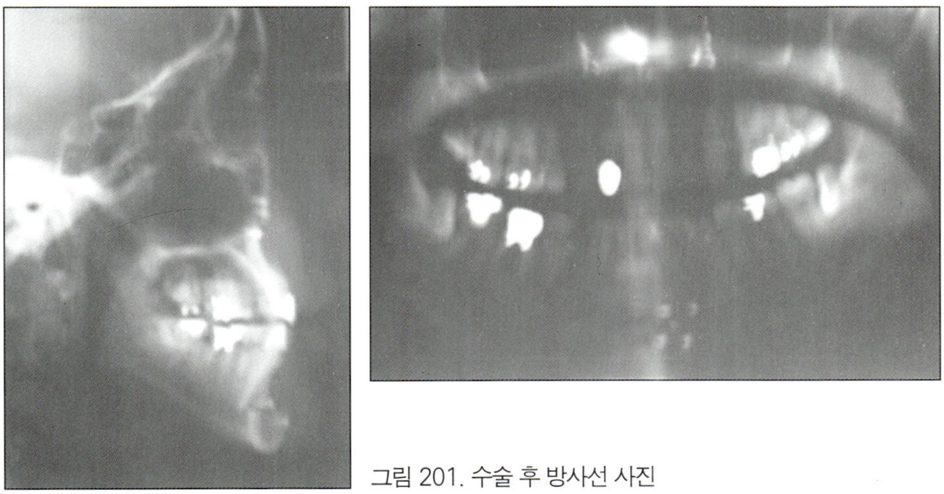

그림 201. 수술 후 방사선 사진

술 후 교정 후 치열 배열과 교합은 개선되었고 입술의 모양은 수술 직 후 보다 좀 더 자연스러워 졌다.

비순각은 변화가 거의 없으며 상순과 하순은 E-line에 대해 각각 -3mm, -1mm 였다.

교정치료 후 상악 중절치는 수술 직 후보다 후방으로 1mm 이동하였고 interincisal angle은 135도에서 132도로 감소하였다.

골절단 부위의 치조골은 정상적인 소견을 나타내나 상악 전치부의 치근이 교정 치료 전보다 약간 짧아졌다(그림 202~204, 표 3).

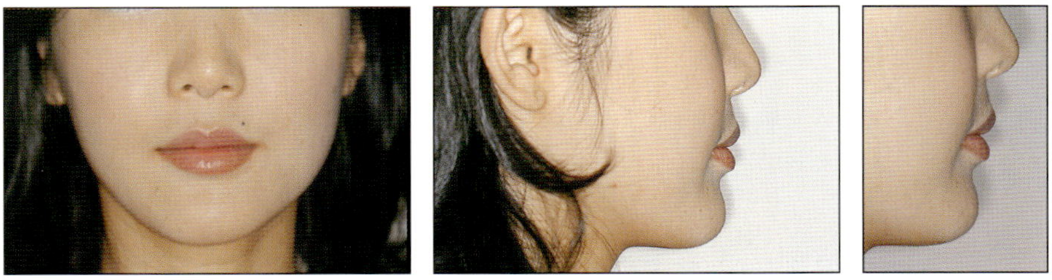

그림 202. 교정치료 종료 후 얼굴 사진

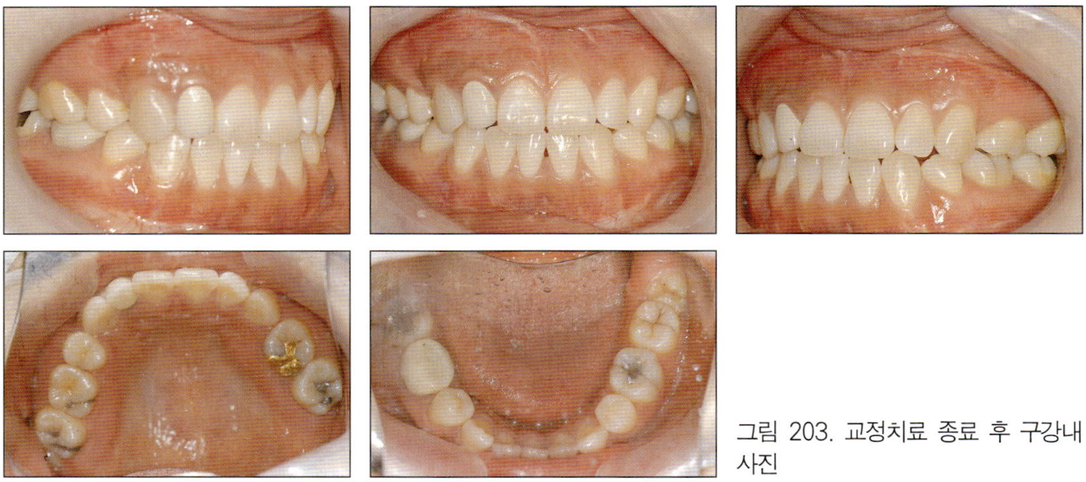

그림 203. 교정치료 종료 후 구강내 사진

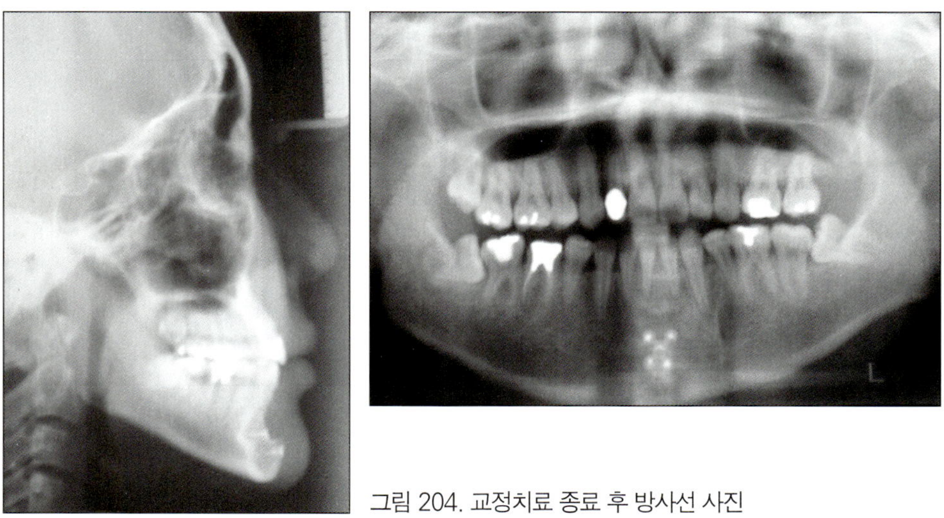

그림 204. 교정치료 종료 후 방사선 사진

증례 4

1. 기왕력 및 임상 소견

27세 4개월된 여성 환자로 입술의 돌출을 주소로 내원하였으며 입술 폐쇄시 입술 주위 근육이 긴장되어 있고 lip incompetency를 보이며 예각의 비순각을 나타내고 하안면이 길어 보였다.

안모의 형태는 중등도의 dolichofacial pattern을 보이며 facial asymmetry는 관찰되지 않았다. 특이한 치과 및 의학적인 병력은 없었으며 양호한 전신 건강 상태를 보였고 악관절 증상이나 다른 구강 악습관은 보이지 않았다. 수년전 이부(chin)에 보형물을 삽입하였다.

상악 우측 제 1대구치 및 하악 좌우측 제 1대구치에 gold crown이 장착되어 있고 견치 및 구치관계는 앵글씨 1급 관계를 보였다.

Overjet은 4mm, overbite은 0mm이며 상악 전치부는 -4mm의 arch length discrepancy를 보였다(그림 205, 206).

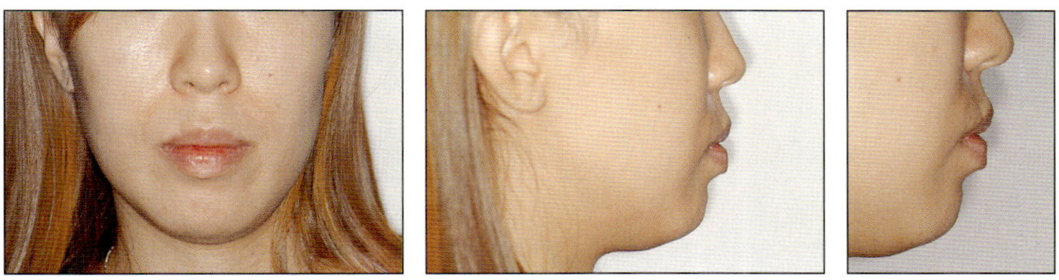

그림 205. 수술 전 얼굴 사진

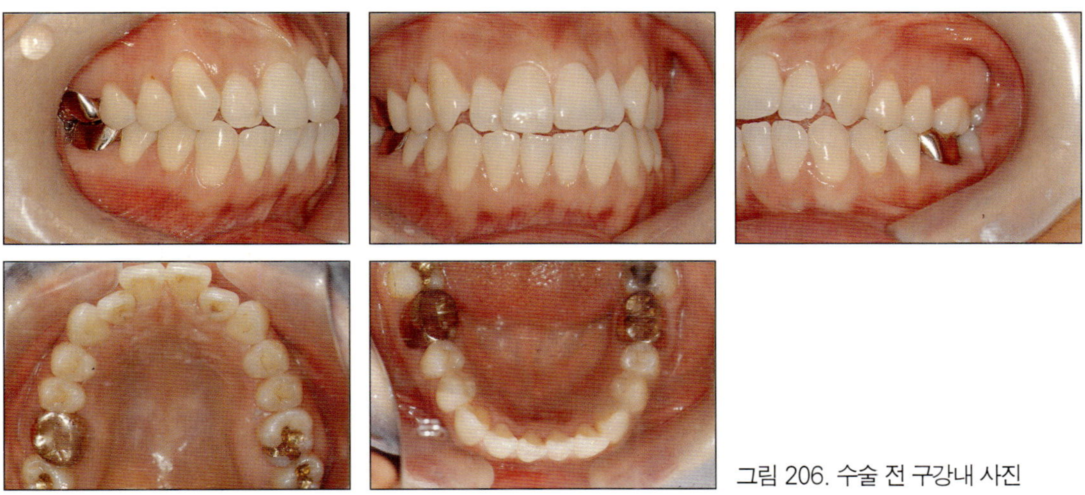

그림 206. 수술 전 구강내 사진

2. 진단

파노라마 구내 방사선 사진에서 하악 좌측 제 3대구치는 수평 매복되어 있고 하악 전치부의 치근 길이가 짧은 것이 관찰되었다.

측모 두부 방사선 계측 사진의 분석에서 이부에 삽입된 보형물이 관찰되며 수술 시 보형물이 제거된 상태를 기준으로 분석한 결과 두개골에 대하여 상악골은 약간 전방위치 되어 있고 하악골은 약간 후방위치 되어 있으며 상악 전치 및 하악 전치는 A-Pog line에 대하여 14mm, 10mm로 많이 전방 돌출되어 있고 interincisal angle은 107도였다.

E-line에 대하여 상순은 3mm, 하순은 7mm 전방 돌출되었고, 비순각은 92도이며 mandibular sulcus는 142도였다. 양악 전돌을 동반한 앵글씨 1급 부정교합으로 진단하였다(그림 207, 표 4).

3. 치료 계획

STO 및 Model suregry 결과 상,하악 제 1소구치 4개의 발거 후 상악골의 전방부 5mm, 하악의 전방부 역시 5mm씩 술 전 교정없이 후방 이동하기로 하였고 이부에 삽입된 보형물을 제거하고 4mm 전방 이동하기로 하였다.

술 후 교정은 통법에 따라 순측 교정으로 시행하기로 하였다.

4. 치료 경과

2002년 12월 10일 상, 하악 제 1소구치 4개의 발거 후 전방 분절 골절술 및 전진 이부 성형술을 시행하였고 2003년 2월 5일 Ormco Co.의 0.018″ Roth prescription의 Inspire bracket을 부착한 후 상악에는 0.016″ copper NiTi, 하악에는 0.016″x0.022″ copper NiTi를 삽입하여 initial aligning을 시도한 후 상악은 다시 0.016″x0.022″ copper NiTi로 교체하였다(그림 208).

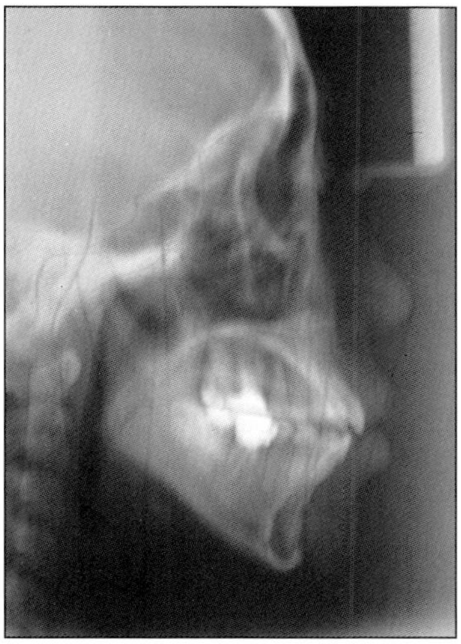

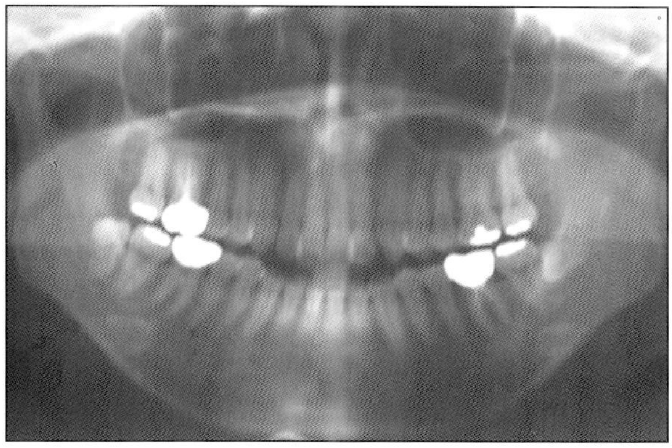

그림 207. 수술 전 방사선 사진.이부(chin)에 augmentation을 위해 삽입된 onplant를 볼 수 있다.

Area of study	Measurement	Norms	S.D	A	B	C
Cranial base	ACB	56.9mm	3	62	62	62
	NaBa/FH	28.4deg	2	34	34	34
Maxilla to Cranial base	NaA/FH	90.8deg	3	93	88	88
	Nperp to A	−1.7mm	2.3	2	-2	-2
	SNA	80.2deg	4.2	75	71	71
Mandible to Cranial base	NaPog/FH	87deg	2	86	87	87
	SNB	77.9deg	2.4	69	67	67
	Nperp/Pog	−6.5mm	4.5	-8	-6	-6
Maxilla-Mandibular Relations	ANB	2.3deg	1.8	6	4	4
	Convexity	2.2deg	2.2	7	1	1
Size & Form of the Maxilla & Mandible	FMA	30deg	4	37	32	32
	Facial axis	87deg	1.5	77	79	79
	LFH	49deg	4	63	65	65
Denture Relations	Mx1/APog	6.2mm	1.5	14	11	9
	Mx1/FH	116deg	4	123	118	117
	Md1/APog	3mm	1.5	10	6	6
	Md1 incl.	25deg	5	30	35	31
	Interincisal angle	124deg	7.7	107	113	118
Sofe tissue	Nasolabial angle	95deg		92	105	103
	UL to E-line	2mm	1	3	-1	-3
	LL to E-line	3mm	1	7	1	-1
	Upper lip thickness	12mm		10	13	12
	Lower lip thickness	13mm		13	15	13
	Mandibular sulcus	122deg		147	130	124
	TVL to ULA	5mm		6	4	2
	TVL to LLA	3mm		2	1	-1
	TVL to Pog'	−4mm		-10	-6	-7

Name : Y o o.
Age : 27Y 4M

A:2002. 12. 2 (pretreatment)

B:2002. 12. 24 (post-surgery)

C:2004. 2. 23 (post-treatment)

표4. 증례 4의
Cephalometric measurement

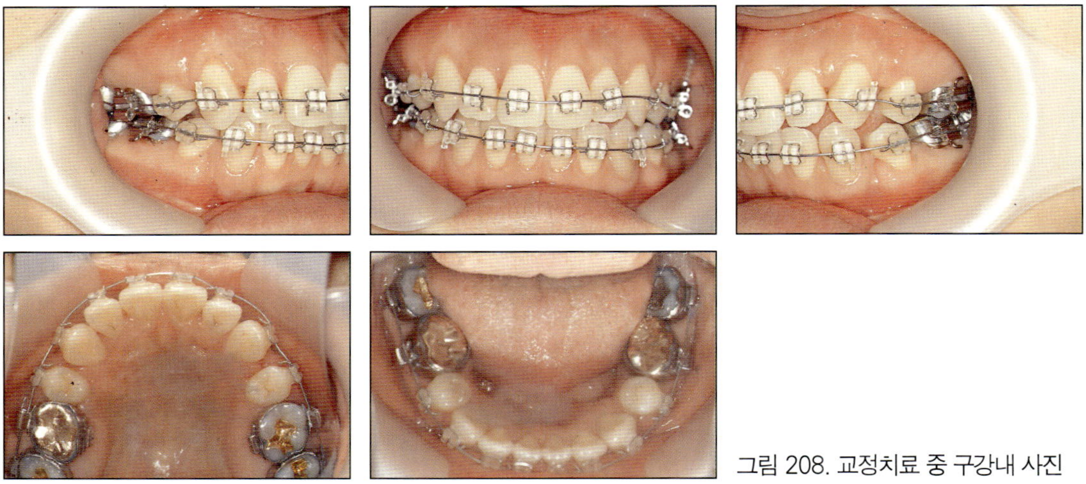

그림 208. 교정치료 중 구강내 사진

상,하악 모두 0.016″x0.022″ TMA를 삽입하여 leveling을 한 후 상악은 T loop, 하악은 sliding mechanics에 의해 space closing을 하였다. 공간 폐쇄가 완성된 후 다시 TMA를 삽입한 후 3/16″ medium force의 triangular elastic을 장착하여 교합을 완성하였다.

상악에는 spring type의 Hawley retainer, 하악은 lingual bonded 5-5 retainer을 장착하였다.

전체 교정치료기간은 9개월이 소요되었다.

5. 치료 결과

안모의 심미성이 수술 후 크게 개선되었다.

E-line에 대한 상순의 관계는 수술 전 3mm에서 수술 후 -1mm로, 하순은 7mm에서 1mm로 크게 감소하였다.

비순각(Nasolabial angle)은 92도에서 105도로 증가하였으며 돌출된 입술이 들어감으로써 입술의 긴장도도 많이 감소하여 입술 폐쇄시 입술 주위 근육이 자연스럽게 맞물리며 이완시에도 lip incompetency는 보이지 않았다.

Convexity는 7mm에서 1mm로 감소하였고 A-Pog line에 대한 상악 전치의 거리도 14mm에서 11mm, 하악 전치는 10mm에서 6mm로 감소하였다. 치축 경사도는 107도에서 113도로 증가하였다.

전진 이부 성형술에 따라 Pog이 전방으로 이동하였으므로 True vertical line에 대한 Pog'의 거리는 -11mm에서 -6mm로 증가하였다(그림 209~211, 표 4).

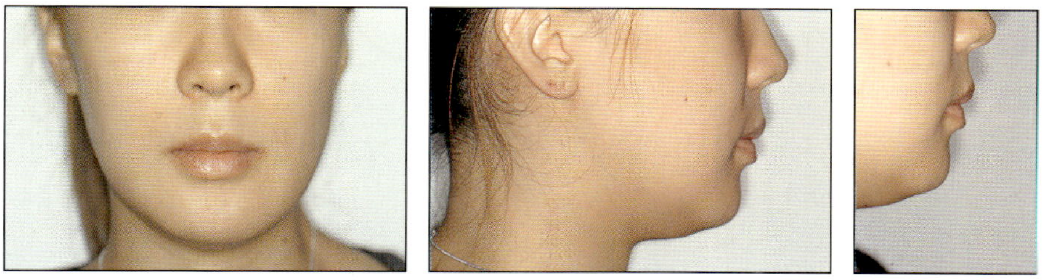

그림 209. 수술 후 얼굴 사진

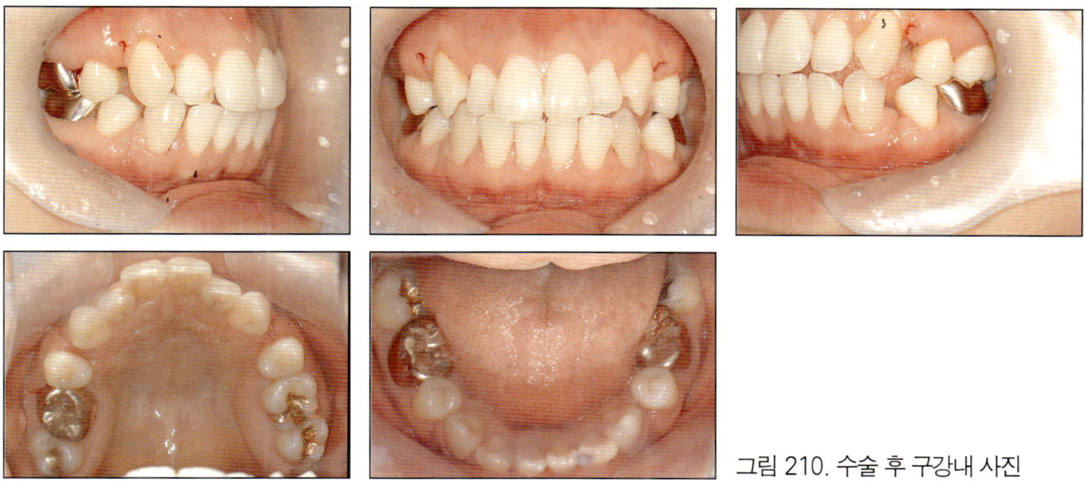

그림 210. 수술 후 구강내 사진

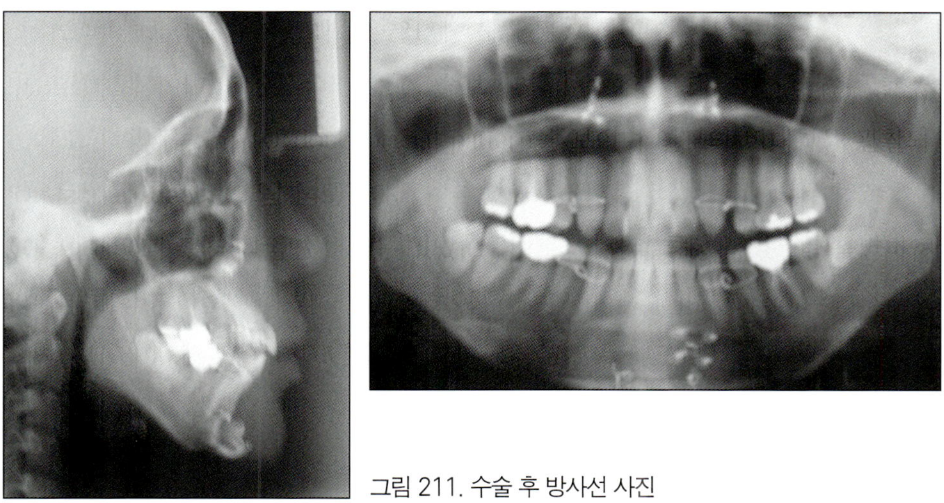

그림 211. 수술 후 방사선 사진

술 후 교정 후 overbite과 overjet은 정상으로 회복하였고 기능 교합(functional occlusion)을 달성하였다. 치축 경사도 개선되었고 입술의 모양도 수술 직후보다 좀 더 자연스러워 졌다.

상악 전치는 수술 직 후보다 후방으로 2mm 이동하였으며 치축 경사도도 113도에서 118도로 증가하였다.

발치 공간도 폐쇄되었고 골절단 부위의 치조골도 정상 소견을 나타내며 치주에도 문제가 없었다(그림 212~214, 표4).

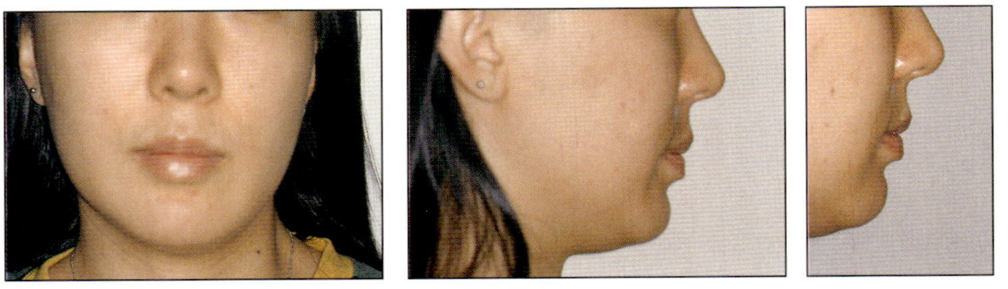

그림 212. 교정치료 종료 후 얼굴사진

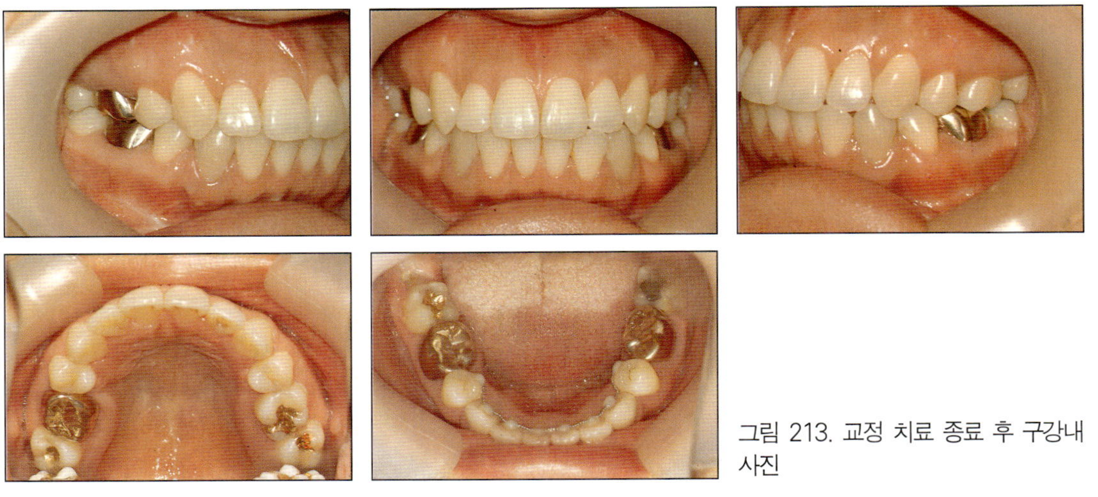

그림 213. 교정 치료 종료 후 구강내 사진

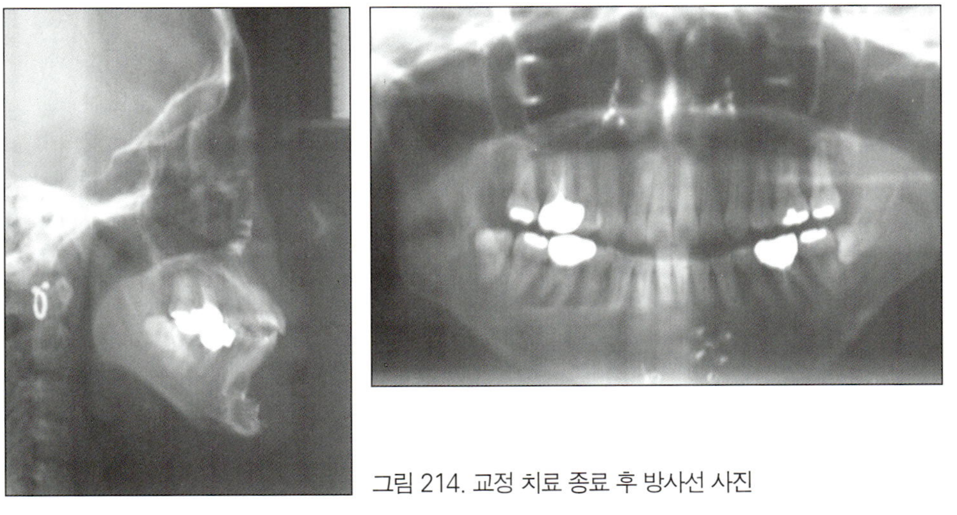

그림 214. 교정 치료 종료 후 방사선 사진

증례 5

1. 기왕력 및 임상 소견

내원당시 24세 4개월 된 여성 환자로 입술의 돌출을 주소로 내원하였다.

입술 폐쇄 시 입술 주위 근육이 긴장되어 있고 이부의 근육도 긴장되었다.

Lip incompetency를 보이고 비순각은 예각을 나타내며 웃을 때 치은의 노출량이 4mm로 gummy smile을 보였다.

안모의 비대칭 소견은 보이지 않으며 안모의 형태는 mesofacial pattern을 나타냈다.

견치 및 구치 관계는 앵글씨 1급을 나타내며 overbite는 2mm, overjet는 4mm 이었다.

특이한 치과 및 의학적인 병력은 없었고 전신 건강 상태도 양호하였다.

악관절 증상이나 다른 구강 악습관은 보이지 않았다.

하악 전치부에 2mm의 arch length discrepancy를 보였다(그림 215,216).

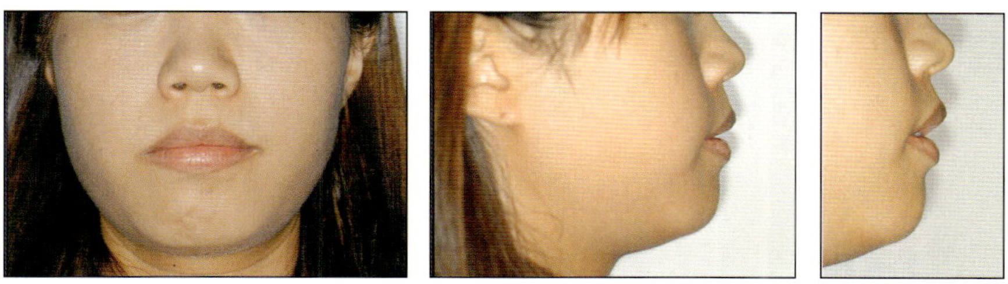

그림 215. 수술 전 얼굴사진

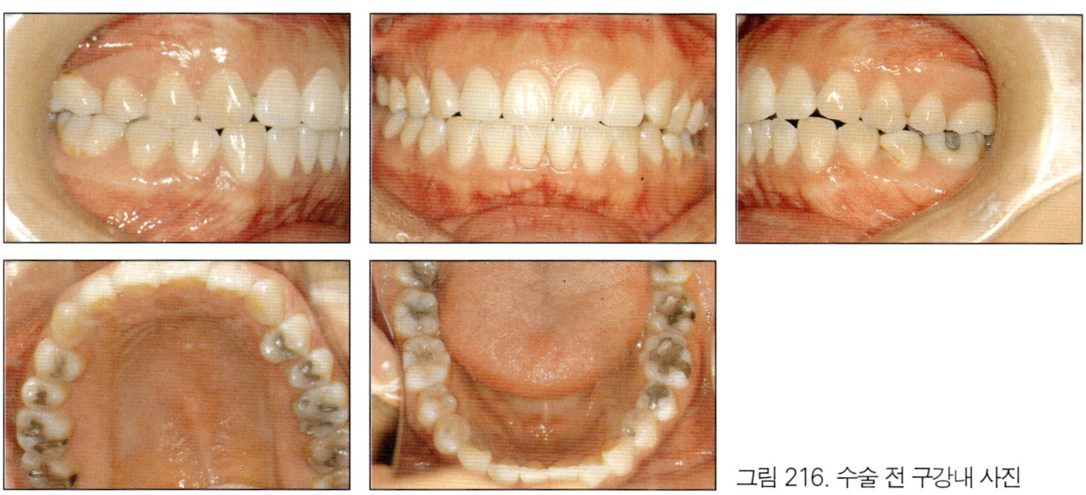

그림 216. 수술 전 구강내 사진

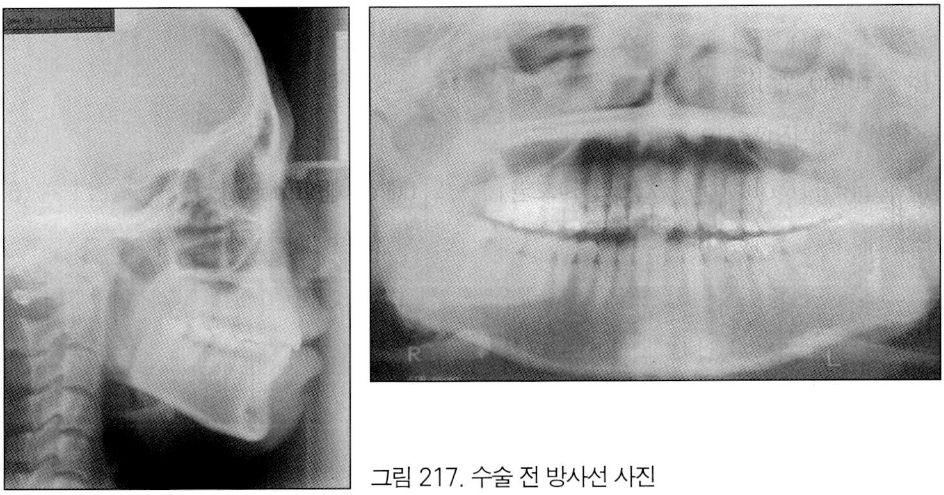

그림 217. 수술 전 방사선 사진

2. 진단

파노라마 구내 방사선 사진에서 결손치나 과잉치 등의 특이 소견은 없었다.

측모 두부 방사선 계측 사진의 분석 시 상악골 및 하악골은 두개골에 대해 전방위치 되어 있으며 상악 전치 및 하악 전치는 A-Pog line에 대해 10mm, 6mm로 전방 돌출되어 있다.

Interincisal angle은 123도로 거의 정상이었다.

E-line에 대해 상순은 1mm, 하순은 3mm이었으며 비순각은 80도이었다.

True vertical line에 대해 상순, 하순 및 이부는 각 9mm, 7mm, 0mm로 모두 전방 돌출된 수치를 나타냈다.

이상의 계측치를 종합한 결과 양악 전돌을 동반한 앵글씨 1급 부정교합으로 진단하였다(그림 217, 표 5).

Area of study	Measurement	Norms	S.D	A	B	C
Cranial base	ACB	56.9mm	3	61	61	61
	NaBa/FH	28.4deg	2	32	32	32
Maxilla to Cranial base	NaA/FH	90.8deg	3	96	91	91
	Nperp to A	-1.7mm	2.3	6	1	1
	SNA	80.2deg	4.2	81	77	77
Mandible to Cranial base	NaPog/FH	87deg	2	92	91	91
	SNB	77.9deg	2.4	77	73	73
	Nperp/Pog	-6.5mm	4.5	3	3	3
Maxilla-Mandibular Relations	ANB	2.3deg	1.8	4	4	4
	Convexity	2.2deg	2.2	6	0	0
Size & Form of the Maxilla & Mandible	FMA	30deg	4	21	21	21
	Facial axis	87deg	1.5	86	86	86
	LFH	49deg	4	53	53	54
Denture Relations	Mx1/APog	6.2mm	1.5	10	6	5
	Mx1/FH	116deg	4	115	115	112
	Md1/APog	3mm	1.5	6	2	2
	Md1 incl.	25deg	5	29	34	34
	Interincisal angle	124deg	7.7	123	123	125
Sofe tissue	Nasolabial angle	95deg		80	107	100
	UL to E-line	2mm	1	1	-2	-1
	LL to E-line	3mm	1	3	-3	-2
	Upper lip thickness	12mm		13	13	14
	Lower lip thickness	13mm		15	14	15
	Mandibular sulcus	122deg		129	124	111
	TVL to ULA	5mm		9	3	5
	TVL to LLA	3mm		7	-1	1
	TVL to Pog'	-4mm		0	-2	-2

Name : L o o.
Age : 24Y 4M

A:2002. 8. 16 (pretreatment)

B:2002. 10. 28 (post-surgery)

C:2004. 4. 7 (post-treatment)

표5. 증례 5의
Cephalometric measurement

3. 치료 계획

STO 및 model surgery 결과 상, 하악 제1소구치 4개의 발거 후 전방 분절 골절술에 의해 상악골 전방부를 5mm, 하악골 전방부를 역시 5mm 후방이동하기로 하였고 연조직 변화의 예측 결과 genioplasty는 하지 않기로 하였다.

술 후 교정은 환자의 요구에 의해 순측 교정 장치로 시행하기로 하였다.

4. 치료 경과

2002년 9월 26일 전신 마취 하에 전방 분절 골절술을 시행하였고 2002년 11월 6일 Ormco Co.의 0.018″ Roth prescription의 Inspire bracket을 장착한 후 상, 하악 모두 0.016″x0.022″ copper NiTi를 삽입하여 initial aligning을 한 후 0.016″x0.022″ TMA를 삽입하여 leveling을 시도하였다(그림 218).

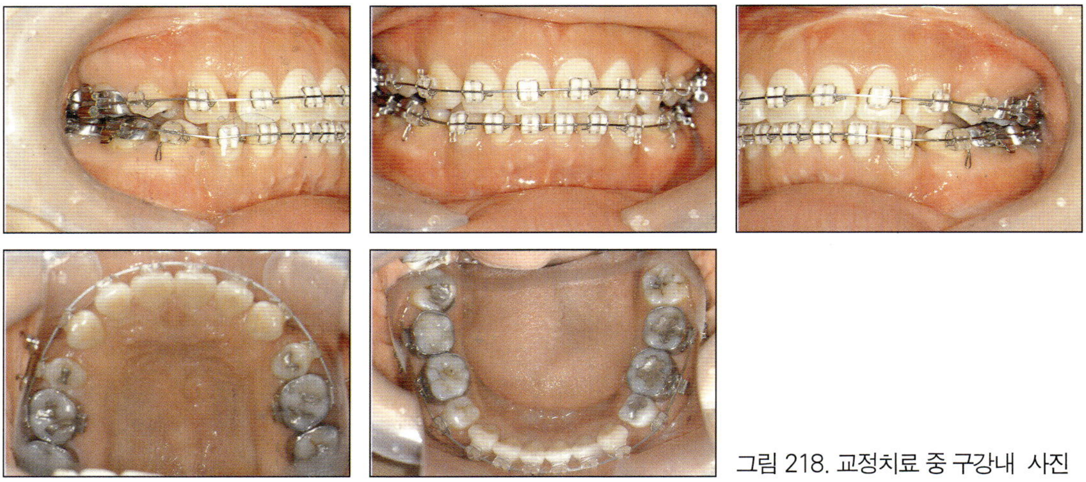

그림 218. 교정치료 중 구강내 사진

이때 3/16″ 4 Oz의 triangular elastics을 장착하여 교합의 안정화를 도모하였다.

이 후 sliding mechanics을 이용하여 잔존 공간을 폐쇄하였다.

2003년 10월 4일 장치를 철거한 후 clear aligner로 교합 미세 조정을 한 후 상악은 clear circumferential retainer, 하악은 lingual bonded 5-5 retainer을 장착하였다.

총 치료 기간은 11개월이 소요되었다.

5. 치료 결과

수술 후 비순각은 80도에서 107도로 크게 증가하였고 E-line에 대한 상순의 거리도 1mm에서 -2mm, 하순은 3mm에서 -3mm로 감소하였다. 또한 True vertical line에 대한 상순의 거리는 9mm에서 3mm, 하순은 7mm에서 -1mm로 또한 Pog'의 거리는 0mm에서 -2mm로 감소하였다.

전돌된 입술이 들어가면서 입술 주위의 근육의 긴장도가 감소하여 입술이 자연스럽게 맞물리게 되었다.

N perpendicular line에 대한 A point의 거리는 수술 전 6mm에서 1mm로 감소하였고 convexity도 6mm에서 수술 후 0mm로 감소하였다.

A-Pog line에 대한 상악 중절치의 거리는 10mm에서 6mm로, 하악 중절치의 거리는 6mm에서 4mm로 감소하였다. Interincisal angle은 123도에서 수술 후에도 123도를 유지하였다(그림 219~221,표 5).

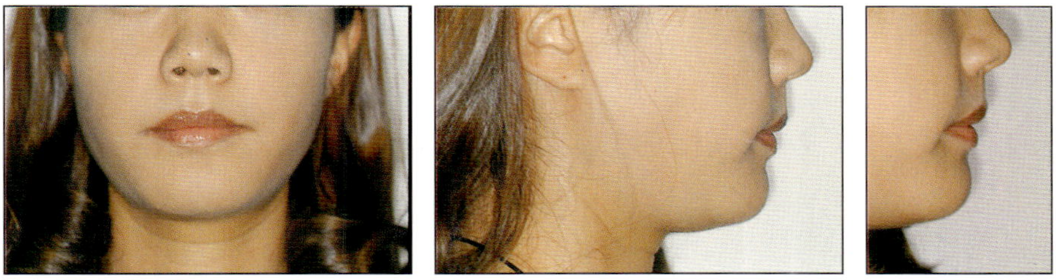

그림 219. 수술 후 얼굴사진

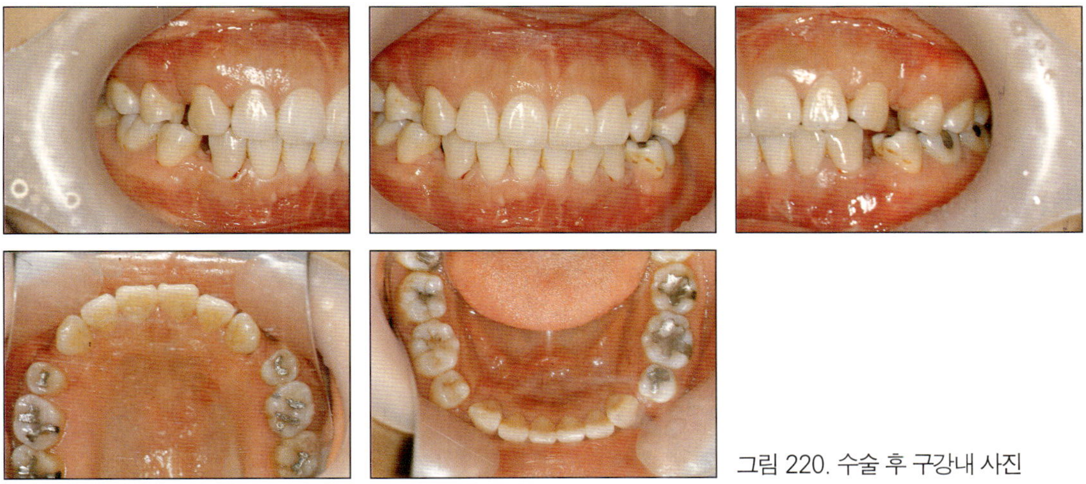

그림 220. 수술 후 구강내 사진

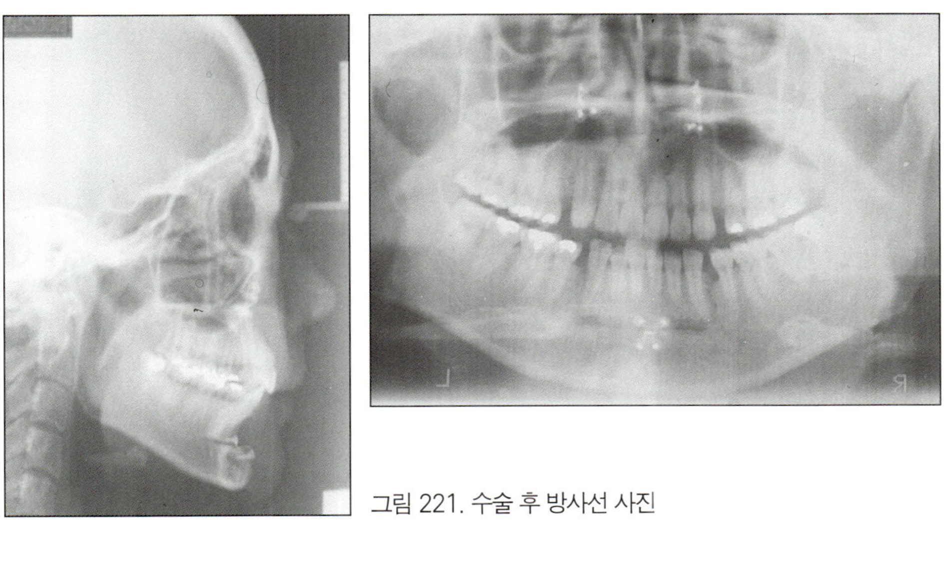

그림 221. 수술 후 방사선 사진

술 후 교정 후 전치부의 각도나 위치의 큰 변화 없이 교정치료가 종료되었으나 입술은 전방으로 약간 이동하여 수술 직 후보다 좀 더 자연스러운 모습을 보였다.

이부가 입술의 위치에 비해 전방으로 돌출되어 보이므로 후퇴 이부 성형술(genioplasty)을 권하였다.

교정 치료 종료 후 상악 중절치는 수술 직 후보다 후방으로 1mm 이동하였으며 interincisal angle은 큰 변화가 없었다.

골절단 부위의 치조골은 정상적인 소견을 보이며 치주에도 이상 소견은 없었다(그림 222~224, 표 5).

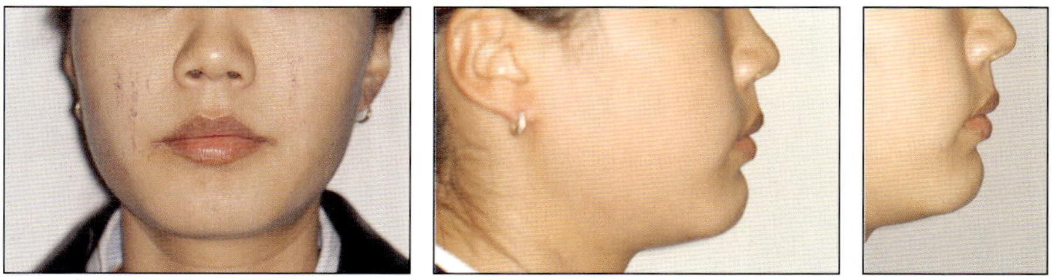

그림 222. 교정치료 종료 후 얼굴사진

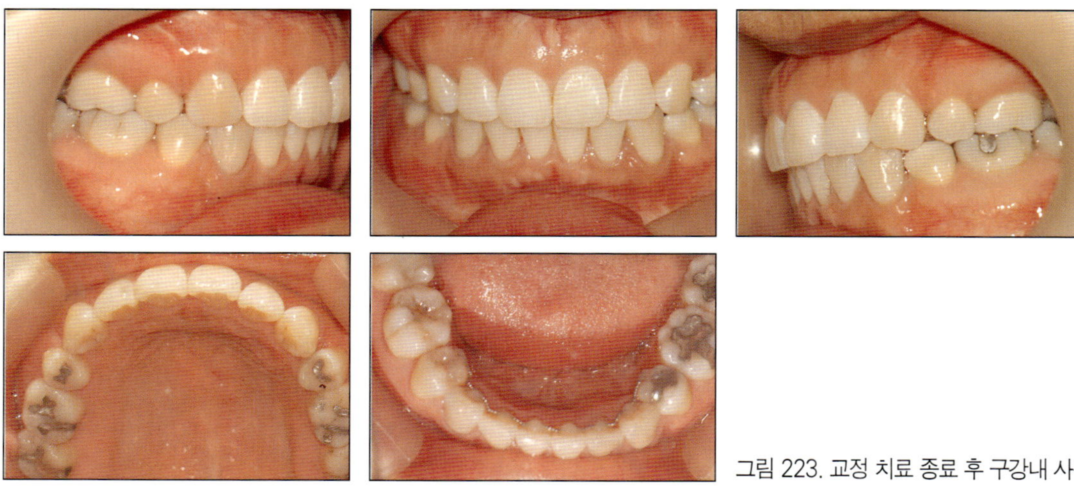

그림 223. 교정 치료 종료 후 구강내 사진

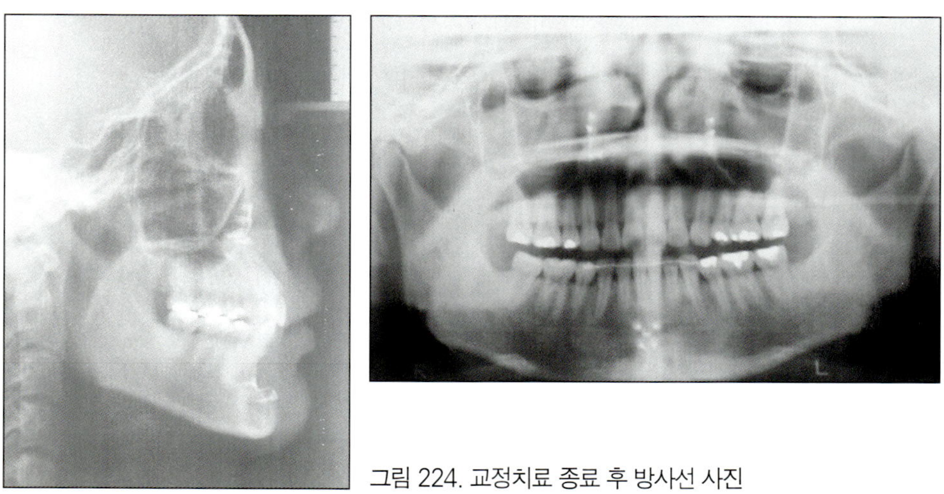

그림 224. 교정치료 종료 후 방사선 사진

7. Class II 증례 보고

증례 6

1. 기왕력 및 임상 소견

내원 당시 18세 4개월인 여성 환자로 입술의 돌출 및 gummy smile을 주소로 내원하였다.

구순 폐쇄시 입 주위 근육이 긴장되어 있고 lip incompetency를 보이며 이부(chin)가 상당히 후퇴되어 있다. 예각의 비순각(Nasolabial angle)을 나타내고 웃을 때 치은이 5mm이상 보인다.

안모의 형태는 심한 dolichofacial pattern이며 인모의 비대칭은 관찰되지 않았다.

특이한 치과 및 의학적인 병력은 없었으며 양호한 전신 건강 상태를 보였고 악관절 증상이나 다른 구강 악습관은 보이지 않았다.

구치부에 다수의 충전물이 관찰되며 상악 중절치가 회전되어 있고 하악 전치부에 6mm의 arch length discrepancy가 있으며 견치 및 구치 관계는 앵글씨 2급 관계를 나타내며 overjet은 6mm, overbite은 2mm이다(그림 225, 226).

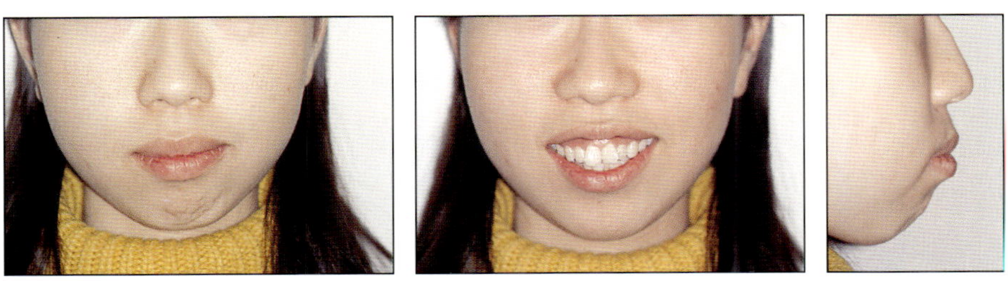

그림 225. 수술 전 얼굴 사진

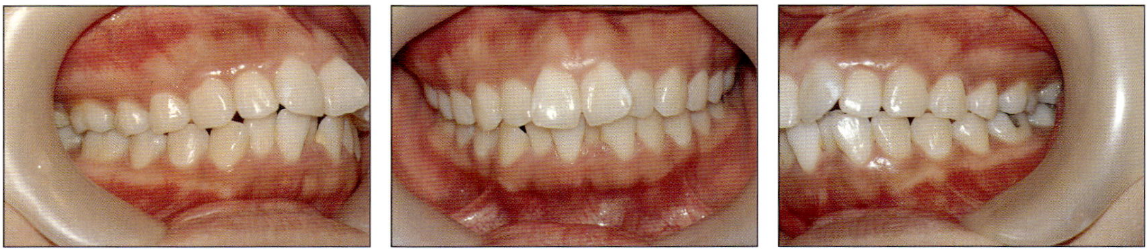

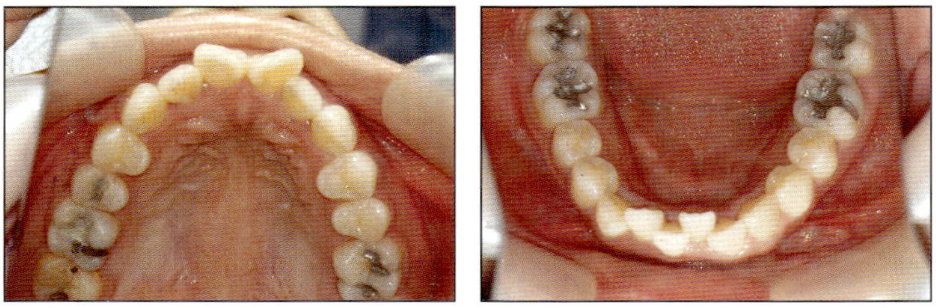

그림 226. 수술 전 구강 내 사진

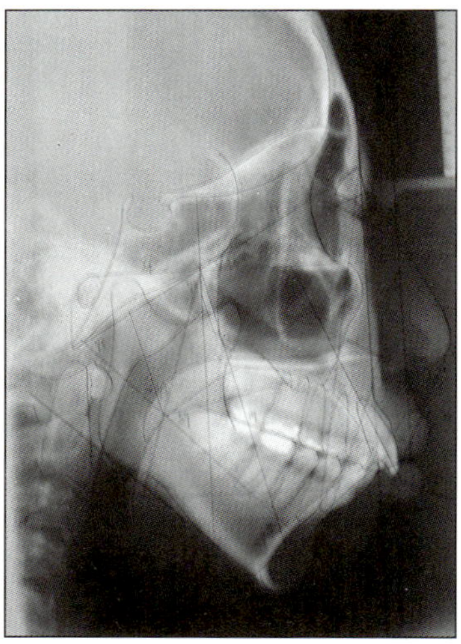

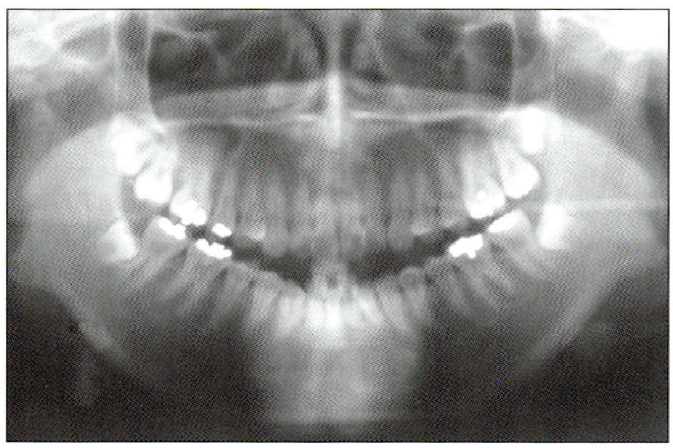

그림 227. 수술 전 방사선 사진

2. 진단

파노라마 구내 방사선 사진에서 결손치나 과잉치 등의 특이 소견은 없었고 제 3대구치 4개 모두가 매복되어 있었고 치주염이나 다른 이상 소견은 관찰되지 않았다.

측모 두부 방사선 계측사진의 분석 시 두개골에 대하여 상악골은 정상 위치이나 하악골은 상당히 후방으로 위치하고 있으며 A-Pog line에 대하여 상악 전치는 16mm, 하악 전치는 10mm로 많이 전방 돌출되어 있으며 interincisal angle은 105도이다.

E-line에 대하여 상순은 5mm, 하순은 9mm 전방 위치하며 비순각은 83도였다.

또한 이부의 후방 위치로 인하여 mandibular sulcus는 162도로 "S" curve의 곡선 대신 밋밋한 형태를 나타냈다.

이상의 계측치를 종합한 결과 하악골의 후퇴를 동반한 앵글씨 2급 1류 부정교합으로 진단 하였다(그림 227, 표 6).

Name : L o o.
Age : 18Y 4 M

A:2003 . 11. 21 (pretreatment)

B:2004. 1 . 7 (post-surgery)

C:2004. 10. 2 (post-treatment)

Area of study	Measurement	Norms	S.D	A	B	C
Cranial base	ACB	56.9mm	3	59	59	59
	NaBa/FH	28.4deg	2	30	30	30
Maxilla to Cranial base	NaA/FH	90.8deg	3	90	85	84
	Nperp to A	−1.7mm	2.3	0	-5	-7
	SNA	80.2deg	4.2	80	76	75
Mandible to Cranial base	NaPog/FH	87deg	2	80	81	80
	SNB	77.9deg	2.4	71	72	71
	Nperp/Pog	−6.5mm	4.5	-23	-20	-22
Maxilla-Mandibular Relations	ANB	2.3deg	1.8	9	4	4
	Convexity	2.2deg	2.2	11	5	4
Size & Form of the Maxilla & Mandible	FMA	30deg	4	42	41	41
	Facial axis	87deg	1.5	75	76	75
	LFH	49deg	4	57	59	59
Denture Relations	Mx1/APog	6.2mm	1.5	16	11	10
	Mx1/FH	116deg	4	114	110	113
	Md1/APog	3mm	1.5	10	7	7
	Md1 incl.	25deg	5	29	29	29
	Interincisal angle	124deg	7.7	105	118	125
Sofe tissue	Nasolabial angle	95deg		83	91	93
	UL to E-line	2mm	1	5	0	-1
	LL to E-line	3mm	1	9	1	1
	Upper lip thickness	12mm		10	12	12
	Lower lip thickness	13mm		14	11	12
	Mandibular sulcus	122deg		162	130	125
	TVL to ULA	5mm		6	3	25
	TVL to LLA	3mm		3	-3	-2
	TVL to Pog'	-4mm		-17	-12	-12

표6 증례 1의 Cephalometric measurement

3. 치료 계획

STO 및 model suregry 결과 상,하악 제 1소구치 4개의 발거 후 전방 분절 골절술에 의해 상악골은 치관 부위에서 6mm, A point에서 4mm 씩, 하악골은 치관 부위에서 4mm, 골절골선 전방부위에서는 0mm씩 술 전 교정 없이 후방 이동하기로 하였으며 advancing genioplasty를 추가적으로 계획하였다.

4. 치료 경과

2003년 11월 27일 상,하악 제 1소구치 4개의 발거 후 전방 분절 골절술 및 이부 성형술을 시행하였고 2004년 2월 16일부터 Ormco Co.의 0.018″ slot의 lingual bracket을 부착한 후 상, 하악에 0.017″x0.017″ Copper NiTi를 삽입하여 initial aligning을 시도 한 후 0.0175″x0.0175″ TMA로 교체하여 leveling 및 torque 조절을 하였다(그림 228).

공간이 얼마 남지 않아서 0.0175″x0.0175″ TMA상에서 power chain을 이용해 공간을 폐쇄한 후 2004년 8월 31일 교정 장치를 철거하였다.

Gnathologic tooth positioner로 미세한 교합 조정을 한 후 상, 하악에 clip-on type의 retainer를 장착하였다.

총 치료기간은 6개월이었다.

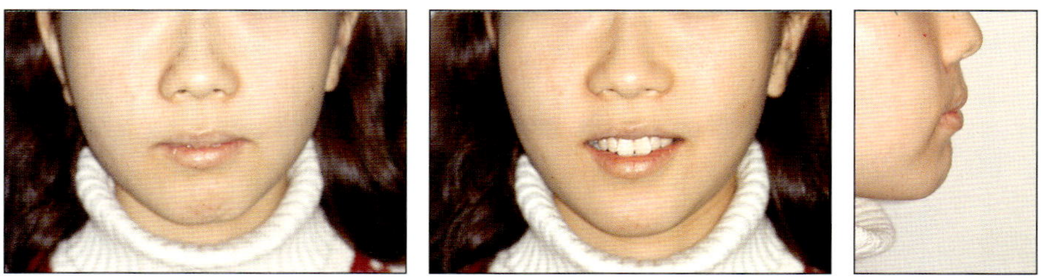

그림 228. 수술 후 얼굴 사진

5. 치료 결과

수술 후 안모의 심미성은 크게 개선되었다(그림 229~231).

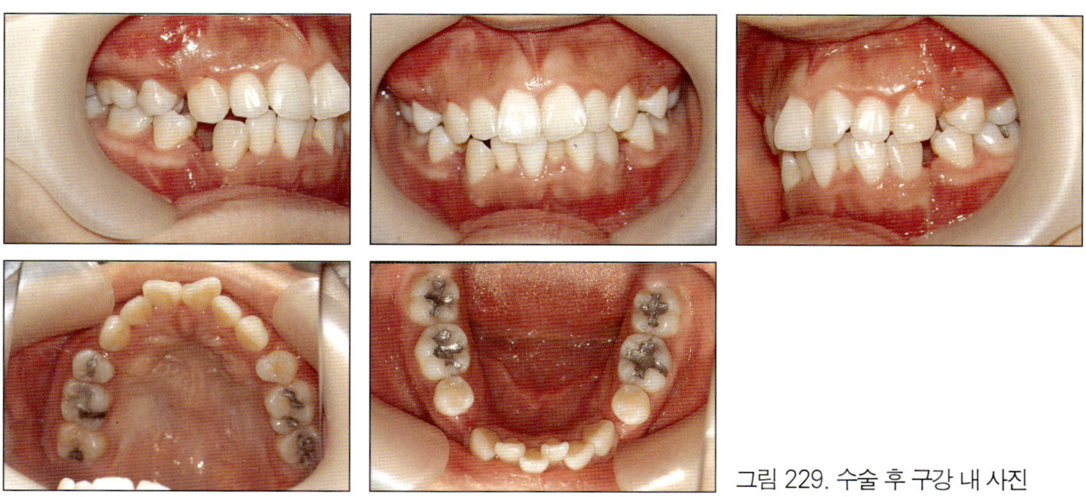

그림 229. 수술 후 구강 내 사진

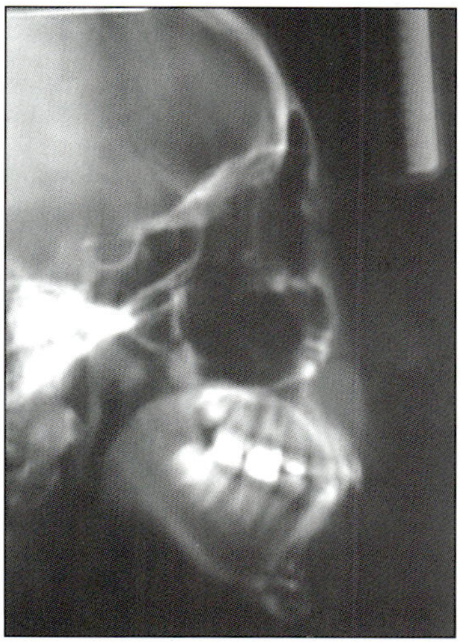
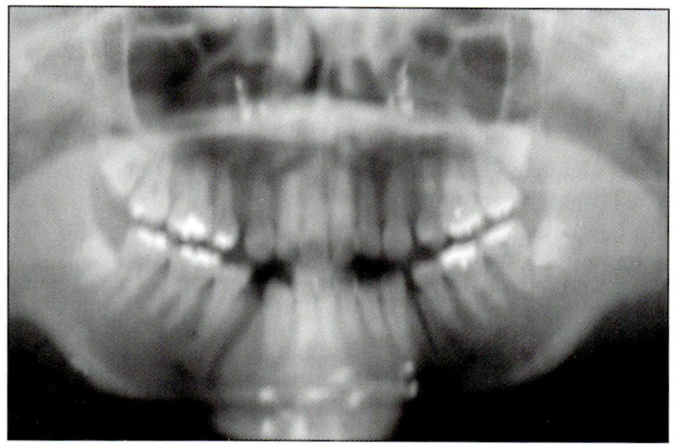

그림 230. 수술 후 방사선 사진

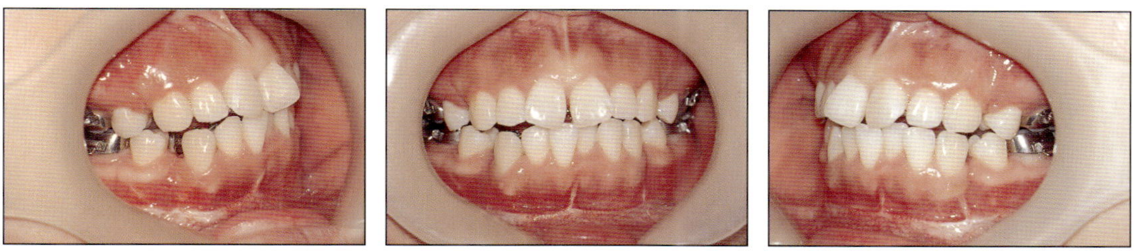
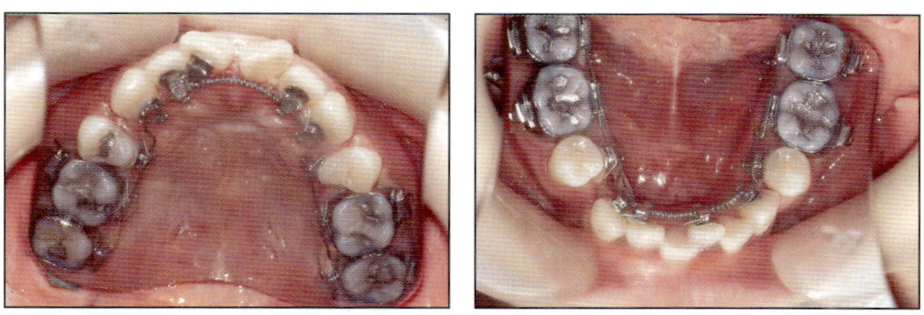

그림 231. 교정치료 중 구강내 사진

비순각은 83도에서 91도로 증가하였고 E-line에 대한 상순의 거리도 5mm에서 0mm, 하순은 9mm에서 1mm로 크게 감소하였다.

입술의 돌출도가 감소하고 전진 이부 성형술로 인하여 후퇴된 이부가 전방으로 위치하면서 162도였던 mandibular sulcus도 130도로 크게 감소하였고 TVL에 대한 연조직 Pog의 거리도 -17mm에서 -12mm로 개선되었다.

A-Pog에 대한 상악 중절치의 거리는 16mm에서 11mm로, 하악 중절치는 10mm에서 7mm로 감소하였고 interincisal angle은 105도에서 118도로 증가하였다(표 6).

술 후 교정 후 입술의 모양은 수술 직 후보다 자연스럽게 보였다(그림 232, 233).

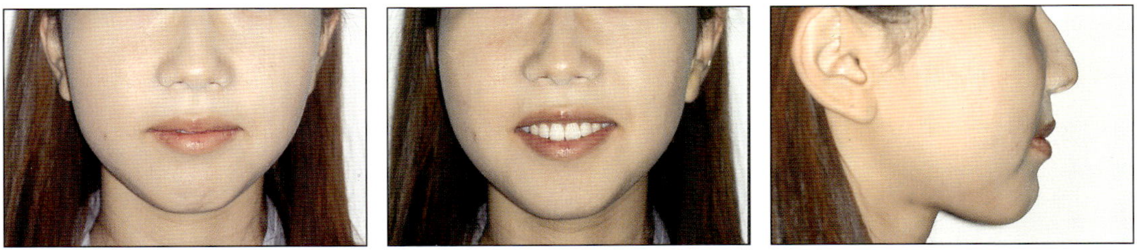

그림 232. 교정치료 종료 후 얼굴사진

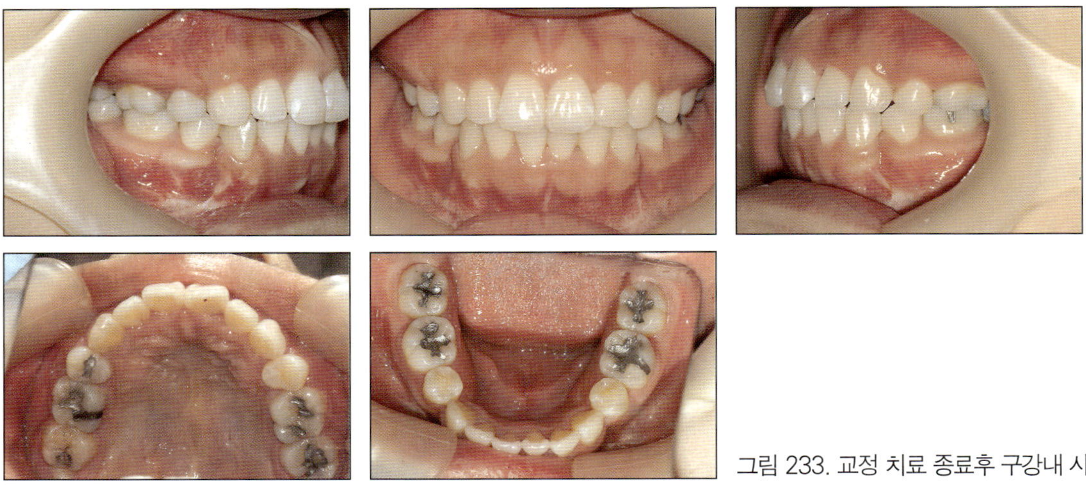

그림 233. 교정 치료 종료후 구강내 사진

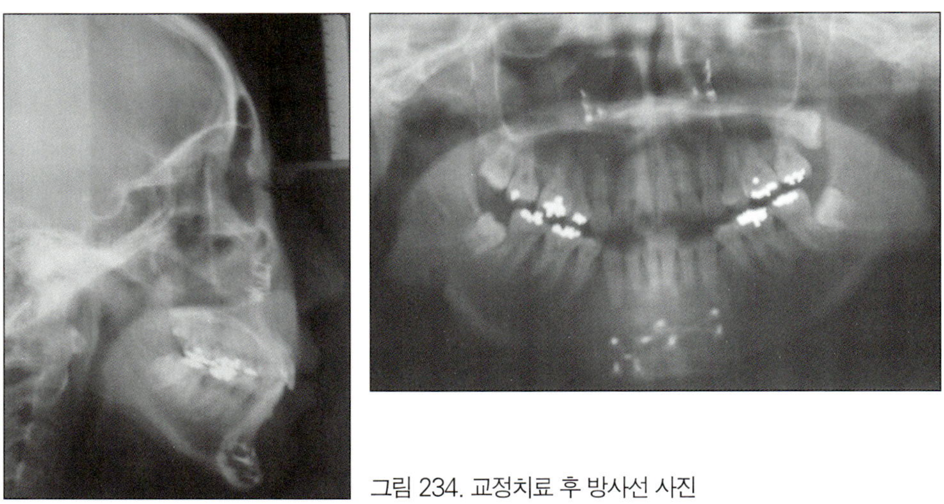

그림 234. 교정치료 후 방사선 사진

치축 경사도는 125도로 증가하였고 mandibular sulcus는 125도로 감소하였으며 그 외 다른 변화는 일어나지 않았다(표 6).

골절단 부위의 치조골은 정상적인 소견을 보이며 치주에도 이상 소견은 없었다(그림 234).

증례 7

1. 기왕력 및 임상 소견

입술의 돌출을 주소로 내원한 28세 7개월의 여성 환자로 특이한 의학적인 병력이나 치과 질환은 없으나 알레르기성 비염으로 장기간 치료를 받고 있었다.

이완시 lip incompetency를 나타내고 입술 폐쇄시 lip strain이 있으며 비순각은 둔각을 보였다. Facial asymmetry는 관찰되지 않았고 웃을 때 gummy smile을 보였으며 측모에서 recessive chin의 소견을 보였다.

구강 검사시 상악 전치부에 4 unit PFM bridge가 장착되어 있었고 견치 및 구치부 관계는 앵글씨 2급 관계를 나타내며 overjet은 6mm, overbite은 4mm였고 하악 전치부에 3mm의 arch length discrepancy를 보였다.

악관절 증상이나 다른 구강 악습관은 발견되지 않았고 구강 청결 상태는 양호한 편이었으며 치주염 증상은 보이지 않았다(그림 235, 236).

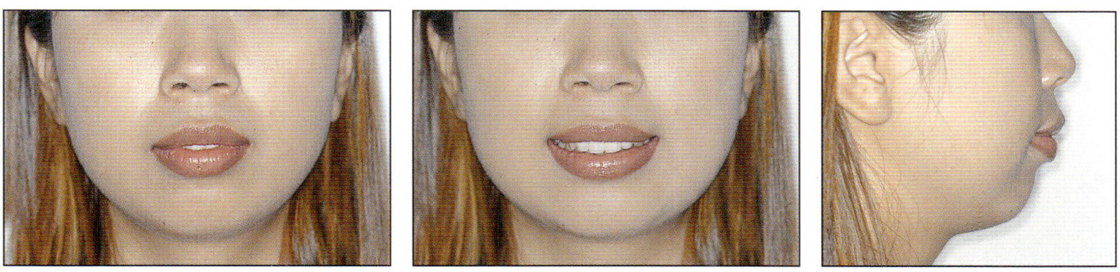

그림 235. 수술 전 얼굴사진

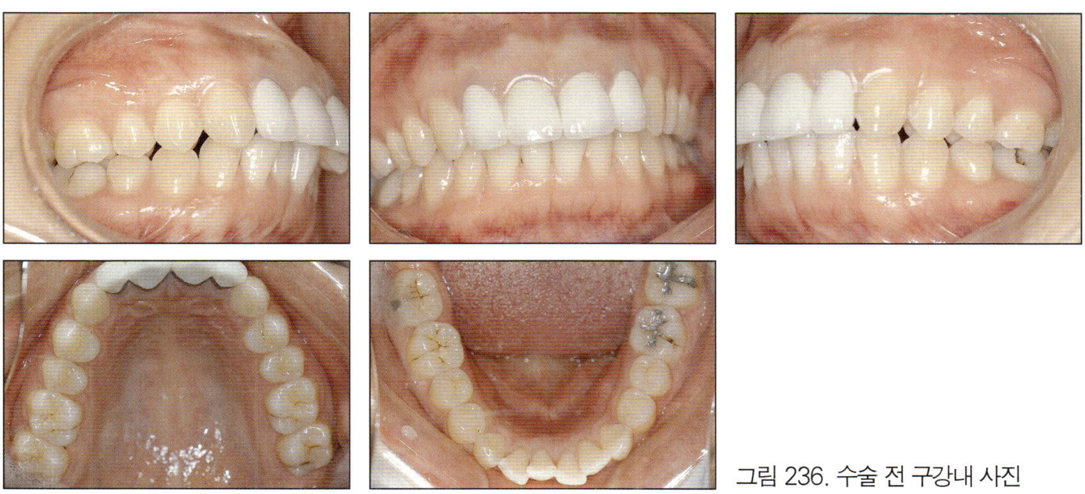

그림 236. 수술 전 구강내 사진

2. 진단

파노라마 구내 방사선 사진에서 결손치나 과잉치등의 특이 소견은 없었고 상악 중철치와 측절치 모두 근관치료 후 4 unit PFM bridge가 장착되어 있으며 제 3대구치는 없었다.

측모 두부 방사선 계측 사진의 분석시 하악 평면각은 38도, Facial axis가 71도로 심한 dolichofacial pattern을 보이며 약간의 상악 전돌과 중등도의 하악 후퇴의 소견을 보인다.

A-Pog line에 대하여 상악 중절치는 14mm, 하악 중절치는 7mm로 전방돌출되었고 interincisal angle은 115도였다.

E-line에 대하여 상순은 6mm, 하순은 7mm로 입술이 모두 돌출된 소견을 보였고 mandibular sulcus는 147도였다.

TVL에 대해 연조직 Pog은 -17mm로 상당히 후퇴된 소견을 보였다(그림 237, 표 7).

이상의 계측치를 종합해 보면 환자는 약간의 전돌된 상악과 많이 후퇴된 하악의 2급 골격구조를 가지면서 양악 전돌을 수반한 상태로 과개 교합과 과도한 overbite을 나타낸다.

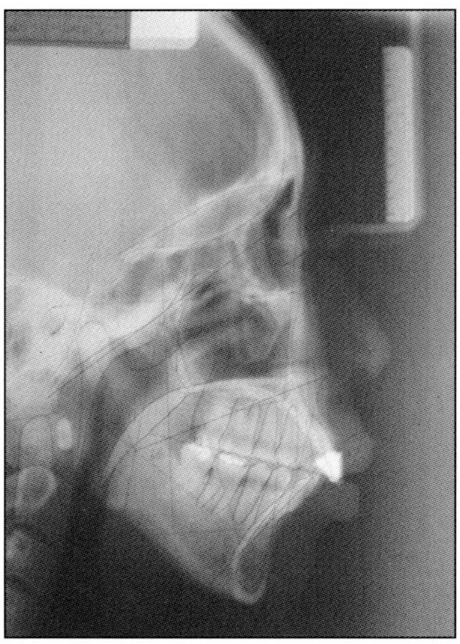

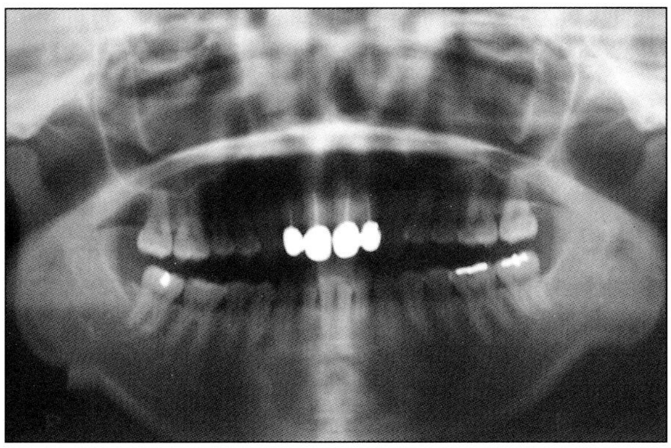

그림 237. 수술 전 방사선 사진

Area of study	Measurement	Norms	S.D	A	B	C
Cranial base	ACB	56.9mm	3	55	55	55
	NaBa/FH	28.4deg	2	34	34	34
Maxilla to Cranial base	NaA/FH	90.8deg	3	92	90	89
	Nperp to A	-1.7mm	2.3	3	0	-1
	SNA	80.2deg	4.2	78	76	75
Mandible to Cranial base	NaPog/FH	87deg	2	82	85	84
	SNB	77.9deg	2.4	68	71	70
	Nperp/Pog	-6.5mm	4.5	-16	-11	-14
Maxilla-Mandibular Relations	ANB	2.3deg	1.8	10	5	5
	Convexity	2.2deg	2.2	11	5	5
Size & Form of the Maxilla & Mandible	FMA	30deg	4	38	39	38
	Facial axis	87deg	1.5	71	73	72
	LFH	49deg	4	60	64	64
Denture Relations	Mx1/APog	6.2mm	1.5	14	9	8
	Mx1/FH	116deg	4	108	110	105
	Md1/APog	3mm	1.5	8	6	5
	Md1 incl.	25deg	5	28	38	33
	Interincisal angle	124deg	7.7	115	112	121
Sofe tissue	Nasolabial angle	95deg		98	108	104
	UL to E-line	2mm	1	6	1	0
	LL to E-line	3mm	1	7	0.5	-1
	Upper lip thickness	12mm		12	14	14
	Lower lip thickness	13mm		14	13	12
	Mandibular sulcus	122deg		147	137	130
	TVL to ULA	5mm		6	2	2.5
	TVL to LLA	3mm		0	-4	-6
	TVL to Pog'	-4mm		-17	-12	-15

Name : k o o.
Age : 28Y 7M

A:2001. 4. 24 (pretreatment)

B:2001. 5 . 11 (post-surgery)

C:2002. 6. 28 (post-treatment)

표7. 증례 7의
Cephalometric measurement

3. 치료 계획

환자는 단기간에 안모의 개선을 원하였으며 상하순의 전돌감 해소 및 과개 교합과 과도한 overjet 그리고 gummy smile을 개선하기 위하여 상악 제 1소구치 2개의 발거 후 전방 분절 골절술에 의하여 상악 전방골의 4mm 후방이동 및 3mm 상방이동 그리고 이부성형술에 의해 이부의 6mm 전방 이동을 계획하였다.

술 후 교정은 설측 교정술에 의해 상악 전치의 후방 이동 및 구치의 전방 이동을 도모하여 구치 관계는 2급, 견치 관계는 1급으로 할 것을 목표로 하였고 하악은 3mm의 arch length discrepancy를 stripping으로 해결하고 상악 전치부와의 관계를 set-up model을 통해 확인 한 후 재현하기로 하였다.

4. 치료 경과

2001년 5월 9일 치료 계획에 따라 수술을 시행하였으며 7월 9일 Ormco 사의 0.018″ slot의 lingual bracket을 장착한 후 0.017″x 0.017″ Copper NiTi를 삽입하여 initial align 및 leveling을 시도하였다. 그러나 환자의 요구에 의해 하악의 장치를 철거하고 하악은 순차적인 set-up 모형을 통한 clear type의 teeth aligner을 제작하여 치료를 진행하였다. 치료 종료 시까지 총 4개의 aligner을 제작하였다.

상악은 0.0175″x 0.0175″ TMA로 교체하여 leveling 및 torque를 조절한 후 sliding mechanics로 잔존 공간을 폐쇄하였다(그림 241).

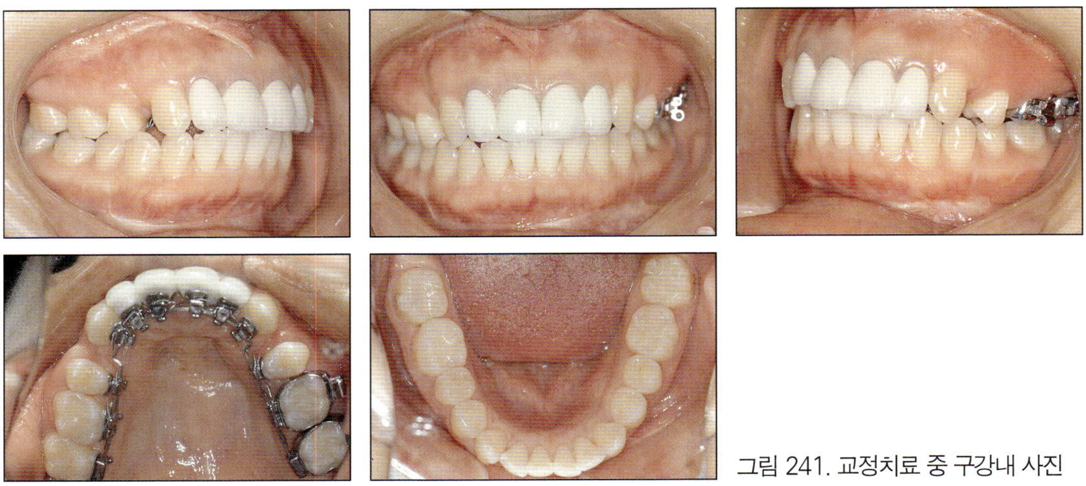

그림 241. 교정치료 중 구강내 사진

2002년 4월 9일 교정 장치를 철거 한 후 gnathologic tooth positioner로 교합의 미세 조정을 한 후 상악에는 clear type의 circumferential retainer, 하악에는 clip-on type의 retainer을 장착하였다.

총 치료 기간은 9개월이었다.

5. 치료 결과

수술 후 입술 주위의 긴장도는 사라지고 입술의 돌출도도 크게 감소하여 안모의 심미성이 크게 개선되었다.

Maxillary depth는 92도에서 90도로 감소하였고 N perp. to A도 3mm에서 0mm로 감소하였다. 하악에서는 이부의 전방 이동에 따라 Facial depth는 82도에서 85도로 증가하였고 N perp. to Pog도 -16mm에서 -11mm로 증가하였다.

Convexity도 11mm에서 5mm로 감소하여 심미성이 개선된 것을 알 수 있다.

A-Pog에 대하여 상악 중절치는 14mm에서 9mm로 하악 중절치는 8mm에서 6mm로 감소하였다.

E-line에 대하여 상순은 6mm에서 1mm로, 하순은 7mm에서 0.5mm로 크게 감소하여 입술의 돌출감이 크게 개선되었다.

Mandibular sulcus는 147도에서 137도로 감소하여 이부의 곡선미가 개선되었다(그림 238~240, 표 7).

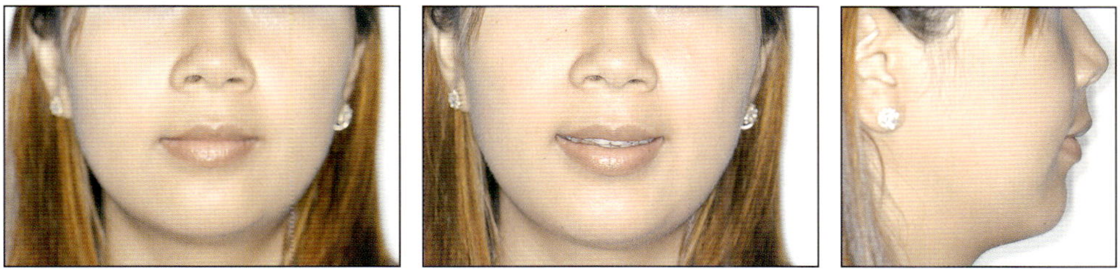

그림 238. 수술 후 얼굴사진

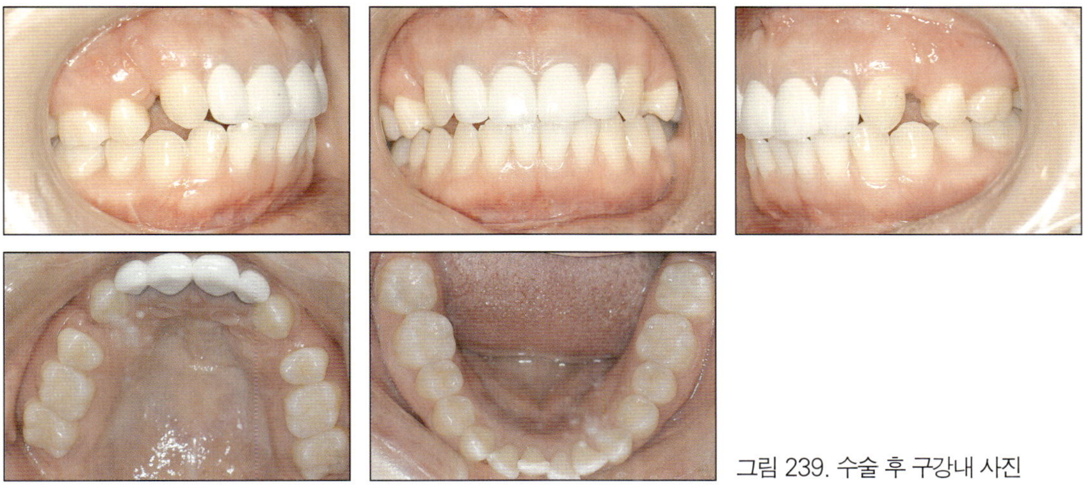

그림 239. 수술 후 구강내 사진

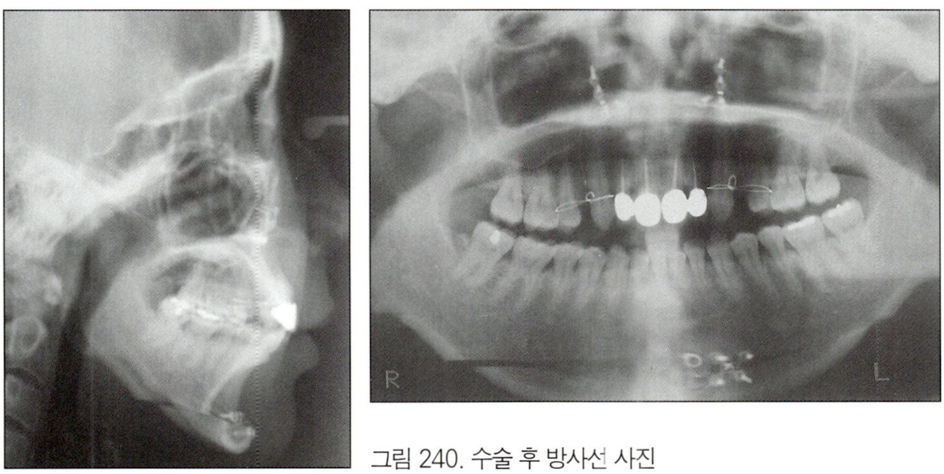

그림 240. 수술 후 방사선 사진

교정치료 후 상악의 잔존 공간은 상악 전치의 후방이동과 구치의 전방이동에 의해 폐쇄되었으며 A-Pog line에 대하여 상악 중절치 및 하악 중절치는 1mm씩 후방이동하였고 interincisal angle은 112도에서 121도로 증가하였다.

Mandibular sulcus는 137도에서 130도로 감소하여 이부의 곡선미는 수술 후보다 개선되었다(그림 242~244, 표 7).

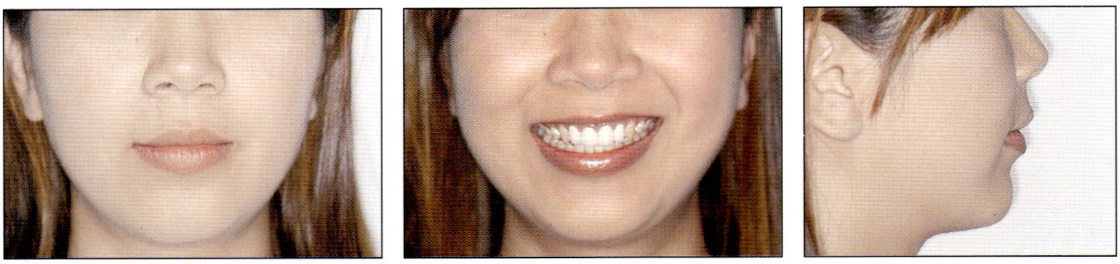

그림 242. 교정치료 종료 후 얼굴사진

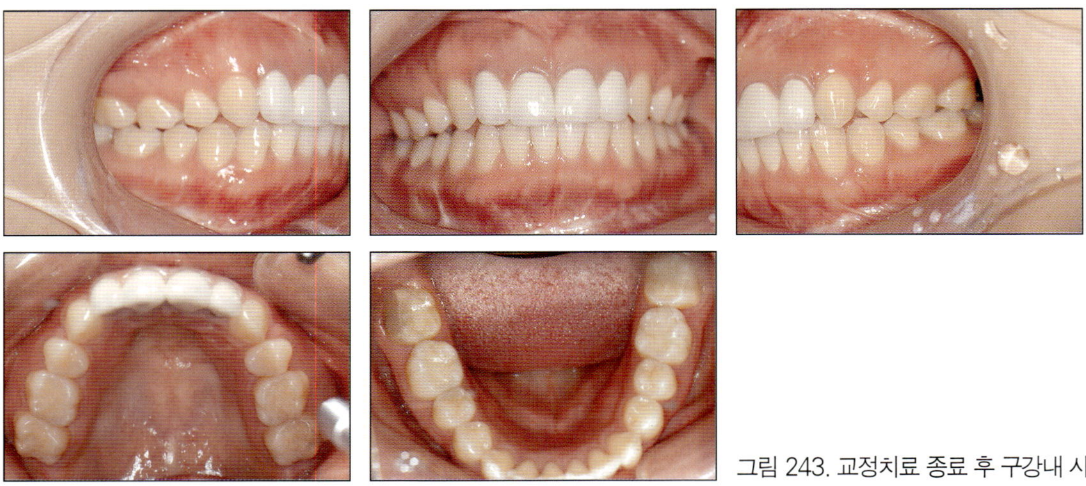

그림 243. 교정치료 종료 후 구강내 사진

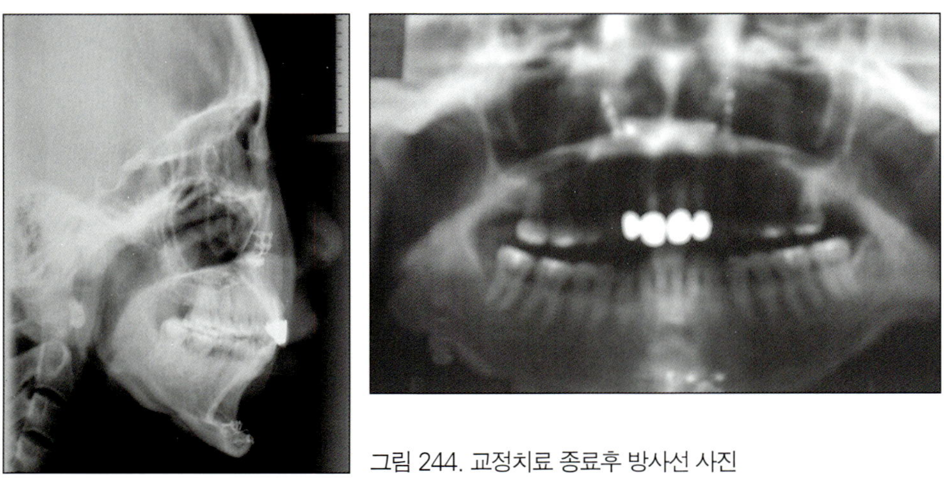

그림 244. 교정치료 종료후 방사선 사진

증례 3

1. 기왕력 및 임상 소견

내원 당시 26세 8개월 된 여성 환자로 입술의 돌출을 주소로 내원하였다.

특이한 의학적인 병력이나 치과 질환은 없었다.

입술 폐쇄 시 lip strain을 보이며, 이완 시 lip incompetency를 나타내고 이부에는 mentalis activity를 보인다. Facial asymmetry는 관찰되지 않으며 측모에서 recessive chin의 소견을 보였다.

구강 검사 시 하악 제 2대구치 2개가 결손되어 있으며 하악 좌측 제 1 대구치에는 crown이 장착되어 있었다.

견치 및 구치부 관계는 모두 2급이며 하악 전치부에서 6mm의 arch length discrepancy를 보였고, overjet은 6mm, overbite는 0mm였다.

악관절 증상이나 기타 구강 악습관은 발견되지 않았고 구강 청결상태는 양호한 편이었으며 약간의 치주염 증상이 관찰되었다(그림 245, 246).

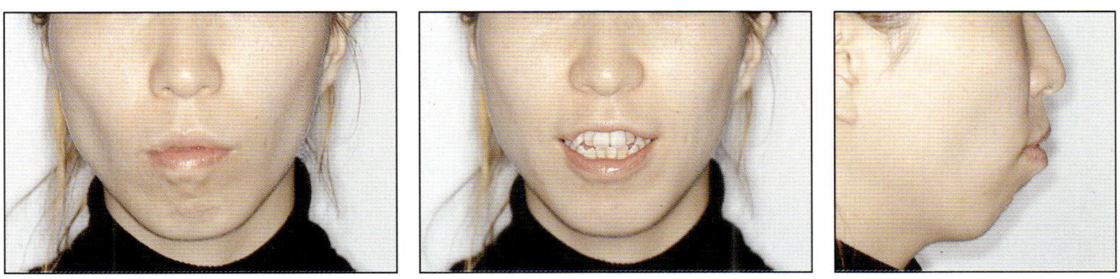

그림 245. 수술 전 얼굴사진

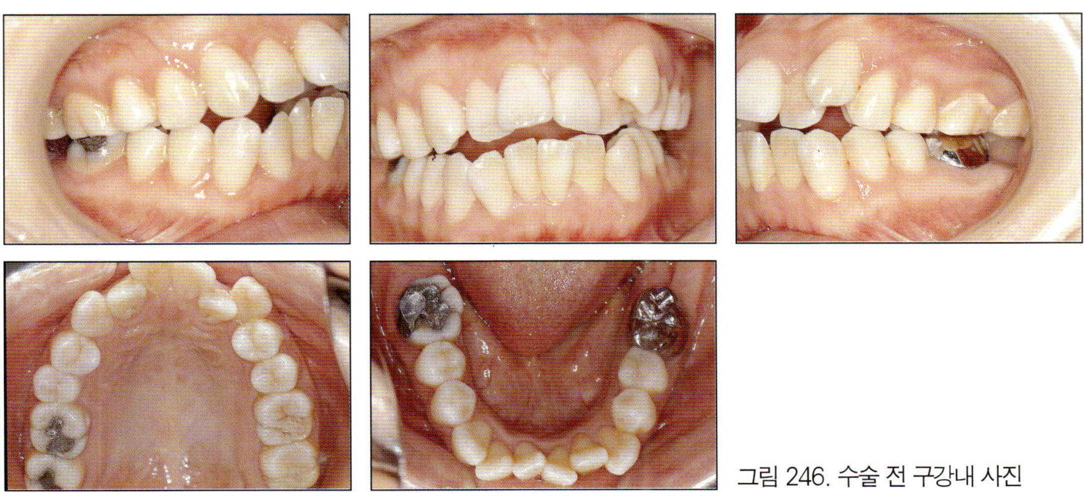

그림 246. 수술 전 구강내 사진

2. 진단

파노라마 구내 방사선 사진에서 하악 제 2대구치 2개가 결손 되었으며 제 3대구치 4개 모두 발견되지 않았고 다른 특이 소견은 없었다.

측모 두부방사선 계측사진의 분석 시 하악 평면각은 40도, facial axis가 77도로 심한 dolichofacial pattern을 보였고 두개골에 대하여 상악골은 정상 위치, 하악골은 심하게 후퇴된 소견을 보였다.

A-Pog line에 대하여 상악 중절치는 16mm, 하악 중절치는 9mm로 전방 돌출되어 있고 interincisal angle은 103도 였다.

E-line에 대하여 상순은 4mm, 하순은 8mm로 모두 전방 돌출된 소견을 보이며 mandibular sulcus도 168도로 이부의 곡선미가 관찰되지 않았다.

TVL to Pog' 은 -22mm로 이부가 심하게 후퇴된 것을 알 수 있었다.

위의 계측치를 종합해 보면 환자는 정상 위치의 상악골과 많이 후퇴된 하악골의 앵글씨 2급 골격 구조를 가지면서 양악 전돌을 수반한 상태로 과도한 overjet을 보이며 상,하악 전치부에 심한 crowding을 가진 증례이다(그림 247, 표 8).

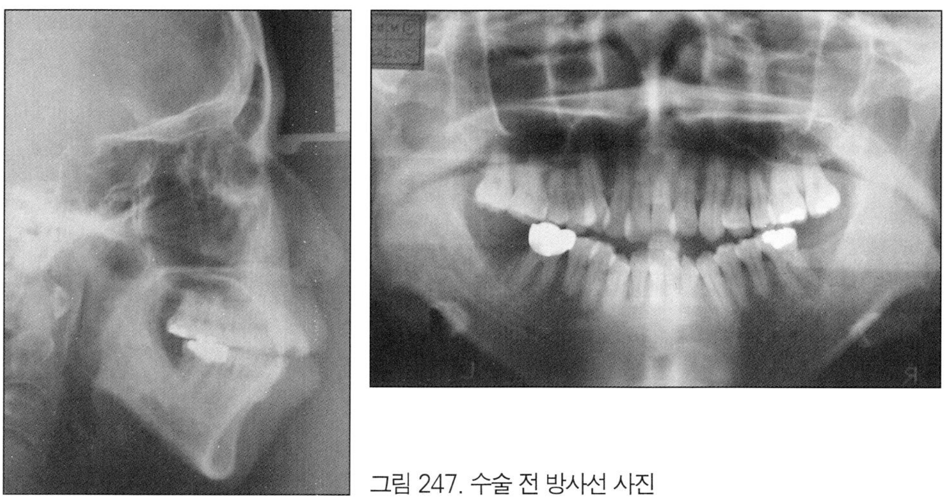

그림 247. 수술 전 방사선 사진

Area of study	Measurement	Norms	S.D	A	B	C
Cranial base	ACB	56.9mm	3	60	60	60
	NaBa/FH	28.4deg	2	29	29	29
Maxilla to Cranial base	NaA/FH	90.8deg	3	92	87	87
	Nperp to A	-1.7mm	2.3	2	-3	-3
	SNA	80.2deg	4.2	89	84	84
Mandible to Cranial base	NaPog/FH	87deg	2	81	83	83
	SNB	77.9deg	2.4	78	80	81
	Nperp/Pog	-6.5mm	4.5	-20	-15	-14
Maxilla-Mandibular Relations	ANB	2.3deg	1.8	11	4	3
	Convexity	2.2deg	2.2	12	4	4
Size & Form of the Maxilla & Mandible	FMA	30deg	4	40	39	38
	Facial axis	87deg	1.5	77	79	80
	LFH	49deg	4	62	62	62
Denture Relations	Mx1/APog	6.2mm	1.5	16	11	9
	Mx1/FH	116deg	4	122	119	119
	Md1/APog	3mm	1.5	9	7	6
	Md1 incl.	25deg	5	25	35	25
	Interincisal angle	124deg	7.7	103	105	117
Sofe tissue	Nasolabial angle	95deg		93	101	98
	UL to E-line	2mm	1	4	0	-1
	LL to E-line	3mm	1	8	1	0
	Upper lip thickness	12mm		7	12	12
	Lower lip thickness	13mm		13	12	12
	Mandibular sulcus	122deg		168	145	139
	TVL to ULA	5mm		4	1	2
	TVL to LLA	3mm		1	-3	-3
	TVL to Pog'	-4mm		-22	-15	-15

Name : L ○ ○
Age : 26Y 8M

A:2001. 6. 28 (pretreatment)

B:2001. 7. 14 (post-surgery)

C:2004. 7. 12 (post-treatment)

표8. 증례 8의
Cephalometric measurement

3. 치료 계획

STO 및 model surgery 결과 상, 하악 제 1소구치 4개의 발거 후 전방 분절 골절술에 의해 상악골 전방부를 7mm 후방 이동과 2mm 하방 이동, 하악골 전방부를 3mm 후방 이동, 그리고 전진 이부 성형술에 의해 이부를 7mm 전방 이동하기로 하였다.

술 후 교정은 환자의 요구에 의해 설측 교정술로 시행하기로 하였다.

이 때 상악 전치부의 arch length discrepancy를 해소하기 위해 부족한 공간은 stripping을 통해 확보하기로 하였으며 하악은 구치의 근심 이동을 통해 1급 관계를 회복하기로 하였다.

4. 치료 경과

2001년 7월 6일 치료 계획에 따라 수술을 시행하였으며 2001년 9월 11일 Ormco 사의 0.018″ slot의 lingual bracket을 장착 한 후 0.017″x0.017″ Copper NiTi를 삽입하여 initial align을 시도하였다. 상악에는 치아 배열시 부족한 공간을 set-up 모형시 측정한 stripping양을 참조하여 전치부를 stripping하여 확보하였다.

0.0175″x0.0175″ TMA로 교체하여 leveling 및 troque 조절을 하였으며 이 때 전치부에 3/16″ 4 Oz의 box elastics을 장착하게 하여 overbite을 조절하였다(그림 250).

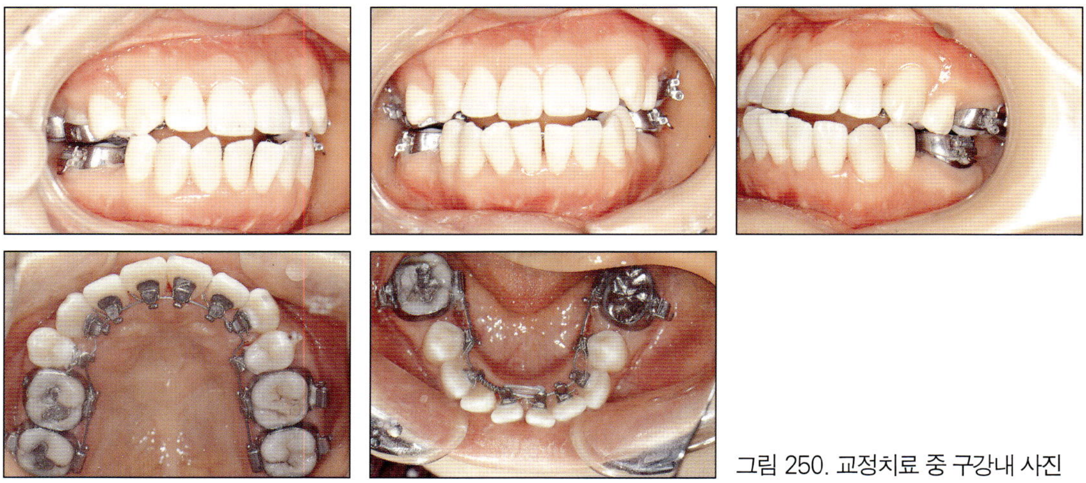

그림 250. 교정치료 중 구강내 사진

그 후 Class II elastics을 장착하여 견치 및 구치부 관계를 1급이 되도록 시도하였다.

환자의 협조가 양호하지 않아서 치료가 지연되어 2003년 6월 16일 교정 장치를 철거 한 후 Gnathologic tooth positioner로 교합의 미세 조정을 하였으며 상, 하악에 clip-on type의 retainer을 장착하였다.

교정치료 종료 후 하악 좌측 제 2소구치와 제 1대구치에 연결하여 camtilever 3 unit bridge을 제작하였고 우측 구치부에도 3 unit bridge을 제작하였다.

5. 치료 결과

안모의 심미성은 수술 후 크게 개선되었다.

전돌된 입술이 들어가면서 입술 주위의 근육의 긴장도가 감소하였고 이완시 입술이 자연스럽게 맞물렸다.

Maxillary depth는 92도에서 87도로 감소하였고 N perp. to A도 2mm에서 -3mm로 감소하였다.

하악에서는 이부의 전방 이동에 따라 Facial depth는 81도에서 83도로 증가하였고 N perp. to Pog도 -20mm에서 -15mm로 증가하였다.

Convexity도 12mm에서 4mm로 감소하여 심미성이 크게 개선된 것을 알 수 있다.

A-POg line에 대하여 상악 중절치는 16mm에서 11mm, 하악 중절치는 9mm에서 7mm로 감소하였고, interincisal angle은 103도에서 105도로 증가하였다.

E-line에 대한 상순의 거리는 4mm에서 0mm, 하순의 거리는 8mm에서 1mm로 감소하여 입술의 돌출감이 크게 개선되었다.

Mandibular sulcus도 168도에서 145도로 감소하여 이부의 곡선미가 강조되었다.

TVL to Pog' 는 -22mm에서 -15mm로 증가하였다(그림 248, 249, 표 8).

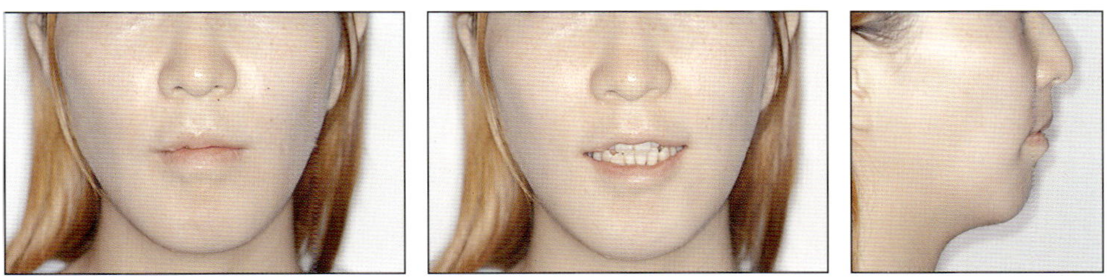

그림 248. 수술 후 얼굴사진

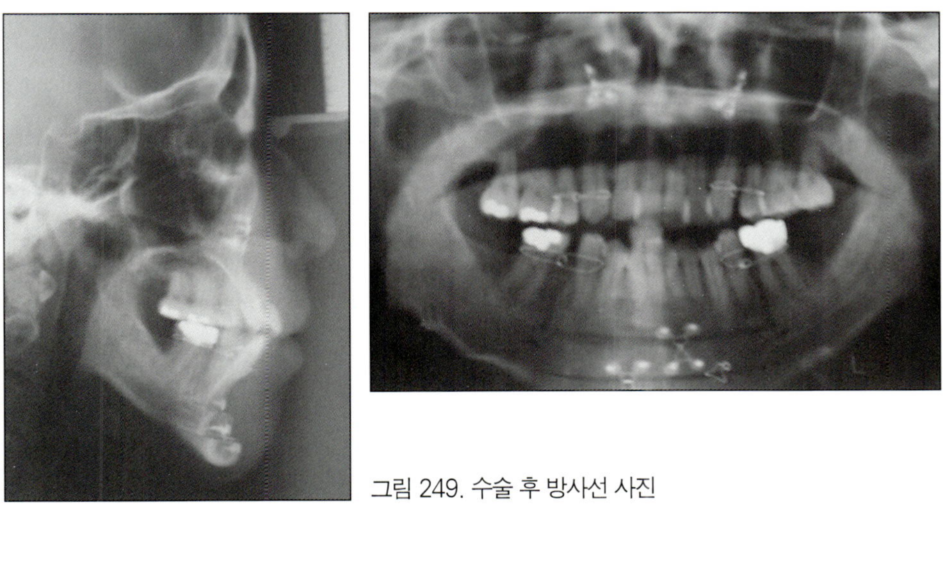

그림 249. 수술 후 방사선 사진

교정 치료 후 overjet은 3mm로 감소하였고 overbite도 2mm로 수술 직 후의 개방교합의 개선이 이루어졌다.

견치 및 구치의 1급 관계가 회복이 되었으며, interincisal angle은 117도로 증가하였다.

수술 직 후보다 입술은 좀 더 자연스러운 모습을 보였다.

Mandibular sulcus는 139도로 감소하였다(그림 251, 252, 표 8).

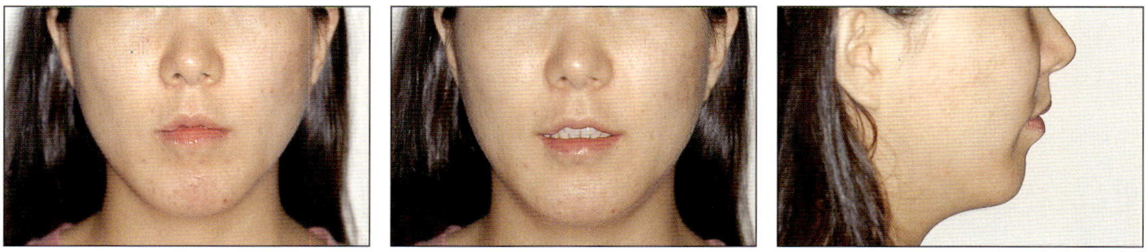

그림 251. 교정치료 종료 후 얼굴사진

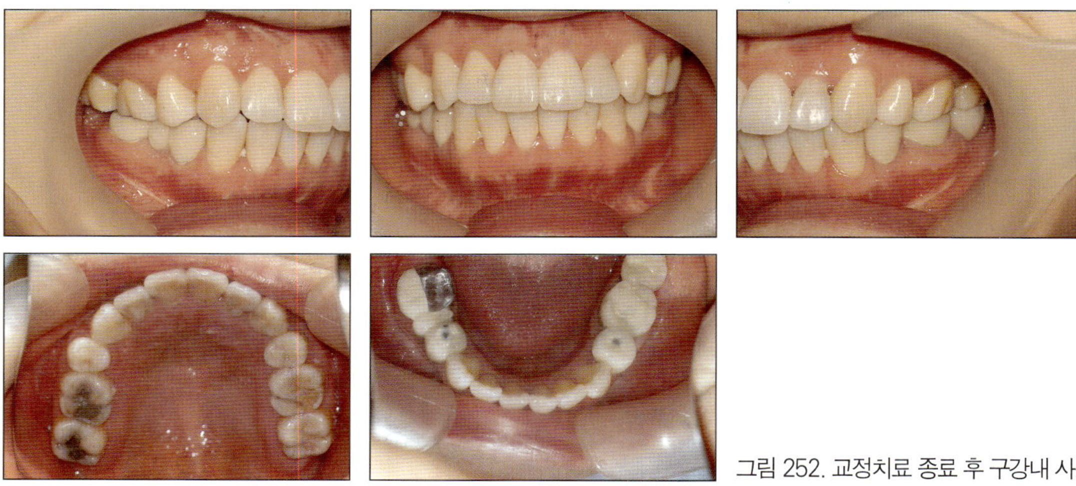

그림 252. 교정치료 종료 후 구강내 사진

골절단 부위의 치조골은 정상적인 소견을 보이며 치주에도 이상 소견은 관찰되지 않았다(그림 253).

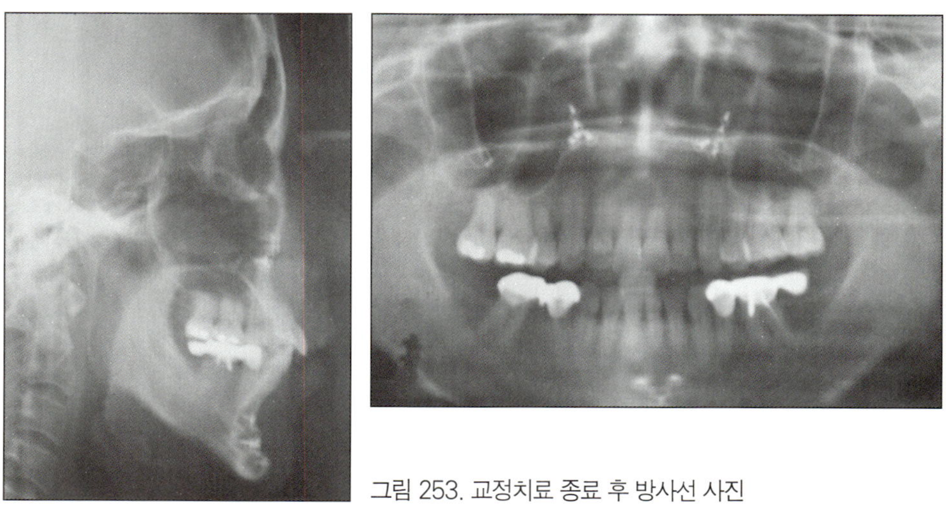

그림 253. 교정치료 종료 후 방사선 사진

8. Class III 증례 보고

증례 9

1. 기왕력 및 임상 소견

내원 당시 22세 7개월 된 여성 환자로 입술의 돌출을 주소로 내원하였으며 특이한 의학적인 병력이나 치과 질환은 없었다.

입술 폐쇄시 lip strain을 보이며 rest시 lip incompetency를 나타내며 상순보다 특히 하순 및 이부의 전방 돌출이 심했다. 비순각은 예각을 보이며 facial asymmetry는 관찰되지 않았다.

구강 검사 시 전치부 반대 교합이 관찰되며 상악 우측 제 2소구치가 상실되었고 구치부에 다수의 충전물이 관찰되며 하악 좌측 제 1대구치는 금관 수복이 되었다.

견치 및 구치 관계는 앵글씨 3급 관계를 보이며 overbite는 1mm, overjet은 -1mm였다.

악관절 증상이나 다른 구강 악습관은 없으며 구강 청결 상태는 양호한 편이었고 치주염 증상은 발견되지 않았다(그림 254, 255).

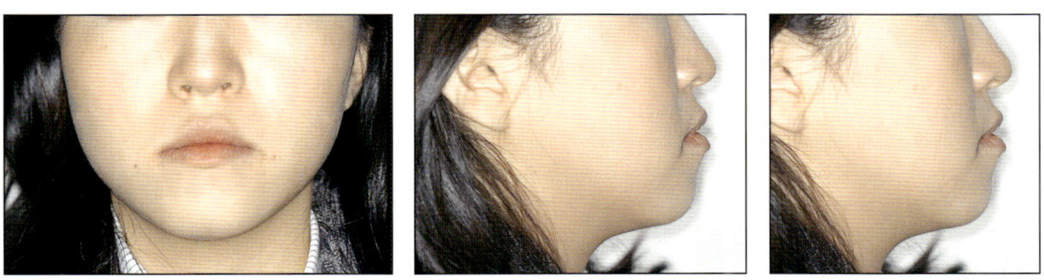

그림 254. 술전 교정 전 얼굴 사진

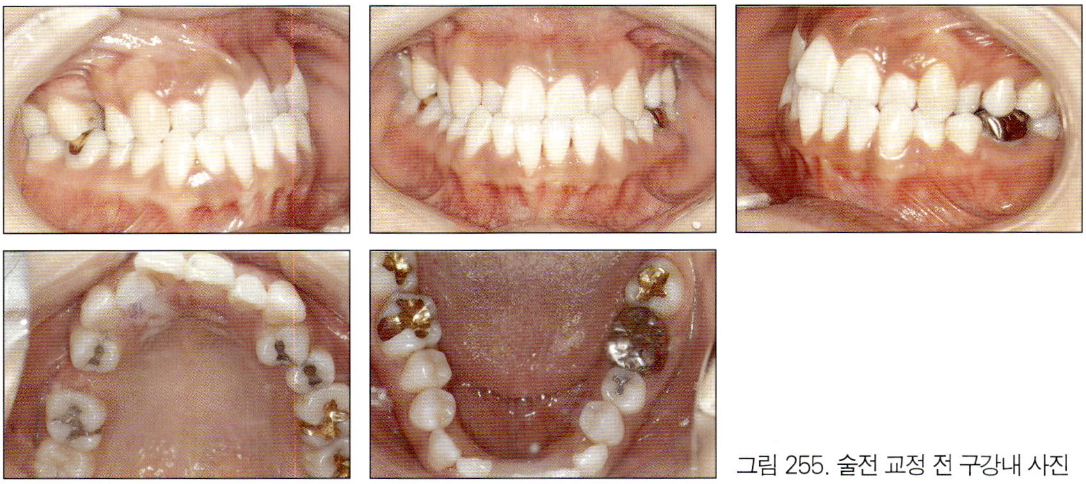

그림 255. 술전 교정 전 구강내 사진

2. 진단

파노라마 구내 방사선 사진에서 상악 우측 제 2소구치가 결손되었고 상악 좌,우측 측절치는 근관 치료가 되어 있으며 하악 좌측 제 1대구치는 금관 수복이 되어 있으며 과잉치등의 특이 소견은 없었다.

측모 두부 방사선 계측 사진 분석시 하악 평면각은 29도, Facial axis는 85도로 mesofacial pattern을 보였고 두개골에 대해 상악골과 하악골 모두 전방 위치되어 있다.

A-Pog line에 대하여 상악 중절치는 7mm, 하악 중절치는 8mm 전방위치되어 있으며 interincisal angle은 128도였다.

E-Line에 대하여 상순은 0mm, 하순은 4mm로 전돌되어 있고 비순각은 80도였다.

TVL에 대하여 하순은 9mm, 이부는 2mm로 모두 전방 위치되어 있다.

위의 계측치를 종합해 보면 환자는 양악 전돌을 동반한 치성 3급 부정교합으로 진단하였다(그림 256, 표 9).

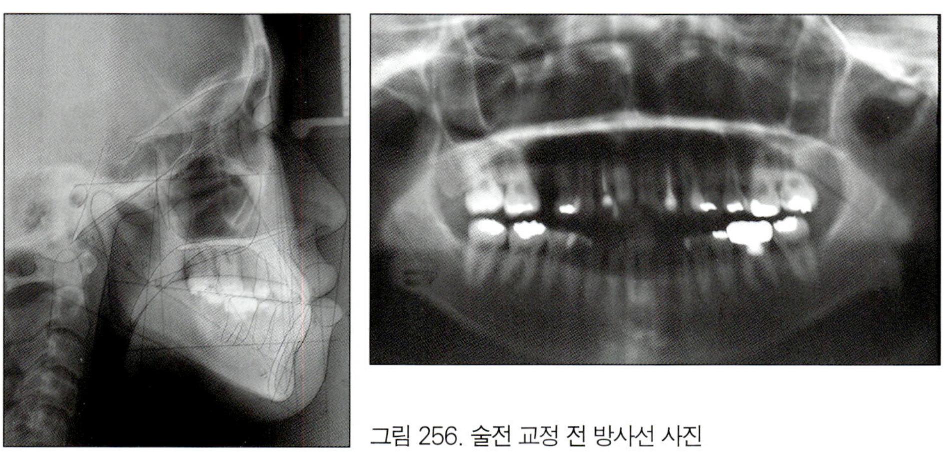

그림 256. 술전 교정 전 방사선 사진

Area of study	Measurement	Norms	S.D	A	B	C
Cranial base	ACB	56.9mm	3	61	61	61
	NaBa/FH	28.4deg	2	33	33	33
Maxilla to Cranial base	NaA/FH	90.8deg	3	95	89	90
	Nperp to A	-1.7mm	2.3	4	-1	1
	SNA	80.2deg	4.2	78	73	75
Mandible to Cranial base	NaPog/FH	87deg	2	92	90	89
	SNB	77.9deg	2.4	76	74	74
	Nperp/Pog	-6.5mm	4.5	3	0	-1
Maxilla-Mandibular Relations	ANB	2.3deg	1.8	2	-1	1
	Convexity	2.2deg	2.2	3	-1	1
Size & Form of the Maxilla & Mandible	FMA	30deg	4	29	31	32
	Facial axis	87deg	1.5	85	83	83
	LFH	49deg	4	52	54	56
Denture Relations	Mx1/APog	6.2mm	1.5	7	8	9
	Mx1/FH	116deg	4	116	114	116
	Md1/APog	3mm	1.5	8	5	6
	Md1 incl.	25deg	5	23	25	31
	Interincisal angle	124deg	7.7	128	131	121
Sofe tissue	Nasolabial angle	95deg		80	99	87
	UL to E-line	2mm	1	0	-1	-1
	LL to E-line	3mm	1	4	-2	0
	Upper lip thickness	12mm		12	14	13
	Lower lip thickness	13mm		13	14	13
	Mandibular sulcus	122deg		162	156	135
	TVL to ULA	5mm		8	5	6
	TVL to LLA	3mm		9	0	2
	TVL to Pog'	-4mm		2	-3	-4

Name : Lee o o.
Age : 22Y 7M

A:2001. 12. 6 (pretreatment)

B:2002. 5. 20 (post-surgery)

C:2004. 6. 29 (post-treatment)

표9. 증례 9의 Cephalometric measurement

3. 치료 계획

STO 및 model surgery를 통해 상악 전치부의 불규칙한 배열이 수술시 골편을 정확히 위치하는데 교합 간섭을 야기하므로 상악의 술 전 교정을 통해 치아를 aligning한 후 상악 좌측 제 1소구치와 하악 좌, 우측 제 1소구치를 발거 한 후 전방 분절 골절술에 의해 상악 전방골은 4mm, 하악 전방골은 7mm 후방 이동, 그리고 이부 성형술에 의해 이부의 5mm 후방 이동을 계획하였다.

술 후 교정은 설측 교정술로 시행하며 상악 구치의 전방 이동을 통해 견치 및 구치 관계의 1급 회복을 목표로 하였다.

4. 치료 경과

2001년 12월 18일 상악 치아에만 Ormco사의 0.018″ slot의 Sprit bracket을 장착 한 후 0.016″x0.022″ Copper NiTi를 삽입하여 initial align을 한 후 0.016″x0.022″ TMA를 삽입하여 leveling을 하였다. 술 전 교정이 끝난 후(그림 257~259) 2002년 5월 6일 치료 계획에 따라 수술을 시행하였으며 7월 22일 Ormco사의 0.018″ slot의 lingual bracket을 장착 한 후 0.017″x0.017″ Copper NiTi를 삽입하여 initial aligning을 한 후 0.0175″x0.0175 TMA로 교체하여 leveling 및 torque 조절을 하였다.

잔존 공간 폐쇄는 sliding mechanics을 이용하였고 3/16″ 4 Oz의 Cl.III elastics을 장착하였다.

2003년 3월 24일 교정 장치를 철거하고 Gnathologic tooth positioner로 교합의 미세 조절을 한 후 상악에는 clip-on type의 retainer, 하악에는 5-5 bonded lingual retainer을 장착하였다.

총 치료 기간은 8개월이었다.

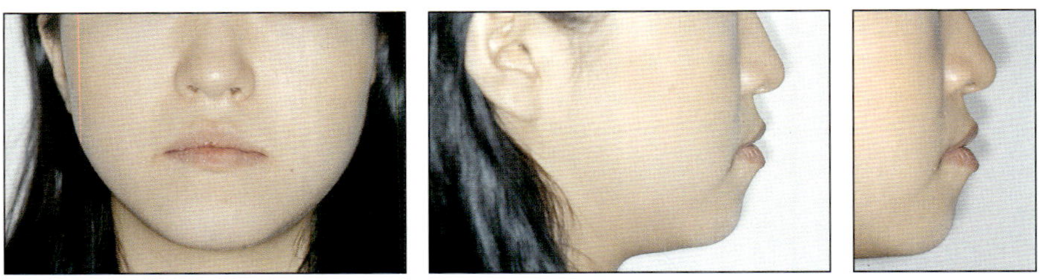

그림 257. 술전 교정 후 얼굴사진

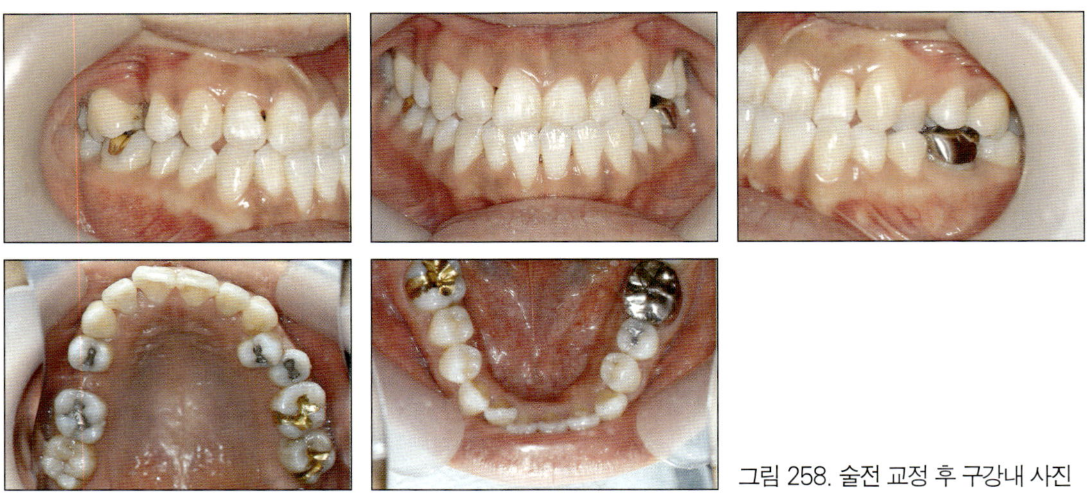

그림 258. 술전 교정 후 구강내 사진

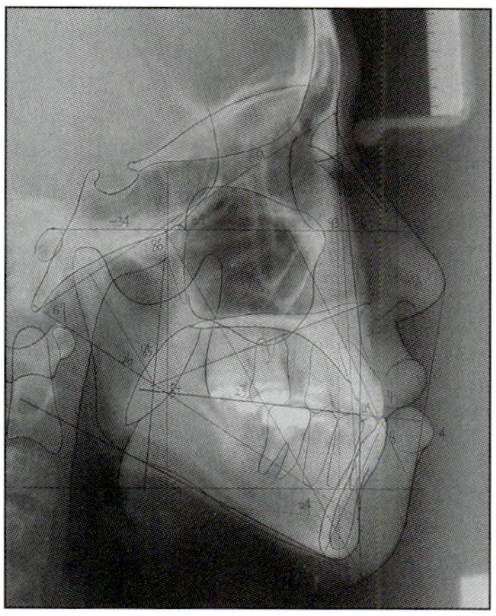

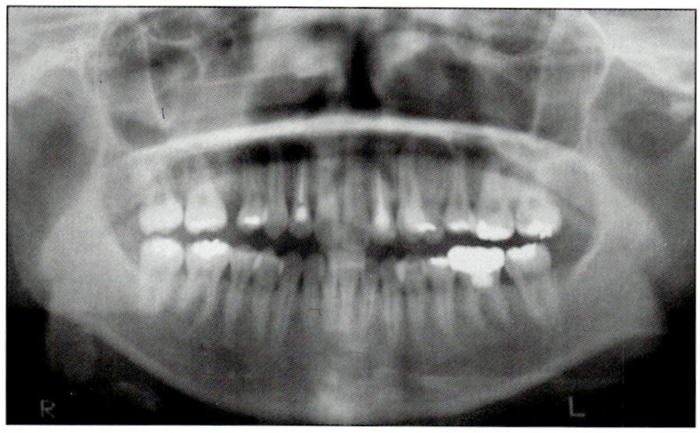

그림 259. 술전 교정 후 방사선 사진

5. 치료 결과

수술 후 비순각은 80도에서 99도로 증가하였고, E-line에 대한 상순의 거리는 0mm에서 -1mm, 하순의 거리는 4mm에서 -2mm로 감소하였다.

TVL에 대한 상순의 거리는 8mm에서 5mm, 하순은 9mm에서 0mm 그리고 Pog' 의 거리는 2mm에서 -3mm로 감소하였다.

전돌된 입술이 들어가면서 입술 주위 근육의 긴장도가 감소하여 이완시 입술이 자연스럽게 맞물리게 되었다.

Maxillary depth는 95도에서 89도, N perp. to A도 4mm에서 -1mm로 감소하였다.

이부의 후방 이동에 따라 Facial depth는 92도에서 90도로, N perp. to Pog도 3mm에서 0mm로 감소하였다.

A-Pog line에 대하여 상악 중절치는 7mm에서 8mm로 증가하였는데 이것은 A point와 Pog이 수술에 의해 후방 이동함에 따른 결과이다. 하악 중절치는 8mm에서 5mm로 감소하였으며 interincisal angle은 128도에서 131도로 증가하였다(그림 260~262, 표 9).

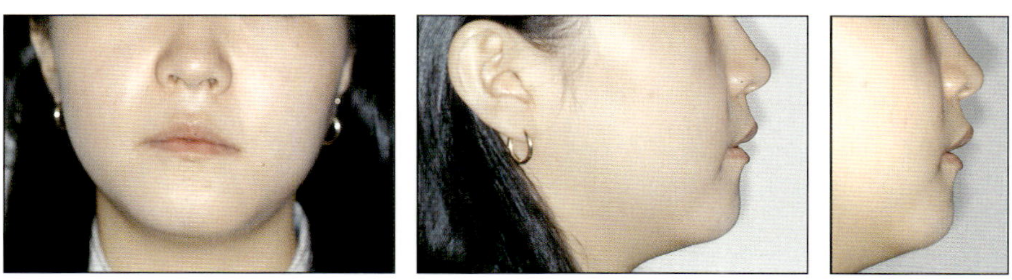

그림 260. 수술 후 얼굴사진

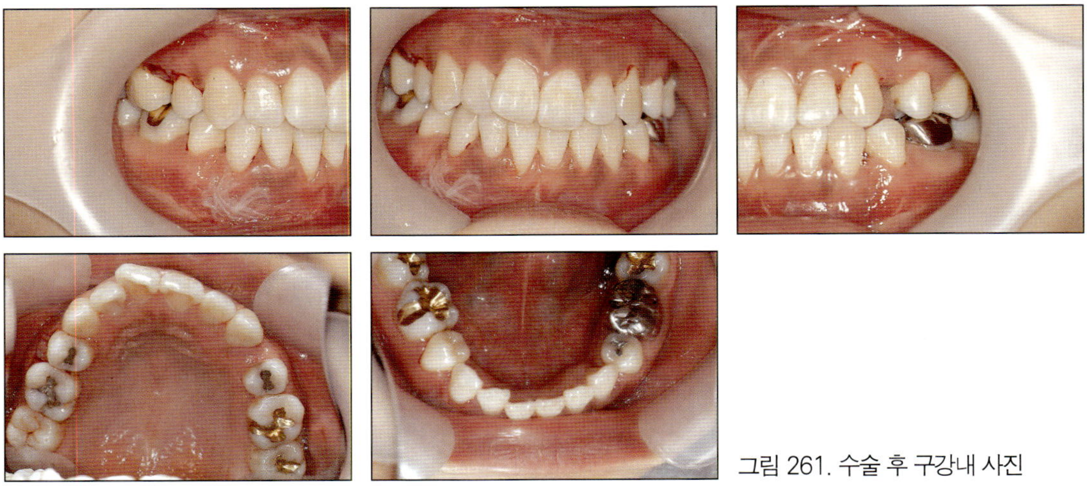

그림 261. 수술 후 구강내 사진

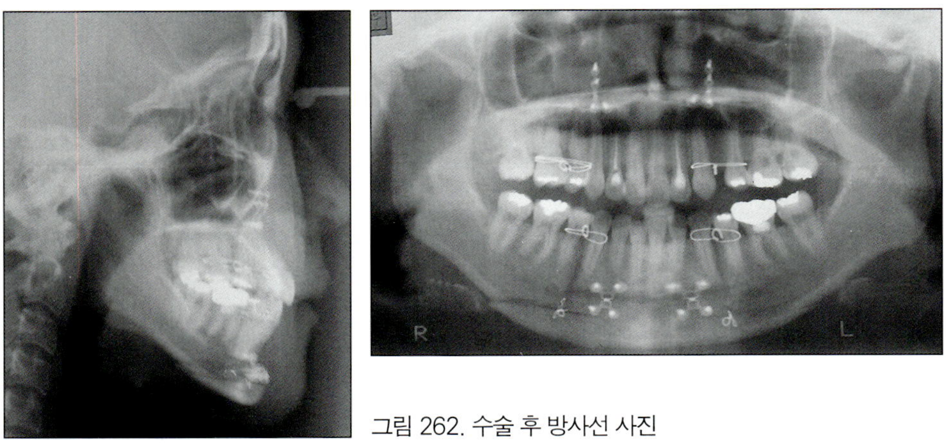

그림 262. 수술 후 방사선 사진

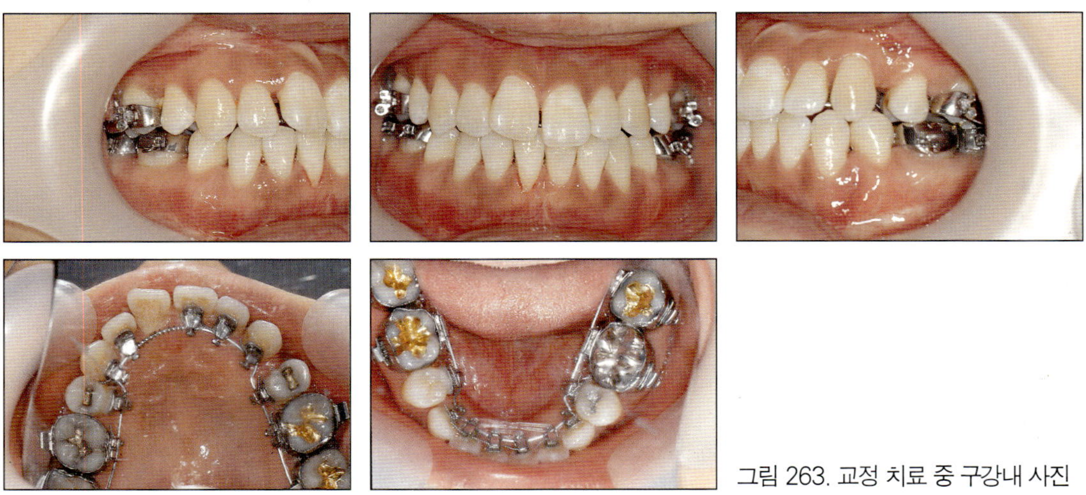

그림 263. 교정 치료 중 구강내 사진

교정 치료 후 overjet은 3mm, overbite은 2mm로 정상 교합을 회복하였고 견치 및 구치 관계 모두 1급을 회복하였다.

Interincisal angle은 131도에서 121도로 감소하였고 비순각도 99도에서 87도로 감소하였다.

Mandibular sulcus는 수술 후 156도에서 교정 치료 후 135도로 감소하여 이부의 곡선미가 회복되었다(그림 264, 265,표 9).

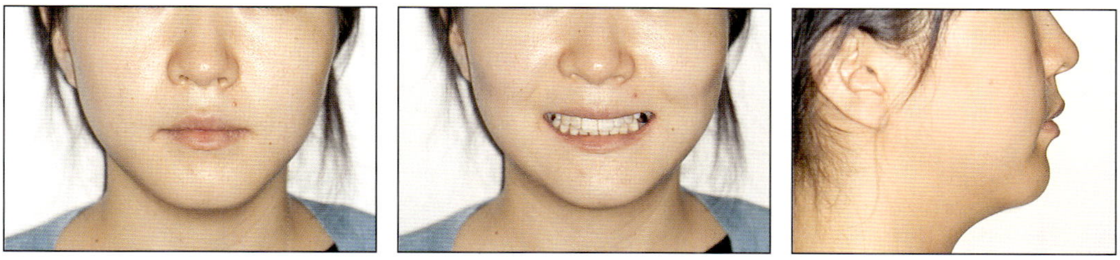

그림 264. 교정치료 종료 후 얼굴사진

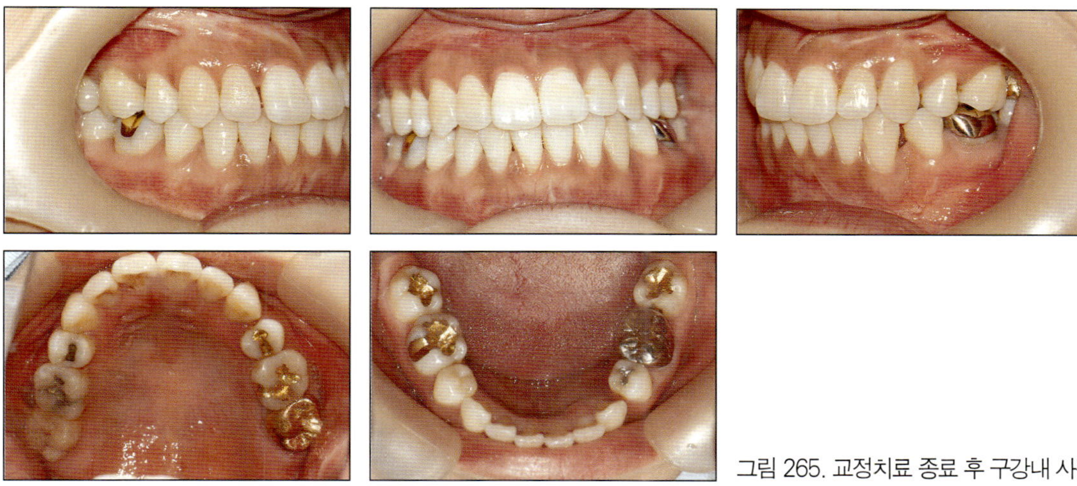

그림 265. 교정치료 종료 후 구강내 사진

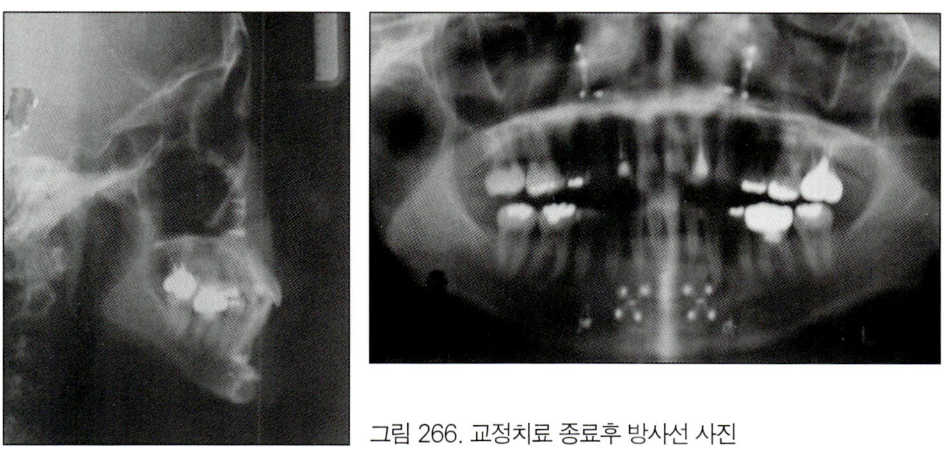

그림 266. 교정치료 종료후 방사선 사진

하악 우측을 제외한 나머지 골절단 부위의 치조골은 정상적인 소견을 보이며 하악 좌측 견치와 제 2소구치 사이의 치간 유두 소실을 제외하곤 치주의 이상 소견은 없었다(그림 266).

9. 결론

양악 전돌증의 치료에 있어서 소구치의 발거 후 교정 치료가 일반적으로 많이 시행되고 있으나 최대 고정원(Maximum anchorage)의 확보를 위하여 악외 장치의 사용에 대한 환자의 협조가 필수적이며 최근 mini-implant등을 사용하여 환자의 협조 없이 최대 고정원을 확보할 수 있게 되었지만 교정 치료의 한계가 있는 증례에서는 좋은 결과를 얻기 힘들며 치료 기간의 장기화, 전치부의 상당한 거리의 이동에 따른 치근 흡수의 가능성 등 부작용도 있다.

또한 환자들의 치료 기간 단축과 빠른 심미적 개선에 대한 요구가 증가하면서 이에 대한 해결 방안으로 전방 분절 골절술(Anterior segmental osteotomy)을 이용한 ASOrthodontics은 아주 효과적인 방법이라 할 수 있다.

대부분의 증례에서 술 전 교정은 필요하지 않았으며 술 전 교정이 필요한 경우도 단기간의 치료 후 수술을 할 수 있었다.

술 후 6-8주부터 순측 혹은 설측 교정술에 의해 약 6-10개월의 치료 기간이 소요되었으며 이것은 통법의 교정 치료 기간보다 현저히 단축되었다.

일반적인 교정 치료를 시행하기 힘든 증례, 즉 다수의 보철물이 장착된 경우, 심한 dolichofacial 혹은 brachyfacial pattern인 경우, 치조골의 두께가 얇아서 치아 이동에 제한이 있는 경우, A-point가 전방으로 많이 돌출된 경우, 다수의 구치부가 상실된 경우, 치조골의 흡수가 심해서 장기간의 교정 치료가 불가능한 경우, 악관절 장애증이 있는 경우 등에서 전방 분절 골절술을 이용한 ASOrthodontics는 교정 치료의 한계를 넘어 좋은 치료 결과를 얻게 한다.

외과의사와의 원활한 의사 소통과 환자와의 심미적 목표를 일치하는 것이 중요하며 수술 계획을 수립하는 데 있어 앞선 언급한 여러 사항을 고려하여 개개의 환자에게 맞는 수술 계획을 세우는 것이 중요하다.

Ⅴ. 환자가 쓴 돌출입 수술 후기

환자가 직접 써서 올려주신 돌출입수술 후기들입니다.

〈돌출입 수술-교정 바로알기〉라는 제목의 책에, 환자가 쓴 후기들을 모아서 엮어내는 것이 무슨 의미가 있냐고 반문할 수도 있습니다. 그저 다른 환자들에 대한 홍보목적이 아닐까 하고 오해할 수도 있겠습니다.

그러나, 의료는 이제 의료' 서비스' 이고, 환자는 '고객' 입니다.

고객의 소리 즉, 환자의 말들을 귀기울여 듣는 것은, 의료진의 입장에서 더 나은 의료서비스를 제공하는 데 아주 중요한 키포인트입니다.

따라서 환자가 진찰을 받고 수술을 결정하는 과정, 수술을 받는 과정, 그리고 회복과정에서 느낀 점들을 가감없이 진솔하게 적은 글들은, 돌출입 수술을 계획하고 있는 환자나 환자의 가족들에게 많은 도움이 될 뿐만 아니라, 돌출입 환자들을 진료하는 의사, 환자를 돌보는 간호사에게도 반드시 참고해야 할 살아있는 참고서가 될 것입니다.

최근 인터넷이 더 우리 생활에 가까워지면서, 후기의 숫자도 많아지고 더 자세하며 알찬 정보를 많이 담고 있습니다. 따라서 비교적 최근 글들에 비중을 두고 발췌하였습니다. 틀린 철자는 바로잡았고, 이모티콘 등 나머지는 가능한 한 그대로 두었습니다.

선생님 수술 잘해주서서 고맙습니다 ··

- 상 담 인 : 1973생 여자 〔기타〕
- 상담시간 : 1998-02-24 09:05:21
- 답변시간 : 1998-02-26 00:34:46
- 병력 : 155 431 B

Q 선생님 안녕하세요! 22일 잇몸 수술한 이*숙입니다.

수술 전에 너무 걱정되고, 또, 마취과 선생님 때문에 많이 기다리고 해서 힘들었는데요, 생각보다 마취도 빨리깨고(몸이 약한데다 오래 굶고 해서 사실 무지 걱정 했거든요 ^^), 통증도 참을만한 정도더군요, 저는 진통제 하나도 안썼잖아요.ㅎㅎ

지금은 입안 소독 열심히 하고 있고요, 제 모습이 너무 많이 변해 가족들은 충격을 많이 받은듯 하구요. 제 느낌은 입이 생각보다 많이 들어간 느낌이고, 입술가로폭 도 많이 줄은 듯 해서 걱정…

얼굴 붓기는 심하진 않은것 같은데 그래도 붓기가 좀 빠지면, 입술 모양이 옆으로 가지런해 질까요? 수술 전에 선생님께서 입술이 많이 말려 들어 갈지도 모른다고 하셨는데 생각보단 많이 안들어 갔어요(휴~다행).

그리고 어떤 자세로 있어야 빨리 상처가 아물까요? 가능하면 옆으로 눕거나 하지는 않고 있읍니다만, 너무 오래 앉아 있거나 하는것도 좋지 안겠죠?

지금 눈에 띄게 예뻐진곳은 턱이랑, 옆모습(특히 코가 높아져서 좋아요), 그리고 제모습 많이 변했다고 걱정하면서도 한 참 어려 보인다고 한 마디씩 하는군요.ㅎㅎ

제발 입술모양도 빨리 자리를 잡았으면 좋겠습니다(교정하면 옆으로 좀 늘어날까요?) .

그리고 목요일 병원에 가기로 햇는데요. 저는 오전시간이 좋을듯 한데요, 선생님 스케줄이 어떠신지요? 그리고 그날 턱에 붙인 밴드 제거하고 입안 실밥도 제거 하는지요?

좋은 하루 보내세요. *^^*

A 안녕하십니까? 김용섭, 한상백 원장입니다.
입이 많이 들어간 듯하게 보이는 이유는 입주변의 조직이 부어있기때문입니다.
붓기가 어느정도 빠지는 이주정도의 시간이 지나면 큰 불만이 없는 상태까지는 회복이 될 것입니다. 입술이 말려들어간 듯하게 보이는 현상도 일시적인 것으로 아무리 늦더라도 6주 정도의 시간이 지나면 해소된답니다. 말씀하신대로 코가 더 예뻐보인다거나 어려보이는 것은 이 수술이 갖고 있는 부수적인 좋은 효과입니다.

입술이 옆으로 길어보이려면 입 주변의 붓기가 완전히 해소되어 입술의 근육이 제각각 자연스러웁게 움직일때입니다. 대체로 2~3주 정도의 시간이 필요합니다. 물론 장기추적된 환자의 사진에서 보셨듯이 6개월 정도의 긴 시간이 지나면 지금은 상상하기 힘들 정도로 더 예쁜 모습이 최종적으로 나오구요… 목요일에 오시면 테잎을 제거하고 입속의 상처를 확인할 것입니다. 실밥의 제거는 수술후 2주째에 하게됩니다.

이병원에서 잇몸수술 받은지도 벌써 6개월이 지났내요

- 상 담 인 : 1970생 여자 〔언론, 출판〕
- 상담시간 : 2000-09-13 13:19:57
- 답변시간 : 2000-09-13 18:01:41
- 병력

Q 그동안 잘 지내셨는지요. 제가 이 병원에서 잇몸수술을 받은지도 벌써 6개월이 지났네요. 원장님이 수술 잘 해주신 덕분에 달라진 제 모습에 한층 자신감이 생겼답니다. 지금은 교정치료도 즐거운 마음으로 받고 있고요, 많은 고민끝에 원장님을 선택한 보람이 있네요. 항상 건강하시고 하시는 일 잘 되시길 바랍니다.

A 안녕하세요. 은*씨, 강남제일 성형외과치과입니다.
저도 기쁘군요. 좋은 결과를 볼 수 있었던 것은 저희를 믿고 맡겨주신 환자분의 덕이라고 생각합니다.
자신감 있는 모습으로, 예쁘고 행복하세요.

참고 기다린 보람이 있네요

- 상 담 인 : 1970생 여자 〔프리랜서〕
- 상담시간 : 2001-05-13 17:35:19
- 답변시간 : 2001-05-14 10:35:02
- 병력

Q 저는 잇몸수술한지 두달 좀 넘었는데요… 처음엔 좀 어색하고 합죽한 모습이었는데 많이 좋아졌읍니다. 다들 예전보다 인상이 한결 부드럽고 좋아졌다고 하니 원장님 말씀대로 참고 기다린 보람이 있네요. 수고 하시고요, 다음달에 뵙겠습니다.
수술 잘 해주셔서 정말로 감사합니다.

A 안녕하세요? *은* 님. 강남제일 성형외과치과입니다.
수술하신지 두 달째이면 예뻐진 얼굴윤곽선이 확연히 드러나는 때입니다만, 앞으로 9개월에 이르는 시간까지 계속해서 조금씩 더 예뻐질 것입니다. 즉, 현재 본인이 가지고 있는 얼굴의 미세한 붓기 속에 아름다움이 숨어 있는 것입니다.
은 님께서 만족해하시는 모습에 저도 기쁩니다. 항상 행복하시기 바라고, 다음달에 뵙겠습니다.

많은 우여곡절끝에 수술하게 되어서...

- 상 담 인 : 1981생 여자 〔회사원〕
- 상담시간 : 2002-04-05 12:31:16
- 답변시간 : 2002-04-08 02:22:42 병력 잇몸 윤곽수술

Q 원장님 안녕하세요. 2월달에 치료했던 사람입니다. 많은 우여곡절끝에 수술하게 되어서 늘 죄송한 마음이 있네요. 말씀처럼 원장님께서 말씀 한데로 믿고 기다리니 달라진 모습에 늘 감사드리고 있습니다. 제가 글을 올린 이유는 아직 2차적으로 치아교정을 해야 되는데 지방이라 지방에서 해도 무관한지, 치아교정을 안하면 어떻게 되는지, 지금 이빨이 약간 벌어진 상태인데 제가 앞니가 부분의치라 아직 감각이 없거든요. 이것이 치아교정을 하면 사라질껀지, 그리고 치아교정을 해서 수술의 효과를 극대화 하신다고 쓰신 글을 본적이 있는데 원장님 말씀처럼 지금의 달라진 모습이 앞으로 이쁜모습의 반 밖에 안되신다고 하셨는데 그 반이 치아교정을 해야 얻을 수 있는지요 많이 질문해서 죄송한데요. 마지막으로 치아교정을 안 받을경우 다시 입구조가 튀어나온다거나 이빨이 더욱더 벌어지는지요. 제가 턱끝교정수술을 하지 못했는데 막상 입이들어가 턱이 강조되어 보이는데 나중에 이것도 해야되는지요. 횡설수설 이것 저것 문의 해서 죄송합니다. 정말 정말 저의 달라진 모습에 너무 너무 감사드리고요, 늘 바쁘신것 같으셔서 건강 조심하셨으면 합니다. ^^

A 안녕하십니까? 강남제일 성형외과치과입니다. 치아의 감각은 3개월 정도가 되어야 다 돌아오게 됩니다. 물로 조금 더 늦는 경우도 있고요, 치아 교정치료를 받아야 더 예뻐지는 것은 아니고, 치아교정은 말 그대로 치아가 예뻐지기 위해서 하는 것입니다. 시기적으로 수술후 9개월이 되어야만 수술의 결과가 다 나온다는 뜻이며, 교정치료와 상관없이 지금보다 훨씬 더 예쁘고 자연스러운 모습이 나오게 됩니다. 치아교정을 받지않더라도 재발이나 다른 문제는 없으나, 치아사이의 간격이 벌어지는 현상은 올 수 있기때 문에 교정이 싫으시면 보철의 방법으로라도 치료를 받으시는 것이 좋겠습니다. 지방에서 치료를

받으셔도 좋습니다만 좋은 선생님을 찾는것은 무엇보다 중요한 일이겠습니다. 턱끝교정술은 나중에라도 받으실 수 있는 것입니다. 제 기억으로는 그렇게 이상하게 보이지는 않을 것이라고 생각됩니다만, 저도 환자분이 만족하시리라 생각하고, 저를 믿고 수술을 맡겨 주신것에 고맙게 생각하고 있습니다.

돌출입 수술을 하시려는 분들께… 원장님 감사드립니다

- 상 담 인 : 1968생 여자 〔기타 교직〕
- 상담시간 : 2003-02-25 09:32:35
- 답변시간 : 2003-02-27 10:32:43

Q 저는 돌출입을 수술한 당사자입니다.
우선 강남제일성형외과에 일하시는 모든 분들께 감사의 말씀을 드리고 싶습니다.
"고맙습니다!"
그리고 특히 수술의 결과에 대해 의구심을 계속 가졌던 제게 확실한 믿음을 갖게 해주시고 결과적으로 의사선생님의 말씀처럼 드라마틱한 수술결과를 보게해주신 한상백, 김용섭 두 분 선생님께 거듭 감사의 말씀을 드리고 싶습니다.
"진심으로 고맙습니다!"
돌출입이 지금껏 살아오면서 신체적 컴플렉스의 최우선이었다면 주저마시고 수술하시라고 권해드리고 싶습니다. 그리고 금전적인 부분은 수술후의 행복에 비하면 적은 액수일 수도 있다고 감히 말씀드리고 싶네요.
저는 제일성형외과의 홍보 도우미도 아니고 제일성형외과와 아무런 연관이 없는 사람입니다만, 수술 후의 제 삶이 수술 전과 너무 바뀌었고(특히 자신감, 자신감은 삶에 활력을 불어넣어 주고 이런 활력은…) 개인적으로 성형수술에 대해 부정적 견해가 많았던 한 사람으로서 성형 수술이 외형적인 아름다움은 물론이요, 정신적인 아름다움까지 준다는 사실과 또한 수술 전의 불안한 마음을 느꼈던 같은 고객의 입장으로서 도움을 드리고자 이렇게 글을 올린 거랍니다.
그럼, 건강하고 행복한 시간들이 되세요!!

A 안녕하세요. 강남제일 성형외과치과입니다.

수술결과에 만족하시니 저도 기쁩니다.

컴플렉스에 시달리면서도 수술을 두려워하거나 용기를 내지못하는 분들께 용기와 희망이 되는 글을 남겨 주셨군요.

아름다움은 사람들의 눈만을 기쁘게 하는 것이 아니라 마음도 풍요롭게 만든다고 한 영국의 시인 키츠는 미를 가리켜 '영원한 기쁨' 이라고 했답니다.

영원히 기쁘고 행복하시길 바라고, 부군 되시는 분과도 늘 다정한 모습이시길 바랍니다.

수술한지 한 4주쯤 되었을때 집에 있는 강아지랑 살짝 입을 부딛쳤는데

- 상 담 인 : 1984생 여자 〔연구원〕
- 상담시간 : 2003-03-23 23:14:40
- 답변시간 : 2003-03-24 14:28:44
- 병력

Q 안녕하세요. 원장님.

상담입력에 제 이름을 입력시켰는데 아실지 모르겠어요.

저는 1월에 잇몸윤곽수술을 받은 대학생입니다.

수술한지 2개월 됐는데 이제 붓기도 많이 빠졌어요.

수술 결과에도 대단히 만족하고 있습니다.

항상 병원을 나올때 감사하다는 말을 못 드리고 나온것같네요.

ㅋ ㅋ 수술 잘 해주셔서 정말 감사드립니다.

그런데 제가 수술하지 한 4주쯤 되었을때 집에 있는 강아지랑 살짝 입을 부디쳤는데 그냥 너무 놀래서 멍해지더라고요, 아프거나 하지 않았고요, 그래서 치과의사 선생님께 말씀을 드리니까 그 정도로 부디쳐서는 아무일 없다고 하시더라고요.

그래도 조금 걱정이 되어서요… 그런데 아프거나 하진 않거든요.

암튼 치아교정이 끝날 때 병원에 가겠습니다.

그때 가면 다시 한번 감사하다는 말씀드리고 싶네요.^^

A 안녕하세요, *희씨 강남제일 성형외과치과입니다.

수술결과에 만족하실 수 있는 것은, 환자분이나 저희병원이나 모두 같이 최선을 다한 결과이지요.

감사의 말씀 전해주셔서 저도 기쁩니다.

항상 행복하십시오.

돌출입 재수술했어요... 원장님들! 감사합니다

- 상 담 인 : 1969생 여자 (강사, 교수)
- 상담시간 : 2003-07-02 23:55:16
- 병력 : 162 46 b

Q 저는 이번 5월에 다른성형외과에서 돌출입수술을 했습니다.
그런데,정작 들어가야하는 잇몸뼈는 안들어가고 이만들어가고 턱뼈는 뾰족하여 마치 이가 다 빠진 합죽한 할머니 같았습니다.
전 정말 너무나 괴롭고, 거울을 볼 때마다 자살하고 싶었습니다.
밤마다 잠을 이룰 수가 없었습니다.
저를 수술한 병원에서는 돌출입은 재수술이 안된다고하여 마지막희망으로 강남제일에 갔습니다.
그리고 지금은 재수술후 나날이 나아지는 얼굴을 보며 미소짓습니다.
김용섭 원장님! 정말 감사합니다. 한 원장님도 감사합니다.
저같은 처지에 있는분이 올린 글을 봤는데 더이상 괴로워 마시고 강남제일로 가보세요.

A 안녕하세요. 강남제일 성형외과치과입니다.
자가 뼈 이식까지 감당해야 하는 재수술을 받으시는 *정씨를 보면서 저희 의료진 모두 매우 안타까웠습니다.
아직 붓기가 더 빠지길 기다려야 하는 시기입니다만, 현재로서 경과가 좋으니 저희들도 첫수술 자체를 제대로 해드린 만큼은 채 못되더라도 차선의 좋은 결과를 기대하고 있습니다.
아무쪼록 돌출입 수술의 선택에 경종을 울릴 수 있는 글을 올려주셔서, 많은 분들의 선택에 도움이 되었길 바랍니다.

돌출입수술한지 하루…

- 상 담 인 : 1976생 여자 〔회사원〕
- 상담시간 : 2003-07-12 22:30:34
- 병력 : 161,51,a

Q 수술하신 원장 선생님~ ,저 엄살 다 받아주신 간호언니들… 정말 고맙습니다. 집에 오니 다들 입을 못 다물어요. 너무 예쁘데요. 친구들은 의술과 돈의 힘에 쓰러졌고요, 전 거울만 봐요. 좋아서 히죽 거린다고 정신 없어요. 시간이 지나서 붓기가라 앉으면 더 이쁘겠죠 선생님!! 그런데 입 안의 피는 언제쯤이나 안 나오는 거에요? 멈출 기미가 안 보여요. 가래(예전에 담배때문인가여?) 때문에 기침으로 뱉는데 수술한데 지장있는건 아닌지 코 안에 이물질(피랑 콧물 굳은 거)씻어내도 되나요?
턱 끝이 시끈거리는데도 말 많이 해도 되나요? 수술하고 퇴원한지 하루도 안 지나 유난 떤다고 난리죠. 맞다. 재채기도 나와요. 그러면 순간 코랑 입안이 부르르 떨리는데 진동크게… 괜찮나요? 제일 궁금한 건, 21일날 어금니에 무얼 끼운단 얘기하셨죠? 뭐줘? 아픈건가요? 실밥 뽑을 때도 아프죠? 전 아픈게 싫은데… 얼마큼 아픈지 아~주 솔직히 얘기해주세요. 각오하고 가려고요. 겁이나요. 이상 질문은 여기까지예요. ㅋㅋ 기분이 좋아서 혼자 자꾸 웃음이… 선생님 답변 기다릴게요. 선생님은 정말 신같은 존재이십니다.

A 안녕하세요. 영*님, 강남제일 성형외과치과입니다. 영*님이 거울을 보며 기뻐하실 모습을 생각하니, 저도 흐뭇하군요. 돌출입을 가진 분들에게 잇몸윤곽수술은 이런 기쁨과 자신감을 가져다 주기 때문에 더욱 보람이 있습니다. 우선 코 안의 이물질은 안건드리시는 것이 좋겠지만, 콧구멍 근처까지 딱지가 앉아 호흡이 불편할 정도라면, 집에서 면봉에 렌즈세척용 생리식염수를 적셔 조심스럽게 닦아내시기 바랍니다. 피가 나오는 것은 수술 후 3일정도까지도 있을 수 있으며, 이후에도 부비동(상악골 안의 동굴같은 공간)과 마취튜브가 들어있던 기도로 부터 피가 섞인 분비물이 나올 수 있습니다. 재채기나 말씀하시는 것 정도는 아무지장이 없습니다.
어금니에 일시적 보철을 하는 것이나, 입안의 실밥을 제거하는 것 모두 별로 아픈 것이 아닙니다. 안심 푸~욱 놓으세요~~.

돈 조금 아낄려구 하다가 재수술 하는것 보다는 낫겠죠

- 상 담 인 : 1983생 남자 〔기타〕
- 상담시간 : 2003-12-25 22:45:30
- 상담부위 : 안면윤곽

Q 수술 하고나서 수술 후기를 적어봅니다. 많은 분들이 보시고 도움이 되시길 바라며.

뭐 수술하기 전 까지는 전혀 부담 되거나 긴장되지는 않았습니다. 워낙 강남제일성형외과의 평판이 좋아서 별로 걱정은 되지않았습니다. 2시간 정도 먼저 가서 약간 기다린후 수술복으로 갈아입고 수술실로 들어갔습니다. 들어갈 때는 약간 떨렸는데 간호사 분들이 계시더군요. 누워서 한 1분 정도 있었나 그 다음 부터는 마취후에 엄청 추웠던 기억밖에 나지 않습니다(겨울이라 그런지 몰라도 마취 풀리니까 엄청 춥더군요). 거울 볼 생각은 전혀 못했고 입에서 피가 많이 나왔습니다.

광대뼈 수술도 같이 했는데 피를 뱉어내야 붓기가 언능 빠진다고해서 그날은 잠도 못자고 계속 피만 뱉어냈습니다. 마침 그때 감기 기운도 있어서(코감기) 코도 막혀서 숨도 못 쉬겠고해서 겨우 그날을 넘겼습니다.

아픈것은 아주 많이 아프지는 않은데 아프지 않은것도 아닙니다.

그냥 참을 수 있을 정도 너무 안아프다고 생각하셔도 안됩니다.

피는 2일째 되는날까지 계속 났는데 정말 죽어라고 뱉어냈습니다. 점점 적게 나오다가 입천장 상처가 아물자 한 2-3일 중간 정도되서는 멈추더군요.

먹는것은 2-3일때까지는 빨대로 우유나 베지밀정도 드시고 한다는데 저는 물만 먹었습니다. 2일 동안 붓기는 많이 붓더군요. 압박 붕대밖으로 살이 삐져 나올 정도로 하지만 2일 동안 얼음찜질을 열심히 해서 생각만큼은 붓지 않은것 같습니다.3일재 되는 동안까지 많이 붓다가 더 붓지는 않고 빠지는것 같더군요. 서서히(빨리 빠지지는 않습니다)

그 동안 죽하고 물만 먹었습니다. 1주일 정도 되면 음… 빠지기는 빠지는데 한 눈에 부은것을 알 수 있을 정도 그 정도입니다. 밖에 외출이 가능하죠. 마스크 쓰고, 병원에서 주는 가글도 열심히 해야 합니다.

그리고 서서히 죽에서 약간의 밥 정도 먹기 시작하고 2주 정도 되니까 이제 그냥 돌아다녀도 될 만큼은 되더군요. 한 30% 정도 부어있다고 할까 그래도 많이 티나지는 않고! 그래도 수술하기 전 보다는 훨씬 더 낳아졌다는 것을 알 수는 있습니다.

2주만 지나도! 수술 효과는 탁월합니다. 입이 원래 많이 나와 있어서 그런지 몰라도 입술 얇아지는 효과는 약간 미미해서 잘 모르겠지만 옆모습은 정말 완전하게 다른 사람으로 변한다고 해도 과언이 아니고 앞모습의 변화도 정말 큽니다. 많이 세련되게 변한다고나 할까!

아무튼 입 나오신 분들께는 정말 추천합니다. 그리고 고민하시지 말고 여기서 하시라고 말씀드리고 싶네요. 비용은 약간 비싸지만 그럴만한 가치가 있다고 생각합니다. 돈 조금 아끼려고 하다가 재수술 하는것 보다는 낫겠죠. ^^;; 이상으로 후기를 마치겠습니다. 많은 분들께 도움이 되시기를 바랍니다.

A 안녕하세요. 원장/성형외과 전문의 김용섭, 한상백입니다.
제가 수술해드린 이번에 수능 치른 남자분의 후기인 듯 싶네요.

압박붕대가 있었던 것은 광대뼈 수술을 같이 하셨기 때문입니다. 붓기도 돌출입수술만 했을때에 비해 더 많았겠지요. 돌출입수술만 하는 경우는 압박붕대 자체를 해드리지 않습니다. 본인은 일생 한번 수술을 받으시니까, 얼굴이 '엄청' 부었다고 표현하시지만, 저희가 보는 관점에서는 다른 수술(예를 들어 사각턱)을 받으신 분들에 비하면 미미한 정도의 붓기입니다.

수술 후에 흘러나오는 피는 수술부위(뼈부위)에서 조금씩 새어나오는 것이 정상입니다. 막연히 입천장의 상처가 아물면 피가 더 이상 나오지 않더라고 하셨는데, 구체적으로는 정확히 입천장에는 상처가 없습니다. 수술시 절골부위에서 나와 고여있던 피가 아직 아물지 않은 상처를 통해 조금씩 배어 나오는 것입니다. 입천장에 혀로 닿으면 느껴지는 울퉁불퉁한 것은, 절골한 잇몸뼈가 뒤로 후퇴하면서, 마치 천정의 도배지가 울듯이 입천장 점막이 접히게 되는데 이것이 혀로 만져지는 것이며, 이부분이 상처(절개선)이 있는 것은 아닙니다. 입술의 두께는 현재보다 더 얇아지게 될 것입니다. 입술의 붓기는 꽤 많이 남아있는 상태입니다.

지금도 이미 세련된 얼굴모습으로 만족하고 있으니 저희도 기쁩니다만, 앞으로 붓기가 빠지면서 더욱 더 예쁜 윤곽선이 드러나게 될 것입니다.

수술받으신 분의 입장에서 진솔하게 써 주신 후기가 많은 분들에게 도움이 되길 바랍니다. 감사합니다.

Face off !!! 수술을 결심하고 3~4군데정도 상담을 받아봤지만…

- 상 담 인 : 1974생 여자 〔회사원〕
- 상담시간 : 2004-01-14 12:25:57
- 답변시간 : 〔상담대기중입니다〕
- 상담부위 : 입

Q 제가 이글을 올리면서 title로 표현한 'face off' 는 주위분들이 제 얼굴만 보면 하시는 말씀인데요.

영화 'face off' 를 보신 분들이 아닐지라도 어떤 생각으로 주위에서 그런 표현을 쓰셨는지 눈치 빠르신분들은 감 잡으셨죠?

수술 전, 후를 비교한 제 모습은 그야말로 신분증의 사진을 다시 촬영해야 할 만큼 너무나도 예쁜 모습으로 많이 변했어요.

처음, 가족들의 반대가 심해서(혹, 부작용과 수술실패에 대한 우려로 인해서), 착찹한 마음으로 수술대위에 올랐는데 수술 후 엄마는 무엇보다 인상이 너무 좋아졌다며, 제가 신용카드로 계산한 비용을 대신 지불하겠다고 까지 하셨을 만큼 기뻐하셨고요. ^^

또, 회사에 일주일만에 출근 했는데 주차장에서 만난 여직원들이 제 얼굴을 보고 호들갑스럽게 너무 예뻐졌다고, 5살은 어려보인다고 괴성을 질러댔으니까요.

그 효과는 과히 '메가톤급' 입니다.

수술을 결심하고 3~4군데 정도 상담을 받아봤지만 확신을 가질 수 없던 저에게 믿음, 확신, 용기, 기대, 그리고 아름다움까지 주신 외모도 멋진 한상백원장님께 이 글을 빌어 다시 한 번 감사하다는 말씀 드리고 싶습니다.

아울러 끝까지 친절하게 대해준 간호사 분께도 너무 감사 드려요.

수술 후를 잠깐 설명드리자면 우려했던 것과는 달리 아프지 않았어요. 굳이 어느 정도 아픈가를 표현하자면, TV시청을 하고 있으면 잊어버리는 정도되니까 아주 미미하고요.

평소 얼굴에 자주 부종이 있으신 분들은 좀 붓는걸 생각하셔야 겠지만,저같은 경우는 한 눈에 예뻐진 윤곽이 보일정도로 붓기가 없었어요.

오히려, 수술 후 2~3일 정도가 더 부어서 얼음가지고 가볍게 냉찜을 했더니 서서히 가라앉았고요.
입 안에서 나오는 피는 하루는 많이 나오는데 그 다음날 퇴원할 때는 눈에 띄게 줄어서 저녁쯤 되면 편안해질 정도되고요.
음식은 3일째 되는 날부터 전 그냥 가벼운 식사를 시작했어요.

끝으로, 이 수술을 하면 어떨까?라고 저와 같이 고민하셨던 분에게 수술해서 얻은 외형적인 아름다움은 물론 그 이상의 것을 갖게 되는 계기가 될꺼라고 말씀드리고 싶습니다.

A 안녕하세요. 원장/성형외과 전문의 김용섭, 한상백입니다.
결과에 만족하시니, 저도 기쁘고 보람을 느낍니다. 게다가 수술비까지 버셨네요. ^^
앞으로 붓기가 빠지면서 더욱 예뻐질 일만 남았습니다.
외모? 그 이상의 것?을 항상 간직하시는 멋진 삶이 되시길 바랍니다.

평생 저의 소원이었던 마음놓고 활짝 웃어보는것

- 상 담 인 : 1981생 여자 〔대학, 대학원생〕
- 상담시간 : 2004-01-19 23:47:57
- 상담부위 입

Q 1월 9일에 잇몸윤곽술과 턱끝술을 같이 한 학생이랍니다.

이 수술을 생각중 이신 분 혹은 수술한지 하루이틀 지나신분들의 참고가 되길바라며 후기 올려요. ~ ^^;

후기 보며 짧아서 아쉬운점이 많았거든요. 그래서 저는 조금이라도 더 자세히 올립니다. 도움 되시길 바래요. 우선 저도 이 수술을 위해 2년이란 시간을 투자했어요. 3년전에 상담 받고 너무하고 싶어서 부모님 조르고 장학금 타려고 미친듯이 공부했습니다. 여러분도 알다시피 적은 액수가 아니기에(물론 효과는 몇 배지만) 더 망설이시는 분들도 많을텐데요, 그럼 저 같이 기다려서 여러분도 꿈을 이루시길 바래요,

전 웃을 때 잇몸이 보이고 가만히 있어도 조금은 화난 것 처럼 보이고 하는 전형적인 돌출형 입을 가지고 있었죠.

저의 이모가 치과의사이기에 교정해 달라고 졸라봤었죠.

이모가 그러더군요. "넌 이도 가지런하고 잇몸자체가 튀어나온 것이라 교정해서는 소용없다"고요. 흐흑 평생 그렇게 살라는 애기에 정말 절망했었습니다.

하지만 우연히 잡지에서 이 수술을 알게 되어서 희망이 보였습니다. 서울까지 4시간 걸리는 지방에 살지만 한 걸음에 뛰어갔습니다. 정말 환상이더군요 수술 전, 수술후 사진에 당장 해 달라고 조르고 싶었지만, 수술 비용 때문에 울면서 내려왔숩니다. 하지만 전 3년이 지난 지금 꿈을 이뤘습니다. 지금까지 제 자랑만 한거 같기도하고..__;;

이제 수술전 상황과 수술 후 상황 적을게요.

수술 전에는 안락한 입원실에서 TV보면서 놀다가 수술실 들어갔는데, 수술실인지 방인지 매우 아늑했습니다. 햇살이 들어오는데 느낌짱이었죠. 그리고는 링거에 무슨 주사를 놓아주셨는데, 바로 잠들

었었나봐요. 그리고는 일어나니 수술이 끝난 후였어요. 기뻤습니다. 아! 난 다시 태어났다… ㅋㅋ
정신도 못차렸찌만 입을 만져보게 됐어요. 코 아래를 만지면 튀어나와있던 그것이 들어간게 완전 느껴졌습니다. 입안이 좀 답답했고, 입안에 고인 피를 뱉어 냈어요, 수술끝나고 몇시간 안되어서 처음엔 피가 좀 많이 나왔어요. 밤새 조금의 코피와 피가 섞인가래(당연한 거랍니다..___;) 그렇게 이틀 동안 뱉어내고 있노라니, 처음보다는 조금 더 얼굴이 부은듯했습니다. 피는 2일까지는 많이 뱉구 그 후에는 점점줄어들어서 4일째 부턴가는 거의 안나왔어요. 전 턱끝수술을 같이해서 조금 더 부은듯한데 그래도 생각보다는 안부은거 같아요.
통증은 정말 미미 한거 같습니다. 뼈깎는 고통생각하시는데 그건 제 정신일때 일인듯도 하고 잠자구 있는데 헤치우는거라 자신조차도 모를겁니다. 암튼 깨어나서는 고통이 별로 없었던것 같아요. 그냥 입안이 좀 답답하고 턱이 좀 무겁고. 피곤하면 입안 헐잖아요, 뭐 그런게 좀 심한 느낌? 저는 쌍꺼풀 수술 할 때보다 더 안 아펐습니다. 절개법 했었거든요. 그건 수술 후에 좀 아팠었는데. 그것보다 안아팠어요.....
붓기는 3일 저녁까지만 계속 붓다가 그 다음날 4일째 부터는 붓기가 빠지기 시작했어요. 얼음찜질 무지 열심히 했습니다. 동상걸렸는지 확인도 해가면서 ___^
그렇게해서 4일째에 전 턱에 붙였던 밴드를 뜯었고요, 지금은 10일째인데 마스크 안하고 돌아다닙니다.
아직 턱끝은 조금 부어 있지만 볼의 붓기는 아주 많이 빠졌거든요. 4일째 까지는 미음밖에 못먹었는데, 그 후에는 웬만한 음식은 먹을 수 있는거 같아요. 그래도 죽이 편하긴 하더군요, 이에 고정시켜 놓은 철사가 잇몸을 조금 누르는 듯 하여서요. 친구들과 사람들이 물어보면 이 4개 뽑고 교정 시작한다고 말하는데 솔직히 안믿겨지죠. 교정 시작하기도 전에 입이 들어가버려서… ㅋㅋ 그래서 솔직히 말해요. ^^ 잇몸좀 다듬고 교정 시작하는거야~ 사실 잇몸윤곽술인데… 이렇게 말하고 있죠.
아직 붓기가 남아있고 철사도 빼지 않아서 크게는 못 웃지만 벌써 아주 많은 효과를 보고있어요, 평생 저의 소원이었던 마음 놓고 활짝 웃어보는것.
씨~~~익 웃어도 잇몸 보이지 않고 예쁘게 웃을 수 있는것, 카메라 들이대도 도망가지 않고 자신있게 웃는것.… 이뤄지고 있어요. 오늘은 거울 앞에서 씨~익 웃어보았는데 잇몸이 안 보이는거 있죠? 세상에… 요술이야~ 붓기 빠지면 정말 환하게 웃어 보려고요.~
^^; 저는 처음부터 이 수술에 대해 매우 긍정적으로 생각하고 있었지만, 그렇지 않은 분들은 안심하셔도 될 것 같아요. 제가 거울을 보며 잇몸 여기저기 들여다 보았는데… 수술이 너무 깔끔해서

저도 했나 싶을 정도예요. 저는 거울 볼 때마다 쌓이던 스트레스가 이제 행복으로 바뀐 것 같아요. 수술 후 결과에 대해서 망설이시는 분이시라면 시간 낭비인 듯해요. 하루라도 빨리 하시고 저처럼 행복감에 즐거워 하시길 바래요. 2~3년동안 저도 이런 후기만 읽고 속태웠었는데, 저도 이제야 이 후기를 적어냈네요. 다른 사람들처럼 저도 이제 이말 해 보려고요.

'밤새 간호해 주신 간호사 언니 너무 감사해요. 외에 항상 웃으면서 이것 저것 물어봐도 친절히 대답해 주신 간호사 언니들~ 너무 감사해요.'

"한상백, 김용섭 원장님!! 정말 감사합니다."

아시죠? 제 동생도 이 수술 해야 하는거 그 때도 잘 부탁드려요.~ ㅋㅋ

설 잘 보내시고 26일 월요일에 뵐게요(참고로 원장님이 너무 젊어서 조금 미심쩍어 하시는 분들 걱정하지 마세요. ㅋㅋ 솔직히 저도 조금 망설이기도 했었지만 수술 깔끔 짱이네요~. 보기보다는 나이도 있으신거 있죠? 쿠쿠).

A 안녕하세요, 지연님. ^^ 강남제일 성형외과치과입니다. (가명을 사용해 드릴께요)
후기가 수술해 드린 제 자신이 읽어보아도 재미있네요. 잘 읽었습니다.

우선 달라진 모습에 200% 만족하시는 모습을 보고 저도 흐뭇했습니다.

앞으로 미세한 붓기가 더 빠지면서 더욱 예뻐지실 것입니다.

수술 직후에 걱정스러운 마음으로 게시판에 상담글도 올리셨었죠?

그런 작은 불만들이 치유과정에서 자연스럽게 싹~ 해결되고, 지금 귀여우면서도 정숙하고 참한 모습이 되신 것에 한 층 더 축하를 드립니다. 참, 본인의 수술 전 후 사진 이메일로 보내드렸습니다. 좋은 입학 선물이 될 걸로 믿습니다.

돌출입수술 후에는 아무래도 일시적으로 앞니로 씹는 기능이 저하되므로, 먹는 것이 줄고, 따라서 보통 체중이 1-3 kg 빠지는 경우가 많습니다. 그래서 볼 살이 더 빠지게 되고, 때문에 별로 나와보이지 않았던 광대뼈가 눈에 띄게 되는 경우가 있습니다. 이제 씹는 기능이 정상화되고 먹는 것도 즐거워지면 다시 볼살이 붙으면서 수술전 정도로 보이게 될 것입니다. 다만, 입부분이 많이 예뻐지고 나면, 옥의 티처럼 살짝나온 광대가 눈에 띌 수 있는 것은 사실입니다. 그리고 후기 중간중간 제게 '태클을 걸지 말아달라' 고 하셨는데… ^^ 저도 충분히 지연님이 수술 전 가지고 있는 눈, 코 등의 조화와, 수술 후 예뻐질 모습에 대해서 전문가로서 확신을 가지고 수술했다는 점을 알아주셨으면 해요. 그러니 태클은 커녕, 오히려 저도 동감하는 바입니다. 한 가지 토를 달자면, 언급하신 연예인보다 오히려 지연님의 윤곽선이 한수 위 입니다. 말씀 드린대로 지금의 윤곽선이 최종결과가 아니고 더 예뻐지실 것입니다. 아무쪼록 항상 행복하시고, 멋진 대학 생활이 되시길 바랍니다(지연님, 여기서부터는 지연님만 읽으세요~! ^^). 제가 '병원을 두번죽이는 일이다' 라고 농담삼아 표현한 것은, 지연님의 사진을 그 친구에게 못 보여주게 한 것에 대해서가 아니고요. 현재 지연님이 예뻐진 것이 '교정해서 그렇다' 라고 주위에 말씀하신 것에 대해서입니다. (수술했다고 말하고 싶지 않은 것은 물론 이해가 가지만요 ^^;;)

"나 수술받은 거 아니고 교정했어"라는 순수한 의도의 '거짓말' 을 그대로 믿고 주위에 돌출입을 가진 친구들이 교정받으러 치과로 가셔서 안타까운 결과를 얻게 되실까 걱정스럽습니다. 본인의 전, 후 사진은 공개하지 않습니다. 안심하시고요. 온라인상에서 받으시는 크고 작은 질문들에 답해주셨다니 감사드립니다. 지연님의 도움으로 돌출입으로 스트레스를 받는 많은 분들이 희망을 얻으실 수 있을 것입니다.

수술한지… 16일후… 전에 알던 사람들은… 잘 몰라봐요… 저인지… 아닌지

- 상 담 인 : 1981생 여자 〔프리랜서〕
- 상담시간 : 2004-07-12 23:15:41

Q 우선, 수술잘 해 주셔서 감사합니다. 원장선생님~! 제가 생각했던데로 병원선택 정말 잘 한 것 같고요. ^^; 제가 꾀병이 엄청난데 많이 않아프게 해 주셔서 감사합니다. ^^;
얼굴이 완전 바뀌어서 전에 알던 사람들은 잘 몰라봐요. 저인지, 아닌지 너무나 착해 보이는 제 얼굴. 흐흐흐
에전의 저의 못되 보이는 이미지는 이제 없어진 것 같아 너무좋아요. 그런데 선생님! 크게 아~ 하는건 언제쯤 할 수 있을까요? 먹고 싶은게 너무 많아요. 앞니로 못 씹으니 모든 음식을 작게 썰어서 먹어야하는 … ㅠ.ㅠ
웃을 때 입이 땡기는 현상이 실밥을 제거하면 괜찮아지는 줄 알았는데 아직 계속 땡겨서 크게 아~ 이게 안되요. 언제쯤 될까요? 발음도 새고, 아직 턱 부분이 많이 부어있는 것 같아요.
코도 부었는지 코가 뭉뚝하고 약간 돼지코 같아요. 붓기 빠지면 코도 제대로 돌아오겠죠? 그리고 수영 배우고 있는데요, 수영 모자 쓰니까 이마에 자국이 남아요.
-_-;; 없어졌는데, 다른 이상은 없겠죠? 선생님 매일 매일 바쁘신데~ 답변 천천히 해 주셔도 됩니다. 흐흐흐 그 잘생긴 한 선생님~안녕히 계세요.

A 안녕하세요. 은*님, 강남제일 성형외과치과입니다.
아직 수술 후 2주밖에 되지 않으신 시기인데, 벌써 만족 해 하시니 저도 기쁘고요. 더 예뻐지는 모습을 기대하셔도 좋을 것입니다. 발음은 2-3주부터 혀가 적응하면서 괜찮아지기 시작할 시기에 있으시구요. 특히 광대와 돌출입을 같이한 경우, 인중부위의 붓기때문에 코모양도 달라져 보일 것입니다. 돌출입과 턱끝수술이 동반되었기 때문에, 턱밑살의 붓기가 좀 남아있을 시기입니다. 모두가 시간이 가면 자연스럽

게 해결이 될 것들입니다. 현재, 크게 입을 벌리는 것은 현재 일부러라도 더 하시는 것이 좋습니다. 약간 당기고 빡빡한 느낌이 있을 수 있는 시기입니다. 입벌리는 운동은, 하루 두번 정도 시간을 잡아서, 집에서 더운수건으로 온찜질을 귀앞부위에 10분정도 하시고 나서 입을 크게 벌리는 훈련을 하시면 도움이 됩니다. 손가락 두개반에서 세개가 세로로 들어가는 것이 정상입니다. 동시시술한 이마수술부위에 수영모자를 쓰시는 것은 문제가 되지 않을 것입니다. 자국이 남아도 안심하세요. 그럼 병원에서 뵙지요. 행복하세요.

정말 선생님 두분 다 신의 손입니다.ㅋㅋㅋ

- 상 담 인 : 1983생 여자 (대학, 대학원생)
- 상담시간 : 2004-06-27 17:45:08

Q 안녕하세요. 원장님. 지난 22일에 오전에 선생님께 수술받은 **입니다. 우선 예쁘게 수술해 주신거 정말 너무 너무 많이 감사 드려요.^0^

이 수술하기전에 부모님께서도 많이 걱정하시고 제 자신 또한 이래저래 걱정 많았지만, 강남제일이 워낙 유명하고 잘 된 사람들 많이 보아서인지 확실한 믿음이 갔습니다. 아~ 저랑 같은날 오후에 한상백 선생님께 수술받은 **언니도 너무 예쁘게 잘된거 있죠? 정말 선생님 두분 다 신의 손입니다.ㅋㅋㅋ

지금 상태는 입안도 답답하고 양치질을 못해서 찝찝하고 노란멍이 얼굴과 목에 다 퍼져있지만~ 그래도 붓기는 어제 그제보다 훨 나아졌어요. ^^

수술하고 3-4일까지는 몸이 좀 힘들었는데 밥 먹으니 이제는 많이 좋아 졌습니다. 아무쪼록 친절하게 간호해 준 간호사 언니들도 너무 감사하고요. 한상백 선생님께도 감사드리고~^^ 음… 솔직히 이 수술 두번하라면 절대 못하겠어요.

재수술한 환자분들 얼마나 힘들지 조금은 이해가 가더라고요.

한번도 힘든데… ㅠ.ㅠ 그러기에 처음 병원선택이 얼마나 중요한가 깨달았어요.~

우리 멋쟁이 김용섭 원장님~ 저 보고 마마걸이라고 하셨잖아요.

ㅋ사실 맞는말이에요~~실밥 제거 하러 갈때도 엄마랑 갈거에요~ㅋㅋ

이 수술하고나서 저보다도 엄마가 더 좋아하시는거 같아요.

수술끝나고 나서 마취가 완전히 깨지 않은 상태에서도 입부터 만져보게 되더라고요. 역시 쏙 들어갔습니다. 확실히 코도 오똑해 보이더라고요. 그리고 날이 갈수록 점점 턱선도 예뻐지는것 같아요.

심한 부기도 어느정도 가라앉은거 같아요. (아침에는 호빵맨이지만 ㅋ)

아무튼 앞으로 더 이뻐질 일만남은거 같아요.

아직 수술한지 얼마 안되서 저의 변신한 모습을 본 사람들은 많지 않지만, 음, 부모님이나 제 친한 친구들 몇명은 봤거든요, 많이 변하고 예뻐졌다고 너무들 신기해 하네요.ㅋㅋㅋ 다시 한번 감사드려요.~ 그럼 실밥 제거하러 갈 때 뵐께요~~
강남제일 화이팅~^0^

A 안녕하세요. 김용섭, 한상백원장입니다.
두분이 우연한 기회에 알게된 사이셔서 같이 상담을 오시기도 하셨었는데, 이 글을 써주신 한분은 김원장님, 또 한분은 오후에 한원장에게 수술을 받으셔서 저희도 그 이유(?)가 궁금했는데요.
여담이지만 의사-환자 사이에도 '궁합' 이라는 말을 할때 쓰는 '합' 이 있다고나 할까요? 어떤 이유건 '끌리는' 원장에게 수술받으시는 것이 더 만족도와 결과도 좋고 심리적인 회복속도도 더 빠르게 느껴질 것입니다.

물론 실제로는 어느원장에게 수술받으셔도, 동일한 수술계획과 동일한 결과가 나올 것입니다. 의사의 미적감각이 반영될 수 있는 부분인 턱끝의 모양도, 결국은 환자가 원하는 대로 맞추어주는 것이지, 원장의 개인적인 취향에 따라 만들어주는 것은 아니랍니다.

서론이 길어졌네요.
아뭏든 예뻐지신 것을 축하드리구요. 말씀하신대로 더 예뻐질 일만 남았네요.

님께서도 그렇고, 그 날 오후 제게 수술받으신 분도 그렇고, 인터넷 상의 모 까페에 들어갔다가 저희병원에서 수술받는다는 이유로 가짜 환자로 의심받고 홀대받으셔서 많이 기분이 상하셨던 것으로 기억합니다. 참으로 쓴웃음을 짓게 하는 일입니다. (홧김에) 본인 사진까지 올리셨다면서요... 바른 말씀을 해주셔서 감사합니다.

선량한 돌출입환자들의 자유토론장을 표방했지만 사실상 의도가 의심스러운 그와 같은 인터넷 까페에서 의도적으로 저희 병원을 직,간접적으로 비난하는 내용을 곧이 믿는 선량한 피해자들이 그만 생겼으면 하는 바램입니다. 저희는 님께서 보여주시는 신뢰와 기대만큼, 의사다운 의사로서 옳은 길을 걷겠습니다. 더 열심히 완벽한 결과를 위해 항상 최선을 다하겠습니다.

입도 입이지만 입만큼 턱선이 너무 마음에 들어요

- 상 담 인 : 1980생 여자 〔대학, 대학원생〕
- 상담시간 : 2004-07-08 14:02:20

Q 선생님 안녕하세요.~^^
저 지난달 22일날 수술했던 환자입니다.
다름이 아니고 선생님께 너무 예쁘게 수술 해 주셔서 감사하다는 인사를 드리고 싶어서요.
솔직히 지난 주까지만 해도 부기가 남아있어서 그랬는지 어색한 얼굴을 보며 오만가지 생각이 다 들었었는데, 부기가 빠지지 시작하니깐 요 며칠간은 하루가 다르게 예쁜 윤곽이 드러나기 시작해서 너무 신기할 따름입니다. 돌출입 수술에서 수술시 1mm의 차이도 수술 후 결과엔 큰 영향을 미친다던데, 정말 합죽이 같지도 않고 어쩜 이렇게 적당하게 집어 넣으셨는지 신기할 정도로 쏙 들어갔어요. ^^(선생님께서 알아서 예쁘게 해 주실거라 다 맡기긴 했지만 솔직히 수술 전 마지막 상담때 4mm, 1mm넣는다고 하셔서 너무 조금 넣는게 아닌가 생각했었거든요. ^^)
제가 만족하는 부분은 입도 입이지만 입만큼 턱선이 너무 마음에 들어요. 턱끝 수술로만 무턱이었던 제턱이 너무 예쁘게 되서 길어질 수도 있을거란 혼자만의 걱정과는 달리 얼굴이 더 작아지게 된 것 같아요. 목선도 길어지고요. 어제는 친구들이 제턱을 보고 너무 신기해 하길래 잇몸수술만 했다고 하려다가 조금 고백했어요.ㅋㅋ 역시 의사선생님의 손은 희망과 기쁨을 주는 능력을 받았다는 것을 실감했어요(물론 실패시엔 그 반대겠지만요).
같은 날 수술했던 **에 비해 제가 좀 더 천천히 부기가 빠지는 것 같아서 제가 많이 부러워하고 맘도 조금해지고 했었는데, 아직 3주도 안지났는데 모두들 수술 잘했다고 하고 저도 만족스러울 정도면 저도 부기가 빨리 빠지는 편인거죠?^^ 아무래도 부기의 정도도 환자의 개인차도 있겠지만 의사의 테크닉도 영향을 미치나봐요. 요즘애인 **랑 둘 다 수술에 너무 만족해서 병원 존경을 넘어서 사랑한답니다. 저희들 시키지도 않았는데 병원 홍보하려고 해요. ㅋㅋ
저 수술전에 입 작아지는거와 얼굴길어지는 것, 지나치게 걱정했었는데 수술 직후에는 솔직히 입이 많이 작아진 줄 알았는데 볼이 부어서 그렇게 보였나봐요. 지금은 작아진 느낌도 조금 밖에 안 들고 약간 오른쪽으로 있었던 턱끝도 중앙에 온 것이 너무 신기해요. 아무튼 선생님 너무 감사하구요..

또 궁금한게 생겼는데요 교정이든 어떤 수술이든 시간이 흐르면서 자리잡아간다고 해야하나? 아무튼 조금씩 변형이 되긴하잖아요. 그런데 돌출입 수술은 지금보다 잇몸이 시간이 지나면서 더 나오나요, 아님 더 들어가나요? 아님 그대로 있나요?

그리고 저 원래 수술전에도 오버바이트였는데, 수술하면서 많이 개선되긴 했지만 지금도 조금 오버바이트거든요~ 치아교정하면서 이부분은 해결이 되겠죠? 그럼 지금보다 입이 조금 더 들어갈 수도 있지 않나요?

선생님 제가 수술전 상담받을 때부터 참 너무나 잡다한 질문을 반복적으로 했는데도 불구하고 귀찮으셨을텐데 항상 성의껏 진지하게 답변해 주셔서 너무 감사했어요. ^^

A 안녕하세요. **씨. 김용섭, 한상백 원장입니다.

아직 붓기가 완전히 빠지기 전이지만, 벌써 윤곽선이 예뻐지는 걸 보고 느끼고 만족해하시니, 저도 기쁩니다.

시간이 지나면서 자리를 잡는다거나 변화하는 것은,

첫째, 연부조직의 붓기가 빠지는 과정입니다. 부어서 길어보였던 턱선이 짧아진다든지, 코밑잇몸부위의 인중이 더 자연스럽게 들어간다든지, 말려들어가 보였던 입술이 되살아나는 과정들이 여기에 해당합니다. 잇몸뼈는 고정장치에 의해 단단하게 고정되어 있고, 그 상태에서 골유합이 일어나는 것이기 때문에 변위가 되지 않고 그대로 있습니다.

둘째, 수술 후 마무리치아교정때 치아사이의 배열, 발치공간의 조절을 하면서, 미세하게 치아의 전후 위치도 필요한 경우 조절이 가능합니다. 약 1 mm 정도 이동이 가능하다고 보시면 됩니다.

앞으로 더 예뻐지실 일만 남았네요.

볼이 홀쭉해지지 않도록 잘 드시고요(수술 뒤 볼살이 빠지는 분들이 간혹 있습니다. 잘 못드셔서 그렇지요).

병원에서 또 뵙지요.

저희 병원에 주시는 따뜻한 관심과 사랑, 고맙습니다.

(아마도) 세상에서 가장 자세한 돌출입수술 후기 (I 탄)

- 상 담 인 : 1976생 여자 〔대학, 대학원생〕
- 상담시간 : 2004-07-24 16:28:23

Q 안녕하세요.
저는 5월달에 강남제일에서 돌출입 수술을 받은 환자(?)입니다.
어제 병원에 방문해서 수술 마무리 처치(철사 제거)를 받았어요. 수술 전과 회복후에 여기 홈피에 들어와 아무리 찾아봐도 수술 후기를 찾을수가 없었어요. 그래서 답답하고 외로운 적이 많았거든요.
아직까지 돌출입 수술이 쌍거풀이나 코 높이는 수술처럼 일반화 된 수술이 아니기에 하실려고 마음 먹으신 분들 그리고 이미 수술해서 회복단게에 계신분들이라도 궁금하고 알고 싶은점 너무 많으실꺼라고 생각됩니다.
제가 그랬거든요.^^
그래서 제가 다른분들보다 미리 겪은 수술이랑 그 회복과정을 허접하게나마 공개해서 궁금하신 분들에게 조금이라도 도움이 됐으면 하는 바람에 글을 적어요.
음… 제가 돌출입 수술에 대해서 알게 된것은 그리 오래 되지 않았어요.
개인적이 이야기를 간단히 하자면, 재작년에 아버지께서 다니시던 회사를 정년 퇴직하시고 작은 자영업을 시작하셨어요. 저는 그 과정에서 얼떨결에 아무것도 모르지만 아버지 일을 도와 드리게 되었는데 운이 좋아서인지 아버지일이 그래도 나름대로 짧은 기간에 안정되고 그러면서 아버지가 저한테 약속을 하셨었어요.
제가 다니던 학교도 논문만 쓰는 과정을 남겨놓고 휴학하고서 아버지 일들 도와드린걸 아버지가 안쓰러우면서도 고맙게 생각하신다고 차를 뽑아주시겠노라고… 제가 좋아라 하는 차가 있었거든요.
그런데 그 차를 가진다고 생각해도 그저 그렇고, 펄쩍 뛸 만큼 기쁘고 그렇지는 않더라고요.
아마도 생각컨데 그게 저한테 중요한게 아니었기 때문이겠지요? ㅎㅎㅎ

그러다가 어느날 인터넷을 뒤적거리다가 돌출입 수술이라는 단어를 보게 되었어요.

아! 돌출입~

그 단어를 본 순간, 저는 제가 가지고 있는 제 마음속에 오랫동안 꽁꽁 뭉쳐져 있던 제 컴플렉스를 한 단어로 요약할수 있는게 이 말이구나 싶었어요. 하하

물론 저는 다른 이목구비도 썩 예쁘다고 할 수 있는 편이 아니에요.

(한상백 선생님이 보셨기땜에 거짓말을 할수 없어요.흑)

눈도 살짝 돌출형이고 코가 좋은말로 복코라고 할수 있는 코모양이에요.

광대뼈도 좀 나왔고 사각턱까지는 아니지만. 턱도 좀 있죠.

그런데 이런거 저런거 다 빼고 아마 저를 제일 슬프게 했던건 아무래도 튀어나온 입이었던거 같아요. 입이 큰 편이고 입술도 두껍고(어렸을때부터 별명이 입큰 개구리)

얼굴 정면보다 얼굴 옆 에서 보는 라인이 이쁘지 않져… 좋아하는 사람이 내 옆모습을 보는거 같으면 무지 신경쓰이고 맘에 걸리고… ^^

뭐 입 부분에 대해서 느끼는 컴플렉스는 아마 이 글을 보시게 되는 돌출입수술에 관심 많으신 분들이라면 다 공통적으로 느끼셨을 감정이실테니 제 이야기를 더 길게 하진 않을께요.

아무튼 그 '돌출입수술' 이라는 단어를 보고 검색을 해서 제일 먼저 보게 된 병원이 여기 강남제일 성형외과였어요.

홈페이지에 뜬 그림들이 인상적이지요? 크림트 그림.

그리고 무엇보다 온라인 상에서도 강남제일이 가지고 있는 프라이드와 자신감 같은것이 강하게 느껴진 것이 제 마음을 흔들었어요.

엄마를 설득해서 우선 병원을 당장 방문했습니다.

제 담당의사 선생님은 한상백 선생님이셨어요.

저희 엄마는 세상의 99% 엄마중에 한사람(당신 딸이 세상에서 제일 예쁘고 똑똑하고 성격좋고 버릴데 없다고 생각하는 _._) 이신데요

물론 성형수술을 절대 찬성하실리가 없겠지요?

다만. 엄마를 움직인건 단 한가지 제가 웃을 때 잇몸이 많이 드러나는 스탈입니다.(아마 이 증상도 돌출입가지신 분들이 많이 겪는 증상 중 하나라고 사료됩니다요) 웃을 때 잇몸 보이는게 관상학적으로 안좋다네요.

그것 때문에 엄마는 마음에 걸려하셨거든요. 딸을 가진 어머니들이 제일 싫어하는 팔자 쎄보인다는 말… ㅎㅎㅎ

상담을 하면서 한상백 선생님이 보여주신 여러 CASE의 'before, after' 사진들을 보고 마음을 송두리째 빼앗겼습니다.
집으로 돌아와서 아빠한테 말씀들렸죠 적은 비용은 아니지만 하고 싶어요.
'그X저 XG' 라는 차 갖고 싶지 않아요. 나중에 혼수 해 주실꺼에서 공제해주세요.기타 등등..
ㅎㅎㅎ 아빠의 허락이 떨어졌습니다.
그리고 검사를 하고 수술날짜를 잡았어요.
수술 검사는 수술 일주일 전 쯤에 하게 되었어요.
아무래도 마취를 하게 되니까.더 꼼꼼하고 자세한 검사를 하게 되는거 같았어요.
검사는 그냥 병원 안내에 따라 요기 조기 다니면서 사진찍고 소변검사 하고 기타 등등 했어요.
그리고 나서 수술 전까지 일주일 동안은 돌아다니면서 사람들 입만 보게 되더라고요..ㅎㅎㅎ
특히 아빠랑 같이 외출하면 제가 아빠께 매일 물어 보는거예요
"아빠 저 여자 입 나왔다 저 여자 입이 더 나왔어? 내가 더 나왔어?"
그러면 아빠는 당연히 그 여자 입이 더 나왔다고 네가 무슨 입이 나왔냐고(_._) 이런 대답을 하십니다.
그러시면서 너는 입 나온거는 그냥 애교스럽고 귀여운 정도야. 정 어디 고치고 싶은면 코가 뭉뚝하니까 코를 세우는게 낫지 않겠니?
저도 흔들리더이다. 그래서 한상백 선생님께 말씀드렸지요
저 코를 먼저 하고 나서 입을 하는게 낫지 않을까요?
그런데 상담하면서 알게 된건데 돌출입 수술을 하면 코는 하나도 손대지 않았는데 이뻐집니다. 아니 예뻐보이게 되요.
나와있던 입이 들어가면서 상대적으로 코가 살아나는 현상이죠.
입이 튀어나온 상태 그대로에서 코를 오똑하게 보이게 하려면 아마 엄청 코를 높여야 할듯 싶어요. 그런 우여곡절 끝에 드디어 수술 날짜가 다가왔습니다.
아침부터 비가 주륵주륵 내리고 왠지 마음이 두근두근. 처음 해보는 마취도 좀 겁나고요. 제가 겁이 무지 많은 사람이거든요. 그래서 친구들 보다 귀도 늦게 뚫고, 그런제가 수술을 할려고 마음을 먹었다니, 예뻐지고 싶은 그 욕망의 힘에 저도 제 스스로 놀랐어요. 아침에 10시쯤 병원에 도착해서 입원실에 옷을 갈아입고 누웠어요. 그 전날 밤 12시부터 금식을 했거든요.
배가 슬슬 고픈데 그나마 링거를 맞기 시작하니까 조금 견딜만 하더라고요.
병실은 아늑한 일인실 병실입니다.

그런데 막상 환자복을 입고 링거를 맞고 누워있으니 괜히… ㅡ.ㅜ

오후 1시쯤 되어서 어느 친절한 간호사분이 데리러 오셨습니다.

슬리퍼 질질 끌면서 화장실 들리고 소독액으로 입안을 푸카푸카 수술실안에는 라디오가 켜져 있었고요. 유리창 밖에는 여전히 비가 내리고 있었어요.

저는 비오는날 좋아하거든요. 라디오에서는 이유진이 출연자와 함께 편지를 읽고 웃고 간호사분들은 낮은 목소리로 이야기를 하면서 수술준비를 하시더라구요.

내가 수술할 때 라디오에서는 어떤 음악이 나올까?

간호사분들은 어떤 이야기를 하실까… 마취하면 정말 아무것도 느낄수 없을까?

잠시뒤에 눈매가 동글동글한 의사선생님이 한분 들어오셨어요.

직감적으로 아~ 저 분이 마취하는 의사선생님 이시구나 예전에 책에서 본 적이 있었어요. 의사중에서도 마취과 의사가 제일 멋있는 일을 한다는 내용의 글이었어요.

환자가 마취상태에 있을때, 환자의 체온유지, 심장박동, 혈액순환 이런 아주 중요한 기능들 - 환자의 생명과 직결된 - 이런 기능들을 체크하면서 환자의 명줄을 잡고 있는 역할을 하니 환자가 마취에서 깨어 날 때쯤은 자리를 떠서 환자는 자신의 명줄을 잡아주었던 그 의사를 다시는 볼 수 없다… 캬… 대충이런 내용의 글이었어요.

그래서 저는 그 의사 선생님께 잘 보이고 싶었어요.

그래서 인사를 했어요. 수술대에 누워서 "안녕하세요" 이렇게 용기를 내서 말했어요..속으로 잘 부탁드려요..이 말대신 말이죠. 그런데 그 의사 선생님 왈

"아뇨… 별로 안녕 못해요… 오늘 비와서 차 엄청막혀서 지금 무지 고생해서 여기 왔어요…"이러시는 거에요… 흑…

그런데 웃으시면서요. ^^ 오히려 그렇게 인사를 한 번 하고나자 마음이 놓이더라고요. 잘 해 주시겠지. 그리고 마취하는 선생님께서 링거들어가는 고무관에 주사를 놓으셨어요 그러면서 말씀하시는거에요 "궁금한거 있으면 빨리 물어봐요"

저는 "마취하고 수술하면 정말 안아프나요?"라는 바보같은 질문을 하려고 했어요

그런데 뭐랄까 천정에 달린 조명이 시야에서 번지면서 멀어지고 눈이 스스르 감기고 잠이 들어버렸어요. 생각나는 그 다음 화면은 눈이 부스스 떠지면서 입안에 뭔가 빽빽한 느낌… 괜히 눈물 찔끔 ㅡ.ㅜ 수술전에 보았던 간호사분이 옆에서 토닥이시면서 "다시 잠들면 안되요. 깊이 숨쉬고 내쉬고 연습해요" 하면서 숨쉬는 연습을 시켜주시더라고요. 저는 다시 눈감고 자고 싶은데 심호흡을 해야 한다고 해서 열심히 했습니다.

정신이 들어오자 마자 제일 먼저 "아빠… 거울" 이렇게 해서 누워서 거울을 봤어요… 어머~낫… 헉~ 제가 아니었어요.… ㅎㅎㅎ

수술이 끝난 직후라 얼굴이 퉁퉁 부어있었는데요.

볼이 퉁퉁부어있는데 그 가운데 쏘옥 들어간 아주 작고 귀여운 입.

물론 볼이 부어있으니 입이 더 작아 보인거겠지만 전에 입큰 개구리가 왠일이랍니까… 아빠가 그때 제 앞에서는 아무말도 안하셨는데요.

집에 도착하셔서 엄마가 저 어떠냐고 예뻐졌냐고 물어보시자 응 예뻐졌어… 하셨더랍니다. 저희 아빠는 연애인한테도 예쁘다는말 절대로 안하는 스타일이신데요.흐흐흐

아무래도 입안에서 수술이 이뤄지다 보니 입안 상처 부위에서 피가 고이고, 그 피를빈속에 삼키면 비위가 상하고 토할 수 있으니 계속 뱉어 내야 한다고 했고요. 그게 제일 귀찮고 어려웠어요.

아빠도 집으로 가시고 혼자 병실에서 누워서 휴지로 입안에 고이는 피를 뱉았어요… 배고 고프고 외로웠어요…

창밖으로 비는 계속 줄기차게 내리더라고요.

TV에서 뭐 먹는거만 나와도 왜 이렇게 먹고 싶은지…아주 죽음이더라구요.

24시간정도 금식하고 있었을 뿐인데 말이져…

이야기가 너무 길어지고 있네요. 정작 하고 싶은 말은 이제 시작인데… 흠

수술 후 회복과정과 제가 해 보고 나니 수술전에 이런 준비를 하면 좋을듯 싶은 이야기가 남아 있는데요. 제가 5시까지 약속이 있어서요.

나중에 수술후기 제 2탄을 올리고 지금은 요기서 우선 마무리 지을께요.

그럼. 꾸벅

A 안녕하세요. 지*님, 김용섭, 한상백 원장입니다.

너무나 자세하고 생생한 후기를 올려주셔서, 제가 돌출입을 가진 분들을 진료하고 수술하는 과정을, 환자(?)편에서 시점을 바꾸어서 다시 리플레이해서 보는 듯한 현장감이 느껴지네요.

그리고, 수술후기를 올려주신 분들이 전에도 계시지만, 1탄, 2탄으로 남겨주시는 것은 ^^ 처음인데요. 수술을 담당한 의사인 저 본인으로서도 오히려 더 흥미롭습니다. 다음편이 기대되네요. ^^

2탄을 올려주시면 정리해서 다른 분들이 돌출입에 대한 정보를 얻고 선택하시는 과정에서, '답답하고 외롭지' 않도록 홈피에 올려놓도록 하겠습니다. 감사드리고요.

좋은 밤 되세요.

(아마도) 세상에서 가장 자세한 돌출입수술 후기 (II탄)

● 상 담 인 : 1976생 여자 〔대학, 대학원생〕
● 상담시간 : 2004-07-26 18:27:21

Q 지난번에 이야기가 길어지는 관계로 다하지 못한 이야기를 마저 쓰려고요.^^
수술한 그날 밤 이야기까지 했지요?
혼자 밤새도록 꼼짝 못하고 누워서 입안에 자꾸 고이는 피를 휴지에 뱉어내서 옆에 놓인 비닐봉지에 담았습니다.
얼굴에는 얼음주머니를 하고 있고 또 부어있고 겁이 나다보니 고개를 이리저리 돌리지도 못하고 천장만 쳐다보는 자세로요.
TV에서 먹는 이야기나 먹는 소리만 나면 이상하게 구미가 당기더라고요. ㅎㅎ
나중에 회복되면 저거 꼭 먹어야지… 이런 결심을 하면서…
수술 하실려고 하는 분들께서 가장 걱정되고 궁금하신것 중 하나가 수술 후 통증이겠지요?
결론적으로 말씀드리면 통증은 참을만 하다… 라는겁니다.
물론 망각의 동물인지라 오래 되어서 까먹은 것도 있겠지만 그날 수술하고 병실로 돌아와서 엉덩이에 진통제를 한대 맞습니다.
그런데 이 주사가 너무 아파요. 엉덩이가 욱씬욱씬합니다.
저는 수술부위보다 주사맞은 엉덩이가 더 아팠던걸로 기억합니다.
왜냐하면 나이트근무하던 간호사분께서(뿔테안경을 낀 분인데… 너무 나긋나긋하시고 상냥하셔서 정말 많은 위로를 받았어요. ㅡㅜ)
"이따가 12시에 와서 진통제 한대 더 놔드릴께요"하는데… 그말이 정말 무서웠어요 그 아픈 주사를…
잠이 오지 않아서 말똥 말똥하고 누워서 친구들과 핸드폰으로 문자 메세지 주고 받는데… 밤 12시에 똑똑하고 병실문 노크소리… 헉
전 재빨리 잠든척 했습니다. 아픈 주사 안맞을려고 잠들어 있으면 진통제 필요없으니까 그냥 나가

시지 않을까 하고요.
그런데 간호사분은 차근차근 주사를 준비하시더라고요
할 수 없이 눈 빼꼼이 뜨고서 다시 엉덩이에 주사를 맞았습니다.
원래 정말 아프면 빨리 진통제 주사 놔달라고 하는 법이겠죠?
그런데 저 같은 엄살쟁이가 주사를 더 아프게 느낄정도니까 입안의 통증은 지금 생각해도 견딜만 한정도 였던거 같아요.
흠… 이제 여기서 수술하실려는 분들께 해드리고 싶은 충고(?)는요, 수술전에 잘 드시라는 것, 전 정말 회복과정에서 수술전에 보약한재 먹어둘껄 하는 생각을 많이 했습니다. 보약까지는 아니더라도 잘 드시고. 건강식같은거 많이 드시고 운동 같은것도 많이 하셔서 부디 체력을 비축해 두시라는거에요.
그래도 마취까지하고… 치아를 네개나 발치하고 뼈를 움직이는… 어떻게 보면 큰 수술이라고 할 수 있는 수술입니다. 많은 체력이 비축되어 있다면 회복과정에서 환자 본인이 많이 편할 것 같더라고요. 전 수술전에 수술한다고 설레여서 괜히 방방 떠다니느라고 밥도 제대로 안먹고 그랬었는데 몹시 후회했습니다.

또 아무리 능숙한 선생님께서 수술을 잘해주셔도 부기빠지고 멍이 가시는등의 회복과정은 혼자 감당해야 하는 몫인거 같아요.
수술하고 이튿날 아침..
비몽사몽 눈을떴어요. 이제 피는 입속에 많이 고이지는 않더라고요.
전날 수술 해 주신 한상백 선생님을 한번 뵙고는 퇴원했지요
수술이 잘 되었다고 이야기 해주셨어요. ^^ v
집에 도착해서 병원에서 준 소독액으로 가글~
수술후 2주동안은 그동안 쭉 해왔던 칫솔질 빽빽하는 식의 양치질은 금물...입안에 상처가 있기 때문에 살살 가글만 해줘야 해요.

장장 몇시간에 걸친 단식(?)끝내고 드디어 먹을것을 먹기 시작했어요 완전히 속이 비어 있었기에 저는 미음부터 먹기 시작했어요. 엄마가 써 주신 미음에 빨대를 꽂아서 꼴깍꼴깍…
퇴원할 때 간호사분들과 의사 선생님도 말씀 해 주신것 중 하나가 절대 다이어트같은거 하지 말고 잘 드시라는 거에요. 저는 빨리 회복하고 부기 빨리 빠지고 싶어서 열심히 먹어댔습니다. 씹지 않

고 먹을 수 있는 모든 것…
엄마가 미역국이나 소고기 무국 끓여놓으시면 그거 수시로 떠서 먹고 각종 스프, 떠 먹는 요쿠르트, 우유 , 치즈, 카스테라, 각종 쥬스, 각종 죽, 애기들 먹는 이유식도 사서 먹고, ㅎㅎㅎ 바나나도 많이 먹고, 고기가 먹고 싶을 땐 ㅎㅎ 머리를 써서…햄버거 스테이크(잘라서 입에 넣으면 무리해서 씹지 않아도… 얌냠 먹을수가 있어요. 적극 추천입니다. 단백질원으로요), 지금 생각하니 먹고 살려고 발버둥 친거 같네요. 하하하 ~
거의 잠 안자는 동안은 먹을걸 입에 달고 살았어요. 왜냐하면 수술 후 먹는게 부실하고 그러면 살이 빠지고 그러면 몸에 안 좋을것 같더라고요.
아무래도 입속 수술을 하고 나서니까 먹는데 많은 제약이 있는데요.
번거롭고 귀찮아도 정말 많이 잘 드시길 권유해요.
수술후 회복과정에 대해서 이제부터 말씀드릴께요.
이건 정말 개인차이가 많을지도 모르겠어요.
자신의 체질, 그리고 나이 그리고 건강상태에 따라 천차만별일거 같아요.
저희 회복과정은 대충 3단계로 요약할수 있을 것 같같습니다.
첫번째 단계 : 수술한 날 부터~ 4, 5일 까지<——이 시기를 '양귀비 단계' 라고 이름짓고 싶어요. ^^
왜냐면 얼굴이 전체적으로 부어 있어서 얼굴이 포동포동해보입니다. 통통한 볼살에 코가 파묻여서 코가 무지 앙징맞아보이고 통통한 볼과 턱살에 입에 파묻혀서 입이 문자그대로 조금한 꽂입처럼 작아보입니다. ㅎㅎㅎ 중국그림에 나오는 미인도 같은거 보면 볼살은 포동포동한데 코랑 입이 아주아주 작은 여자 있지요? 그 여자처럼 보이는 시기입니다(저희 엄마가 저 이때 무지 예뻤다고 그 부기있을 때 만큼 얼굴에 살찌면 좋겠다고 지금도 말씀하십니다. ㅎㅎㅎ).
그리고 과도의 두번째 단계: 수술 후 4. 5일 ~ 수술 후 2주 정도까지. 요 기간은 '말상의 단계' 라고 부르고 싶어요. 저는 그랬어요.
부기가 차츰 빠지기 시작하는데요, 얼굴 아랫부분 전체의 부기가 짠~하고 한꺼번에 빠지는게 아니라 중력의 법칙 때문인지 아래로 아래로 빠집니다.
즉 볼에 있던 부기가 턱으로 내려오듯이 빠지더라고요. ㅡㅜ
볼에는 부기가 많이 빠져 홀쭉해지기 시작했는데 턱은 오히려 좀 더 붓고 커진 느낌…
얼굴이 어떻게 보이겠습니까?
왜 그런 얼굴 있지요? 얼굴 길어보이고 턱이 좀 큰 여자 얼굴… 말!상!
턱이 좀 짧은듯 싶었던 제 얼굴인데 턱이 커 보이자 나이가 훨씬 들어보이는 얼굴이 된겁니다. 혹시 이 시기에 별별 생각을 다했습니다. 수술 실패한것 같아… 돌출입 넣으려다가 말상됐나? 말상이 되는거 싫은데… 이게 뭐람… 얼굴이 왜 이렇게 길어보이지? 턱 끝수술까지 했는데 턱이 길어보이게 하는 수술이었나?

병원에서 본 수술 전 후 사진들의 주인공이 나는 될수가 없나보다… 흑
난 더 미워진거 같아… 거울을 들여다 보면서 비관… 또 비관… 병원에 전화도 여러차례 했습니다.
저 왜 이러죠? 턱이 길어진것 같아요.
거기 상담해 주는 분께서 부기 때문에 그런거라고 턱이 더 길어진건 절대로 아니라고 해 주신말에 위안을 삼으며 이 기간을 보냈습니다.
전 이 기간이 무지 외롭고 힘들었어요.
다들 처음부터 짠~하고 예뻐졌는데… 나만 미워진거 아닌가 해서 말이죠.
그래도 이 기간을 넘길 수 있었던건 언제나 확인 할 수 있는 얼굴 옆라인.
아무리 턱에 부기가 남아서 길어진듯 보여도 거울로 얼굴 옆선을 보면 전에는 상상도 할 수 없는 그 환상의 라인…
쏘~옥 들어간 인중선과… 그아래 윗 입술과 아랫 입술이 이루는 그 예쁜라인 그리고 아랫입술선과 턱선이 이어지는 그 꿈의 라인… 정면에서는 부기 때문에 어색해 보이는 얼굴이지만 언제나 옆선만은 돌출입이었던 제가 가지지 못했던 그 선이 나오고있었습니다.

정말로 2주가 지나면서는 얼굴 전반적으로 부기가 거의 다 빠지면서 턱도 작아지고… ^^
마스크를 벗고 돌아다녔습니다. 이 때 실밥도 풀고요.
그리고 3단계, 이제 완성단계….^^
붓기랑 멍이 가시고 다른 여자가 나타났습니다. ^^
가족들은 그 회복과정을 같은 겪으면서 제 얼굴에 꽤 익숙해졌지만 수술전에 보고난 뒤 몇주만에 만나는 사람들은 절 못 알아보기도 했습니다.
왜 쌍꺼풀이나 코를 세우거나하면 그 사람인거는 확실히 아는데 거기서 더 이뻐졌냐 이상해 졌냐 이런 이야기가 나오기 마련인데요.
저는 사람들이 다른 사람으로 착각을 하더라고요.
아빠 아시는 거래처분이 한 번 오신적이 있는데 저한테 이러시더라고요.
"참 신기하네요. 자매가 얼굴은 딴판인데 목소리는 똑같네요."

저는 무슨 소리인가 싶었어요.

알고보니… 수술전의 저를 언니로… 수술후의 저를 동생으로 생각하신듯 ㅎㅎㅎ

짓궂은 생각이 들어서 제가 물었어요.

"언니가 더 예뻐요? 제가 더 예뻐요?" (이런… 가증스런… ^^)

그 사장님 왈

"동생이 훨씬 예뻐요" 흐흐흐…

예쁘라고 한 수술이니 예뻐지는게 당연해야 겠지요?

그런데 수술결과가 정말 극적입니다.

"정말 입하나 집어 넣었을 뿐인데…" 제 친구가 이런말을 하더라고요.ㅎㅎ

그리고 무엇보다도 제 태도가 많이 달라졌습니다.

오랜시간동안 컴플렉스라고 가슴에 똘똘 담아 놨던것을 교정하고 나서 그러는지 더 많이 신경을 쓰면서 지내게 됩니다.

예를 들어 수술전에 저는 머리도 별다른 변화주지 않고 지냈는데요

이번에 수술하고 나서는 앞머리도 내렸습니다.

(이건 얼굴이 길어보이는 과도기에 한 처방이지만 나름대로 잘 어울린다는 평을 듣습니다.^^)

그리고 돌출입 있을때는 머리를 하나로 싹 남겨서 묶지 못했어요.

왜냐면 얼굴 옆선에 자신이 없는데 머리까지 다 넘겨서 묶으면 돌출입이 더 강조되어 보였어요.

수술하고 난 뒤는 머리에 웨이브를 넣고 하나로 넘겨빗어서 깔끔하게 틀어올려 묶어요. 그리고 거울로 옆선을 확인하면 너무 예쁩니다. ㅎㅎ

튀어난온 입이 들어가고 나니 그 전의 결점들까지도 오히려 플러스로 바뀌는것 같을정도예요. 눈이 좀 돌출형이었는데 제 친구가 그러는데 입이 쏘옥 들어가니 눈이 그런게 더 세련되 보인다고 하더이다.

염정아 분위기 난다는 말은 두번이나 들었습니다.ㅎㅎㅎ

(병원관계자분들 다 뒤로 넘어가시는거 아니겠지요? 그런데 뻥 아니에요.)

그렇게 자신감이 생기니 예전처럼 그냥 튀는게 싫어서 바지랑 티만 입고 다니던 패션에서 벗어나서 요새는 생전 안입던 꽃무늬 원피스 까지 입고 다녀요.

수술에 대해서 너무 좋은 점만 쓴건 아니겠지요?

붓기 빠지고 멍이 빠지는 보기싫은 과정도 겪어야 하고. 또 무엇보다도 비용도 만만치 않아요. 돌출입에 뼈아픈 컴플렉스가 있으신 분이 아닌데 그냥 조금 더 예뻐지기 위해서 하시는 건 전 찬성

하지 않습니다.
조금 더 예뻐진다는게 참 주관적이거라서 자신이 만족하지 못 할때는 그 후유증이 심각할 것 같아요. 얼굴에 따라서 살짝 입이 나온게 더 귀여울 수 있는 사람도 있고, 저는 물론 부모님께서 수술을 해 주셨기 때문에 누가 그걸로 뭐라고 해도 할 말은 없습니다. 그치만 차를 뽑을까 수술을 할까 하고 망설이는 경제적인 상황에서 저는 돌출입 수술을 선택한거고요. 지금 후회는 없습니다. 부모님께도 물론 감사드려요.^^
그리고 수술전에 집도의이신 한상백 선생님과도 많은 이야기 하시고요.
전 치과 선생님과도 잠시 상담을 했었는데요.
그때 그 치과 선생님께서 "얼굴이 정말 달라지니까요 그것에 대한 마음의 준비를 하세요" 했을 때… 그냥 예뻐지면 되지… 무슨 마음의 준비일까? 했는데요, 얼마전에 만난 선배오빠들이 저한테 얼굴 다 고친거 같다… 라고 놀리더라고요.
얼굴 분위기가 정말 달라져서 눈, 코, 입… 그리고 턱… 이렇게 다 고친거 같다고 하더라고요.
이런말이 100% 기쁘지만은 않을때도 있어요. ^^
드라마틱하게 변하는 수술이기에 저런 오해도 겪는거 같아요.
저는 수술 후 제 모습 때문에 많이 자신감을 가지고 지냅니다.
물론 입큰개구리가 절세가인이 된 건 아니지만 옆모습을 거울로 비췄을때의 그 선은 자꾸만 봐도 싫증이 안나요. ^^
아공~ 수술 하실려고 하시는분들~ 수술 후 회복단계에 계신분들께 조금이라도 도움 드릴려고 끄적이기 시작한 글인데 별로 그럴 수 있을것 같지는 않네요.
ㅎㅎㅎ 지송 ^^ 끝으로 저의 집도의셨던 한상백 선생님께 이 지면을 빌어서 감사하다고 말씀드리고 싶어요. 그리고 저 마취했다가 깨어나게 했다가 해 주신 마취의사선생님께도 감사드리고요. 수술한날 밤새 간호 해 주시고 모기 때문에 잠못자는데 모기향 피워주신 그 뿔테안경끼신 상냥하고 예쁜 간호사님께도 감사드려요. ^^

A 안녕하세요, 지*님. 김용섭, 한상백 원장입니다. 드디어 2탄 ! 완결편이 나왔군요. ^^
저도 글 잘 읽었고요, 가장 자세한 수술 후기가 아닌가 싶습니다. 저에게도 환자(?)분의 느낌을 생생하게 전달받아, 앞으로 더욱 신경을 써드려야 할 부분에 대해서도 도움이 되었습니다.
돌출입에 관심을 가지시는 많은 분들에게도 큰 도움이 될 걸로 생각되고요.

무엇보다, 지*님 본인이 만족 해 하시고, 본인 스스로의 마음이 풍요로와지신데에 저도 기쁘고 감사하는 마음입니다.
더 멋지게 가꾸시고, 자신있게 지내시고 행복하세요.

추신〉 지*님이 부탁하신대로, 두 글을 한데 묶어서 다시 올리도록 하지요. 감사드립니다.
단 한가지 수술 전 체력비축을 위해 보약한재 지어드실걸 하는 부분에 대해서 말씀드리자면… 수술전날 밤 금식이 시작되기 전까지는, '밥이 보약' 입니다.!!! 균형있는 식사와 평소와 비슷한 생활습관을 그대로 하시면 됩니다. 술과 담배는 수술전 1-2 주간 금하시는 것이 좋습니다.
오히려, 과학적으로 성분명과 함량이 구체적으로 밝혀지지 않은 상태의 한약 '보약' 은, 오히려 전신마취와 수술을 앞두고, 간의 이상이나, 혈중 약물농도의 이상을 불러일으킬 우려가 있습니다.
항상 초심으로 최선을 다하는 저희 강남제일성형외과는 결과로써 그 명성에 보답하겠습니다.

사실 수술비를 생각하면 맘이 아푸지만 ‥;;;;

- 상 담 인 : 1978생 여자 (회사원)
- 상담시간 : 2004-08-16 14:48:05

Q 먼저 원장님께 감사하단말을 드리고 싶네요.

제가 수술을 7월 23일날 했는데 사실 수술 다음날이 제 생일이었어요. ^^;

일부러 수술날짜를 생일에 맞춰서 받은건데 정말 잊지 못할 생일 선물인듯 하네요.

수술하기전에 얼마나 불안한 마음이 맴돌았는지… 그때 생각하면 어떻게 수술받았는지… 제 자신이 신기 할 정도에요.

평소 겁이 많은 저로써는 대단한 용기가 필요했어요.

수술하기 몇 시간 전까지 정말 해야하는건지 아니면, 그냥 취소할까란 생각을 수백번 했죠. ㅎㅎ 지금 생각하면 참 바보같단 생각이 들어요.

수술전에 김용섭원장님과 잠깐 얘기를 나눴는데… 전 6미리를 넣어야 한다고 하시더라고요. 제 입이 많이 튀어나오긴 했나봐요. ㅎㅎㅎ

그리도 무엇보다도 원장님을 전적으로 믿고 수술한게 결과도 좋게 나온듯해요.

사실 수술부작용 때문에 평생 고생하며 사는게 아닌가란 생각이 가장 큰 고민이었죠.^^ 그런데 이 부작용은 정말 쓸데없는 생각 들이었던것 같아요.

그 만큼 실력있는 원장님이기 때문에 걱정은 안 해도 될 듯^^ 사실 저는 수술전에 예쁜얼굴도 아니고 너무나도 평범한 얼굴이에요.

(못생긴편 ^^*)돌출입때문에 사진한장 제대로 찍지도 못하고 엘리베이터안에서도 천장한번 못 쳐다보고 항상 바닥만 보며 옆모습에 대한 엄청난 고민을 했거든요.

그런데 몇 년동안 속앓이 했던 고민을 수술로 한방에 날려버렸으니 음하하하… 정말 요즘은 하루하루 즐겁게 보내고 있어요.

사실 수술비를 생각하면 마음이 아푸지만 ^^;;;; 제 얼굴을 보면 꼭 딴 사람처럼 예쁘게 변한 모습이 수술비 저리가라~란 생각이 들어요. 수술비랑은 전혀 비교 할 수없을 정도로 만족합니다.
정말 남들에서 적극 권해주고 싶을정도.^^
수술 후 몇 주정도는 말상에 합죽이 상이지만 이 또한 수술과정의 하나라서 아무 걱정없이 편히 지냈습니다.
사실 수술하고 6일만에 회사에 나갔는데 -.- 다들 놀래고 ㅎㅎ 너무 예뻐졌다고 ㅎㅎㅎ(오~예 @^^@) 단지 입만 집어넣었을 뿐인데 코를 세웠냐… 턱을 깍았냐… 다들난리가 아니였어요. 딴 팀에 있던 분들은 제가 회사그만두고 새로운 신입사원이 들어온 줄 안다니까요-.-+ (조금 너무하죠?)
게다가 입부분이 상당히 무거워서 항상 화난 표정있던게 지금은 너무나도 여성스럽고 분위기있는 여자로 돌변 ㅎㅎㅎ 훨씬 어려보인다고 하더라고요. ^^#
아참 무엇보다 제 큰바위얼굴이 엄청 조금해졌어요(엄청이래도 남들과 비슷할 정도로 작았졌단 얘기임 ㅎㅎ).이게 제일 놀라운 사실이에요.
전 100% 대 만족이에요. 9월 4일날 와이어 빼는날인데 떨리네요. 아풀까봐 사실 그전에 실밥 빼기전날에도 얼마나 떨었는지 -.-
하…지…만… 실밥 빼는거 전혀 안 아프더라고요. 엄청난 엄살이었습니다. -.-+
아참 수술전에 간호원언니가 5키로는 기본적으로 빠진다고 해서 열심히 먹고 수술에 들어갔는데… 그때 몸무게 지금 그대로인거있죠. ㅎㅎ
사실 수술 후에 빈혈이 심해서 내과 처방받고 약을 열심히 먹어서 그런지 포동포동 살이 졌어요.
^^;;;
김용섭 원장님! 다시 한 번 감사하단 말 드리고 싶어요. (- -)(_ _)
9월 4일날 뵈요~ ^^

A 반갑습니다, 혜*씨! 김용섭, 한상백 원장입니다.
재미있는 에피소드가 있었군요.
일주일도 안 되었는데, 현재 모습에 벌써 만족하신다니, 저도 매우기쁩니다.
앞으로는 시간이 지나면서 더 자연스럽게 예뻐지실 일만 남았네요.
실밥풀러 오시는날 병원에서 뵙지요.

참고로 와이어 푸는거 하나도 안아픕니다. ㅎㅎ

아부지가 마시다 만 소주를 한잔 하면서 쓴 후기

● 상 담 인 : 1976생년 여자 (기타)
● 상담시간 : 2004-10-20 02:15:45 답변시간 : 2004-10-20 17:28:36

Q 해해.
안녕하세요. 원장 선생님.
오늘은 왠지 센티한 하루라서 잠이 잘 안와요.
선생님한테 허락도 안받고, 아버지가 마시다 만 소주를 한 잔 하고 있습니다. 혼자 세 네 잔정도 마시는 것도 가끔은 꽤 괜찮거든요. 오랜만에 마시니 한 잔에도 알딸딸하네요(혼내지마세요. 힛.).
혼자 살며시 훌짝이다가, 생각나서 홈페이지에 들어온 김에 후기 남기려고요. 이제 삼일 후면 한 달째군요. 지난 9월 22일날 수술을 받았으니 말이에요. 시간이 참 빨라요.
한 달이 지난 지금, 전 무척 많이 만족하고 기쁩니다.
물론, 아직도 남아있는 잔붓기가 조금 불만스러울때도 있지만. 이건 빠질거라는걸 스스로 믿고 있기 때문에, 그래도 거울보고 이뻐진 입매를 보면 무척 행복해요.
수술하고나서 이 삼일동안은 먹은것도 없이 체하는 바람에 몹시 고생을 했어요(제가 원래 잘 체하는 체질이라서 그랬나봐요).
마취같은 경우는 깨고나서 별로 힘들지 않았고요, 밤새 피를 뱉어내는게 조금 힘들었답니다. 수술 후 집에와서, 추석 연휴 내내 집에서 부은얼굴을 부여잡고, 우울하고 쓸쓸하게 연휴를 보내면서도, 저는 제 성격탓인지 그냥 마음을 여유롭게 가졌어요.
가라앉겠거니 하고 말이죠. 쏙 들어간 입을 보면서 부어터져 홍한 얼굴을 보면서도 별로 불안하거나 하지 않았어요.
집에서 루즈하고 지루하게 며칠을 보내다가, 연휴 마지막날. 수술 8일째였을꺼에요. 저와 제일 친한 고등학교 동창들이 불러내서 처음으로 살짝 화장을 하고 나갔는데 친구들이 너무너무 예뻐졌다며 신기해 해서 너무 행복했습니다.

제가 원래 얼굴이 갸름하면서 조금 긴 듯한 편이라서 수술하고 며칠동안은, 얼굴이 살짝 길어 보이긴했지만, 턱끝길이를 줄여서 그런지 이제는 전혀 길어보이지 않아서 너무 좋아요.
한 달이 지난 지금, 턱을 절골해서 앞으로빼고 길이를 줄인 그 부분의 조금 둔탁한 느낌만 제외하고는 참 마음에듭니다. 회사 사람들이나 친구들이 예뻐졌다고 난리에요. 제가 그전에 그렇게 흉했는지 섭섭할만큼 말이에요. 제가 미스코리아처럼 예뻐진것도 아니지만, 그래도 스물 아홉 해 동안에 지독하게 지니고 있던 컴플렉스가 예쁘게 변했다는게 너무 감사하고 행복합니다.
오랜만에 만난 친구들은 돌출입수술에 대해 몰라서 그렇겠지만 입보다는 코를 높였냐는 둥 그런 말들을 해요.
입이 들어가서 그런지 코도 높아보이고 눈도 전보다 더 이뻐보인다는 말들을 많이듣는데 참 신기하면서도 기분이 좋습니다.
개인적으로는 원래 높지도 않은 코에 쌍커풀도 없는 눈이었지만, 성형은 하기 참 싫었거든요. 하지만 튀어나온 입 만큼은 꼭 넣고 싶었었어요.
중학교때, 아부지 사업때문에 발치전에 교정을 그만두게 된, 나름대로 아픈(?)기억이 있는데요. 지금생각하니 참 다행인것 같습니다.
스물 아홉의 많은 나이이지만 요새는 스물 셋, 넷 같다는 소리도 참 많이들어요. 예전에도 늙어보이는 얼굴은 아니었는데, 더 많이 어려보인다고 하더라고요. 나이어려보인다는 소리에 이렇게 좋은거보면 저 늙은거 맞죠? ㅜㅜ
지난주 선생님께 상태 점검하러 갔을때 드린 씨디는 잘 들으시고 계세요?
지루 할 수도 있지만 제가 무척 좋아하는 곡들을 모아본거니까 틈 나실 때 꼭 들어보세요. 아름다운 곡들이에요.
제가 딱히 해 드릴 수 있는게 없어서 그냥 씨디를 구워봤어요.
선생님들은 음악을 들으실 틈이 잘 없겠지만, 전 음악을 무지 좋아하거든요. 헷.
바쁘신 선생님들이 바다를 좋아할지는 모르겠지만, 전 바쁘고 피로한 일상속에서 바다가 그리워질땐, 케틸 뷔욘스터드의 더 씨 파트투(아마 마지막 트랙에 녹음해드린 것 같은데…)를 들어요. 눈을 감고 들으면 차갑고 고요한 겨울바다에 앉아있는 기분이 들거든요. 선생님들도 바다가 그리울 땐 눈을 감고 들어보셔요. 진짜라고요.^^
아무튼 예쁘고 건강하게 수술 해 주셔서 감사드려요.
제가 올린 사진을 보시고 메일 보내 주시는 분들께, 열심히 답장 해 드리고 있답니다. 그건 제가 그 분들께 추천 해 드리고 싶을 만큼 만족하기 때문인것 같아요. 그 컴플렉스가 얼마나 큰건지 제가 누구보다 잘 알고 있기 때문에 때로는 귀찮기도 하지만 답장해 드리고 싶은 마음이 자꾸만 생기더라고요.

선생님들을 믿는 마음이 이 만큼 크기 때문이기도 하겠죠.

아참! 제가 조금 걱정되는 턱끝에 살짝 몽우리가 진거, 다음에갈때 선생님이 한번 봐주세요. 티는 안나지만 그래도 더 이뻐지고 싶어서 말이에요. ^^

가을입니다. 어쩌면 조금은 아픈계절 시월이지만, 요며칠의 바람은 정말 귀하고 아름답고 행복한 바람이네요.

선생님들, 그리고 어여쁘신 간호사 언니들 감사드리고요.

다음에 와이어 풀르러 갈 때는 예쁘고 달콤한 케익이라도 한조각 사가야겠어요. 감기조심하시고요. 행복하세요.

올려드리는 사진은, 작년에 친구 만나러 런던에 갔을 때. 템즈강에서 날개짓을 하던 새들의 평화로운 장면이 담긴 사진이에요. 언제나 볼 때마다 그 순간이 그리워지는 소중한 사진이랍니다.

제가 두서없이 너무 주절거렸네요. 아마, 저를 예쁘게 만들어 주신 김용섭 선생님께 고마운 마음에 이렇게 주절거렸나봐요.^^

와이어 풀르러 갈때 뵐께요.

감기조심하시고. 행복하세요.

A 안녕하세요. 원장/성형외과 전문의 김용섭, 한상백입니다.

김원장님도 옆에 계십니다만… ^^ 이글은 제가 씁니다.

우선, 아직 6주도 되지 않은 시점에서 벌써 예뻐졌다고 마냥 행복해하시는 모습을 보니 저희도 기쁘고요. 축하드립니다. 앞으로 더 예뻐지실 일만 남았네요.

소주 세네잔을 마시고 쓰시는 후기는 유사이래 처음입니다만… ^^…

말씀하신 것처럼, 입부분이 드라마틱하게 예뻐지고 나면, 코가 오뚝해졌다던지 눈이 크고 또렷해 보인다는 인사를 받는 경우가 많습니다.

템즈강의 사진도 잘 감상했고요.

CD 도 제 것까지 두장 구워주셔서 잘 듣고 있습니다.

턱끝의 몽우리처럼 만져지는 것은, 돌출입을 가졌던 분들이 입을 닫기 위해 턱끝근육을 많이 쓰게 되기 때문에 턱끝근육 뭉침현상이 있는 것이랍니다. 이제 수술 후 현재는 입이 더 자연스럽게 닫혀지기 때문에, 이 근육뭉침이 서서히 풀어지게 됩니다. 행복하시고요.

수술후에 선생님이 병실에 오셨는데

- 상 담 인 : 1979생년 여자 〔회사원〕
- 상담시간 : 2004-11-12 02:30:32 답변시간 : 2004-11-12 13:22:09

Q 원장 선생님 너무 예쁘게 해 주셔서 감사드립니다.
간호사 언니들도 다들 너무 친절해서 수술하기 전과 후 아무런 불편한 점이 없었어요.
수술전 쌍꺼풀까지 해 달라구 했는데 선생님이 다음에 하자구 해서 살~짝 실망했는데 수술 후 선생님 말 듣길 잘 했다고 진심으로 느꼈어요(원래 욕심이 많음).
수술후에 선생님이 병실에 오셨는데 마취가 안깨서 상관도 안하고 그냥 잠만 잤던거 같아요.^^ 입을 봤는데 정말 귀엽고 조금한 입이 되서 너무 귀여워요.
ㅋㅋㅋ 수술 후 마취깨고 제일 아팠는데 진통제를 몇방 맞고 나니깐 아픈게 싹~~가셨어요 그리고 지금은 아주 살만 해요. 선생님이 많이 부을 거라고 하셨는데 턱만 장난아니게 붓고 다른 곳은 수술전과 똑같아요. 궁금한게 있는데요, 많이 움직여야 붓기가 많이 빠지나요? 천천기 걷는 정도? 그리고 턱끝자르는 수술도 하신건가요? 다른분들은 턱에 반창고 붙였는데 저만 안붙여진거 같애요(설마 안자르신건 아니죠?). 그리고 반신욕은 언제부터 할 수 있나요? 턱 땡김이 하고 입을 실룩 실룩 거리거나 입 운동을 하거나 부운 얼굴을 살~살 맛사지 하면 기분이 아주 시원하고 좋은데요 이상은 없겠죠?
다시 한 번 수술 예쁘게 해 주셔서 감사합니다. *^^*

A 안녕하세요. 현*님, 김용섭, 한상백 원장입니다.
수술 후 만 2일 되셨는데… 벌써 예뻐지셔서 좋아하시니, 저희도 기쁘네요.
현*님의 경우, 〈돌출입 + 턱끝 + 광대 + 사각턱〉 수술을 동시에 받으셨기 때문에, 미리 많이 부을거라는 말씀은 드렸지만, 실제로는 환자의 예상보다는 덜 붓습니다. 또한 아마도 웬만한 병원에서 사각턱 한가지 수술한 정도의 붓기에도 미치지 못할 것입니다.

수술 후 48시간인 현재가 가장 많이 부을때고 이제부터는 차츰 차츰 붓기가 빠지면서 훨씬 편안하게 느끼실 것입니다.

얼굴밴드를 한 상태에서 입을 움직이시는 것이나, 살~ 살 마사지 하시는 정도는 오히려 붓기빠지는데 도움이 될 수 있을 것입니다.

바로 누워있는 것보다는 천천히 걷거나 일어서서 다니는 것이 붓기가 빨리 빠집니다.

이 때에도 머리를 숙이지 말고 꼿꼿히 들고 있는 것이 더 도움이 됩니다.

반신욕이라면 지금도 하셔도 됩니다. 머리도 누워서 감으셔도 되고요.

다만 뜨거운 싸우나나 뜨거운 물에 오래 있는 것은 별로 권하지 않습니다.

턱끝수술도 예정대로 잘 시행되었고요. 턱 바깔쪽에 굳이 테이핑을 할 필요가 없을 정도의 상태이어서, 테잎은 붙이지 않았습니다.

걱정하지 않으셔도 되겠습니다.

며칠 후 병원에서 뵙지요.

몸 조리 잘 하시고요. 잘 드시고 푹 쉬시기 바랍니다.

한 마리 짐승에서 책좀 읽는 여인으로 !!!

- 상 담 인 : 1968생년 여자 〔전업 주부〕
- 상담시간 : 2004-11-19 11:32:33

Q 1년 쯤 열심히 알아보고 또 알아본 후에 무사히 수술을 마친 아줌마랍니다.
마흔이 다 된 나이에 수술을 한다고 했더니 주변에서 다들 엄청 말리더군요.
전신마취 후에 못 깨어난 사람들 얘기. 식물인간 된 사람들 얘기… 성형수술 후 불만족으로 자살한 사람들 얘기… 심지어 전신마취 후 깨어난다 해도 아이큐가 엄청 떨어져 바보가 될 수도 있다는 부정적인 얘기 엄청 많이 들었습니다.
하지만 제가 너무 원하던 수술이었기에 약간 불안한 마음은 있었지만 나름대로는 덤덤하게 수술대에 오를 수 있었습니다.
만약 내게 그런 불행이 온다면 그건 내가 어쩔 수 없는 운명이거나 팔자겠지.
내가 그렇게 될 운명이라면 이 수술이 아니더라도 다른 이유로 그런 불행은 올 수 있는 거라고 생각했습니다.
이런 말이 허황되게 들릴 수도 있겠지만 그때 그런 생각이 제게 그런 위험한(?) 수술을 결심할 용기를 주었답니다.
그리고 '누군가가 무언가를 절실히 원하면 온 우주가 그의 소망이 실현되도록 도와준다' 는 연금술사에 나오는 글귀를 마음에 새기고 또 새겼습니다.
수술당일 수술대에 올랐을 때 라디오에서 흘러나온 Don't worry be happy?는 마치 제 소망을 실현시켜줄 우주에서 제게 보내는 긍정적 메세지처럼 느껴지더군요.^^ 다소나마 있었을지 모를 불안감과 긴장감 마저 다 내려 놓을 수 있었습니다.
마취과 선생님이 마취 주사를 놓으시는 순간 '브라보마이라이프' 를 속으로 외쳤습니다.
지금은 수술한지 6주 정도 되었고 김미화가 돌출입수술을 해도 심은하가 될 수 없다며 기대치를 낮게 잡은 원인도 있겠지만, 저는 제 수술 결과에 정말 만족하고 있답니다.

물론 지금도 객관적으로 미인 축에 끼지는 못하지만 과거 오스트랄로 피데쿠스.오랑우탄에 비유되던 외모에서 벗어났고 3년씩이나 교정하고도 아직 돌출인 친구가슴에 염장을 지르며 부러움을 사고 있답니다.
제 동생은 동네에서 싸움일으키고 다니는 아줌마 이미지에서 집안에서 책 좀 읽는 아줌마 이미지로 바뀌었다고 엄청 놀라워합니다.ㅎㅎㅎ

해마다 연말이면 올해 해 놓은 일이 도대체 무엇인가 하며 자괴감에 젖곤 했는데 올해는 다릅니다.
이 수술을 했다는 사실하나만으로도 너무나 알차고 보람된 한 해가 되었으니까요.
제가 제 인생에서 정말 잘 한 일이 두가지 있는데, 그 하나가 제가 너무나 좋아하는 남자를 덮쳐서(?) 결혼에 골인한 일과 그동안 넌덜머리나게 신경쓰이던 돌출입 수술을 한 일 그 두가지 랍니다.
ㅋㅋㅋ
이 수술을 해낸 제 자신이 그렇게 대견스러울 수가 없다니까요. ^^;;
저는 정말 이 수술에 만족하고 있구요, 한 마리 짐승에서 책 좀 읽는 여인의 이미지로 탈바꿈 시켜주신 김용섭선생님과 너무너무 아름다우신 상담 실장님, 간호사님들께 감사의 인사를 전하고 싶습니다. 그 동안 신경써 주셔서 정말 고마웠고요.
병원식구들 모두 모두 건강하시고 행복하시길 바랍니다. ^^

A 안녕하세요. 경*씨, 김용섭, 한상백 원장입니다.
제대로 된 후기를 쓰시겠다고 하시더니, 아주 재미있는 후기가 되었군요… '아줌마의 수술후기' 잘 읽어보았습니다.
그토록 만족해 하시니 저도 매우 기쁩니다.
앞으로 경*님 인생에서 더욱 잘 했다고 여기실 일이 많이 생기실텐데, 지금 얻으신 자신감있는 외모가 좋은 밑바탕이 되실 것으로 믿습니다.
부부 간에도 제 2의 신혼 맞으시고요. ^^*
병원에서 또 뵙지요.

내 인생에 커다란 위로

● 상 담 인 : 1957생년 여자 〔프리랜서〕
● 상담시간 : 2004-11-21 17:08:56 답변시간

Q 수술 동기

강남제일 성형외과를 안 것은 내 인생에 커다란 위로였습니다.
흔히들 말하는 앞만 바라보고 살아온 중년의 나이... 사회적으로 안정되고 아이들에게도 이제는 베풀어야 나의 몫이 작아지면서 나의 마음속에 지독히도 자리잡고 있던 콤플렉스를 떨치고 싶은 욕망에 인터넷을 검색해서 제일 병원을 알게 되었고 김용섭원장님과 첫 대면 후 믿음과 신뢰로 전 수술을 결정했답니다.

예뻐지겠다는 생각보다는 나이먹어 이제는 중년의 우아함(?) 아니 곱게 나이 먹고 싶은 생각이 더 깊어졌기에… 그냥 안 해도 되겠는데… 하시는 원장님이 차라리 야속하기 까지 했지요.

수술 진행

수술 받는 많은 분들을 보면 마음의 갈등과 불안감을 많이 느꼈다고들 하는데 그간 올라간 수술 후기를 섭렵하듯 읽었더니 전 차라리 마음이 편안했습니다.
오전 11쯤 수술대에 올라 불안한 마음에 마취선생님께 "선생님 제 명줄 잘 부탁합니다" 하고는 씩 웃고 잠이 들었습니다.
잠에서 깨어난 후에 김용섭 원장님이 오셔서 이름을 부르며 수술 잘 됐어요.
그 소리를 들으니 웬지 모를 눈물이 주르르 흐르더군요.
거울 보여드릴까요? 하는데 고개를 젓고 말았습니다.
목이 좀 아프고 입안에 고이는 피를 뱉어내는 일도 바빴지만 보고 싶은 자신이 별로 없기에... 저녁 시간에 친절한 간호사님이 건네 준 거울... 조심스런 망설임속에 슬쩍 훔쳐 보았던 나의 입모

양, 이럴수가 대한민국의 의료 수준이 대단하구먼!
아니 김용섭 원장님 의술이 극치일세!
감동~~ 감탄!!
도대체 왜 이제사 김원장님을 알게되었는지… 그것만이 슬프고 싫어서 저녁 8시 넘어서 다시 들러 챙겨 주고 가시는 김원장님의 환자(?) 사랑하는 마음에 다시금 감사했고. '이보다 더 수술을 잘 할 사람은 없다' 고 독백을 했지요.

수술 후

6주만에 와이어 풀고 다음주 화요일에 교정을 시작한답니다.
그간 사람들이 저를 보면 왜 이렇게 살이 빠졌냐 ?
얼굴이 쪼옥 빠졌네… 그런데 빠지니까 훨씬 예쁘다!
코 수술 했냐는 소리도 많이 들었고… 내가 거울을 봐도 예전의 내 모습에서 많이 멀어졌음을 느낍니다. 나이들어 한 수술이라 젊은 분들과는 상관없는 주름 문제, 얼굴 피부 탄력 저하등 풀어야 할 과제가 좀 있긴 하지만 돌출입에 대한 수술은 잘 되었다고 생각합니다.
고객을 상대하는 제 입장에서 보면 이제는 옆모습에 크게 신경을 안쓰게 되니 그만큼 마음이 편안해서 더 친절하고 자신있는 재테크 상담을 하게 되었고요.
제가 원래 낙천적이고 밝기는 하였지만… 수술 후 마음의 짐을 덜어서인지 어떤 대고객과의 만남도 크게 부담이 되지 않더군요.
김 원장님 주문대로 "남은 인생 아름답게 살겠습니다" ^&^

에필로그

수술을 생각하시거나 앞둔 분들께 이것만은 꼭 말해 드리고 싶습니다.
수술은 생각 만큼 아프지는 않습니다. 피를 뱉어내는 24시간 정도 좀 괴롭지요.
의료진 최강의 팀웍으로 일사천리로 노련하게 수술을 진행하니 믿음과 신뢰로 잠자고 있다 깨어나면 당신의 상상을 초월한 놀라운 모습으로 바뀌어 있답니다.
2주 동안 변화하는 모습에 한 두번쯤 수술에 대한 회의나 후회감도 느낄수도 있겠다 싶네요.
회복의 과정이라 생각하고 시간이 흐르면 해결 될 일이니 마음 편히 갖고 기다림의 미학으로 위로 받으세요.
그리고 실 뽑을 때 정말 안아픕니다. 가위로 살짝 자르는 겁니다. 후후 와이어 뽑을 때 지레 겁먹고 얼마나 아플까?...
살짝 자르더니 순식간에 빼 버려서 뭐가 뭔지 모르고 지나갔습니다.
아픔에 대한 막연한 불안감은 싹 잊어버리셔도 됩니다.
예전의 나를 비롯한 돌출입을 가지신 분들의 공통점은 남들이 생각하는 것 보다 훨씬 예민하고 깊숙한 컴플렉스를 지니고 살아 간다는 겁니다.
그런 경험을 하였기에… 저는 감히 권해 드리고 싶습니다.
찬란한 젊음 앞에 기죽지 말고 미용의 목적만이 아닌 치료의 개념.. 치유의 개념으로 정신도 밝게 외모도 발랄하게 살아가라고, 돈은 열심히 일해서 또 벌면 되니까.
아름다운 인생을 위해 내린 결단은 결코 후회하지 않는 그대의 삶에 아름다운 선물이 될거라고!
그동안 친절하게 대해 주신 강남제일병원 의료진 여러분들께 깊은 감사 드리며 후기를 마칩니다.

A 안녕하세요. 미*님, 김용섭 원장입니다.
현재 모습에 벌써 만족해하시니, 저희 의료진으로써도 뿌듯합니다.
앞으로 더욱 예뻐지실 일만 남았습니다. 피부탄력에 대해서는 특히 40대의 환자분들에게는 수술전에 미리 피부탄력이 줄어든 뼈에 채 못미칠 가능성이 있다는 경고의 말씀을 드리지만, 실제로 얼굴을 리프팅해야 할 정도인 분은 드문 편입니다.
아무쪼록 밝은 마음과 자신감으로 하시는 일에서도 더욱 성공하시길 바랍니다.
행복하세요.

원장님 감사합니다... 후기쓰고 싶어서 좀이~~~

- 상 담 인 : 1979생년 여자 〔대학, 대학원생〕
- 상담시간 : 2004-11-27 01:48:06

Q 원장선생님 안녕하세요. (_ _)

아직 3주가 안되서 수술후기 쓰기엔 좀 이른감이 있지만 쓰고 싶어서 좀이 쑤시네요. ^^

저는 20대 중반이 되면서 얼굴이 점점 이상하게 변해서 정말 거울 볼때 마다 짜증나구 우울했어요. 얼굴살이 빠지면서 광대가 두들어지구 입이 하루하루 튀어나오기 시작했져, 항상 교정은 생각해 봤지만 시간도 오래 걸리지만 교정한다고 누구나 다 입이 들어가는건 아니라 정말 방법이 없는줄 알았어요. (이 수술을 몰랐거든요)

인터넷 검색 여기 저기 하다가 이빨 성형에(라미네이트)관해 알게 되서 이빨 성형을 할 뻔 했는데 그전에 이 수술을 알게 되서 정말 천만다행 이에요. (이빨 성형도 비용이 한 개당 100만원이에요)

전 이 수술 알자마자 거의 한달두 안되서 수술 결정한거 같네요. 그만큼 절박했던거 같아요. 다른분들 처럼 병원 선택은 어렵지 않았어요

다른곳에서 수술 전 후 사진을 보면 입이 들어가긴 분명들어가는데(입만들어가면 좋긴 좋죠) 말 그대로 그냥 들어가는거고 강남은 예쁘고 자연스럽게 연예인처럼 들어가는게 차이점이더라구요.

정말 어렵게 수술하는거 경력도 울나라에서 젤 오래되고 믿을만한 곳에서 하는게 당연하다고 생각했거든요.

광대 수술과 사각수술을 같이해서 수술붓기가 돌출수술하신 분보다는 좀 심했는데 원래 턱수술하신분 정도 붓기였어요.

붓기가 심할땐 정말 이 얼굴이 이뻐질까? 수술전보다 못한건 아닐까 의문이 들도 있었어요. 근데 이런 붓기는 비단 저만 그런것이 아니라 다른분들도 다 그려려니 맘 편하게 먹고 기달렸어요.

예쁜얼굴을 실감한건 7일째 부터였는데 반신욕하구 붓기가 쫙 빠진 모습보구 깜짝 놀랐거든요 정말 내 얼굴이 맞나? 계속 거울만 보며 제 눈을 의심할 정도였어요. ㅋㅋㅋ 지금 17일째인데 정말

신기한게 제 입이 정말 예쁘고 세련되게 변한것도 신기하지만 26년동안 컴플렉스였던 큰 얼굴이 작아진게 정말 신기하고 기뻐요.
얼굴이 크고 입이나오면 머리스탈을 어떻게해두 옷스탈을 부티나게 입어두 세련되 보이지 안거든요. 근데 어제 화장 싹하구 옷차려 입고 거울을 보니 정말 넘 세련되구 이뻐진 제모습에 제가 다 감탄을 했어요
정말 예전에 대갈공주 맞나? 남친 어제 처음으로 만났는데 남자친구는 예뻐져서 놀라 자빠지기도 했지만 내심 불안한 눈치더군요. ㅋㅋㅋ
넘 이뻐져서 자기 안만나 줄까봐 그런가봐요.
사람이 윤곽이 부드러워지고 입술선과 입술이 예쁘니깐 정말 부티나구 세련되 보이더라고요. 샘이랑 별로 상담도 안했는데 선생님이 정말 쪽집게 처럼 제가 원하는 스타일데로 만드(?)셨더라고요.
전 수술비를 저혼자 마련했는데 지금은 거의 통장에 돈이 없거든요.
그런데 통장에 돈이 많을때 보다 행복하고 삶이 아름다운건 왜일까요?
사실 요즘은 밥을 안먹어도 배불르고 아무 걱정이 없네요. ^^
제가 너무 오바 하는거 같으시죠? 그런데 수술하신분은 다 느끼실 거에요.
다른 분들 수술후기 읽어보면 정말 구구절절이 다 공감하게 되거든요.
수술은 정말 제 인생에서 커다란 전환점이라구 해도 과언이 아니거든요. 나이들면서 얼굴윤곽이 울퉁불퉁해지고 입이 점점나와서 우울 할 적이 많고 얼굴에 자신감도 점점 없어지고 사진찍는 일이 (상담갔을때 샘이 사진찍자구해서 난감했던)정말 싫었는데 이제는 너무 행복하고 자신감도 생기고 매일매일 사진찍고 있어요. ^^
다시 한번 얼짱 선생님과 친절하게 보살펴주신 간호사분들(신기하게 간호사 언니들이 다 친절해요)감사드려요 ^^

A 안녕하셨어요? 현*경님. 김용섭, 한상백 원장입니다.
수술후기를 읽어보니 수술후의 회복이 빨랐던것에 님의 노력도 많이 있었네요. 반신욕이나 가벼운 운동(최소20분이상)등은 얼굴부위의 혈액순환을 도와, 빠른 회복을 오도록하는것 같습니다. 아무튼 수술후에 붓기가 빠질때까지 믿고 기다려주신 점 감사드리고요.
현*님의 마음에 들 수 있도록 수술이 되었다니 정말 기쁘답니다. 앞으로 더욱 자신감을 가지시고 멋진 인생을 만들어 나가시기 바랍니다. 다음에 병원 오실 때에 이쁘고 밝은 모습 기대하겠습니다.

제 광대와 턱 잘되서요... 제 남동생 문의...

- 상 담 인 : 1982생년 여자 〔회사원〕
- 상담시간 : 2004-12-13 00:27:05
- 사 진 : 사진 비공개

Q 원장선생님 안녕하세요.(_ _) 선생님한테 광대와 턱수술을 받고 얼굴이 많이 갸름해지고 작아져서 수술후 만족도가 높아 제 남동생도 할까 생각중 입니다. 제 남동생의 경우 얼굴의 윤곽이 크고 울퉁불퉁한 스타일인데요.

이런 얼굴도 윤곽이 부드럽고 작아질수 있을까요? 턱을 할 생각인데 광대두 해야할까요? 남자 턱수술은 여자보다 더 힘들까요? 그리고 눈이작고답답해보이는데 시원하고 탁 트인 눈이 될 수 있을까요.

다른 곳에선 턱 수술후 피호수를 한다는데 피호수를 하는이유는 왜인가요? 그리고 저는 얼굴이 확실하게 전보다 많이 작아지고 앞모습도 많이 갸름해 보이는 정면효과도 높은데요, 혹시 수술 시 피질을 하셔서 그런가요? 수술 후 얼굴이 많이 작아져서 메일로 문의 하시는 분들이 수술 방법을 많이 물어 보시네요. ^^

A 안녕하세요. 김용섭, 한상백 원장입니다.

광대와 사각턱 수술의 결과에 벌써 만족하시니 저도 기쁩니다.

정면 효과가 높은 것은 그만큼 피질을 충분히 절골해드렸기 때문입니다.

사각턱 수술 후 피 호스(배액관)을 꽂지 않는 것은, 그만큼 저희 의료진의 수술이 정확하고 깔끔하게 마무리되어, 배액을 할 만한 출혈이 없기 때문입니다. 거의 모든 다른 병원에서는 사각턱수술 후 반드시 배액관을 꽂기 때문에 의아해 하실만 한 일이라고 생각합니다. ^^

남동생의 사진에서 볼때 사각턱은 반드시 필요할 것으로 보이고, 광대는 직접 진찰 후 판단드리는 것이 좋겠습니다. 좋은 하루 되세요.

신뢰의 결과는 역시.. 원장님 감사 !

- 1974년생 여자 (www.profile114.co.kr 에 올리신 글)
- 날짜 : 2004-12-14

Q 안녕하세요? 원장님~~
먼저 감사하다는 말씀 부터 올립니다.(꾸벅)

수술 후기를 빨리 쓰고 싶었는데요, 여기 저기에서 러브콜이 많이 와서요.

너무 바쁘게 지냈답니다. 참고로 저는 사내에서 서비스 강사로 활동하고 있는데요. 서비스 강사를 하다보면 정말 첫 인상이 중요하거든요.

나의 첫인상은 늘 다가가기 힘들고, 화났냐, 깍쟁이 같다라는 말을 종종 들었답니다. 정말 심각하게 고민하지 않을 수 없었습니다. 항상 웃고 다니는 것도 한계가 있죠!(힘들었답니다) 문제는 나의 컴플렉스와도 같은 돌출입이 문제라는 것은 제자신이 잘 알고 있었답니다(사진을 찍을때도 절대로 옆모습은 찍지 않을 정도로...) 아무튼 중요한 결심을 하게 되었죠!

수술상담을 하기 위해서 병원에 찾아갔는데, 예쁜 간호사님이 반갑게 맞이해 주시더라구요. (조금 겁먹었는데 간호사님의 친절에...힘을 얻었답니다)

이것저것 궁금한 내용을 한상백원장님께서 자세하고 믿음이 갈 수 있게 답변을 잘해주시더군요 (너무 감사했어요 ^^).

상담끝에 곧 결심으로 마음이 굳혀지더군요. 한마디로 믿음이 가더라고요. 친구들에게 수술을 결정했다고 하니까 용기가 대단하다고 하더군요. 전 용기가 아니라 환자와 의사의 신뢰가 있으면 용기가 필요할까? "그냥 믿는거야"라고 대답 했답니다. ^^

수술 후 아프지는 않을까? 주변의 턱수술한 사람들 이야기 들어보면 죽을 각오하고 수술해라... 너무 아프다라는 이야기를 많이 들었기에, 좀 걱정이 되었거든요.(참고로 전 돌출입과 턱수술을 같이 했어요).

그런데 정말 거짓말아니고 진짜 하나도 아프지 않았어요.

4박 5일이라는 짧은 휴가때문에 붓기는 괜찮을까? 정말 걱정했는데 붓기도 생각보다 붓지 않더라구요. 오히려 수술 후 양볼에 어느정도 부어 있는 모습이 더 귀엽고 어려보이더라고요(지금 생각엔 다시 부었으면..하고 생각해요 ^^).
수술하고 난 나의 얼굴을 처음 본 회사사람들은 난리가 났습니다. 그 수많은 사람들의 관심의 화제가 저의 얼굴이었다고 합니다. 사람들이 말하길… "저~서비스강사 코 성형했나봐, 쌍커풀도 했나봐, 어머~ 인상이 어쩜 저렇게 달라 지냐. 너무 예뻐졌다." 전 오해 아닌 변명을 아니 해명하기 바빴어요. 눈, 코, 성형이 아니라고요…행복한 변명이였죠! 제가 봐도 오똑하게 보이는 코와 똘망똘망하게 보이는 눈이 선명하게 눈에 들어왔거든요. 정말 사람인상이 이렇게 달라 지는 구나~
한상백원장님께서 인상이 많이 달라질 것이라고 이야기해 주셨는데 이렇게 달라 보일것이라고는 생각도 못했어요
나이도 한 5살정도 더 어려보인다는 말도 많이 들어요
(전 이말을 제일 좋아합니다. 호호호 ^^;)
말을 많이 하는 직업이라... 빠른 회복이 아니였다면 정말 곤란했을 텐데…
정말 감사드려요…
강남제일성형외과의 끝없는 발전과 번영 기원합니다.

A 안녕하세요. 희*님, 김용섭, 한상백 원장입니다.
많이 예뻐지시리란 예상은 했지만, 직업이 서비스 강사이신줄은 미처 몰랐네요.
첫인상과 자신있는 미소를 선물해드리게 되어 저도 참 뿌듯합니다.
저도 환자(?)와의 신뢰가 매우 중요하다고 생각하며 한분한분의 진료에 최선을 다 하고있습니다. 저와 저희 의료진에 대한 신뢰에 감사드립니다.
희*님처럼, 돌출입수술 후 회사에 나타나면, 어딜 수술했는지 도통 사람들이 감을 못 잡는 경우가 많다고 합니다.
광대뼈나 사각턱은 인상의 변화가 그렇게 크지 않고, 비교적 잘 알려진 수술이어서 주위에서 어디를 수술했는지 잘 아는 경우가 많습니다. 반면에 돌출입 수술을 받으신 경우는 입의 윤곽과 인상의 변화가 워낙 드라마틱하고 덤으로 눈, 코가 말씀하신대로 '똘망똘망' 하게 보이게 되어 눈, 코 수술을 했냐는 질문도 많이 받는다고 하지요.
앞으로도 행복한 일 넘치시길 바라구요.
기쁨이 충만한 연말과 새해가 되시길 바랍니다.

원장 선생님! 돌출입 수술...최고의 선택이었습니다

- 상 담 인 : 1976생년 여자 (기타)
- 상담시간 : 2004-12-29 17:28:07
- 사 진 : 사진 없음

Q 안녕하세요? 원장 선생님…

이제 수술한지 3주가 지났습니다. 붓기가 빠지면서 점점 더 예뻐지는 얼굴을 보며 한원장님께 너무 감사드립니다.

지난번 후기를 썼긴썼는데, 갑자기 누가 오는 바람에 클릭을 잘못한것 같아요.

올라 온 글이 없어서 다시 씁니다.

수술을 결정하기까지… 그리고 수술 후 결과에 대해서 걱정하는 마음이 다른 분들이 쓰신 후기를 보면서 많이 도움이 되었어요.

제 글도 수술을 결심하시는 분께 도움이 되길 바랍니다.

전 코 수술을 한 상태에서 입때문에 고민이 되어서 명동의 모 성형외과에서 상담을 했더니 코를 더 높이고 턱에 실리콘을 넣으라고 하더군요.

그래서 모 병원을 믿고 수술을 했어요. 처음 2년 정도는 그냥저냥 괜찮았는데 시간이 흐를수록 너무높인 코가 실리콘이 튀어나올것 같았고, 턱도 불편하고 가끔씩 통증이 오기도 했지요.

그래서 1년전 압구정의 모 성형외과에서 코 재술수을 하면서 입 상담을 했더니 귀족수술을 권하더라구요. 이번에도 믿고 수술을 했지만, 귀족수술에 대한 만족은 하나도 없었어요.

오히려 부어 있을때는 입이 들어가 보였지만, 6개월 후 붓기가 빠진상태에서는 거울을 볼 때마다 어딘가 어색하게 보였지요.

그러던 중 인터넷을 통해 이곳을 알게 되었고, 한선생님과의 상담으로 믿고 수술을 결심했습니다.

수술 후 사람마다 통증이 다르다고 하는데 전 3일간은 많이 아팠어요.

그리고 1주일째 마스크 안쓰고 다녔는데… 사람들의 반응 좋더라고요..

부은 상태인데도 성형수술한것 같다고… 만화 주인공 같다고… 예뻐진 것 같다고…반응이 너무 좋았어요(치아교정 했다고 했거든요.).
3주가 지난 지금 전 너무나 만족합니다.
예뻐진 것도 좋지만 실리콘을 뺐다는 것이 전 너무나 기쁩니다.
턱에 넣은 실리콘이 꽤 불편했거든요.
다시한번 한원장님께 감사드리고, 병실에서 친절하게 잘 돌봐주신 간호사님들께도 감사드립니다..
남은 한해 잘 보내시고요, 새해 복 많이 많이 받으세요.
3주 후 와이어 푸는날 뵐께요. 참, 요즘 술 자리가 너무 많아요.
많이는 아니더라도 조금은 마셔도 괜찮을까요?
제가 원래 술을 좀 좋아하는 편이라서....ㅋㅋㅋ

A 안녕하세요. 희*님. 김용섭, 한상백 원장입니다.
수술 후 3주에 벌써 만족스러워하시니 저희도 기쁩니다.
앞으로 더 예뻐지실 일만 남았네요.
희*님의 경우는, 사실 돌출입을 커버하기 위한 코수술, 귀족수술, 턱끝실리콘삽입수술이 되어 있는 상태였지요.
그러므로, 과거의 입안 절개부위를 다시 절개하고 들어가 수술해야하는 핸디캡을 안고 있는 일종의 '재수술' 에 해당하는 돌출입 수술이었는데도, 붓기가 빨리 빠지고 빨리 예뻐지셔서 다행입니다.
돌출입을 코수술, 귀족수술과 무턱(실리콘삽입)수술로 해결할 수 있다고 믿거나, 그렇게 주장하는 의사들이 있습니다. 물론 이러한 수술로, 수술 전보다는 입이 덜 나와보이게 됩니다. 그러나, 희*님의 예에서 잘 알 수 있듯이, 아무리 코끝과 턱끝을 앞으로 나오게 해서 입술끝과 일직선이 맞게 배열을 시킨다고 해도, 돌출된 입에 기준을 둔 이러한 윤곽선은 귀티가 나지않고 못되어보이거나 천박해보일 수도 있어서, 예뻐보이지가 않습니다.
돌출입 수술 후 지금의 지적이고 귀티나는 얼굴을 가지게 해드린 것이 큰 기쁨이고요. 저 또한, 턱끝에서 턱끝뼈에 손상을 주고 있던 실리콘을 제거해 드릴 수 있어서 '시원' 하네요.
아무쪼록 연말 잘 보내시고요. 술은 맥주한병 정도는 괜찮으십니다.
새해에 좋은 일만 가득하시길…

돌출입 수술 후...

- 상 담 인 : 1981생년 여자 〔기타〕
- 상담시간 : 2004-12-31 01:01:17 답변시간 : 2005-01-03 13:39:41

Q 안녕하세요~ 수술한지 언 6개월이 다 되어 가네요~ 지금은 외모, 치아기능, 나를 대하는 다른 사람들도 너무 자연스러워져서 내가 수술을 했나하는 이런 생각을 가끔 한답니다. 이렇게 다시 문을 두드린 것은 제가 그때 상악과 무턱을 했는데 제가 워낙 하악이 발달하지 않아서 아직도 약간 턱이 부족한 듯 한 느낌이 듭니다. 제가 시각적으로 예민한 탓도 있어서… 하지만, 결과는 무척 마음에 듭니다. 안그래도 그 때 한 선생님께서 나중에 턱끝을 한번 더 뺄수 있다 하셔서 여쭤 보는 것이고요. 또하나는 제가 이마가 좀 누웠거든요. 그래서 이마를 하면 좀 더 어려 보일거 같기도 하고… 가격을 묻고 싶어서요. 이마, 턱끝, 메일로 부탁드립니다.

또 마지막으로 하나는 저희 이모께서 가슴이 작아서 고민을 많이 하시더라고요. 전 작은 줄로만 알고 있었는데, 자신말로는 약간 기형인거 같다고 하시더라고요. 유방에 유두가 남 보다 아래있는데다가 작다고 저 보고 잘하는 거 같다면서 알아봐 달라고 하시네요. 이것역시(가슴확대술)가격 좀 알려주세요. 이모나이는 40대 후반입니다.

A 안녕하세요. 김용섭, 한상백 원장입니다.

〈상악만 돌출입 수술 + 턱끝수술〉을 하셨던 *정님이시군요. 반갑습니다.

우선, 현재의 자연스러운 모습에 만족해하시니 저도 보람을 느낍니다.

대개 상악만 돌출되신 경우는 턱끝이 왜소한 경우가 많습니다.

그래서, 당시 턱끝을 앞으로 뺄 수 있을 만큼 거의 최대로 뺐지만 그래도 다소 부족할 수 있다는 말씀을 드렸었지요?

이제 연부조직도 어느 정도 적응을 했을 시기이기 때문에, 현재 상태에서 진찰과 분석을 해보고, 턱끝을 다시한번 앞으로 빼주는 수술이 가능 할 것입니다.

이마 수술도 동시에 가능하겠습니다.

*정씨 이모님의 경우 가슴의 현재 모양을 진찰해보고 알맞는 수술, 예를 들어 유두위치를 조절하면서 동시에 가슴확대를 해 주는 방법 등을 고려해 보도록 하겠습니다.

새해에 기쁜 일 가득하시길 바라고요. 병원에서 뵙겠습니다.

원장님 저 좀 삐졌었어요··

- 상 담 인 : 1980생년 여자 (회사원)
- 상담시간 : 2005-01-11 03:13:24

Q 선생님 안녕하세요. (_ _)
얼마전에 와이어 풀었는데 선생님이 얼굴이 너무 많이 부어서 수술 전 후 사진 못찍겠다고 면박(?)을 주셔서 좀 삐졌어요. 예쁘게 됐다는 말씀도 안 하시고 ㅜ.ㅜ 그때 제가 좀 붓긴했지만요… 그래도 저희 회사에서는 스타 대접을 받고 있거든요. ㅋㅋㅋ 이빨 수술만 했다고 했는데도 코도 한거 같다, 눈도 했다, 정말 인상이 180도 달라졌다, 말들이 정말 많아요. 술집이나 미성년자 금지 업소에가면 전에 받아본적 없는 민증검사~!!
같이 간 일행들에게 부러움을 사고 있습니다. ^^* 처음 본 사람들은 20대 초반으로 보거나 심한경우 10대로 보는 사람도 있으니 정말 살맛나네요.
그런데 문제는 지금 얼굴에 아주 아주 만족하는데 얼굴의 붓기가 점점 더 빠지구 입술이 점점 더 두꺼워져서 예전처럼 변할까봐 두려워요
수술한지 2달 됐는데 지금의 상태에서 더 많이 변할까요? 그리고 제가 턱도 했는데 턱을 무리하게 쓰면 턱에 무리가 갈까요?(오징어를 먹거나 껌을 씹기 노래하기).

A 안녕하세요. 김용섭, 한상백 원장입니다.
저희 의료진이 얼굴을 완벽하게 예쁘게 해 드리고 싶은 욕심이 좀 많습니다. ^^
아직 현*씨 얼굴에 비교적 붓기가 남아있다는 말씀드린 것이니, 삐지지 마시고요.
스타대접에, 주민증검사까지 받으신다니 부럽습니다.
얼굴붓기가 빠지고 입술이 약간 되살아나는 과정은 자연스러워지는 과정일뿐, 전처럼 입이 돌출되는 과정은 아닙니다.
턱수술을 했다고 해서 껌씹는 일이나 노래하는 일에 조심하실 필요는 없습니다.
다만, 오징어와 같이 딱딱한 음식은 앞니로는 아직 끊지 마시기 바랍니다.
어금니 사용은 괜찮습니다만, 아무래도 수술 후 3개월 후부터 드시는 것이 좋겠습니다.
항상 행복하세요.

이뻐지는게 정말 쉬운 일은 아니에요~!

- 상 담 인 : 1985생년 여자 (대학, 대학원생)
- 상담시간 : 2005-02-02 19:15:05 답변시간 : 2005-02-04 12:54:20
- 사 진 : 사진 없음

Q 안녕하세요. 원장님~
저는 1월 31일 2시경에 수술한 SH양이에요~^^
무사히, 그리고 예쁘게 잘 수술 해 주셔서 감사드려요.
입모양이 너무너무 귀여워요. 으하하~!
다름이 아니오라 몇가지 여쭤보고 싶어서 이렇게 글 남깁니다.
제가 볼에 지방을 빼서 그런지 유독 볼따구 살이 퉁퉁 부었는데요.
다른 환자들도 저처럼 이렇게 프랑겐슈타인처럼 붓기도 하나요? ^^;
그리고 통증에 대해서 여쭤보고 싶은데요~
저는 좀 유달리 통증이 심한 것 같아요.
치아를 뺀 곳과 더불어 다른 치아들까지 쿡쿡 쑤셔서 너무 힘들답니다. 흑… ㅠㅠ
혀로 아래, 위 치아들을 살짝 툭툭 건드려보면 욱씬욱씬 쑤시는데 원래 이런건가요? 처음에만 이런거겠지요?
꼭 바늘로 이빨 신경을 쿡쿡 찌르는 것 같답니다. ㅜㅜ
또 잇몸과 아래 턱도 좀 많이 아픈데요, 잇몸에 상처난 부분이 아픈건지 콕콕 쑤시네요.
그리고 말을 할때, 아래턱이 살짝 움직이면서 욱씬욱씬거리는데 원래 처음엔 다 이런 증상인거 맞나요? 아래턱이 좀 무겁고 뻑뻑한데, 저의 이런 통증들이 정상적인건가 해서요… 벌써 진통제 주신 것도 다 먹어버렸는데… 휴…
역시 이뻐지는게 정말 쉬운 일은 아니에요~!
그래도 아파도 힘들어도 쏙 들어간 입만 보면 헤벌쭉 좋아 죽는답니다. 흐흐^^
잘 때도 콧물을 동반한 코막힘에 입을 쩍 벌리고 자는데… 이거 괜찮겠죠? ^^; ㅋㅋ
통증만 없으면 정말 살 것 같아요. 이 통증은 언제까지 갈런지… ㅜㅜ

하루 이틀만 아프고 마는 환자들도 있다던데 그런 분들이 정말 너무너무 부러워요. 흑.

참~! 그리고 입천정에 붙어있는 물체(?)는 무엇인가요?

알약 삼킬때마다 굉장히 난감하게 만드는거 있죠. 하하

그리고 혀로 위에 어금니를 갖다대 보면 왼쪽 어금니 쪽에는 실 같은게 있는데 오른쪽 어금이 쪽에는 그런게 전혀 없네요. 원래 그런 건가요?

또 턱은 어느 정도 빼셨는지 궁금해요~

정말 연예인 이모양과 전모양 중간 정도가 딱 됐나요? 으히히...

참! 그리고요~! 볼 지방을 뺐는데 나중에 붓기 다 가라앉으면 전보다 볼살이 많이 없어져 보일까요?

그랬으면 좋겠는데… 제 질문은 여기까지에요 ^^ 질문이 너무 많죠? 으하하~

입이 예뻐져서 괜히 신나서 그런거니까 이해해 주셔요~!

그럼 토요일날 뵙겠습니다~

날씨가 많이 추운데 감기 조심하세요~!

A 안녕하세요. SH님. 김용섭, 한상백 원장입니다.

우선 "그래도 아파도 힘들어도 쏙 들어간 입만 보면 헤벌쭉 좋아 죽는답니다. 흐흐^^ " 라니 저도 기쁩니다.

우선 볼의 붓기는 볼지방제거를 동시에 했기 때문이고요.

시간이 해결해 줄 부분이니 인내심을 가져주시기 바랍니다.

돌출입수술 후 쑤시는 듯한 통증은 개인차가 있어서 수술 후 거의 통증을 느끼지 못하는 분도 있고, 님처럼 다소 거슬려하는 분도 있습니다. 저희가 처방해드린 진통제를 다 드셨다면, 약국에서 타이레놀ER 과 같은 속효성 진통제를 아침 저녁 정기적으로 드시거나, 아플것 같으면 바로 드시는 것이 좋겠습니다. 또는 본인에게 평소 잘 듣는 진통제가 있다면 그것을 드셔도 됩니다.

실이 혀로 만져지는 것은 아마 실 매듭부위의 길이가 다르거나 다른쪽으로 누워있어서 한쪽에서는 안만져지는 것일 것 같고요(전혀 중요한 문제가 아니니 안심하세요.).

입천정은, 잇몸뼈의 생존에 가장 중요한 바로 그 "입천정 점막" 이 접혀져 있는 것이 만져지는 것입니다. 즉, 입천정이 줄어드는 공사를 했기 때문에 천정의 도배지의 여분이 우는 상태입니다. 이것은 약 한달정도면 펴져서 잘 안만져지기 시작합니다.

답변이 되셨죠? 앞으로 예뻐지실 일만 남았네요. 병원에서 뵙지요.

절 잘보셔서 특별히 수술해주셨나요?

- 상 담 인 : 1979생년 여자
- 상담시간 : 2005-04-01 16:47:52
- 사　　진 : 사진 없음

Q 원장님 안녕하세요. (_ _)
벌써 수술한지 4개월이나 됐습니다. ^^ 수술전에는 예쁘다는 말을 별로 못들었는데 수술후 어딜가나 미인 소리 듣는 답니다. ㅋㅋㅋ
입이 정말 중요하긴 한가봐요. 제가 눈이나 코를 했을때 주위에서 아무도 몰랐는데… 입이 들어가고 나오고가 정말 사람인상이 확~바뀌었네요. 제가 여지껏 아무이상없이 잘 지내오고 있는데요.
제가 광대 수술도 같이 했는데 코주위랑 광대 부분이 근육이 뭉친느낌이 든다고 할까요? 아프다거나 불편한건 아닌데요. 얼굴을 조금 세게 눌러서 맛사지 해 주면 시원한 느낌이 들거든요.
광대수술과 돌출입 수술했는데 조금 세게 맛사지 하면 괜찮을까요?
특히 광대부분이 글로 표현을 못하겠지만 세게 맛사지 하고 싶습니다.
괜찮을까요? 그리고 수술 후 항상 궁금한 점이있는데 얼굴이 너무 이뻐져서(정말 사실이에요)선생님이 절 잘보셔서 특별히 예쁘게 해 주신건 아닌가란 의문이 들곤합니다. 물론 선생님 실력이 좋아서 그렇겠지만요.
광대부분이 간질 간질한 느낌이 나는건 새살이 돋아서 그런가요?
그럼 답변 부탁드리구요, 오늘도 좋은 하루 되세요 ^^

A 안녕하세요. 강남제일 성형외과치과입니다.
예뻐지신 것에 만족하셔서 저도 기쁩니다. 어느 분만 특별히 예쁘게 해드렸다기 보다는, 저희 병원에서 수술을 받으시는 한 분 한 분께 항상 최선의 수술을 하고 있습니다.
간질간질한 느낌은 새살이 돋는다고 생각하셔도 크게 다르지 않습니다. 신경이 재생되고 상처조직이 성숙해가는 과정입니다. 근육이 뭉친느낌도 모르는 사이에 6개월이후부터는 부드러워지는 느낌을 가질 수 있을 것입니다. 맛사지는 하셔도 무관한 시기입니다. 수술받지 않은 광대라도, 불필요하게 강한 힘의 맛사지는 뼈나 연부조직에 모두 이로울 것이 없을 것입니다. 항상 행복하세요.

수술 후 입원실에서 동생이 '대단하다~!'

● 상 담 인 : 1969생년 여자 (기타)
● 상담시간 : 2005-04-14 11:31:48
● 사　　진 : 사진 없음

Q 원장님. 안녕하세요. 이제 수술한지 1주일 됐군요..
수술후기를 적는 난이 없어 여기에 올립니다.
수술하기전에 워낙 인터넷에서 부터 잘하신다해서 믿고 갔지만 원장님의 자신감 넘치는 표정들과 언변에 감탄했습니다. 그리고 바로 수술을 결정했죠.

우선 수술후 깨어나서 정말 아픈줄 몰랐어요, 쏙 들어간 내입이 정말 적응이 안됐고 같이 갔던 내 동생이 정말 대단하다 대단하다 몇번을 말했으니까요. 저는 그날밤 남들이 밤새 뱉아 낸다는 피도 안나왔어요. 얼굴에 열이 올라 뜨거워서 그게 좀 힘들었지, 다른건 정말 신기하기만 했어요.
수술 다음날 집에 돌아와서 찜질을 열심히 한 탓에 이제 좀 사람 모습 되 가는거 같아요. 처음 가서 수술 5일후 부터 일하겠다하니까 독한 사람만 그런다 하셔셔 많이 놀랬었는데 이제서야 왜 그러셨는지 알것같아요. 테이프 풀러 갔을때 원장님 말씀대로 참고 기다리고 있답니다.
저는 지금 부모님과 같이 살고 있지 않는데 내일 어머니 생신이라 만나뵈러 가는데 놀라워 하고 기뻐 하실걸 생각하니 벌써 부터 설래입니다.
이 모두가 한원장님의 의술 때문이라 생각합니다. 정말 대단하십니다.
그런데 원장님, 몇가지 여쭤 볼께 있습니다.

1. 수술전에 저의 경우 턱끝 수술을 했기 때문에 턱밑에 뼈 같은게 잡힐꺼라 하셨는데 그게 커서 마치 혹같아 보입니다. 부어있기 때문인가요? 이게 작아 질수 있나요? 이게 뼈라면 감각이 없어야 하는데 건드리면 감각이 있거든요. 이게 도대체 뭔지요?
2. 말을 할때 입옆의 근육이 많이 아파 눈물이 납니다. 이것도 호전되는 과정중 하나인가요? 저 같

은 경우는 말을 꼭 많이 해야 하는 직업이라 좀 걱정이 됩니다. 다음주에 외국에서 중요한 손님이 오는데 공식적인 자리에서 제가 통역을 해야 하거든요. 근데 그자리에서 말한마디하고 눈물 찔끔 하고 하면 정말 너무 창피 하지 않을까 합니다.

다른 증상들은 후기를 보고서 알 수 있는데 이러한 경우에 대한 내용이 없어서요.. 가능하시다면 답변좀 해 주세요.

A 안녕하세요. *정님. 김용섭, 한상백 원장입니다.

수술한지 이제 1주일이 되셨는데, 벌써 현재 모습에서 벌써 예뻐진 모습을 보고 만족해하시니 저도 기쁩니다. (사실은 수술직후가 더 예쁘게 느껴지셨을 것입니다만…)

자신감이라고 표현해주시니 조금 쑥스럽습니다만, 결국 성형외과의사의 자신감은 수술의 경험과 결과로부터 나오는 것입니다. 특히 *정님처럼 (직업상으로도) 굉장히 논리정연한 분들이 던지는 까다로운 질문들 앞에서는, 자신감 없는 의사라면 어느부분에서는 약해지면서 말꼬리를 흐리게 되겠지요. 의사 스스로도 결과를 예측할 수 있는 확신과 경험이 부족한 경우일 것입니다.

저희 강남제일 의료진은 어디에도 견줄수 없는 돌출입의 임상적경험을 통해 이미 준비되어 있으며, 초심을 잃지않고 환자 한분한분에 최선을 다하고 있습니다.

질문에 답변드리지요.

1. 사람마다 부종(붓기)의 양상이 조금씩 다르지만, 턱끝절골술 양쪽에 혹처럼 부어보이는 경우가 있습니다. 이것은, 절골한 뼈의 경계부위에 생긴 일시적인 부종과 약간의 혈종입니다. 이것은 몇주를 지나면서 차차 빠지고, 흡수되어(작아지는 것이 아니라 아예) 없어지게 되므로 안심하셔도 됩니다.
2. 말을 할때 부자연스러운 것은 현재 시기적으로 당연합니다. 입주위 근육이 수술 시 약간 당겨지고 붓기가 생긴 것이 아직 완전히 정상화되지 않은 상태입니다. 그러나, 연부조직에 통증이 있는 것은 신경이 다치지 않고 잘 보존되면서 수술되었다는 반증이기도 합니다. 입을 많이 움직여야 한다면, 입주위에 온찜질을 10분이상 하신 후에는 더 부드럽게 느껴지실 수 있습니다.

병원에서 또 뵙지요. 행복하세요.

교정 중도포기하고 선택한 돌출입 수술

● 상 담 인 : 1982생년 여자 〔기타〕
● 상담시간 : 2005-04-28 17:46:33

Q 원장님 안녕하세요?
아마도 작년이죠?
작년 9월달에 원장님께 돌출입 수술받은 H**입니다.
원장님이 절 기억하고 계실지 모르겠어요?ㅋ
늦었지만 어려운 수술 해 주시고 제게 자신감 있는 모습 찾게 해주신 김용섭 원장님께 감사말씀드립니다.
진작에 수술후기를 쓰려고 했었는데, 제가 글쓰는 능력이 많이 미흡해서일까요 쓸까 말까 몇 번을 망설이다가 이 수술을 하길 원하고 궁금해 하시는 사람들을 위해서 잘은 못 쓰지만 수술 후기를 주절주절 횡설수설 몇자 적어봅니다.
저는 그때 교정을 하고 있어서 이미 치아를 2개나 발치한 상태였고 또, 수술 할 때까지 다니고 있던 치과 의사 선생님과 이 수술을 해야하냐 말아야 하냐를 두고 작은 실랑이를 벌여야 했던 무척이나 까다롭고 결정내리기 어려웠던 수술... 새삼 그때 기억이 떠오릅니다.
근데 지금은 정말 내가 어렵게 결정한 수술이니 만큼 이 수술을 하길 정말 잘했다고 생각해요. 또 결과에 만족하고요.
아마 예전 그상태에서 교정을 마쳤더라면 입이 나온 문제는 끝내 해결하지 못한채로 항상 가슴앓이 하면서 살았을거에요.
항상 옆모습에 자신없고 말할때도 항상 입을 가리고 웃었던 저였거든요.
진작에 이런 수술이 있는줄 알았더라면 그간 3년동안을 교정하면서 스트레스 받지도 않고 지금처럼 발치 공간을 메꾸는 두번 일은 하지 않았을텐데 하는 생각에 조금 아쉽기까지 합니다.
그때 밤새 저를 간호 해 주었던 간호사 언니한테 늦었지만 고맙다는 말 전하고 싶어요. 정말 친절

하게 밤새 간호해주셨는데 죄송하게도 전 이름 석자도 기억을 못하네요.^^
수술하고 당일 날은 새벽에 체온이 급격히 떨어지면서 비몽사몽했던 기억도 나고 피묻은 티슈가 두 봉지가득 했던 기억… 또 그 정신에도 불구하고 수술할 때 머리에 묻은 소독약땜에 머리에 떡〔?〕이진게 보기싫어서 그 새벽에 링거를 질질끌고 화장실로 가 머리에 물을 묻혔던 우스운 기억도 떠오르네요. 간호사 언니가 그 광경을 목격하시고 놀라 웃으시면서 이렇게 깔끔떠는 환자는 처음본다면서 놀리셨었는데ㅋ 풋~!
수술하고 나서 4일 동안은 입천장이 많이 부어서 정말 입천장이 혀아래까지 볼록하게 내려앉았다고 해야하나? 그 입천장때문에 죽 넘기는 것도 힘들고 해서 3일 동안을 바나나 우유만 계속 먹어서 몸무게가 3~4kg이 몇 일 사이에 확 빠졌었죠. 지금은 말랐었던 그때가 그리워 지려고 해요.ㅋ
붓기는 수술하고 퇴원하기까지 이틀동안은 그렇게 많이 붓지않다가 이틀째날 저녁부터해서 4일째 되는날까지는 정말 표현 그대로 얼굴이 말처럼 기~일쭉(정말 길어보임) 멍도 턱끝부터해서 목까지 파랗게 들고 볼도 빵빵! 호빵처럼 많이 부어서 정말 거울을 보면서 계속 걱정을 많이했습니다. 이 길어보이는 턱이 정말 작아지긴 하는거야? 하고요. 혹시 턱을 늘려놓는 수술을 한 건 아닌가 하는 생각도 했었습니다.
그래서 수술하고 당일날부터 해서 5일째 까지는 잘때도 얼음을 손에서 떼지않고 얼굴에 얹구 자고 되도록이면 누워 있지 않았습니다. 그 때문인지 5일째 날부터 점점 부기가 볼부터해서 서서히 턱쪽으로 내려오는게 눈에 확연히 보이면서 6일 째 날은 맨 얼굴로 출근도 할수 있었습니다.
그냥 많이 자서 얼굴이 조금 부었다 하는 정도였습니다. 멍도 거의 다 가셔서 목주변에 노랗게 퍼진 상태였죠.
출근하니깐 사람들이 잘 알아보기는 하는데 뭔가 모르게 틀려진 제 모습을 보고 한번씩 힐끔힐끔 쳐다보더라고요. 일반사람들은 이런 수술이 있다는 것은 아예 생각도 못하기 때문에 다들 코를 다시 세웠냐느니 등등 자꾸자꾸 묻더라구요. 심지어는 저인줄 모르고 그냥 지나치는 사람들도 있고…ㅋ 하긴 제가 봐도 옆모습이 확실히 틀려지긴 했으니깐요.ㅋ
지금 생각해 보면 수술하고 일주일 뒤가 가장 입모양이 귀여운거 같애요… 입술도 조그만하면서 볼살이 통통하게 있으니까 어려 보인다고 해야하나? 암튼 수술하고 나서 그렇게 하루하루 한달한달 지날 때마다 매일 매일 거울을 들여다보면서 더욱 예뻐질 제 모습에 정말 행복했었던 한 때가 있었습니다.ㅋ
지금은 그때 발치한 공간을 메꾸기 위해 열심히 교정치료 받고 있습니다. 전에 잇몸에 쇠말뚝을 박았던 방법을 또 다시 하고있어요. 발치 공간만 메꿔지면 언능 교정풀고싶은데… 언제나 메꿔질

지… 빨리 이 지긋지긋한 교정기을 빼고 활짝 웃을 수 있는 날을 기대해 봅니다. ^^
아참! 그리고 코 재수술을 생각하고 있는데요, 코가 너무 높은것이 부자연스러워 보이고 원채 코가 많이 휘어서 다시 똑바로 고정하고 싶어요
그전에 상담 받으러 가기로 해놓고선 깜박잊고 가지못했어요. 요즈음엔 코 때문에 하루 하루가 아주 스트레스에요..거울보면 코만 계속 보이니 이를 어쩌면 좋아요. ㅋ코 수술을 잘 알아보지 않고 해서 후회막심 -_-::

A 안녕하세요. H**님. 김용섭, 한상백 원장입니다.
저희도 H**님이 교정을 중도포기하고 돌출입 수술을 받은 선택이 참 다행스런 일이라고 생각합니다. 상악의 A 포인트 자체가 튀어나와 있어서 아마 교정을 끝내고도 평생 후회하셨을테니까요.
입천정의 살이 볼록하게 내려앉아있는 것으로 느끼는 것은 사실은 모든 환자에서 당연한 현상입니다. 잇몸뼈를 후방이동하면 그만큼 입천정의 면적이 줄어드는 셈이므로, 마치 방의 천정을 줄이면 도배지가 남듯이 입천정 살이 일시적으로 남아 접히게 되는 것이지요.
회사에 출근했을때 사람들의 반응이 재미있네요. 입을 넣는다는 것은 사람들이 상상도 하지 못하기 때문에, 본인임을 알아보는 사람들로부터 제일 많이 듣는 얘기가 코높였냐, 턱깎았냐는 것이고, 나머지는 아예 누군지를 못알아보기도 한다고 합니다.
코를 미리 높였던 분들중에 님처럼 돌출입 수술후에는 오히려 다시 코를 자연스럽게 낮추고 싶어하는 분들이 많습니다. 병원에 나오시면 코 재수술에 대한 진료와 상담을 해 드리도록 하지요.
올해는 천천히 온 봄이 기네요.
항상 행복하시고 자신있는 삶이 되시길…

타병원에서 돌출입 수술 후 강남제일에서 다시...

● 상 담 인 : 1976생 여자
● 상담시간 : 2005-04-13(20:25:52)

Q 안녕하세요. 올해 2월 중순쯤에 수술한 김**입니다.
광대뼈와 끝턱재술을 했었는데여, 지금 많이 만족하고 있습니다.
제가 궁굼한건요, 다른 병원에서 전에 돌출입 수술 한 후에 또 수술한 귀족 수술한것 땜에 그러는데요, 저 수술 끝나고 한상백 원장님께서 "수술 잘 됐습니다. 그리고 걱정했던, 전에 수술하신 귀족수술부분은 손도 안됐고 잘 있습니다. 걱정마세요"라고 하셨거든요, 그런데 그 수술 한 자리가 좀 이동한것 같은 느낌이 들어서요 시간이 지나면서 그곳이 이동할수 도 있나요?
선생님 제가 미국에 있는 상황이라 갈수가 없네요··· 답글 꼭 기다립니다.

A 안녕하세요. 민* 씨, 김용섭, 한상백 원장입니다.
타병원에서 과도한 돌출입 수술을 받아서, 턱끝이 오히려 합죽하고 길어 보였던 환자분이시지요? 광대뼈 돌출도 동반되어 있었는데, 그 타병원에서는 광대수술을 하면 '오이' 처럼 길쭉해지기만 하기 때문에 하지 말라는 말을 들었다고 했던 것으로 기억합니다. 그리고 그 병원에서 다시 귀족수술도 받으신 상태였지요.
미국에 거주하지 않으시고 상황이 허락한다면, 돌출입 자체를 다시 앞으로 빼는 재수술을 고려해볼 수 있었겠지만, 어쨌든 차선책으로 광대뼈 축소와 턱끝 길이 축소 그리고 턱끝후퇴술을 통해, 현재 얼굴과 입매의 윤곽선이 많이 개선된 정도로 만족하신다니 불행중 다행스런 일입니다.
만약 제가 돌출입 첫수술을 해드렸더라면, 더욱 밝고 자신있게 사셨을 거란 확신이 드니 한편 안타깝네요.
이미 타병원에서 받으셨던 귀족수술 부위는 제가 수술한 광대뼈 수술의 절개선과는 조금 다른 부위이기 때문에, 수술 시야에 노출되지 않았습니다. 안심하셔도 되겠습니다. 그러나 만약 붓거나 아픈 것이 지속된다면 귀족수술 보형물의 염증을 의심 해 볼 수 있으며, 가까운 성형외과 클리닉을 방문해서 점검해보시는 것이 좋겠습니다. 더 궁금한 사항이 있다면 전화를 주시면 도움을 드리도록 하겠습니다. 행복하세요.

다시 한번 탄생한 소감~~*··*

- IP : 220.87.7.68
- 작성일시 : 2005-06-14 14:47:59
- 생년 : 1983년
- 성별 : F

Q 원장님 안녕하세요? ^^
저도 드디어 후기라는 글을 이제서야 써보네요. ^^
3년전인가? 잡지에서 우연히 원장님의 글을읽고 ..
용기내서 병원을 찾아갔었던게 기억이나네요. ^^;;
사진도 찍어보고(옆모습 앞모습 웃었을때… 등등) 전형적인 돌출입이라고…
그때 선생님이 그러셨죠~
수술 전과 수술 후의 사진을 보여 주시면서 친절하게 설명해 주셨던게 기억나네요. ^^
그때 수술하신분들 전 후의 모습을 보면서 놀래고 감탄하고 그랬던거 기억이나요.
정말 입하나 넣었을 뿐인데…??
아! 그리고 제일 중요한 가격, 전 솔직히 원장님께서 가격을 말씀해 주시는데 너무너무 깜~짝 놀랬답니다(지금 생각 해 보면 그만한 가치가 충분히 있구요*^^*).
그 당시 학생이었던 제게는 너무도 큰 액수 돈을 모아서 해야겠다고 생각을해 돈도 돈이지만 그냥 생긴데로 살지~ 성형에 부정적인 생각을 가지고 계신 주변분들도 설득하느라 정말 힘들었습니다(지금 생각하면 ^^* 웃음만~).
직업이 서비스업이다보니(다른 직업두 외모를 보지만..) 첫인상도 중요하고 정말 외모도 경쟁력이라는 말이 가슴에 와 닿았던 점이 한 두번이 아니었어요~ㅠㅠ
세월이 흘러 ~
이제 정말 수술을 해야 겠다고 결심을 하고 엄마랑 같이 병원을 방문했던 그 날이 생각 나네요~^^ 바로 얼마전 일인데도 꾀 된거 같네요~ㅋ
그때 한원장님께서 이제는 수술 하셔야죠? ^^ 이렇게 물어보신게 아직도 생생 합니다.

그날 간단한 검사 받고 집에 오면서 너무나도 기뻤던 기억이 아직도 생생해요.
그렇게 성형에 부정적이셨던 엄마도 마음을 열으셨더라고요(긍정적으로… ^^)
엄마도 수술 전 후의 모습을 보고 느끼셨던게 많으셨나 봅니다~ㅋㄷㅋㄷ
제가 말로 백번을 설득했던것보다 한 번 방문 하셔서 달라진 모습들의 사람들을 보고 감탄하고 아주 흔쾌히 허락하셨습니다. ^^
드디어 수술날이 와서 떨리기도 하고 기쁘기도 하고 솔직히 너무너무 떨렸어요(사실 제가 겁이 많아요~@.@;).
입원복으로 갈아입고 주사맞고 (침대에 누워서 마음 안정 시키고...^^) 우리엄마 말씀이 엄마가 만들어줘서 한 번 태어나고 선생님 손에 의해 또 한번 태어나는거라고 제 떨린 마음을 유머러스하게 다독여 주셨어요. ^^
간호사언니가 절 수술실로 안내하고 조금있으니깐 마취선생님 들어오셔서~ 잠 좀 잡시다~ 라는 말 한마디에 전 잠들어 버렸습니다.
긴 꿈 속 나라가 끝나고, 마취가 깨고, 어느정도 정신이 들어서는 추웠던기억?(여름인데…) 마취가 깨느라 그랬던거래요.
그리고는 그 날 저녁 병실에서 엄마가 우리딸 너무 예쁘다구 그 날 병원에서 몇번을 말씀 하셨는지 모릅니다. ~ㅋㅋ
거울로 제모습을 확인해 봤는데 입이 쏙 들어간 다른 여자가 비춰지고 있는 모습, 얼굴은 약간 부워 있었지만 입 모양새~ 옆 라인은 확실히 예뻤습니다~~ㅋㄷㅋㄷ
수술하고 1주일 하고도 4일이 지난 지금은 말 할 것도 없이 너무 예쁩니다.
입도 튀어나와 있었지만, 얼굴이 크고, 길고, 입술도 크고 입술이 두꺼워서 컴플렉스 였던 저에게는 아주아주 수술 효과가 큽니다.
이 모든점이 개선이 된거 같네요. 선생님 정말정말 진심으로 감사드립니다~^^
이런 기술을 가지고 계신 선생님 정말 대단하신 분이라면서 저희 엄마 께서도 선생님께 너무너무 감사해 하고 있습니다. 한원장님 정말 감사드려요.~^^
수술 5일째 되는날 원장님 못뵙고 온거 정말 안타깝네요.
제가 지각을 하는 바람에~-.-;;
실밥뽑으러 가는날은 지각 안할려구여 그 날두 엄마랑 같이 갔는데 엄마도 선생님 못뵙고 와서 안타깝다고 그러셨어요(그날 김원장님이 잘 치료 해주셨어요~^^ *).
선생님 17일날 병원에서 뵈요. ^^*

이틀째 ▶ 붕대풀고 나니 한결 살 것 같다. 퇴원하고 집으로 가서 게임하다 보면 이날 역시 하루가 금방간다.

삼일째 ▶ 내일 테이프 떼어내는 날이라 생각하니 시간도 너무 안간다.
(난 턱끝을 자르는 걸 했기에 테입을 붙인걸로 아는데 이 수술 같이 안한사람은 안해도 된다고 알고 있는데…)

사일째 ▶ 오늘 아침에 드디어 테입을 떼어 내었다(너무 시원하다). 오늘부터 식사도 가능한데 아직 밥먹기 좀 힘들다.

이주 째 되는날 병원가는데 그 안에 또 한번 글올려 서로가 상부상조 합시다. ^^
김용섭 원장님께
수술 잘 해 주셔서 정말 감사 드립니다, 솔직히 아직은 잘 모르겠어요. 얼굴은 작아진 것 같은데 이주정도 지나 붓기가 빠져야 지금보다 더 많이 예뻐지겠죠?
친한 사람들은 제가 수술하는걸 알고 있는데 2주정도 있다 보여 주려구요.^^
그리고 원장님 사우나 가도 괜찮다고 하셨는데 찜질방도 가도 되나요?
여자 탕안에 있는 습식사우나, 황토사우나, 소금사우나 등등 있잖아요~ 종류 상관없이 괜찮은 거죠?
그리고 제가 골프랑 필라를 해야 하는데 언제부터 가능한건가요?
아참 그러고 보니 코수술도 다시 해야죠. ㅠㅠ
그래도 궁금하니까 답변 주시고요!!
원장님께 정말 감사 합니다. 그럼 건강 하시고요~ 이주 후에 뵐께요~~^^

A 안녕하세요. 김용섭, 한상백 원장입니다.
수술 직후보다 오히려 2-4 일째 더 붓기 때문에, 현재로서는 예뻐진 윤곽선이 붓기 속에 감추어져 있는 시기입니다.
돌출입+턱끝+광대뼈 수술 후 며칠째에 '이 정도 붓기 가지고는 사람들이 수술했다 생각을 못할것 같다' 라고 말씀하실 수 있는 정도인 것도 저희 의료진이 오랜 기간의 집중적인 수술경험으로 깔끔하게 수술을 끝낸 결과입니다. 사우나는 어떤 종류든지 괜찮지만, 뜨거운 곳에 오래있는 것은 오히려 역효과를 낼 수도 있으니 조심하세요.
다른 분들에게 도움이 되도록 후기를 써주셔서 감사드리고요.
수술대에 누웠을때 긴장하지 않도록 더 신경썼으면 좋겠다는 지적도 감사합니다. 체크 해 보고 반영하도록 하겠습니다. 병원에서 뵙지요.

제가 수술 받은지도 벌써 5년째입니다

- IP : 211.58.238.221
- 작성일시 : 2005-06-22 01:29:44
- 생년 : 1979
- 성별 : F

Q 저는 2001년 9월 20일경에 수술을 받았던 j모모 양입니다.
어릴때 발치는 하지 않고 교정을 했지만 전혀~들어가지 않은 입… 그리고 돌출되는 잇몸으로 초등학교 때 부터 얼마나 스트레스를 받았는지 절대 다물어지지 않는 입과 웃을때면 손으로 가려야하고, 정말 그 컴플렉스로 매일 거울을 보면서 괴로워하고 속상했는지 모릅니다.
엄마도 그런 제모습에 말씀은 안하셨는데 많이 속상해 하셨더라고요
엄마랑 처음으로 김용섭 원장님께 상담을 받고 정말 신기하게도 제 얼굴이 달린 문제인데 다른 병원은 상담가고 싶지도 않았고 그냥 이곳에서 해야겠다는 믿음이 생겼어요. 저희 엄마도 그때 그런 마음이 드셨대요.
수술전 까지 많이 떨리고 설레이고… 수술후의 제 모습을 상상하느라 밤잠도 설쳤습니다.
수술 당일날… 무슨 각서같은데 싸인하는데 그거 무지 떨렸습니다.
그리고 수술실에 들어가서 누웠는데 어느새 눈이 감겼던거 같아요.
정신을 차렸을때는 간호사님이 눈 뜨라고 숨쉬라고 했던 애기를 제일 먼저 들었어요.
전신마취라는게 진짜 신기하던데요? ^^
어쨌든 저는 전신마취에서 깨어날때 갑자기 입주위에 막 통증이 느껴졌어요.
아프다고 말하면서도 그 와중에 엄마한테 "엄마 나 입 들어갔어?" 라고 물었던 기억이 나네요. 너무 아프면서도 예쁘게 잘 됐는지 제일 궁금했나봐요.
그때 진통제를 한대 맞고는 괜찮아졌어요.
그리고 저는 진짜 거짓말 하나도 안하고 처음에 잠깐 아팠던 기억말고는 아픈적이 없었어요.
오히려 예전에 누워있는 사랑니 뽑는다고 잇몸째 갈아내고 사랑니 뽑았을 때가 훨씬 더 아팠습니다.
전 아빠 몰래 수술하는 상황이라 엄마는 저 깨어나고 집에 가셨거든요.

근데 2박 3일동안 혼자 미음 챙겨먹고 화장실도 잘가고 씩씩했어요.
전 진짜 안 아팠거든요. 그리고 퇴원하고 집에 돌아와서는 아빠하고 얼굴 안마주칠려고 노력하느라 힘들었어요.
다른아빠 같으셨으면 당장 아셨겠지만 저희 아빠는 무디신건지, 그냥 교정하느라 이빨 뽑아서 부었다니까 믿으시더라고요… ㅡ.,ㅡ;;
지금까지도 그건 미스테리에요. 남들은 못 알아보고 그랬는데 전 수술하고 4일째 되던 날에도 친구들하고 코엑스 구경다니고 수다도 떨고 정말 편하게 지냈어요.
그리고 오히려 그렇게 많이 움직여 주니까 회복도 빨랐던거 같아요.
입이 벌어지는 것도 전 수술하고 일주일 지나서도 많이 벌어졌거든요.
양치질을 못 하는게 힘들었지만 가글 열심히 하고 그리고 칫솔에 치약을 살짝 묻혀서 혀만 닦았더니 훨씬 괜찮더라고요. 그래서 양치질 못하는 고통도 그렇게 잘 넘겼습니다.
수술이라는게 개인차가 있겠지만 전 너무 편하게 통증없이 지나가서 참 신기해요.
그리고 얼굴 부었던것도 퇴원한 후에는 심하지도 않았어요.
이런말 웃기지만 꼭 저를 위한 수술이였던거 같다는 생각도 해요… -.-a
김용섭 선생님께 정말 감사드려요.

그리고 수술 후 주위의 반응들… 정말 장난 아니였어요.
저 한테는 23살 9월달이 제인생의 전환점이 된 것 같다고 지금도 생각합니다.
자신감도 넘치고 긍정적이고 밝아진 제가 될 수 있던 제일 큰 계기였어요.
저는 원래 입이 너무 많이 나와서 지금 제입은 너무 자연스럽고 예뻐요.
원래 입술이 통통하고 두꺼운 편이였기때문에 적당한 크기로 줄어든 지금 얼굴중에서 입술이 제일 예쁘다는 얘기도 많이 듣고 있어요.
그리고 "너는 옆모습이 정말 예쁜것 같다"라는 꿈같은 얘기도 듣고 삽니다. ^^
하지만 제 생각에는 입이 살짝 나오신 분들은 수술은 한번더 생각해 보시는게 좋을것 같아요. 살짝 나온입은 오히려 매력적이잖아요.
저처럼 엄청나게 나온 분들은 분명 200%만족하실꺼라고 생각해요.
다만 아쉬운점이 있다면 저는 웃을때 보이는 잇몸돌출은 많이 좋아지진 않은것 같아요. 물론 수술전보다는 좋아졌어요.
그런데 교정을 하면서도 잇몸이 조금 내려간것 같아서 좀 아쉬워요.

하지만 수술을 결정했던건 제 인생에서 진짜 잘 한 일중에 하나라고 분명히 말씀드리고 싶네요.
김용섭 선생님 정말 감사합니다.

A 안녕하세요. J모모님 ^^. 김용섭, 한상백 원장입니다.
스무 세 살에 '인생의 전환점' 을 맞으셨다고 했는데요. 축하드립니다.
저희 의료진은 이런 얘기를 자주 듣게 됩니다. 그만큼 돌출입 수술의 결과는 드라마틱하고, 인생의 활력과 자신감을 불어넣어줄 수 있는 계기가 되기 때문이겠지요.
입이 가장 컴플렉스였던 분들이, '넌 입이 젤 예쁘다' 란 말을 듣고 사실 수 있다는 것은, 현대의학과 돌출입 수술기법이 꿈을 현실로 만드는 것에 다름아닙니다.
한가지, 웃을때 잇몸이 보이는 것이 개선이 되었지만 아직 약간 남아있다는 것에 대해서 말씀을 드리지요.

웃을때 잇몸이 보이는 것은
1. 뼈의 요소 : 잇몸뼈의 돌출과 상악의 길이
2. 연부조직의 요소 : 입술이 들리는 근육의 세기와 잇몸살이 치아를 덮은 정도의 두가지로 결정이 됩니다. 돌출입 수술로 1번의 요소는 해결이 되지만, 2번의 요소는 해결이 되지 않기 때문에 약간의 잇몸웃음이 남을 수 있는 것입니다. 그러나, 입이 예쁜 여자연예인의 경우 웃을 때 잇몸이 보이는 것은 흉이 되지 않으며, 오히려 섹시한 매력으로 어필하기도 합니다. 잘 알려진 가수 이효리나, 탤런트 김현주는 웃을때 잇몸이 보이는 편이지만 입윤곽자체가 예쁘기 때문에 웃는 것도 예뻐보입니다.

2번에 대해서 더 해드릴 수 있는 부분이 있을지 병원을 방문하시면 조언 해 드리도록 하지요.
늘 행복하시고, 건강하세요.
좋은 후기 감사합니다.

벌써 한달이 훌쩍 지났네요.
수술에 있어서 세가지의 고통은...

- IP : 211.112.123.249
- 작성일시 : 2005-07-05 01:50:04
- 생년 : 1986
- 성별 : F

Q 안녕하세요. 전 한달전에 수술을 받았던 사람입니다.
사실 저번에 한번 후기를 올리려고 쓰던중에 날려버려서 그냥 컴퓨터를 껐었던 생각이 나는군요. ㅎㅎㅎ
제가 이늦은 시간에 이 후기를 다시 쓰게 된건요, 사실 오늘 칭찬을 들었는데 기분이 좋아서요. 필 받았다고 하죠 이런걸.ㅎㅎ
저 역시 다른 환자분들과 마찬가지로 여러 걱정반 두려움 반으로 수술대에 올랐었어요.
다들 수술 전 후에 맞는 진통제 주사 때문에 걱정들 많이 하시는데요, 저는 간호사 언니가 솜씨가 너무 좋으셔서 하나도 안아팠답니다.
마취선생님이 오시고 전 정신을 잃었죠.
제가 워낙 직선적인 성격이라 솔직히 말씀드리면 전 이 수술도중 딱 세가지가 고통스러웠는데요, 그중 한가지가 이 마취. 마취당할때의 느낌이였죠.
하지만 기분 이상하다가 정신을 잃으니 고통이라고 하긴 좀 그렇겠네요.
지극히 개인적인 취향인거 같습니다. 그 누구도 마취에 대한 불평은 없었던거 같으니까요. 강조들 이지만 제가 좀 엄살이 심하고 체력이 약해서 상대적으로 많이 힘들었던것 같아요. 체력들 기르세요! ㅎㅎㅎ
정신을 차렸을때는 아무래도 수술을 했으니 고통이 있었죠. 그런데 참을만 해요.
진통제 주사도 맞으니까요. 저보다 일찍 수술을 하셨던 분은 수술 후 혼자 앉아서 식사도 하시고 돌아다니시던데 전 거의 사흘동안 아무것도 못먹었어요.
다시한번 말씀드립니다 체력을 기르세요!
그리고 두 번째로 고통스러웠던점, 다름아닌 링겔맞는거였죠. 전 한쪽팔을 움직이지 못해서 거의 마비증세를 느꼈어요. 지금생각해도 이게 제일 고통스러웠던것 같습니다. ㅎㅎ 하지만 역으로 말하면 그만큼 수술부위는 안아팠다는 것이겠지요. 그렇게 하루가 지나고 전 퇴원을 했고요, 집에 도착해서 부터는 조금씩 먹기 시작했죠.

한 달이 조금 지난 지금은 아주 정상적으로 먹고있습니다. 갈비도 뜯어먹고요 ㅎㅎ그럼 이제 붓기에 대해 얘기드릴께요. 아무래도 제일 궁금하신 부분이죠. 저도 그랬고요^^

세상에서 제일 자세한 후기에서 보셔서 다들 아시겠지만 궁금하신분들을 위해서 다시한번 말씀드릴께요.

수술 첫 날~1주

개인적으로 이시기에는 저는 외출을 하지 않았답니다. 많이 부어있는 상태이고요 아주 부자연스럽죠.

1주~2주

이 시기부터는 정상적인 사람의 모습이 돌아온다고 생각합니다.

체질적으로 안 붓는 분들도 계시니 너무 귀담아 듣진 마세요.^^;;

이 때 부터는 전 외출을 자주 했어요. 많이 걸어야 붓기도 빨리 빠질꺼 같아서요.^^

2주~3주

이 시기부터는 아주 자연스러운 사람의 모습이 나오기 시작했어요. 여러 모임에도 나갔고요. 처음의 어색함이 많이 없어진 상태입니다.

3주~4 혹은 5주

수술을 했다는 사실을 잊어버리기 시작하는 단계 ㅎ 그만큼 자연스럽다는 뜻이죠.

전 수술한지 한달 조금 지났는데요 요즘은 정말 수술을 잊고 살아요ㅎㅎㅎ

자연스레 만족하며 살고 있습니다!

모두들 신중한 결정 하셔서 예뻐지시길 바랄께요! 화이팅!!!

참고, 한 원장님! 와이어가 헐렁해서요. 병원에 찾아뵐까 해요. 조만간 찾아 뵐께요.

A 안녕하세요?

2주에 치료받으러 오셨을때, 후기 쓰겠다고 공언(?)을 하시더니 후기가 안올라와서 갸우뚱하고 있던 참입니다. ^^

이제 한달이니, 앞으로는 더욱 예뻐질 일만 남으셨습니다. 벌써부터 주위에서 예쁘다는 칭찬을 받기시작하셨으니 더 행복하시겠네요. 저도 기쁩니다.
수술한 부위의 뼈가 골유합을 일으켜 밀착되면서 와이어가 약간 느슨해지는 현상이 발생할 수 있으며, 이것은 간단히 조여주거나 한달 정도라면 제거해 버려도 별 지장이 없습니다. 병원을 방문하시면 바로 해결해드리도록 하겠습니다.
^^ 그리고, 체력이나 근력을 기르면 마취할때나 마취에서 깼을때 더 늠름(?)할 수 있을른지는 의문입니다만, 어쨌든 건강한 것은 언제든 좋은 일이죠.
님도 건강하고 행복하세요. 병원에서 뵙겠습니다.

고생 끝에 낙 ‥*

- 작성일시 : 2005-08-19 14:40:27
- 생년 : 1980
- 성별 : F

Q 안녕하세요. 원장님 이모양입니다. 철사 제거하고 바로 올렸어야 했는데 뒤 늦게 휴가를 다녀왔거든요 포항으로요. 화요일날 오후에 출발해서 오늘에서야 도착했답니다. 그래도 약속지키려고 바로 컴퓨터앞에 앉았어요.ㅋㅋ

그럼 지금부터 저의 성형성공담을 자세하게 설명하지요. 저는 중학교때까지는 입이 돌출되었다는 그런말은 들어보지 못했는데 한참 성장 할 때라 그런지 치아가 마니 안좋아서 음식물을 자꾸 앞니로 씹는 버릇을 갖다보니 서서히 입모양이 바뀐 것 같아요. 이건 어디까지나 제 생각이지만요.

처음 사회 첫 발을 내딛었을 때 선배언니가 가만히 있는 나에게 왜퉁~하고 있냐고 하더라고요. 돌출된 입때문에 웃지않고 가만히 있으면 화난사람같아 보인데요. 사회생활하는데 마이너스요인이 되더라고요. 그땐 이런 수술이 있는줄 몰랐으니까요 그냥 그렇게 다닐 수 밖에 없었어요.

웃을때도 입모양이 예쁘지 않아서 입을 가리고 웃어야 했고요.

제가 이 수술을 알게된지는 음~ 친구의 말을 듣고 인터넷을 뒤지기 시작한지가 3년전쯤? 왜 이제서야 했냐구요? 비용이 만만치가 않았거든요.

부모님한테 손벌리기도 그렇고 제 힘으로 해 보려고 얼마나 노력했는데요. 아마 모르실꺼예요. 기특하죠.ㅋㅋ 인터넷을 열심히 검색하던 중 강남제일성형외과가 눈에 들어와서 상담하러 갔었습니다. 수술 사례 모음집을 보면서도 전혀 실감 할 수가 없었어요. 막상 내가 해 봐야 믿을 수가 있었습니다. 그렇게 수술 날짜를 잡고 나오면서 빨리 그날이 오기를 기다렸습니다. 수술 날짜를 잡음과 동시에 그날 몇 가지 검사를 합니다. 치아구조 위치 이런걸 파악하는 몇장의 사진을 찍고요, 혈액검사 등 전혀 아프거나 힘들지않습니다. 그리고 검사 결과가 나오는 일주일 후 수술 당일…

전신마취를 해야하기 때문에 전날 밤10시 전 부터 물 한모금 마시지 않고 수술대에 올랐습니다. 약간의 두려움이 있었지만 워낙 이쪽 분야에 전문이시라는 소문을 듣고 온 상태기 때문에 수술 후에 예뻐진 모습만을 상상한 채 기쁜 마음으로 수술대에 올랐습니다. 눈을 잠시 감은것 같은데 눈을 떠 보니 벌써 수술이 끝나있더군요. 전혀 고통없이 모르는사이에 말이죠. 고통스러울꺼라는 두려움 때문에 못 하시는 분이라면 최소한 그런걱정은 안하셔도 되실겁니다. 첫 날은 병원에서 보내야 했어요. 마취가 풀리면서 고통이 올 수 있기 때문에 항생제도 맞아야하고 입에 고이는 피도 뱉어내야하거든요. 사람마다 차이가 있겠지만 참을만 하더라고요. 예뻐진다는데 이정도 쯤이야 그렇게 하루를 보내고 둘쨋 날 마스크를 착용하고 10일정도 칫솔질을 하지 말아야한다기에 병원에서 주는 가글과 진통제를 받아들고 집으로 향했습니다 첫 날은 마니 붓지 않고요, 둘째 날 부터 그 후 일주일까지가 마니 붓는것같아요. 2주 후에 실을 제거하고 6주 후 쯤엔 발치한 치아 공간을 묶어놓은 철사를 제거합니다 전혀 아프지않아요. 잠시 따끔… 고생끝에 낙이온다고 그런 기분입니다.

저도 두 달이 다되어가네요. 물론 지금은 나의 달라진 모습에 자신감도 생기고 잘 보이지 않던 옆모습도 자신있게 드러내고 사진찍을때의 각도도 자신있게, 친구들의 반응은 정말 다양했어요.

턱을 깍았다는둥 눈도 했다는둥… 얼굴형이 갸름해져서 살빠졌다는둥…

길거리가면 못 알아보겠다는 친구들도 있었어요.

그럴 때 마다 돌출입 교정술을 했다고합니다. 친구들도 많이들 하고싶다고 하더라고요 같이 예뻐져야죠. 지금은 수술비도 아깝지않고요 정말 잘 했다는 생각이듭니다.

아참 그리고요 수술 후에 입술이 말려들어가서 얇아지구 앞니치아 감각이 둔해지거든요. 그점은 시간이 지날수록 나아지니깐 걱정하지 않으셔도 된답니다.

6개월은 지나야 된다네요. 저도 이제 두 달 째라 두고봐야 알겠지만요.

컴플렉스를 가지고 평생을 사느니 자신있는 삶을 위해서 투자하는게 현명한 삶이라고 생각해요.

적극 추천합니다.

그리고 한 원장님 이메일로 사진보내주세요.

미의 욕심은 끝이 없나봐요. 한 원장님이 권유했던 광대랑 이마성형이 눈에 아른거려요.

A 안녕하세요, 지*님. 김용섭, 한상백원장입니다.

아주 예뻐진 얼굴과 밝은 모습을 보고 저희도 참 기뻤습니다. 축하드리고요.

수술받고 나면 비용이 아깝다는 환자는 없습니다만, 그 비용을 부모님 도움없이 스스로 마련하셨다니 정말 칭찬해주고 싶군요.

입술은 다시 조금씩 살아나서 수술 전과 비교해서 약 5 % 정도만 감소한 상태가 될 것이고, 앞니치아 감각도 모르는 사이에 정상화 될 것입니다.

동시수술할 필요가 있는 것으로 판단되는 광대나 사각턱, 이마 성형에 대해서 수술전 진찰 시에 언급해드리는 이유는, 많은 돌출입 수술 환자를 수술하다가 보니, 수술 후에 지*님처럼 나머지 부위를 이왕이면 같이 수술할 것을... 하고 후회하는 경우를 많이 보기 때문입니다.
이제 일단 돌출입 수술이 성공적으로 끝났으니, 광대와 이마 성형은 천천히 생각해보시고 결정하셔도 늦지 않으실 것입니다.
아무쪼록 자신감 있는 사회생활 하시고, 소망하는 일 모두 이루시길 바랄께요.

성형에 대한 반감이 많았던 제가...

- 작성일시 : 2005-08-19 15:02:14
- 생년 : 1984
- 성별 : F

Q 안녕하세요~ 후기 올린다고 약속드렸잖아요. ^^
별로 글 재주가 좋지는 않지만 제 글이 도움이 될 수 있을거라 생각하면서…
처음에 수술 결정하는거 사실 좀 두려웠는데요.
특히 성형에 대해 많은 반감을 가지고 있던 저였기에 많이 망설였었어요.
그런데 뭐랄까 쓸데없이 받는 스트레스는 없애는게 좋을것 같았어요.
제가 가지고 있던 컴플렉스… 돌출입이었어요.
사실 제가 어렸을 때 교정을 해서 이미 입은 더이상 예뻐질수 없겠다고 체념하고 살았었거든요.
그런데 돌출입이라는 세 글자 딱 보니까 내가 갖고 있던 컴플렉스를 딱 저렇게 표현할 수 있겠구나 싶었어요.
그리고 마음속에 정말 이것만은 없었으면 살맛나겠다 싶은게 딱 저거군!
이런 생각에 결단을 내렸답니다. ㅋㅋ
이런저런 고민 끝에 수술 결정하고 검사받고 이것저것 맛있는거 막 먹고 운동 열심히 하면서 체력보충해 둔 다음에 드디어 수술을 받았어요.
입이 답답하고 피뱉는거 무지 귀찮았었어요.
입에서 피가 계속 나니까 밤잠도 설치게 되고 피가 철철 흘러넘치는게 아니라 조금씩 입속에 고이니까 그걸 혀로 뱉어야 하거든요.
그리고 밤에 화장실을 갔는데요, 처음으로 큰 거울앞에서 달라진 제 얼굴을 봤어요.
정말 웃기더라고요. 땡땡 부어가지고 ㅋㅋ
그런데 어떻게 바뀐건가 궁금하니까 계속 뚫어져라 얼굴 쳐다봤더니 현기증이 오더군요.
수술 당일날은 오래 서있으면 안되는거 같아요. 그냥 가만히 누워있으면 별로 아픈거 없어요.

아프다기보다는 피뱉는거 귀찮은 정도? 큰 수술 치고 통증은 적은거 같아요.
집에 와서 조금씩 먹기 시작했는데 정말 식욕이 뚝 떨어져요. 먹기도 힘들고 아직 입에서 피냄새도 나는거 같고 그래서 별루 못먹었더니 살이 엄청 빠졌었어요.
거의 4kg 정도 빠졌던거 같아요. 근데 못 먹으니까 조금만 걸어도 힘들더라고요.
안되겠다 싶어서 억지로라도 먹기 시작하니까 수술하고 1주일정도 지났을 때 식욕이 완전히 돌아왔어요. ㅋㅋ 그래서 살빠진거 다 소용없게 되었어요. ㅎㅎ
뭐 어쨌든 집에서 요양한다 생각하고 마음놓고 쉬었어요. 얼음찜질 계속 해 주고 반신욕하면 좋다해서 반신욕도 자주 하고요.
처음에는 이 붓기가 정말 빠질려나 의심이 생기시겠지만 정말 다 빠지더라구요.
한 5일정도까지 붓고 주변에 멍도 좀 있고 그랬는데 6일째 되는날 좀 놀라울 정도로 한번 쫙 붓기가 빠지고요. 볼이랑 입주변 붓기가 약간 빵빵하게 남아있다가 2주째 될 때 또 한번 쫙 빠져요. 그럼 그 때부터 인상이 확 틀려지죠.
지금 만나는 사람마다 반응 정말 장난 아니에요.
쌍커풀 수술 이런거처럼 확 티나게 예뻐지는 그런건 아닌데 인상 자체가 매우매우매우매우 좋아보이도록 변한답니다.
그리고 제가 좀 무서워보이는 얼굴이고 웃지 않고 가만히 있으면 화난것 같고 퉁명스럽다, 불만있냐, 머 이런 오해도 많이 받는 얼굴이었는데 좀 선해진 인상으로 바뀌는거 같아요. 쓸데없는 오해도 안 받고요. 그런게 대개 좋은 것 같아요.
딴사람같다, 연예인 누구 닮았다, 이런 얘기(예전엔 상상할 수 없던)도 듣고요, 신기한건 코와 눈, 얼굴 전체 윤곽이 살아난다는 거에요.
저보고 코세웠냐고 물어본 사람도 많았고요, 눈도 더 커보인데요.
얼굴도 작아졌다 그러고 정말 입 하나만 바뀐건데 인상 자체가 확 틀려지는게 신기한거 같아요.
얼굴 전체적으로 다 손본거 같다고 말하는 사람도 있고요, 갑자기 얼굴이 변하니까 사람들이 적응 못 할까봐 사실 엄청 걱정했었어요.
사람들 만나기 싫어지고 괜히 피하게 되고 길가다가 누가 저 못 알아보면 왠지 심각하게 변한거 같아서 걱정도 되고, 그런데 인간의 적응력이란 참 놀랍습니다. ㅋㅋㅋ
몇번 얘기하면 다들 금방 적응해요.
그리고 이런거는 제가 감수해야 할 부분이라고 생각해요.
뭐 예뻐지는 과정 중 하나라고 해 두어야 겠죠.

어쨌든, 결론은요. 돌출입으로 스트레스가 심하신 분들(스트레스 별로 안받는 사람은 할필요가 없다고 봅니다)에게는 정말정말 적극 추천이에요!
진짜 이 수술을 발판삼아 새로운 인생이 펼쳐질 수도 있다고 생각합니다.
그 정도로 컴플렉스 한방에 날려버릴 수 있고요. 자신감 있고 당당하게 살아나갈 수
있는데 도움이 될 거라 생각합니다.
그리고 한 원장님 감사해요. 수술이 성공적이어서 너무 좋아요 ^--------------^*
원장님 덕분에 제 얼굴뿐만 아니라 성격이나 마음가짐도 예쁘게 변할 수 있을 것 같아요.
앞으로 더욱 자신감있게 살아가겠습니다. 이게 제가 원장님에게 보답하는 길이겠죠? 원장님도 앞으로 하시는 일 다 잘 되시길 바랄게요.
치과갈때 병원 들렀다 가도 되죠?ㅋㅋ
음~ 그리고 간호사 언니들이랑 실장님이랑 수술 당일날 밤에 간호해 준 간호사 언니 고마워요^^

A 안녕하세요. 혜*님. 김용섭, 한상백 원장입니다.
길지 않은 시간에 너무 많이 예뻐지셔서 6주때 오셨을 때 저희 간호사들도 깜짝 놀랄 정도였습니다. 얼굴이 예뻐지는 것 그 자체보다도, 밝은 웃음과 자신감 있는 마음가짐까지 가지게 되셨다니 축하드리고요. 이런 것들이 돌출입수술을 하는 저희 의료진의 보람이기도 합니다.
혜*님도 앞으로 하는 일들이 모두 성공적이길 바랄께요.

수술을 결정할 때 실수한게 있어요

- 돌출입 후기 〔작성자 : 김**〕
- 작성일시 : 2005-09-16 12:21:34
- 생년 : 1975
- 성별 : F

Q 안녕하세요? 원장님.

2004년 12월 29일 오전에 수술 받았던 김**입니다.(지방에서 올라왔고, 교정치료 받으러 다녀갔을 때 원래 무턱은 아니었으므로, 턱 끝을 뺀 것이 오히려 더 합죽해 보인다고 걱정했던...)
수술 한 지도 벌써 9개월에 접어들었습니다.
모든 것이 정상적이고 치아교정도 몇 개월로 마무리 과정만 남았습니다.
수술 후기도 수술 당일부터 일기를 쓰듯이 몸상태와 여러 정황에 대해 자세히 컴퓨터에 기록해두었지만, 수술 후의 회복과정과 수술의 정도에 대해서는 여기에 이미 올리신 분들이 워낙 자세하게 적어주셨기 때문에 따로 말씀드릴 것은 없겠어요. 저도 수술 전에 후기를 여러 번 정독하고 회복과정에서도 먼저 하셨던 분들의 조언을 참고삼아 지냈거든요. 많은 도움이 되었어요.
한 가지, 앞으로 수술하실 분들께 당부드리고 싶은 것이 있어 글을 올립니다.
저는 수술을 결정할 때 큰 실수를 한 가지 했습니다.
지금 뼈저리게 후회하고 있는 부분은 다음과 같습니다.
처음 원장님과 상담하면서 광대도 약간 있으니 함께 하면 좋을 것이라고 권유를 해주셨어요.
저는 평소 약간 나온 돌출입(무턱이거나 심한 돌출입은 아님)과 그로 인한 보기싫게 잡힌 입주변의 팔자주름이 늘 콤플렉스였으므로, 다른 성형학적 미에 대한 고민은 그다지 해보지 못했습니다.
나머지 부분은 그냥 생긴대로 살아도 괜찮겠지 생각하고 있었거든요.
또한 평소 성형에 대해 고루한 의식을 갖고 있던 제가 성형을 한다는 것에 대해 묘한 자존심이 무너지는 일. 돈도 돈이지만 더 이상의 손을 대고 싶지 않은 "인공미〈 자연미" 이것에 무게를 두다보니 돌출입 수술만 결정하게 되었습니다.
그런데 이게 웬일…!
입매가 예쁘게 자리잡아 가려니까, 광대가 눈에 들어오더군요.

김원장님은 심리학 박사이기도 하십니다.

"아마도 돌출입 수술을 하게 되면 광대가 나온 것이 약간 신경이 쓰일 수도 있습니다."

그래서 지난 번에 원장님을 찾아뵈었을 때, 광대를 깎지 않은 것이 후회된다고 말씀드렸더니 수술했어도 많이는 깎아내지 않았을 거라시며 안해도 괜찮다고 위로해 주셨어요.
하지만 전에는 덜하던 광대뼈가 지금은 심하게 나온 듯 느껴집니다.
서두가 길었네요.^^
수술을 결정하실 때 원장님들께서 권유해 주시는 부분은 잘 생각해보라는 겁니다.
뒤늦게 광대뼈 수술을 다시 하고 싶어도 그 과정(마취,회복,붓기,주변인의 의식 등등)을 다시 밟아야 한다는 생각을 하면 못하겠어요. 그리고 옆광대와 45도 광대는 꼭 같이 수술을 하라는 겁니다. 저처럼 예쁜 입매가 주는 100퍼센트의 행복을 광대뼈의 후회로 80퍼센트만 느끼며 살아가게 될테니까요.

오늘 날씨가 무척 화창하고 좋습니다. 고향으로 향하는 마음이 더하겠어요.
두분 원장님, 그리고 병원 가족분들! 즐거운 한가위 명절 되세요.

A 안녕하세요. 김**님, 강남제일 성형외과치과입니다.
현재(광대뼈를 제외한) 모든 것에는 만족하시니 기쁩니다.
광대뼈에 대해서는 수술전에도 예상해드렸듯이, 조금 거슬려 보일수는 있습니다만, 입이 예뻐진 것으로 얼굴이 많이 예뻐지셨으니 너무 실망하지 마시고요. 또 언젠가는 다시 광대 수술을 받아야 겠다는 결심이 드실 수도 있습니다. 그때 가서 편안한 마음으로 수술에 임하셔도 되고요. 가능성은 얼마던지 열려있습니다. 마치 돌출입 수술을 모를때의 삶에서, 돌출입 수술을 받고난 후의 삶이 달라졌듯이 말이지요.
수술 후 회복과정을 자세히 기록해 놓으셨다고 했는데, 꼭 좀 후기 올리기 메뉴를 통해 다시한번 글 올려주시면 감사드리겠습니다. 환자가 어떻게 느끼고, 어떤 점이 불편한지 등등의 과정을 세세히 아는 것은, 저희 의료진이 더욱 세심한 진료를 하는데에도 많은 도움이 됩니다. 부탁드리고요. 추석 명절 잘 보내셨는지요. 항상 행복하세요.

꼭 읽어 주세용~~ ··

- 작성일시 : 2005-09-28 03:38:06
- 생년 : 1976
- 성별 : F

Q 안녕하세요. ~ ^^

먼저 후기를 올리기 전에 저를 너무 행복하게 만들어 주신 원장 선생님께 진심으로 감사 드리고 무지 친절하시고 예쁜 간호사 언니들께도 감사 드린다는 말 꼭 전하고 싶네요.~ 전 돌출입 수술을 받은지 오늘로써 딱 2주가 되었습니다.

그래서 오늘 실밥을 풀기 위해 병원에 들렀는데 이럴수가~

ㅋㅋ 간호사 언니들이랑 선생님께서 절 한눈에 못알아 보셨어요. 쏙~ 들어간 입에 화장까지 곱게 하고 갔으니 못 알아 보시는게 어쩌면 당연한 일인지도…

돌출입 수술이 인상을 이렇게 바꿔 놓을 줄 조금 예상은 했지만, 사실 설마 설마 했었는데 정말 이 수술의 위력을 제가 요즘 완전히 실감하고 있답니다.

한 마디로 말해서 이 수술은 성형의 최고봉이라고 극찬을 하고 싶어요.

아마 이 수술을 받으신 분들께선 제 의견에 100%동감 하시리라 믿어 의심치 않고요(물론 가장 권위 있고 검증된 강남제일성형외과에서 하신분들에 한함.*^^*)

돌출입은 전신 마취를 요하는 大수술이기 때문에 많은 경험과 테크닉이 필수거든요.

이 글을 읽고 계신 여러분들은 정말 선택 받으신 행운아란걸 아셔야 합니다...

우리나라에서 제일 훌륭한 병원을 잘 찾으셨으닌까요… 저처럼… ㅋㅋ

그럼 이 쯤에서 저에 대해 살짝 말씀 드릴께요.

전 지금으로부터 딱 10년전 대학교 1학년때.. 사고로 앞니가 왕창 빠지고 (3개는 뿌리채 뽑히고 나머지는 금이 간 상태) 거기에 턱 뼈마저 부러졌었죠.

턱뼈는 잘 연결했고 앞니는 6개의 의치를 하고 있는 상태입니다.

사고 전에도 물론 제가 돌출입이 아니였다고는 말할 수 없지만 심각하게 돌출입에 대해 고민 해본적은 단 한번도 없었습니다.

그런데 6개의 돌출된 의치가 항상 절 스트레스 받게 하더군요.

노래방에 가서 기분 좀 내려고 환하게 웃으면 앞니 6개가 형광색으로 빛을 발하며 입체감 있게 돌출되어 보이는 제 자신을 발견했던 것으로 출발하여 돌출입에 비애를 하나둘씩 실감하게 되었습니다.

엠티 가서 찍힌 너무나 자연스러운 사진 속의 나의 실체(무슨 할말이 그리 많은지 입만 동동 ㅋㅋ) 미용실에서 머리 감겨줄 때 머리를 뒤로 많이 젖치면 입이 자꾸만 벌어지고 다물려 하면 입술에 긴장감 늦출 수 없구…

무표정 하고 있으면 화가 난 듯한 인상으로 오해를 사기도 하고…

아주 사소한 것들이지만 돌출입으로 인한 스트레스는 돌출입을 가지고 계신 분들만이 그 심정을 제대로 헤아릴 수 있을 것 같습니다.

그래서 전 담대하게 결정하게 되었습니다.

물론 사전 조사 잇빠이(완벽히..ㅋㅋ) 하고 치과에 가서 상담도 해 보고, 머릿속으로 만만치 않은 수술비용에 대한 계산기도 두들겨 보고, 그런데 역시 선택은 하나였고 이미 전 가슴 속으로 가장 바라고 있던 당연한 선택의 결과를 잘 알고 있기에 더이상 시간을 지체할 수가 없었습니다.

이렇게 불만 스러운 저의 입을 평~생 가지고 평~생 스트레스를 받으며 살것인가 아니면 담대하게 수술대에 올라 새로 태어나 평~생 당당히 자신감 있게 살것인가…

여러분… 수술이 혹시 겁이 나서 못하시는 분이 계신가요?

얼마나 아픈지 그런것이 많이 궁금하신가요?

그런 이유라면 무진장 안탑깝지만, 아직 부티나는 얼굴을 갖구 행복하게 사실 준비가 덜 되신 분이 아니신가 싶네여. 수술은 전신 마취를 하기 때문에 아무것도 모르고요, 깨어나면 회복실에 와 있고, 회복실에서 자신의 달라진 모습을 거울로 확인 할 땐 아픔보단 기쁨이 앞서죠(한번 경험해 보세요.. ^^).

힘든 건 하루를 입원하게 되는데 침대에서 링겔 맞으며 입에 고인 피를 뱉어내는 건데요 피 비린내가 무지 싫더라구요. 그리고 전신 마취를 했기 때문에 몸 안에 아직 남아있는 가스를 뿜어낼 때 나는 냄새가 역겨웠고요, 이렇게 말하면 또 겁먹는 분들 계실까봐 한 말씀 하고 넘어가야겠네요. 이런 고통(?)은 딱 하루랍니다. 시간이 해결해 주는거죠.

퇴원하고 집에 오면 점점 많이 붓지만 걱정 마세요. 남들 다 빠지는 붓기가 나만 설마 안 빠지겠어요? 붓기 빠지는 정도는 개인차가 있는것 같아요.

5일 후 부터 빠지기 시작하는 사람도 있다는데 전 일주일 지나서 부터 빠진것 같네요.
붓기 빠지기에 좋은 건 잠 잘때 베게를 높게 하고 자면 좋고요, 뭐니 뭐니 해도 저녁에 산책 하고 들어 오는게 제일 효과 있는것 같았어요.
수술한지 2주 일이 지난 지금, 저는 원래 제 얼굴을 모르는 보통 사람들이 보면 부어 있다고 생각 못 할 만큼 붓기가 빠졌답니다. 이젠 화장도 하고 친구들도 만나서 예뻐졌다는 말도 많이 듣고, 뭐 ~어려 보인다… 분위기 있어 보인다… 부티난다… 읽고 보니 재수 없다고여? ^^ 가진 자의 행복… 여유 일까요?
전 돌출입으로 스트레스 받고 돌출입으로 인한 컴플랙스를 가지고 의기 소침해 있는 여러분이 계시다면 진심으로 말씀드리고 싶어요.
진정 사심없구, 완전 자신있게…
어서 빨리 병원에 달려 가서 상담을 받아 보십시요.
그리고 결정하십시요. 절대 후회 없는 탁월한 선택이 될 것입니다.
왜 고민만 하십니까? 아직도 주저하고 계십니까?
경험자들의 한결 같은 목소리를 잘 들어 보십시요.
자신있는 자만이 美人이 될 수 있다. 용기있는 자만이 행복해 질 수 있습니다.
여러분 모두 모두 예~~뻐 지세요. *^^* (이데로 CF 찍어도 되겠다. ㅋㅋ)

한상백 선생님~ 저의 후기 맘에 드세요?
왕 쑥쑤럽지만 결정 못하시고 소문만 듣고 홈피만 이리 저리 보고 후기 눈팅하시고 그냥 돌아가시려는 분이 제 후기를 읽고 단 한 분이라도 마음의 확신이 생기길 진심으로 바라는 마음에서 써 봤는데… ^^
선생님… 그런데 솔직히 수술 이름 말인데요~ 꼭 돌출입 수술이라고 그렇게 정날하게 이름 붙여야 하나요?
수술한 사람들이 주위 사람들 한테 자꾸 교정했다고 말하는데, 그럼 속상하시다고한 글 읽었거든요.
충분히 이해 할 수있고 이 좋은 수술을 널리 알리고 싶으신 심정두 잘 알겠지만 전 수술 받은 분들의 심정도 이해 할 수 있겠더라고요.이름 때문에 그런거예요.
가장 듣기 싫고, 떠올리기 싫고, 자존심 상하고, 속상하고, 오랫동안 컴플랙스 였던 것이 바로 '돌출' 이란 단어인데…

"나 돌출입 수술했어" 이렇게 말하고 싶은 사람이 어디 있겠어요~ ㅠㅠ
같은 말이라도 "나 입몸 윤곽 수술 했어" 이런거 훨~씬 좋잖아요. *^^*
무언가 더 있어 보이는 것 같고, 돌출입 수술이란 말…
이이잉~~
아아앙~~
시로요~~~~~~~ ㅠㅠ
지금까지 잇몸 윤곽수술 후기였습니다. @^^@

A 안녕하세요. 선*님, 김용섭, 한상백 원장입니다.
이제 수술 후 2주이신데 벌써 만족해하시니 저희도 기쁩니다. 차트사진을 확인해 보니 수술 다음날은 턱밑부위가 꽤 부었던 경우이신데, 2주만에 그렇게 빨리 붓기가 빠질 줄은 저희도 예상하지 못했습니다. 워낙 개인차가 크니까요. 아무튼 행복하시지요? 앞으로 더 예뻐질 일만 남았네요. ^^
선*님의 아랫턱쪽에는 전에 교통사고 때 박혀있는 금속판과 나사가 있어서, 그걸 제거하고 수술하느라 조금 더 수술과정이 추가되었었지요. 신경과 치아뿌리 모두 건강하게 유지하면서 수술 하느라 아주 신중하게 수술을 했었답니다.
돌출입 수술이란 말 자체가 너무 적나라하다는 말씀은 일리가 있네요 ^^

잇몸윤곽수술이란 말도 저희 강남제일에서 처음으로 전방분절절골술을 알기 쉽게 풀어 쓴 용어였는데, 개그맨 이경*씨가 스스로 돌출형 구강구조 운운하면서부터 돌출, 돌출입이란 말이 더 흔하게 쓰이게 된 뒤로 일반인에게는, 잇몸윤곽수술 보다 돌출입 수술이 그야말로 더 '적나라' 하게 와닿는 단어가 되었습니다.
사실 '돌출입 수술' 이란 말보다는 '잇몸윤곽수술' 이 더 젊잖고 의학용어에 가깝지만, 보다 일반인들이 쉽게 이해하고 널리 쓰이는 단어를 선택하다가 보니 돌출입수술이 더 상용어가 된 경우이지요.
결국, 돌출입 수술이든 잇몸윤곽수술이든 근본적으로 같은 전방분절절골술을 지칭하는 것이니, '돌출입 수술' 을 받으시고 나서, 주위에는 '잇몸윤곽수술' 받으셨다고 해도 괜찮습니다.^^
많은 분들에게 도움이 될만한 후기 감사드리구요. 수술후기는, 돌출입 수술을 생각하시는 분들에게도, 수술하는 저희 의료진에게도 많은 힘이 됩니다.
돌출입 수술을 통해 많은 분들에게 평생의 스트레스를 해결해드릴 수 있는 능력을 주신 것에 감사하는 마음으로, 오늘 오후의 돌출입 수술도 초심으로 최선을 다해야겠습니다.
늘 행복하세요.

돌출입 수술후 받은 광대뼈 수술..

- 작성일시 : 2005-10-01 15:34:20
- 생년 : 1976
- 성별 : F

Q 원장 선생님께 돌출입 수술을 받은지 10개월, 그리고 광대 수술후 한달 지났습니다.
돌출입 수술후 예뻐진 입매와 갸름한 턱선… 한~참 어려보이는 얼굴…
거기에 약간 넓어 보였던 광대까지 마무리하니 그리고 원래 예쁜 제 눈. ^^
다른곳에서 높아진 코(한선생님 손을 거치지 못해 아쉬움) 여기서 더 욕심을 낼 수가 없겠지요.
더이상 손댈곳이 없이 예뻐졌다는 한선생님의 말씀대로 100%, 아니 1000% 만족합니다.
돌출입 수술로 인해 예뻐졌지만, 광대 부분에 대한 아쉬움이 있었습니다.
저같은 경우는 광대가 튀어나온 것이 아니라 옆 광대를 깍아야 하는 경우라서 가능한지 혹시나 불가능한건 아닌지(예전에 타 병원에서 깍을 광대가 없다는 말을 들었거든요)
걱정스런 마음과 또 다시 수술을 하려면, 여러가지 부담감이 있기 때문에 고민을 했지만, 가능하다는 한선생님의 말씀에 망설임 없이 또 한번의 믿음으로 수술을 결심했답니다.
이미 돌출입 수술을 경험한지라 광대 수술후 부은 얼굴을 제외하고는 아무 문제가 없었습다. 다만 교정중이라(특히 설측교정) 칫솔질을 잘 못한다는 것이 좀 답답하기는 했지만, 이틀후 퉁퉁부은 얼굴로 돌아다닐 정도로 통증이나 불편함이 거의 없었습니다.
볼 부분이 많이 부었기 때문에 사랑니 뽑았냐고 묻는 사람이 많아서 그냥 그렇다고 하니깐 다들 믿더라고요. ㅋㅋㅋ
만약 저처럼 돌출입 수술 후 광대 부분에 아쉬움이 있으신 분들…
비용이나 시간적인 문제외에 수술에 대한 두려움이나 걱정은 안하셔도 될 듯 합니다.
수술 전 괜히 하는건 아닌가 고민도 했지만, 지금은 너무나 만족합니다.
다시한번 한선생님께 감사드리고, 항상 친절하신 실장님, 간호사님들께도 감사드려요.
아직 교정 기간이 남아서 치과에 다닐동안 선생님께 인사드리러 한 번 들릴께요. ^^

A 안녕하세요, 희*씨. 김용섭, 한상백 원장입니다.

희*씨는 처음 저희 병원을 방문하셨을때는, 턱 끝에 실리콘이 삽입되어 있던 상태였지요. 본인도 알고 오셨듯이, 턱 끝에 실리콘삽입을 하는 무턱수술로 턱끝의 위치만 앞으로 전진시킨다고 해도, 입 자체가 튀어나온 느낌이 사라질 수는 없습니다. 결국, 실리콘제거와 동시에 돌출입 수술을 받으셨고, 입주위가 아주 많이 자연스럽고 예뻐지셔서 저도 기쁩니다.

그리고 나서, 얼마전 광대뼈 수술을 받고 싶다고 하셔서 다시 예쁘게 광대부분을 수술해드렸는데… 작년 돌출입 수술시에 광대뼈까지 미리 같이 해드렸으면 더 좋았을 것을 하는 생각도 스치더군요. 또 한가지, 코를 애초에 제가 수술해드렸으면 지금보다 더 자연스러운 코를 만들어드렸을 텐데… 일단 그대로 지내보시고, 정 자연스럽게 손보고 싶은 마음이 생기시면 단 한번의 재수술로 예쁜 코를 만들 수 있는 방법을 다시한번 고려해 보도록 하겠습니다.

'또 한번의 믿음'에 감사드리고요. 돌출입과 윤곽수술을 염두에 두고 고민하시는 많은 분들께도 그 믿음에 보답할 수 있도록 항상 최선을 다하겠습니다.

늘 행복하세요.

2주하고도 이틀째..

- 작성자 : **진
- 작성일시 : 2005-10-06 23:16:03
- 생년 : 1984
- 성별 : F

Q 안녕하세요~!!

이렇게 글을 쓰자니 매우 쑥스럽긴하다만, 저와같은 고민을 하셨고 그리고 새 인생을 살 수도 있는 누군가들을 위해서 용기를 내시라는 차원에서 역시나 생각했던거 기대이상이네요.

어차피 전문가 이시기 때문에 믿고 시작을 하였지만, 제가 또 원래 굉장히 긍정적인 편이긴합니다. ^^;;

수술 하고 나서나 지금까지의 과정을 지켜보면 피를 뱉어내는것, 입안이 답답한것, 턱이 좀 시큰거리고 뭐 이런정도, 그냥 아픈것이 아니고 좀 불편한 것 정도 였습니다.

물론 수술을 받고 회복기에 있는 갖은자의 여유라 생각 할 수도 있겠지만, 그래도 정신적으로 스트레스 받고 그랬던 세월에 비하면 그냥조금 불편한 것 뿐이라 하겠습니다.

입이 나오지 않았어도 예쁘지 않은 사람도 많은데 입이 나와서 예쁜 얼굴이 가려져 있을 뿐 무한한 가능성이 있다는 것이 얼마나 다행인 일인가요.

게다가 이렇게 좋은 병원과 실력있으신 선생님들도 계시고 솔직히 수술받기 전에는 그렇게까지 투자해서 수술할 필요성이 있나? 라고 의문을 갖던사람들이 있었지만 그냥 속으로 비웃었습니다.

사람은 특히 여자는 자신이 갖고 있는 부가가치와 상품성을 충분히 살려야 할 필요성이 있으니까요... 그리고 비용 자체만 보면 부담스러울 수 있으나, 그 파급효과를 생각해 보면 그건 아무것도 아닌것이 될 수 있어요.

지금은 입이 나온 사람들만 보면 카운셀링 해 주고픈 그런 충동도 마구솟습니다.

수술 해 주신 선생님 병원관계자님들 수고많으시고요, 수 많은 병원들과 선생님들 중에 특히 강남 제일성형외과와 김원장님과의 특별한 인연과 수술 받을 수 있었던 환경과 여건에 너무나 감사합니다.

여러사람들에게 희망과 꿈을 심어주시고 인생역전도 가능하게 하시는 선생님.
정말 복 많이 받으실거예요.
날씨가 많이 쌀쌀해졌으니 건강관리 잘 하시고요.
한 달 후에 뵙겠습니다.

A 안녕하세요. *진님, 김용섭, 한상백 원장입니다.
수술로 예뻐지신 얼굴뿐 아니라 밝아지신 마음이 그야말로 인생역전을 가능하게 되는 힘이 될거라고 믿습니다.
저희 의료진에 대한 신뢰에 감사드리며, 병원에서 뵙겠습니다.

혹시 저를 기억하실런지..

- 〔광대뼈〕 혹시 저를 기억하실런지..
- 상 담 인 : 1974생년 여자 〔회사원〕
- 상담시간 : 2005-10-13 22:41:56
- 사 진 : 사진 없음

Q 안녕하세요. 원장님.
거의 1년만이네요. 많은 환자분들을 진료하여 저를 기억하기란 어렵겠지요. ㅎㅎ
작년 이 쯤에 돌출입수술과 턱수술을 받은 환자입니다.
다름이 아니라 광대뼈 수술에 대해서 문의좀 드릴려고요, 이번 휴가 때 광대뼈 수술예상을 하고 있는데 이번에도 짧은 휴가라(5일정도) 수술 후 출근하는데 지장이 없을까요?
작년에 수술할 때 통증이 없었는데 이번에도 통증이 없을까 궁금 하기도 하고, 마지막으로 눈 뒤트임도 같이 하고 싶은데, 비용과 붓기가 어느정도 예상이 되는지도 알려주셨으면 좋겠습니다.
참 제가 쌍꺼풀이 있는 눈인데 앞트임이나 뒤트임을 하면 쌍꺼풀 수술을 같이 병행해야 하는 것인지도 궁금하네요. 그럼 답변 기다리겠습니다.

A 안녕하세요. 희*님, 김용섭, 한상백 원장입니다.
챠트를 찾아서 사진을 확인했습니다. 수술 후 사진은 정말 예쁘시네요. ^^
이처럼 가끔 환자분들 수술 후 사진을 보면 저도 다시 깜짝 놀랄 정도일 때가 많습니다.
아마 당시 제가 돌출입 수술 + 사각턱 + 광대뼈를 권해드렸는데, 광대뼈는 선택하지 않으시고, 돌출입과 사각턱만 받으신 것으로 알고 있습니다.
이제 광대뼈 수술을 추가로 받길 원하시는군요. 지난번 통증이 거의 없었다고 하셨는데... 광대뼈의 통증은 그보다도 더 적을 것입니다. 안심하세요.
눈 뒤트임을 원하는 것도, 옆광대가 나와있기 때문일 가능성이 큽니다. 그러므로 반드시 눈 뒤트임이 필요할 정도인지는 진찰 후 설명드리도록 하겠습니다. 옆광대 수술만으로도 눈바깥트임을 한 것처럼 얼굴에서 눈의 가로크기가 더 커보이는 효과를 얻을 수도 있습니다. 오히려 앞트임은 하셔도 될 가능성이 더 큽니다. 병원에서 뵙지요.

강남제일성형외과/치과의 윤곽수술, 돌출입 수술에 대한 지난 9년간의 체계적인 임상경험과 한결같은 성과는 하루아침에 이루어진 것이 아닙니다. 항상 초심으로 최선을 다하는 저희 강남제일성형외과는 결과로써 그 명성에 보답하겠습니다.

연예인 아니냐는 소릴 듣고 살아요

- 작성자 : *주*
- IP : 211.218.204.83
- 작성일시 : 2005-10-31 14:12:39
- 생년 : 1977
- 성별 : F

Q 안녕하세요?

돌출 수술한지 4개월하고 2주가 넘었네요. 일주일전엔 원장님께 코를 수술 받았지요. 돌출 수술하고 나서 첨엠 합죽이가 된건 아닌지 불안해 하며 시간을 보냈는데 지금은 제가 거울을 보아도 정말 많이 변했답니다. 예쁜 얼굴로 만들어 주셔서 정말 고마워요. 그리고 코도 얼마나 자연스럽고 귀여운지 몰라요. 엄마도 정말 예쁘다고 맘에 든다고 하시네요.

원장님께 놀라면서 정말 감탄했던건 제 얼굴이 많이 예뻐진건 두 번째이고요, 원장님의 솔직하고 정직스러움이라 해야하나? 코에 작은 뾰도락지가 생겨서 다음으로 수술날짜를 미루시고 눈 쌍꺼풀이 마음에 안 들어서 상담 했는데 안해도 되겠다고 하신말 저에게는 정말 솔직한 원장님이 좋았답니다.

타 병원하고 비교하면 안되지만 코에 작은 뾰도락지 때문에 수술 취소 시키지 않던데 확실하게 하시려는 원장님 처음에는 얼마나 서운했는지… 하지만 원장님 말씀을 들어서 지금 이렇게 예쁘고 귀여운 아무 탈 없이 잘되었겠죠. ^^ 눈도 다시 하자고 하는 병원 많았는데 원장님은 라인이 괜찮다고 하시고 그런 정직함 반했어요.^^

원장님 때문에 새로운 인생으로 거듭났어요.

수술하기 전에는 예쁘다는 말도 들었지만 요즘은 어디를 가는 곳 마다 연예인 아니냐는 소리를 듣고 살아요(너무 행복 하답니다^^).

또 하나 달라진 점은 친한 사람들도 제가 화장하고 멋지게 옷을 입고 나가면 못 알아 보더라고요. 하물며 이번 사촌언니 결혼식에 갔었는데 친척 어른들 절 몰라보시길래 이름 말하면서 확인 시켜드렸답니다. 엄마도 그렇게 우리 딸이 변했나 하시는데 꽤 행복해 하시네요^^

김원장님 정말 감사합니다. 원장님 덕분에 또한번 웃게 되었답니다.

항상 행복하시고요. 다른환자들에게도 희망을 주세요. ^^

저 처럼 예뻐질수 있다고요. ^^ㅎㅎㅎ

A 안녕하세요. 주*님, 김용섭, 한상백 원장입니다.
행복해 하시니 저도 기쁩니다.
사실 우리가 돌출입 수술을 통해 해드릴 수 있는 것은, 그 사람의 입에서 만들어 낼 수 있는 100%의 아름다움을 뽑아내는 일입니다. 그 결과가 연예인처럼 예뻐질지 여부는 사실 개인이 가진 다른 얼굴 조건에 따라 조금 차이가 있게 마련입니다.
주*님께서는 정말 누구보다도 행복하신 경우이지요.

저도 더 많은 환자에게 희망을 주고자 합니다.
그런데 가끔 환자를 통해, 또한 인터넷을 통해 들려오는 얘기들을 보면, 아직 부족한 미적감각과 부족한 수술기량인데도 무슨 획기적인 새로운 수술방법이라도 찾아낸 듯 환자들을 낮은 비용으로 손짓하는 병원들이 있는 것으로 알고 있습니다.
성형외과 의사는 결과로써 말을 해야합니다.
주*님, 예쁜 얼굴만큼 예쁜 마음으로 늘 행복하세요.

요즘 공주병 직전이에요.

- IP : 61.104.19.119
- 작성일시 : 2005-12-13 18:50:03
- 성별 : F

Q 안녕하세요.

10월달에 수술받은 사람입니다.

늘 후기올리려 했었는데, 바쁘게 살아가다보니 많이 미루게 되었네요. 수술 전에는 병원 홈페이지도 매일 들어오고. 돌출입에 관심을 많이 가지고 살다가 막상 수술 하고 나니깐 뜸해지게 되는건 어쩔 수 없나봐요.

어떤분이 후기에 써 놓으신 것처럼 이것도 가진자의 여유? 이겠죠.

수술전에는 저도 참 많은 고민을 한 것 같아요.

처음하는 수술이라서 그런지 떨리기도 했었고 타 병원에서 상담을 많이 받아 본 것이 나중에는 더 혼동만 되더라고요. 정말 이러다 코가 확퍼져버리지는 않을까?

합죽해지는건 아니야? 정말 잇몸 뼈 괴사가 일어나면 어쩌지? 등, 등 안 해본 상상이 없을 정도였어요.

이 병원, 저 병원 찾아다니고 d모 싸이트 카페에서 여러분들께 도움을 요청했었는데 사공이 많으면 배가 산으로 간다고 하죠? 나중에는 더 혼동스러워 지더라고요.

약 6개월간 고민하다가 결국 제가 제일 신뢰가 갔었고, 마음에 들었던 강남제일에서 수술결정을 했어요. 마지막으로 김원장님께 한번 더 상담을 받았는데 굉장히 편안한 상담이였어요. 타 병원보다 솔직하신 것 같았고, 강남제일을 선택한 건 지금도 후회 없어요.

저도 그렇고 저희 가족들도 모두 제 얼굴에 만족하고 있거든요.

음… 수술과 수술 후 회복기간은 솔직한 마음으로 말씀드리면 많이 아프지 않아요. 그저 좀 귀찮은 정도라고 말하고 싶네요.

많이 아팠다, 눈물이 찔끔난다, 그런 말씀 하시는 분들도 계시던데 전 그렇게 많이 아팠던 것 같지는 않아요.

마취에서 깨도 진통제를 바로 놓아주시는건지 멀쩡하고요.

입안이 약간 답답하다는 느낌빼고는 일상이랑 똑같습니다.

(물론 개인차가 있겠지만요. ㅋ)

이 통증을 구체적으로 표현하자면 무리가 있겠지만.제가 느낀 정도는 대충 이래요.

눈 다래끼 제거수술 〈그냥 이빼기 〈돌출입 수술 〈수면내시경 〈사랑니빼기 〈옆으로 난 사랑니째고 빼기 (제가 병원에서 격어 본 것들 중에서 나열해 봤어요. ㅋ)

한마디로 참을 만 하다는거에요. 그리고 이렇게 아픈것도 2일정도가 다인걸요. ㅋ

예뻐질 얼굴 생각하면 이 정도아픈건 조족지혈도 아니죠.

수술 준비하시는 분들 너무 무섭게 생각하지 마시고요, 마음 편히 먹으셔도 될것 같아요.

수술 후에 저에게 달라진점이 있다면.첫째로 사진을 자신있게 찍을수 있다!는 점을 들고 싶어요.

제가 입을 제외하면 눈이랑 코는 흉하지 않았었거든요(말 그대로 흉하지 않을 정도ㅋ).

그런데 유독 사진을 찍으면 유독 입이 너무 못 생기게 나오는거에요.

화난 사람처럼, 혹은 아주 촌스러운 시골 사람처럼(돌출입 가지고 계신분들은 전적으로 동감하실 것 같아요).

그래서 친구들과 사진 찍는걸 아주 싫어하다가 나중에는 입을 가리고 사진을 찍었어요. 그것도 언 3년 동안요(놀란 사람처럼 양손으로 입을 가린 포즈, 상상이 되시나요?).

소풍을 가면 스티커 사진을찍던 제 손은 언제나 입을 가리고 있었죠.

증명사진 빼고 거의 모은 제 사진은 그랬어요. 하지만 수술 후엔 자신있게 사진을 찍을 수 있어요.

고개를 조금 옆으로 돌려서 찍으면 살짝 구혜선 처럼 나와요.

셀카사진이 속어로 구라성이 짙긴하지만 서도. 사진찍어 놓고 너무 뿌듯해져요.

솔직히 수술 후 2주정도는 입이 조금 합죽하게 보이는데요, 그때 사진을 찍어도 그 전보다 예쁜 제 모습을 볼 수 있었어요.

약간 합죽한 이 기간에도 사진을 찍어보며 안심했죠. 좀 불안하기도 했지만 그저 병원을 전적으로 믿었어요.

'아직 붓기가 가시지도 않았는데 이정도면 나중엔 분명 더 이뻐질 꺼야' 라는 믿음 같은게 있었던 것 같아요. 아무튼 수술 후 전 많이 달라졌어요.

물론 좋은 방향으로의 변화죠.

예쁘다는 소리를 너무 많이 들어서 기분이 매우 좋아요. 평생들을 예쁘다는 소리를 요즘 모아서 듣는것 같아요.
하길 잘했다, 진작하지, 훨씬 예쁘다, 로또하나 맞으면 나도 하고싶다. 등등
주변 반응도 굉장해요. 얼마 전에는 평생 경험해 보지 못한 헌팅까지 당했어요.
길가는데 어떤분이 차를 새우고 연락처를 묻더군요.
"너무 예쁘셔서 그런데 연락처 좀 알수 있을까요?" 연락처를 드리지는 않았지만 솔직히 기분 좋았어요.
예전엔 상상도 못 할 일이죠(저 이러다 살짝 공주병 생길껏 같아요ㅋ).
참~ 인상은 많이 바뀌는 것 같긴해요.
병원에서도 말씀하시는 것처럼 그야말로 인상이 몰라보게 바뀌는 수술이에요.
옆집사시는 아주머니가 절 못 알아보실 정도니까요.
전에는 촌스럽고 불만이 가득하고 심술꾸러기같이 뚱한 분위기였다면 수술 후에는 세련되고 여자다우면서 귀여운인상 이라고 할까요?
많이 변하긴 하지만 그러면서도 많이 예뻐지는 수술이라고 할께요.
성형수술에 대해서 그렇게 좋은 시선이 아니였던 저지만 입 나오신분들에게는 권해드리고 싶어요.
특히 눈이랑 코는 원래 예쁘신데 입이 나와서 miss 이신 분들은 수술 생각해 보셔도 좋을 것 같아요. 숨겨져 있는 미모 캐내는 수술이라고 쓰면 좀 병원 홍보 같기도 하고. 민망해서 다른단어를 찾아보려고 했는데, 적당한 표현 찾기가 어렵네요(살짝 약 장사 같은 표현이라 ㅋ).
눈이랑 코가 예쁘고 전반적으로 예쁘장하긴 하지만 입 나온 것 때문에 어색하게 보인다는거 얼마나 슬픈 일이에요.
어색한 것도 어색한 거지만 그 뚱한 이미지 전 그 이미지가 너무 싫었는데요.
그 이미지 탈피한 것만 해도 200% 만족이거든요(물론 병원에서 이쁘게 수술 해 주신 덕이겠지만요).
쓰려고 하다보니 생각보다 많은 말들이 떠올랐고, 이것저것 쓰다 보니까 두서없이 횡설수설 했네요.
예쁘고 아무문제 없이 수술 해 주신 김원장님 너무 감사드려요.
수술 전에 제가 피검사하다가 쓰러져서 원장님 등에 업혀서 나왔었는데 기억 하시나요?ㅋ 그때 실장님이 원장님등에 엎혀서 나온환자 1호라고, 수술 잘 되면 원장님을 업어드려야 하는데 업혀서 나왔다고 농담 하셨는데… ㅋ
거울 볼 때마다 정말 생각같아선 업어드리고 싶어요.
턱끝 모양도 딱 적당한게 마음에 쏙 드는게 정말 요즘 공주병 직전이거든요.
아무튼 원장님…

이제 2005년도 얼마 남지 않았는데, 남은 겨울 따뜻하게 보내시고요
다가오는 새해에도 하시는 일 다 잘 되길 빌께요.

A 안녕하세요. 김용섭, 한상백 원장입니다.
200% 만족하신다니 저희 의료진도 기쁩니다.
자세한 후기를 적어주셔서, 수술을 고려하신 분들에게도 많은 도움이 될 것입니다.
수술 전에 여기저기 싸이트, 까페를 찾아다니면서 오히려 많이 혼동되었다고 하셨지요?
그렇습니다. 입을 덜 넣거나, 더 넣거나, 잘못된 기준선에 맞추어 넣은 케이스들이 재수술을 의뢰하며 저희 병원을 찾는 일이 갈수록 늘고 있습니다.
사실, 돌출입 수술은 입이 수술 전 보다 조금이나마 들어가기만 하면, 어쨌든 수술 전보다는 조금 나아지긴 하겠지요. 현재 돌출입 전문병원을 표방하는 많은 병원에서 이와같이 실제 이상적인 기준선을 모른 채 '절반의 성공' 에 해당하는 결과를 내고 있는 것으로 예상됩니다. 또한 다작을 하다가 보면 수작도 나오기 마련입니다. 그러니 타병원에서 수술하면 모두 망친다고는 결코 할 수 없습니다.
그러나, 작품 중 수작만 남기고 실패작은 깨버리고 마는 도자기와는 달리, 사람의 얼굴에 손을 댈때는 그만큼 오랜 기간에 걸쳐 축적되어오고 그 결과가 입증된 정확한 미적인 기준선과 정확한 수술 솜씨, 미적감각을 통해 최적의 결과를 내야만 하는 것입니다. 이것이 저희 강남제일 의료진의 돌출입 수술 10년의 결과이자 자부심입니다.
피검사를 하려고 주사바늘을 찌르면 혈관-부교감신경성 실신이라고 해서, 갑자기 저혈압이 오고 하늘이 노래지는 분들이 있습니다. 누워서 휴식하면 곧 괜찮아지기는 합니다만, 좀 놀래셨지요?
아무쪼록, 항상 행복하시고, '헌팅' 당하시는 기쁨 누리세요.

2주된 날 파티에 참석했는데...

- IP : 218.235.40.81
- 작성일시 : 2005-12-27 11:30:54
- 생년:1983
- 성별:F

Q 안녕하시죠~??
12월5일에 수술받았는데, 기억하시죠?ㅋㅋ
후기... 수술전에도 내가 꼭 해보고싶던 일중에 하나였어여~
아끼고 아껴서 4주지났으니 이젠 꺼내도 되겠죠?
저는 수술전 결심까지 그리 오래걸리지 않았어여.
교정을 하러 다른 치과를 갔다가 내케이스는 이수술이라면서 듣게 되었어여.
뽕!하고 마술에 걸린 것처럼 빠져들기 시작했죠.
웅.. 저같은 돌출된 입때문에 의식중 또는 무의식중으로 상당한 스트레스를 받고 계시다면
정말... 성형수술이란 단어보다 신께서 다시 만들어주신다고..생각하시면 될거예여.
전 너무 심했답니다.. 같은 고민이겠지만 활짝웃어서 이쁘지 않다는 걸 아니까 더 무표정이 되고
퉁명스런 얼굴이 베었었나봐요. 그러니 지금은 제가 아니죠..ㅋ
저는 다른 고민없이 한번의 클릭으로 이병원밖에 봐지지가 않았어여.
다른 분들이 올리신 후기들을 백번씩봐가면서, 이병원에대한 신뢰가 쌓여서 그런지
다른 병원은 찾아볼 생각도 들지 않았거든요~
그러다 카페에서 여기 병원 선생님이 운영하시는 카페를 찾게되었어여.
딱 그 두 곳에서 확신을 얻고 병원에를 갔죠.
정해진 길처럼 걸어갔던거 같아요.
수술전엔 마냥 신났었어여~ 주사바늘도 아픈줄도 몰랐구요 ㅋㅋ
수술 후에는 홀로 병실에서 천장을 벗삼아.. 고인 피를 뱉는 거 말고는..전혀 고통은 없던 거 같아요. 사실 수술을 받고 나서 바로 짠 하고 고통도 부기도 없으면.. 그거야 말로 도둑심보죠?

하루하루를 1분1초를 오늘보단 내일이 나아질거란 기대를 가지고 지냈어여
일주일이 정말... 일년같긴했어여.
볼과 턱은 심하게 부어 멍든 짱구같았어여 ㅋㅋ
그 와중에 정말 작아진 입은.. 실로 놀라워요!!!!!!!!!!
다른 분의 후기에 양귀비상 말상이 나오든데 정말 동감해요 ㅋㅋ
마취가 깨자마자 본 거울속엔 분명 나를 비췄는데 내가 아니었어여.
이뻐지는걸 떠나 얼굴이 정말 많이 바뀐다는 말씀이 생각나더라구요~
제가 낯설었지만, 약간의 떨림과 수술을 했다는 변화를 맞을 불안감빼고는 전..혀 걱정이 없었어여. 그냥 전적으로 많이 믿었죠. 선생님이 잘해 주셨으니까 나아질거야~하고요
철사문제말고는 전화도 안했어여.
다 쓸데없는 걱정이라 생각하며 시간을 벌었죠.
정말 환하게 웃으며 보낸건 열흘후..
아직 턱에 부기가 남아있었지만 그냥 돌아다녔어여 ㅋㅋ
2주가 지난 다음날바로 친구들과 파티를 했죠~!!!
반응은 정말 폭발적이예여.
제 돌출은 정말 심했거든요. 비대칭과 윗치아와 아래치아가 맞물려있고..턱도 주걱이고.
웃을 때 잇몸이 과하게 보이는것 까지..거의 돌출 종합폭탄?세트였어여.
예쁘다 ,하길 잘했다는 일상어가 되고, 정말 연예인을 대며 업시켜주는 정도?ㅋㅋ
정말 기뻐요~~^^
사진찍는걸 별로 안좋아했지만 지금은 셀카에 시간가는 줄 모르고,
잘웃지않거나 웃을땐 입을 가리고 웃는게 버릇이었는데 지금은 환하게 웃어도 잇몸이 보이지 않고 코가 낮은편인데 입이 쏙들어가니 코도 그냥 너그러이 봐지고..ㅋㅋ
눈은 원래 불만없이 이쁜..??편인데 더 이뻐뵈고~^^
자화자찬이 심하긴하지만..정말 솔직한 심정이예여~
따스한 햇살받으며 구름을 걷는 기분.. 하늘을 나는 기분이요 ㅋㅋ
어느 덧 한달이 지나니 가끔 수술한줄도 잊지만, 그만큼 익숙해졌지만 매일 거울보는 것이 행복하답니다~~^^
분명 수술 회복기간 중 먹는 문제도 어렵고, 부기와의 전쟁도 혼자 견뎌야할 부분이지만,
그런 소소한 고통쯤은.. 불편한 정도이지 수술로 얻는 행복에 비하면 정말 비할바가 못되요.

그러니 수술을 고민하시고 계시는 분~! 주저하지마세요~!!^^
이 수술로 감사해야 할분, 부모님~^^ 아낌없이 수술을 결정해주시고 지금은 저보다 더 좋아해 주시는 우리 엄마아빠~^^ 너무 고마워요 진짜! 열심히 살께여~
그리고 한상백선생님~^^ 과잉돌출..정말 수고많이하셨어여~^^
말로 표현이 안될만큼 감사하고 또 감사해요~선생님의 좋은 작품이 될 수 있겠죠?ㅋ
웃는 얼굴이 예쁜 사람이 되게 해주셔서 정말 감사해요..^^

A 안녕하세요. 한상백 원장입니다.
'돌출종합폭탄세트' 라고 우스개로 말씀하셨지만, 사실 돌출입을 가지신 분들의 콤플렉스와 그로 인한 스트레스는 저희 의료진이 본인들만큼이나 잘 이해하고 있습니다.
아직 와이어(철사)제거도 하기 전의 시기인데, 벌써 만족해하시니 저로서도 기쁘구요. 앞으로는 더욱 예뻐지실 일만 남았네요.
새해에 더욱 건강하시고, 활짝 웃는 일이 가득~하시길 바랍니다.
병원에서 뵙지요.

수술 그 이상으로 값진 것들을 얻게되었네요

- IP : 211.212.202.120
- 작성일시 : 2006-01-26 21:43:22
- 생년 : 1985
- 성별 : F

Q 저도 후기를 올리게 되다니 여러가지 생각이 들어요.
떨리기도 하고 수술전의 저를 다시 돌아보게 되고요.
다른 분들이 수술전후 변화나 관리에 대해 자세한 이야기를 많이 올려주셔서 저는 다른 쪽의 이야기를 조금만 해보려고 합니다.
제가 이 돌출입 수술을 알게 된것은 그리 오래전이 아닙니다.
교정을 수년간 하고도, 근본적으로 나와있는 잇몸뼈를 어떻게 하는 방법이 나에게는 필요하겠구나 라는 생각이 들었어요. 누구보다 자신의 몸은 자기가 잘 알잖아요..
찾아보다가 이 수술을 알게 되었고, 나에게 필요한 수술이 있다는 것에 정말 기뻤습니다.
상담을 받고 수술날짜를 잡고.. 벌써 2주가 되었네요.
생각해보니 수술을 하게 되서 예뻐진다는 들뜨고 기쁜 마음보다는 절실한 필요성(?)에 의해서 담대하게 수술을 결정하게 되었던 것 같아요.
물론 지금은 오랜시간이 지나지 않았지만 매우 만족하고 있어요^^
외모의 변화가 그 이상으로 점점 내면으로까지 긍정적인 영향을 주는 것 같아요.
앞으로 더욱 자연스러워지겠죠?
제가 생각하기로 수술 전에 중요한것은
수술 과정과 사후 관리 등에 대한 적극적이고 긍정적인 마인드와 의사 선생님에 대한 신뢰 인것 같아요.
너무 당연한 이야기일지도 모르겠지만, 수술 후에는 누가 챙겨준다는 것 보다 스스로의 관리가 중요하고 모든 일이 마음가짐이 긍정적이고 좋을때 더 효과가 좋잖아요.
수술 후에는 정말 얼굴이 많이 변하더라구요.

주변사람들도 적잖이 당황을 하게되고, 그에 따른 대처도 어느정도 필요하다고 생각해요.
그래서 정말 입이 나온것이 컴플렉스가 되고 마음의 짐이 된다면 수술의 효과는 말할 나위없이 좋지만!!
전에 가지고 있던 기존의 매력이나 이미지를 상실하게 되는 것을 생각하면 입이 조금 나온 분들은 신중하실 필요가 있겠죠.
수술 후 저는 내적으로 크게 두가지를 얻었어요.
다시 거듭나 새로운 삶을 산다는 것에 대해서 하루하루가 감사하고 값지게 느껴지는것.
그리고 매사에 신중하고 차분해 지는것...
살아가는데 몸과 마음에 정말 좋은 경험으로 남을 거라 생각해요.
앞으로도 더 많겠죠??^^
오늘 2주가 되어서 실밥을 제거하려고 병원에 다녀왔습니다.
간호사 언니가 저를 다른 사람으로 착각을 했어요. 닮은 사람이 있다고 하더라구요.
혹여나 이 수술을 하는 사람들이 비슷비슷해 지는건 아닌지 궁금하기도 해요.
옆모습 라인이나 턱선이 아무래도 비슷해 지겠죠? 알려주세요.
의사 선생님께서는 제가 치료실 의자에 눕고 나서 이 환자가 언제 어떤 수술을 받고 무엇을 치료하러 왔는지 간호사 언니가 이야기 해드려서 아시더라구요. 게다가 원장님께서 시술한 환자인지 아닌지도 잘 모르셨어요. 물론 매일 수술이 있고 워낙 바쁘신 분이시니 이해가 충분히 됩니다. 하지만 막상 그때 거기에 누워있으니 A/S 받으러 왔던 기계가 부품을 점검받으러온것 같은 기분이 들기도 했어요.
이름까지는 아니더라도 어떤수술을 받았고 어떤치료를 하는 환자인지 몇초전이라도 알고 계셨으면 훨씬 좋았을텐데.
저는 병원가는 날을 손꼽아 기다리고 의사 선생님이 단 한마디를 하시더라도 무슨 말씀을 어떻게 하실까.. 하는 마음에 한걸음에 병원을 달려왔는데.. 물어보려고 했던 것들이 갑자기 기억이 나질 않더라구요..
어쨋든 한원장님, 수술 너무 잘해주셔서 감사합니다.
감사하다는 말씀을 드릴 틈도 없이 바쁘신것 같아서 사실 말을 붙이기가 어려워요.
이렇게나마 후기를 올려서 정말 감사한 마음을 전하려고요^^;
간호사 언니들도 정말 친절하게 대해주시고 이야기 많이 해주셔서 정말 감사해요.
설연휴도 역시 바쁘실텐데 마음은 여유롭고 따뜻하게 지내시길 바랄게요.
2월에 뵐께요.

A 안녕하세요. 한상백원장입니다.

우선, 어느환자인지 혼동했거나 미리 알아봐드리지 못한 점, 죄송합니다. ^^

그런데, 사실은 환자의 이름과 수술한 원장(한/김 원장), 수술 날짜, 수술 부위는 치료 전 미리 간호사가 제게 메모해서 건네줍니다. 그러니까, 사실은 미*님을 치료할 때, 모든 정보를 다 알고 있지요. 그런데 문제는, 그 메모를 다 봤음에도 불구하고(!) 선뜻 어느 환자인지 떠오르지가 않는다는 점입니다. 그것은 미*님의 수술 전 얼굴이 수술한 저 스스로도 잘 기억이 나지 않을 정도로 몰라보게 바뀌어 있기 때문에 혼란이 오는 것입니다.

그러니까... 만약 제가 그 메모를 토대로,

- 아아, 몇일 날 수술한 미* 씨 이시지요? 하고 아는 척을 하면 환자분께서는 안심이 되고 흐뭇하시겠지만, 오히려 이것이 '접대용' 멘트인 셈이랍니다. 실제로 수술 전의 모습이 떠오르지 않는 상태에서는 그냥 모르는 사람을 이름만 알고 아는 척하는 것에 다름아니기 때문입니다. 그래서 솔직하게, 수술 전의 얼굴이 저도 잘 안 떠오른다고(그 정도로 많이 바뀌었다는 취지에서) 말씀드렸는데, 환자 입장에서는 수술해놓고 누군지도 모르는 것이 섭섭하실 수 있었겠네요. ^^; ;

돌출입 수술이 워낙 많이 인상이 바뀌는 수술이다가 보니, 저희 병원에서는 이와같이 차트를 확인해보아야, 아 이 환자였구나 하고 비로소 이름과 그 사람이 매치가 되는 경우가 다반사입니다만... 어쨌든, 미*님께서 느끼신 바를 말씀해주셔서 감사드리고, 앞으로는 아무리 진료일정이 바쁘더라도 미리 치료 환자의 수술 전 차트사진을 확인하고 나서 치료하는 센스를 발휘하도록 최선을 다하겠습니다.

사설이 길어졌네요.

수술 후 모습에 만족하시니 저도 기쁩니다.

철사를 제거하는 날은 제가 잘 알아볼 수 있을 것 같습니다. 2주때 진찰했으니까요. ^^ 이번에는 수술 전 후 사진을 비교해드릴 시간도 있을테니, 궁금한 것을 차근차근 다 물어보고 가실 수 있도록 하겠습니다.

좋은 하루 되세요.

새학기 시작되고 많은 사람들이 저땜에 혼란을...

- 작성일시 : 2006-02-26 15:28:33
- 상세상담 : 내용 및남기고 싶은말

Q 샘~
저 **예요~
학기 시작되고 많은 사람들이 저로 인한 혼란을 겪었어요 ㅋㅋ
수술 너무 잘된거 같아요 ㅋㅋ
티 안나고 너무 예쁘게 됐어요. ㅋ
돌출입 잘됐다고 카페에 올렸더니 오랫만에 만족하는 글 올라왔다고 사람들이 다들 축하한다고 ㅋㅋ
이쪽 저쪽에서 다들 예쁘다고 -_-ㅋㅋㅋㅋ
남자친구도 이쁘다고 그러네요

수술에 삘받았어요 ㅋㅋㅋ-_-

3월 중순쯤에 제가 모 행사를 맡게 됐는데요
약간 노출이 있는 드레스를 입게 되었어요. 다른 수술에 대해서 좀 문의드릴려구요.
토요일날 원래 진료 오래 안하신다길래;;;
미리 여쭈어 보려구요
그럼...

메일 기다릴게요~~~~~

A 안녕하세요? 한상백원장입니다.

학생이신 경우, 새 학기가 시작되면 친구들도 교수님도 잘 못알아보는 경우가 흔히 생기곤 합니다. 그야말로 '몰라보게 예뻐지신' **님, 축하드립니다. 저도 흐뭇하네요.

행사 진행까지 맡게 되셨다니... 축하드립니다. 잘 해내시리라 믿구요.

행사시간까지 여유가 별로 없어, 문의하실 수술의 종류에 따라서 가능할 수도 불가능할 수도 있겠네요. 병원에 나오셔서 상담해 주시면 행사에 지장이 없도록 정확한 판단 드리겠습니다.

수술 받기가 아주 잘못되어 버리는 것은 아닌가...

- IP : 58.141.60.221
- 작성일시 : 2006-02-26 00:41:46
- 생년 : 1981
- 성별 : F

Q 원장님 안녕하세요^^ㅎㅎ
우선 이쁘게 수술해주셔서 감사합니다 진짜룽ㅎㅎ^^
다들 이쁘다고 난리예요^^신기해하고 난리예요~~
아픈거 다 참고나니깐 이런 행복들이^^
어드덧 6주가 지나서 이케 후기를 올리게 돼써용~~
음... 무슨얘길 먼저 해야할지~~ 혹시 수술을 생각하시는 님들의 고민을 조금이나마 덜어 들일려고 말 주변은 엄찌만 후기를 써요ㅎㅎ
저도 후기를 보고 많은 도움이 됐거든요^^
전 수술을 결심하고 병원을 고르는데 진짜 많은 시간을 들였어요~~
왜냐면 아무래도 큰수술이다보니 함부로 결정을 할수가 엄써서^^
사실 과대광고도 많고 그렇잖아요^^ 수술생각하시는 님들 그런걱정마시고~~
빨리 결정내리세요 후회는 엄써요~~~ㅎㅎ
어제 병원을 다녀왔으니 음~~수술한지 어느덧 6주하고 딱하루가 지났네요
전 1월 13일 아직도 그날을 잊을수가 엄써요
오후 수술을 잡아논 상태 11시30분 까지 병원도착!!!!
환자복으로 갈아입고 병실에서 수술을 기다리고 있었는데 대기 시간은 2시간정도였던걸로 기억이~~
떨리는 맘으로 수술실로~~ 수술대에 눕고 간호사 언니들이 이것저것 준비하시고 어떤선생님이 들어오시고 주사를 맞고 그후에는 진짜 기억이 엄써요
눈뜬 후에는 병실.....

전 솔직히 수술해서 잘못되서 죽는건 아닌가 장애인 되는거 아닌가 이런 생각할 정도로 겁도 많고 아픈 것도 잘 참지 못해요 예로 귀뚫을때도 아파서 울었어요ㅎㅎ

근데 6주 지나서 이케 웃으면서 후기를 쓰고 있는거 보면 참지 못할 아픔은 없는거 같애요^^

사람마다 아픔을 느끼는 정도는 다 틀리다잔나요~

전 솔직히 많이 아파서 병실에서 못 움직였는데...

옆병실 님은 화장실도 잘 다니고 그러더라고요

결론은 잘 참고 언제 그랬냐는듯이 지금은 그때 기억 다 잊고 지네요 ^^

병실에서 눈 뜨면 다음날까지 피뱉어 내고 거울보고 그 기억밖에 없어요~~

그때부턴 우리가 이겨내야 하는거예요~~다 나은 후를 생각하면서~~

진짜 수술 끝나고 거울을 보는데 입이 쏘옥~~~ㅎㅎㅎㅎ

다음날 퇴원을 하고 4일째 되는 날까지 얼굴이 붓고 먹는건 마시는것 위주로~~

미음도 먹고 과일 주스 미역국 국물같은거 정도만 먹으면서 견뎠어요

아참 딴님은 빨대로 마셨다길래 수술전에 빨대를 엄청많이 준비해뒀는데 빨대보단 종이컵을 많이 준비하시는게 나을듯~

전 빨대를 못 물어서 하나도 몬쓰고 종이컵을 구겨서 썼어요^^

하루 하루 힘들더라도 딱 4일 견디니깐 살만하더라고요 ㅎㅎ

그 다음은 회복도 빠르고~~

지금은 너무 이쁘단 소리 듣고 지내요^^ 너무 행복해요ㅎㅎㅎ

제입이 이케 조그만했는지 예전엔 몰랐다고 다들 그래요~~

애기입 같다고 다들 귀엽다고 ㅎㅎㅎㅎ^^

진짜루 선생님 실력은 우리나라에서 최고예요 최고!!!!!!

그케 반대 심하시던 엄마도 신기하다고 난리고 예쁘다고 난리예요 ㅎㅎ

전 사실 엄마가 허락안해죠서 무작정 날짜잡고 수술한거거든요ㅎㅎ

전 수술하고 너무 힘드러서 그런지 볼살이 너무 빠져서 요즘 찌울려고 노력중이예요

긍데 아무리 먹어도 안져요 ㅜ.ㅜ수술전 님들도 마니마니 드세요~~체력보충!!!!!!필수

지금 생각만하시고 걱정하시는 님들!!!!!!

생각만하시지 마시고 결정내리세요~~~후회 절대 없을꺼예요~~~~^^

진짜 거울속 내얼굴만 보면 시간 가는줄도 모르겠어요^^

예전엔 사진찍는게 꺼려졌는데~~

요즘은 사진찍고 거울보느라 시간이 금방^^ 하루가 금방^^
그냥 주절주절된거 같은데 많은 도움이 되셨길^^바래요~~
마지막으로 한상백선생님^0^
너무너무 감사드려요~~~너무너무 감사드려요^^

A 안녕하세요. 김용섭, 한상백원장입니다.
6주때인데 벌써 만족해하시니 저도 기쁩니다.
정말 '신기하다' 라고 말씀하시는 분들이 많습니다.
저는 돌출입수술을 의학의 힘을 빌은 예술이라고 생각하고 열심히 작품활동(?)에 혼신의 힘을 다하고 있습니다. 또한 강남제일의 이러한 자신있는 결과는 제 선배님이시자 개원가 돌출입수술의 효시라고도 할 수 있는 김용섭 원장님의 공이 더 크시다는 점도 꼭 언급하고 싶네요.
참, 많이 준비하는 게 좋다고 하신 종이컵은 저희 병원에도 무제한(?) 공급해드릴 수 있으니 특별히 준비 안해오셔두 되구요. ^^

첨엔 무턱대고 내린 결정같았지만 결국 부모님까지 기쁘게 해드린 결과가 되었다니, 저도 기쁘네요. 앞으로도 자신감있는 결정으로 인생의 열쇠도 잘 풀어가시기 바랍니다.

예쁜 사진 많이 찍으세요.

타병원 이름 거론하며 욕하는 병원 싫더라구요~! 한번뿐인 인생 멋지게~!

- IP : 218.155.110.229
- 작성일시 : 2006-02-27 17:55:02
- 생년 : 1977
- 성별 : F

Q 안녕하세요 ^^ 전 지난 1월 17일날 수술 받은 **입니다.

우선 강남제일 홈페이지에 발을 들여놓고 여러가지 돌출입에 대한 기본 의학 지식등을 접하신 님들께 해드리고 싶은 말씀이 있답니다.

〈강남제일을 선택하셨다면...당신은 선택받은 분입니다. 〉

이런 글..솔직히 사람 평생을 좌우할 커다란 수술임에는 분명합니다. 그런데 ..어떻게 저리도 쉽게 말할수 있을까..하면서 의구심을 갖고 계실수도 있습니다.

그만큼 실력이 대단하신 분들이라는거 감히 말씀드리고 싶네요.

그만큼 수술결과에 만족하고 돌출입으로 고민하시며 마음에 병을 갖고 계시는 분들에게

정말 조금이나마 도움이 되어 드리고자 후기를 씁니다.

저도 수술 전에는 하루에도 몇번씩 들날날락하면서 고민에 고민도 수없이 하고

과연 이렇게 큰 돈을 들여 이 수술을 해야하는걸까 되묻기도 하고 나름대로 머리에 수건 싸메고 ^^;

고민 많이 했었습니다.

결국 이렇게 튀어나온 입으로 평생을 스트레스 받아가면서 자신없게 주눅들어 사느니...

단 하루를 살더라도 수술로서 당당하고 자신감있게 살수만 있다면 더이상 바랄것이 없다는 생각이 미치자 수술을 하자 쪽으로 결정되었습니다.

이 수술을 알고부터 돌출입에 관련된 카페도 가입하고 정보 교류도 활발히 하고있던 중 여러 병원에 상담도 다녀보았습니다. 그런데 어느 병원에서 특정한 병원을 놓고 비방을 하며 갖가지 부작용이 있었다는 자료를 보여주더군요. 그런데... 어머.. 이 병원에서 수술하면 안되겠다 라는 마음보다는 어떻게 같은 일을 하는 의사로서 이렇게 대놓고 비방을 할수 있는지... 도무지 이해가 안가더군요.

마치 팥쥐가 콩쥐의 행동에 대해 구라를 치며 엄마한테 까발리는것마냥... 비유가 쫌 거시기 하지

만.. 그 순간 그런 마음이 들었습니다.
유명하다는 두 병원을 가보았는데 한 병원은 다른 한 병원을 지나치게 욕하고 다른 한 병원은 그냥~ 수술을 할라면 하고 말라면 마라~~ㅋㅋ 이런 느낌이었죠. 꼭 여기서 해야한다는 세뇌같은거 안시켜서 좋았어요.
솔직한 제 느낌이예요...ㅋㅋ상담후기라고나 할까..
수술비용이 다른곳에 비해서 좀 비싸긴 하지만...비싼건 그럴만한 이유가 있으니 그렇겠죠.
명품이 괜히 명품이 아니듯이...글고...제가 좀 안전주의자라서...평생을 가지고 갈 얼굴이고..돈은 언제든지 벌수 있는것이니까...글고 이왕이면 이뻐게되는곳을 골라서.. 매우 신중하게 생각해서 욕 안하는 병원을 선택하게 되었습니다. ^^
개인적으러 뒷담화 까는거 무지 싫어해숴..ㅋㅋ
처음 수술할때 그냥 담담했어요.
수술하고 나면 난 정말 다시 태어나는거야...진짜 이뻐지겠지??ㅋㅑㅋㅑ...
이런 생각은 절대 안했답니다. 워낙 입이 많이 나왔던 케이스라..그냥 정상인처럼만 되고 싶었거든요.
수술 결과는... 대 만족입니다.*^^* 드디어 저도 정상적인 사람이 되었답니다 ㅠㅠ 너무 기쁘...
수술 전에 고민했던 것들..
*마취에서 안깨어나면 어떻하나...ㅠㅠ
*수술 후에 얼굴이 마비되는것은 아닌가..ㅠㅠ
*수술 후에 얼굴이 이상하게 변하면 어떻하나...ㅠㅠ
*사람들이 못알아보면 어떻하나...ㅠㅠ
*만약에.. 검사 결과 수술이 안된다고 그러면 또 어떻하나...등등ㅠㅠ
수술 당일날...
개인적으로 주사 무지 싫어합니다.
*항생제 테스트 주사... 피부에 놓는거라 아픕니다. (한 10초 정도)
*병실로 올라가 속옷을 홀라당 죄다 벗고 환자복만 하나 딸랑 입습니다. ;;
*링겔주사 맞습니다. 간호사 옹늬 솜씨가 넘 조아서 이건 별러 안아픕니다. ^_^
*선생님이랑 잠시 상담후 병실로 올라가 수술기다립니다.
이때 본인이 어떤 스타일을 좋아하는지 잘 이야기해야합니다.
전 동글동글한 턱끝..귀여운 턱으로 만들어달라고 주문했지요. 미인선이 안맞아도 좋으니

턱을 너무 많이 빼지 말아달라고...왜냐하면...워낙 무턱이라 사람들이 못 알아볼까바...-_-;;
진짜 겁났거든요.
드디어.. 수술실로 들어가다가 마취선생님을 만났습니다.
홈페이지에서 보았던 그 사진에선 나이도 많이 들어보이고 대개 무섭게 보였는데 ...
오~~오~~실제로 보면 완전 동글동글.. 볼이 탱탱한게 나보다도 어리게 보이는 상당히 귀엽게 생긴 분이더군요...사진빨이 참 안받는 것 같습니다..
수술대에 누웠는데 수술실 간호사 선생님들이 세분 보입니다.
아까 그 귀여운 마취선생님이 들어옵니다.
그 분이 수술대에 누워있는 절 보고 이런말을 합니다..
"아니...이쁘신데 어딜 또 고치시려고 ^^;;"
-_-;;; 창피했습니다. 칫... 돌출입이 아닌사람은 이 고통 진짜 모릅니다. ㅜㅜ
*마취할때 느낌....링겔꽂은 곳으로 마취약을 넣는데...마취약이 들어가는 혈관이 따끔따끔한게 시원하더라구요...이 느낌...좋았습니다 ^_^ 후기 읽어보니 다들 이느낌..무지하게 싫어하시던데.. 전 조금 특이한가봐요...다시한번 느끼고 싶다~~~~뭐 ㅋㅋㅋ
그리고 10초도 안돼서 눈이 사팔뜨기 처럼 한곳으로 몰리더니...이내 잠들어 버렸습니다.
수술 후..
읍~~~~~!! 평소에 전 좀 참을성이 대단히 많다고 생각해 왔던터라...별로 안아플줄 알았습니다.잘 참아낼줄 알았습니다..근데..........
엄청 아팠어요..어디가 아팠냐~~~~턱이요ㅜㅜ...턱이 무지 아프고...엄청 춥고...
이빨이 다닥다닥 부딪히면서 통증이 엄습해오더군요.
간호사언니가 심호흡 하라는데 잘 안되더군요..넘 추워서 이빨이 다닥다닥 하는데 심호흡은 잘 안대고.... 거울보라고 거울 주셨는데 거울은 커녕 넘 아파서... 모든 게 귀찮았습니다.
수술 후에 진통제 항생제 주사 맞습니다. 주사맞으니까 금방 괜찮아 지더군요.
엉덩이에 한번...링겔 꽂은 곳으로 한번.. 엉덩이에 맞는주사 아픕니다..ㅜㅜ
턱보다 덜 아픕니다.. 전 그랬습니다. 엉덩이 주사 맞고나면 다리가 뻐근해서 체력장끝내고 그담날 아침에 온몸이 뻐근한..그 느낌입니다. 다리만 뻐근..
춥다고 징징거리니까 간호사 언니가 히터를 양쪽으로 빠방하게 틀어주고 전 혼자 남았습니다.
어느새 넘 더워서 땀으로 범벅이 되었더군요. 얼음찜질주머니를 머리에 이고 일어나서 히터끄고 온도 내리고 그래도 안대서 다시 일어나서 문열어놓고.. 쫌 있다보니까 또 넘 추워서 다시 히터 틀고 완전 혼자 쑈 했습니다. -_- 누구 한명 델꾸와서 시중좀 들어주면 조았을껄..
쫌 자다가 링커액 꼿은 봉을 돌돌 굴려서 화장실을 가서 거울을 봤는데....
워~~~워~~~얼굴이 퉁퉁 부어서 완전 호빵이 되었더군요. ㅋㅑ ~정말 혼자보기
아까울정도로 ...
그땐 별로 이뻐진거 못 느꼈습니다. 그냥 너무 부어서 내 얼굴이 이렇게 까지 부을줄...
원래 밤 12시에 라면끓여먹고 자도 얼굴이 붓기는 커녕 오히려 헬쓱해 지는 체질이라..별로 안부을줄 알았는데 좀 충격적으로 많이 부었더군요. 원래 3일째가 가장 많이 붓는다고 하던데..
제 경험으로는 그때가 마니 부었던것 같애요.
마취 바로 깨구나서 그 아픈상황에 제가 제일 먼저 확인해본것...
잇몸에 감각이 있을까 없을까...혓바닥으로 치아 안쪽 잇몸을 위아래 훑어본결과 ....
감각이 있었습니다. ㅠㅠ 넘 기뻣죵. 바깥쪽을 확인..두번째 손가락으로 윗니 아랫니 잇몸을 만져보니 거긴 다른사람 잇몸을 더듬는 느낌이더군요 -_- (언젠지 모르지만 지금은 감각 다 돌아왔어염)입이야 뭐..입 들어가라고 한 수술이니..확인해볼것도 없고..ㅋㅋ
전 밤새 뱉어낸다는 피도 별로 안나오고 코피도 안났습니다..딱한번..화장실갈때 코피나고
대신 입안 피를 수시로 뱉어내서 휴지 두통 반쓰고 냅두면 내버릴까봐..
나머진 반통은 집에 갖고 왔습니다.ㅋㅋㅋ 내가 쓰던거라..
수술 후 입안 느낌
* 좀 답답합니다. 마치 내 발보다 약간 작은 사이즈의 딱딱한 구두를 신었을때 조여오는 느낌있죠? 바로 그 느낌이예요.
* 입천장 살이 접혀서 아래로 내려옵니다. 붓기때문이죠.
이것때문에 발음하기가 상당히 힘든데 5일정도 지나면 꽤 괜찮아 진답니다.
수술 전에 어떤 느낌일지 알고 싶으신 분은 껌을 한 3~4개정도 질겅질겅 씹다가 입천장에
탁~~!!붙여놓구 발음해보세요 ..발음 잘 안돼죠? 딱 그 느낌..
퇴원 후 집에와서 사골국 끓여먹고 과일에 우유를 넣고 갈아서 닥치는대로 먹었습니다.
수술 후 볼살이 빠질거라 해서.. 원래 볼살이 없어서 해골같았는데 여기서 더 빠지면 어떻하나 싶어서 진짜 못먹는거 빼고 다 갈아서 먹었습니다. 씹지를 못하니까..
덕분에 1킬로 졌습니다 ㅠㅠ
수술 5일후 병원가서 턱에 붙은 반창고를 떼고 2주 후에 방문하라는 명을 지시받고 집으로 왔죠.
일주일쯤 빰에 있는 붓기가 많이 가라앉았습니다. 턱은 그대로 많이 부었는데

악~~~!!! 턱을 만져보니 이상한 뼈가 양쪽으로 툭 튀어나와서 턱이 무지 길어보이더군요.
혹시 재수술해야 하는거 아냐??? 어떻게.. 난 몰라... 턱이 길어졌어 ㅠㅠㅠㅠㅠㅠㅠㅠ
부작용인가 싶어서 밤새 한숨도 못자고 그 담날 바로 병원으로 달려왔습니다.
선생님~~~ 턱이...딱딱한게..두개가....ㅠㅠㅠ뽈록~~~튀어나와서..ㅠㅠㅠㅠ 어쩌면 좋아요..ㅠㅠㅠ
... 선생님이 보시더니 괜찮다며 ...턱끝수술을 함께 한 것이기 때문에 그곳에 혈액이 뭉쳐서
그렇다고 나중에 없어진다고 ... 다행입니다. 괜한 걱정에 잠못자고 울컥했었네요. 닁기리..
열흘부터 양치하고 2주후에 실밥 뽑았습니다.실밥 뽑는거랑 안 뽑는거랑 진짜 기분이 틀려요.
실밥뽑으니 한결 시원하고 입안이 넘 가벼운거 있죠. 조이는 느낌도 덜하고 ..
10흘후에 친구들을 만났습니다.
그게요~~ 그런게 있더라구요...정말 인상이 완전 바뀌어버리는 수술이라
마음 단단히 드셔야 합니다.
저같은 경우 친구들의 반응은 첫인상이 완전 충격먹었다~~~~였죠.
벙~~ 쪄서 순식간 흐르는 정적.....
길거리 가다보면 못알아 보겠다며 뚫어져라 쳐다보더니 이국적이다...
드류 베리모어 닮았다고 입매가 완전 변했다며..
어려보이고 이뻐졌다고 난리가 났습니다. 꿈만 같습니다...드류 베리모어....ㅠㅠㅠ
수술 전엔 동남아 사람같다...베트남 여자랑 닮았다는둥...필리핀에서 왔냐...??
한국어 너무 잘한다...머 이런식의 -_-++ 진짜 생각만해도 열딱지 나는 말들만 듣고 살았는데
입도 새주둥이처럼 뾰족이 튀나온데다 턱도 얼마나 심한 무턱인지...턱끝이 완전 목구멍 가까이에
가 붙어 있었거든요.
그래서 옆모습을 보면 코랑 입이 아닌.. 한라산 백두산 이렇게 보였습니다..
게다가 입술도 무지 두껍고 아랫입술이 윗입술을 덮고 있었던 케이스라 옆모습 보이는거 무지
싫어했었죠.
옆에 사람있으면 신경쓰이고 나도모르게 입에 힘들어가고 괜히 그것때매 막 신경질나고
그랬거든요.ㅋㅋ
그런데...럴쑤럴쑤 이럴쑤.......진짜 수술 결과가 이렇게 드라마틱 할수가~ 라는 감탄사가
저절로 나옵니다.
어쩜이리도 이쁘게 잘 됐는지...신기하기만 합니다.. 턱이 생겨서 너무너무 좋아요 ^0^
다만 아쉬운점이 있다면 미인선에 안맞게 해달라고 했는데 미인선에 딱~~들어 맞아버렸네요.

뭔 헛소리냐~~~라고 뭐라 하시는 분들도 있겠지만..
턱이 지금보다 좀 덜 나왔으면 하는 아쉬움은 쪼곰 있어염..제가 원하는 스타일이 그런거라..^^
그리고 또하나 입술이 정말 이뻐졌습니다.
이거 모르는 사람들은 입술 수술한줄 알아여.
수술전엔 엄청 두꺼운 진짜 썰면 5접시정도 나오는 두껍고 넘대대한 입술에다가
아랫 입술이 윗입술을 살짝 덮고 있었던 케이스 였죠.
입꼬리도 쳐지고...
근데 지금은 입꼬리 살짝 올라가고 ..꽃입같은 입술이 너무 이뻐염... 입술도 얇아지고
입도 작아지고 웃을때 잇몸도 안보이고 이 모든게 넘 행복합니다.
돌출입 수술..을 계획하시는 분들...
정말 한두푼 하는것두 아니구 게다가 돌출입이란 스트레스로 평생을 살아간다는거...쉬운일 아니에여. 주위에서 이렇게 큰돈들여 꼭 해야 하니???라고 ㅁㅊ운운 하실수도 있어욤
근데 ..
전 그만큼 꼭 필요하고 간절했던 수술이었구 솔직히 성형수술이라기 보다는 마음의병을 치료한다는 생각에서 수술 후인 지금은 매우 만족하고 외모뿐만 아니라 자신감도 많이 생겼을뿐더러 만약 지금 이 수술을 안했더라면 나이들어도 나중엔 꼭 했을거란 생각이 드네요
돌출수술하고 지금 가장 후회하는게 뭔지 아세요?
왜 좀 더 일찍 이 수술을 알지 못했을까하는 거에여..수술에 대한 부정적인 사람들에겐 수술을 부추기는 글로 들릴수도 있겠지만..진짜 제겐 너무나도 절실했던 거라는거 ..
아무도 몰라요..ㅠㅠ 입나온 스트레스..진짜 아무도 모릅니다..
이런 수술을 하는 의사샘이 있다는건 제게 축복이고 기회였습니다.
더군다나 이렇게 감쪽같이 이쁘게 해주실줄이야...진짜 다시 태어난 기분입니다.
한번뿐인 인생인데...멋지게 살아야죠... ^^
아빠 입매를 쏙 빼닮아 이젠 아빠 닮았다라는 소리 못듣는게 아빠에겐 넘 죄송하지만..
30년동안 부모님이 주신 얼굴로 어쩔수 없이 살아 왔다면 본인의 노력으로 의지로
남은 앞으로의 30 년은 좀더 값진 인생 만들어야죠 ~
수술 이쁘게 해주신 한상백 원장님께 진심으로 감사드리고 주사 안아프게 잘 놔주신
넘 귀여운 간호사 언니께도 감사의 마음 전합니다.

A 안녕하세요. 희*님. 강남제일성형외과 · 치과입니다.

찾아오시는 환자분들의 입을 통해, 강남제일에서 수술하면 모두 합죽이가 되고 코가 퍼지고 완전히 망친다고 흑색선전을 퍼붓는 병원이 있다는 얘기를 전해듣고 있습니다. 쓴 웃음을 짓게 만드는 일입니다. 참으로 같은 의사 직업을 가진 사람으로서 부끄러울 따름입니다.

저희는 굳이 다른 병원의 결과를 비난하지 않습니다. 오직 결과가 모든 것을 증명해주리라 믿고 있습니다. 의사윤리 운운하기 이전에, 같이 붙어 있는 족발집 주인들도 그렇게 남을 헐뜯지는 않습니다. 그것은 히포크라테스 운운하기 이전에 상도덕이며 상식입니다.

희*님처럼, 세상을 바로 보고, 옥석을 가릴 줄 아는 분들이 더 많았으면 좋겠습니다.

희*님께서 제게 해주신 감사의 말씀에 저도 감사드립니다. 부언하자면, 사실 제가 한 돌출입수술의 결과는 저 혼자의 결과라기 보다는 '강남제일' 의 결과입니다. 저보다 먼저 이미 10년전에 돌출입의 무모지인 개원가에서 돌출입수술을 집도하시고 발전시켜오셨던 김용섭원장님의 공이 같이 녹아들어가 있는 것이지요.

희*님을 첫 진찰했을 때, 제가 드렸던 말이 기억나네요. 지금도 남자들이 많이 모여드는 얼굴관상인데, 수술하고 나면 참...얼마나 남자들이 달려들지 기대가 된다구요...^^ 저는 전혀 관상에 대해 모르지만, 20-30대의 여성들을 수없이 진료하다가 보니, 직감이 발달하는 듯 합니다. 좋은 인연 만나시기 바랍니다. ^^

그만큼 희*님은 수술전부터 아주 예뻐질 것으로 저는 이미 확신하고 있었습니다.

아주 자세한 후기 써 주셔서, 다른 분들에게도 많은 도움이 되겠네요. 감사드립니다.

한번뿐인 인생, 말그대로 멋지게 사세요. 아름다움은 사람들의 눈만을 기쁘게 하는 것이 아니라 마음까지 풍요롭게 한다고 합니다.

마음까지 풍요롭고 자신있는 삶 누리시기 바랍니다.

착해보이고 환상적인 옆모습~! 근데 예전이 귀엽단 사람은 왜일까요?

- IP : 218.209.79.119
- 작성일시 : 2006-03-04 21:12:53
- 생년 : 08-19
- 성별 : M

Q 안녕하세요...원장님.. 이제 저도 후기를 쓸때가 온것 같아서,,이렇게,글을 올립니다, 처음 다른 사람들의 후기를 둘러보고 나도 후기의 주인공이 될수 있을까 하는 생각 을 했었는데,,

어느덧 한달이 다되어 가는 지금,,이렇게 후기를 쓰고 있네요

뭐 다른 사람들이,,, 너무 자세하게 많이 올리신 터라,, 개인 적인 예기만 할려구요,

우선 제가 이수술을 알게된건.,은 인터넷 검색을 하다 알게 되었구요,,,정말 진작에

알았으면,,벌써,,했었을 수술인데 이렇게 몇년간을 스트레스 받으며 살아온게 ,,정말,,

후회 스럽네요,, 어쨌든 내게 정말 필요한 수술인것 같아서,,수술을 결정 할수밖에 없었네요,,

원장님도 아시겠지만,, 전 수술 한 다음날,,부터 바로 출근을 했어요,,다행이 야간근무라 회사 사람들과 많이 부딪히지는 않았는데,,밤에 잠을 제대로 못자고,,더군다나 수술 후, 감기몸살까지 알아서 정말 한주 동안 너무 힘들었었어요,, 그런 힘든 상황에서,, 내가 견딜수 있었던것은 아무래도,, 수술 후 좋아진 얼굴에 대한 만족감이 아니었나 봅니다,

어쨌든 결과는 매우 만족 스럽습니다,, 특히 옆모습은 정말 환상 적이구요____

예전엔 누가 옆에 있으면 되게 신경 쓰였었는데, 요즘은 옆모습이 넘 이뻐져서,,최대한 옆모습을 많이 보여줄려고 노력해요,,ㅋㅋㅋ 얼굴의 모든 붓기가 다빠진 지금,, 예전에 저의 얼굴에서 느끼지 못한 다른 고민거리 가 생겼어요,,,바로 광대 뼈요,,,

옆광대가 넘 많이 나와 보여서 정말 보기 가 싫네요,,..제가 수술하고 나서 광대가 나온거냐고 선생님에게,,물었었죠,,그때 친절하게 before 사진 보여주면서,,

자세히 설명해 주셔서 고맙습니다,,, 선생님 말대로,, 시간이 지나면 나아지겠지만,, 우선은 얼굴살이 찌도록 저도 많이 노력을 해야 할것 같네요,,,

그리고 수술 후 회사사람들과 부딪히면서,,, 좋은 소릴 많이 들어서,,정말 기분이 좋아여..
사람 못알아 보는 것은 뭐 말할것도 없고, 착해 보인다, 뭐, 멋있어졌다, 잘 생겨졌다, 뭐 기타등등
,,,사람들 칭찬에 시간가는 줄 모르겠네요,,
근데 가끔 좋지 않은 소리도 들어요.
남자가 입쫌 나오면 어떻냐 그냥 살면 되지,니 얼굴이 어때서... 등등..
진짜 그걸 컴플렉스로 가지고 있지않은 사람은 모를 겁니다.아마 나처럼 똑같이 수술을 했겠죠?
그리고 원장님 궁금한게 있습니다,, 꼭 한두 명이 예전 모습이 났다고 그러더라구요,,예전에 되게
귀여웠었다며,,,예전 모습이 그립다고,,그러더라구요,,
저도 집 컴에 예전 모습과 지금 모습을 항상 비교해 보면서 현재 모습이
훨씬 나아진것을 느끼는 데 왜,,,예전 모습이 낫다고 하는 사람이 있는줄 모르겠습니다,,
정말 예전 모습이 현재 모습보다 더 나았던 것일까요,,?
가끔 저도 이런 얘길 들으면,,, 정말 예전 모습을 바로 보여 주고 싶네요,,,
그럼 또 막상 예전 얼굴을 보면,, 수술한게 더 나았었다고 하겠죠,.
예전에는 사람들과 함께 있을땐 최대한 무표정으로 있지 않았었죠,,
그래서 많이 웃는 모습을 하고 있었죠,, 그래서 그런것일까요?
이말이 개인적으로 되게 듣기 안좋더라구요,,, 결론은 지금 예전 보다 못하다는 말로 들려서,, 화도 나고 그렇네요,,
얘기가 길어진건 같네요, 어쨌든 좋은 얼굴 만들어 주신 원장님께, 감사에 말씀드립니다..
이제 철사 제거하러 갈때,, 뵙겠네요,,, 그간 건강 하십시요,

A 안녕하세요. 강남제일 성형외과 김용섭, 한상백원장입니다.
주위로부터 잘생겨졌다, 착해보인다는 칭찬도 들으시고, 무엇보다도 본인이 가졌던 스트레스로부터 탈출하시게 된 것을 축하드립니다.
별로 나와있지 않던 광대뼈도 돌출입수술 후 특히 4주정도까지는 볼살이 빠지면서 다소 더 나와보일 수 있으며, 다시 볼살이 찌면 조금 더 나아질 것입니다.
주위에 한두사람이 수술하기 전, 즉 예전이 귀여워보인다는 것에 대해서 설명드립니다.
굳이 특정 연예인을 거론해서 미안하지만, 엠**이나 봉** 씨와 같은 연예인들은 기준선보다 입이 나와있지만 귀엽습니다. 역설적으로 말하면 입이 좀 나와있는 것이 그 연예인들의 특징이고 보는 사람으로 하여금

귀엽네~ 하는 느낌을 자아냅니다. 그러나 한편, 귀엽다는데에는 동의할 수 있지만, 장동건이나 다니엘헤니 같이 깎아 만든 듯한 잘생긴 입이라고는 하기 어렵습니다.

요약하면, 입이 나와서 귀여워보인다고 표현하는 것은, 우리가 말하는 기준선에 맞는 잘생긴 입은 아니며, 돌출입수술의 목표는 기준선에 알맞은 예쁘고 잘생긴 입을 만들어 주는 것입니다.

이번에 대학들어간 남학생입니다.

- IP : 59.6.201.116
- 작성일시 : 2006-03-08 20:04:02
- 생년 : 1988
- 성별 : M

Q 저는 이번에 대학들어간 남학생입니다~ 저는 입이 나와서 항상 불만이 많았습니다. 항상 입을 벌리고 다니고 사람이 좀 어리버리해 보이기도하고..아무튼 ..
부모님과의 상의 끝에 대학 입학을 앞두고 수술을 받았는데요 ~ 수술 결과는 대만족입니다..
제가 강남제일성형외과를 알게된것은 인터넷으로 검색했는데 가장 먼저 눈에띄고
또 주위 평들이 좋고 왠지 모르게 믿음이 갔습니다. 돌출입 수술을 하는 병원은 우리나라에
얼마 없습니다. 그 얼마없는 병원중에서도 강남제일성형외과가 가장먼저 믿음이 가더라구요..
(그만큼 많은 사람을 수술하고 많은 경험이 있는 병원이라서 믿음이 간거죠.)
수술받기전에는 이것저것 정말로 많은 걱정을 했습니다. 부작용은 없을까 너무 합죽해 지지않을까 나이먹어서 치아가 약해지지 않을까 등등.. 하지만 상담을 통해 부작용은 거의 0%에 가깝게 생길수 없다는것을 알았고 수술을 받게되었습니다. 물론 2주가 지난 지금 아주 만족하고있습니다. 수술을 받는날 병원으로 향하는데.. 좀 긴장이 되더라구요. 그래도 별로 무섭거나 하지는않았습니다.
제가 수술 받은날의 과정을 대충 설명해 드릴게요. 우선 병원에 도착해서 환자복으로 갈아입고나서 입안을 가글합니다. 그리고 침대에 누워서 링겔을 맞고나서(간호사 누나가 무척 친절합니다^^) 1시간정도 후에 바로 수술실로 가게됩니다. 바로 전신마취를 하게되고 마취깨보면 수술은 이미 끝난 상태입니다. 수술후 통증은 거의 없었습니다. 단지 입에서 나오는 피를 계속 뱉어내야 합니다. 그 피는 다음날 아침에 대충은 멈추더라구요. 수술 후 하루동안 입원실에 있으면서 가장 힘든점은 굳이 말하자면 피를 계속 뱉어야한다는것.. 이것뿐인것 같습니다. (뭐 하루정도만 참으면 되는데 별거아니죠;ㅋ) .
제가 이 수술을 받고나서 달라진 점이 있습니다. 그건 바로 자신감이 생긴다는거죠. 뭐든지. 사진

을찍을때나 친구들과 얘기할때나.. 가장 자신 없던 옆모습이 자신있어지고ㅋㅋ주위의 반응도 아주 좋구요. 제가 이 수술을 하고싶은데 망설이시는 분들에게 하고 싶은 말은 수많은 경험이 가장 많은 강남제일성형외과를 믿고 수술받으시라는겁니다.

안되면 우선 병원에 가서 상담이라도 받아보세요..많은 도움이 될겁니다.

수술 비용은 너무나도 비싸지만.. 가격 이상만큼 멋진 입이 될테니까요 ^^

A 안녕하세요. 강남제일성형외과 김용섭, 한상백원장입니다.

사실 진*님의 경우는 수술전부터 턱끝의 길이가 길고, 따라서 얼굴 전체길이가 길어보여서, 돌출입수술과 함께 턱끝길이를 줄이는 수술을 받으셨는데요.

턱끝의 길이를 줄인 양이, 저희 병원의 수많은 동반 턱끝수술 중 열손가락 안에 들만큼 양이 많았습니다.

그만큼, 수술 후 입이 예뻐진 것과 동시에 얼굴이 길어 보이는 것도 개선이 되었을 것입니다.

대학생활 즐겁게 하시구요. 만약 돌출입수술의 몰라, 치과에서 발치후 교정장치라도 하셨더라면, 새로운 친구들을 접하며 가장 즐거워야할 대학 캠퍼스 생활의 반 이상을 교정기를 차고 다녀야 하셨겠지요. 턱끝의 길이는 더 길어보였을테구요.

진* 학생과 저희 병원의 인연이, 진*학생의 앞으로의 자신감있는 인생에 큰 도움이 될 것으로 확신합니다.

항상 행복하세요.

VI. 의사가 쓴 돌출입수술 후기

수술 후기라고 하면, 수술을 받은 환자가 쓰는 글을 떠올리게 됩니다.
그러나 똑같은 수술을 반복할 것 같은 의사쪽에서도, 환자마다 케이스마다 조금씩 다른 느낌, 다른 생각을 갖게 되고, 수술에 있어서도 수술에 임하는 느낌이나 수술의 진행이 조금씩 다르게 됩니다.
돌출입 수술이 머나먼 남의 일로만 느껴지는 분들께, 돌출입 수술이 하나의 "일상" 인 제가 직접 쓰는 돌출입 수술 후기가 또 하나의 작은 도움이 되길 바랍니다.

수많은 환자분들의 케이스를 모두다 기억해 내는 것은 불가능하겠지만,
그 중 특히 기억에 남는 분들을 수술하면서 느낀 점들, 힘들었던 점들,
보람있었던 일들을 떠올려봅니다.

Life

중국어를 전공하는 여대생 J양 수술해 준 이야기

J는 어머니와 같이 상담을 왔었습니다.

보통, 어머니와 같이 상담을 오시는 여자 분들은 다음 세 부류가 있습니다.^^

1. 어머니와 딸이 모두 돌출입수술에 적극적인 경우
2. 딸은 돌출입수술을 하고 싶어 안달인데 어머니는 중립적이거나 (예쁘기만 한데) 뭣하러 수술하나며 시큰둥하신 경우
3. 딸은 별로 생각이 없는데 어머니가 얜 입을 넣어야 예뻐진다며 데리고 오신 경우

J양의 어머니는 시원시원하신 분이라 1번에 해당하는 유형이셨지요. 상담 후 거의 바로 수술을 결정하시고 당일 검사를 다 마치셨던 것으로 기억합니다.

그리고 나서 방학기간을 이용해서 수술을 받으셨습니다.

입이 나와있으면서 무턱이 심하고 턱의 세로길이도 길었던 경우라서,

1. 상악, 하악의 전방분절절골술을 통한 후방이동과
2. 동시에 턱끝의 길이를 줄이고 턱끝을 앞으로 이동시키는 턱끝성형술을 같이 해 주어야 하는 케이스였습니다.

수술은 입안에 절개선을 넣고나서 모든 수술 주요 과정을 마친 뒤에 마지막 실을 봉합하는 순간까지 두시간 정도가 걸렸습니다. 턱끝성형술에서 세로길이를 줄일때 턱뼈의 두께가 두꺼워서 약간 시간이 더 걸린 모양입니다.

잇몸뼈의 생존에 가장 중요한 입천장 점막의 손상은 물론 없었고(이것은 절대적인 것입니다), 신경의 손상이나 치아뿌리의 손상 없이 수술이 깔끔하게 마무리 되었습니다.

수술 뒤에 바로 예뻐진 모습이 확인되었고 매우 만족스럽게 수술을 끝냈습니다.

수술 후 2주때 입안실밥을 뽑으러 왔을때 이미 J는 이전의 J가 아니었습니다.

아직 많이 예뻐질 날이 남았지만 이미 수술전과는 전혀 다른 세련된 인상이었습니다.

어머니도 많이 예뻐졌다고 좋아하셨구요.

그날 뵙고 나서 몇 주 뒤에 J 의 어머님으로부터 전화가 왔습니다.

턱끝수술을 한 가장자리에서 몽우리처럼 무언가 만져진다는 것이었습니다.

원래 턱끝성형술을 한 경계가 만져지는 것이 당연하기 때문에 이 부분은 수술 전에도 미리 말씀드리는 사항입니다.

그러나 확인을 위해 병원으로 오시게 해서 진찰을 해보니 턱끝성형술을 한 한쪽 가장자리가 정말 지름 5 mm 정도의 약간 딱딱한 몽우리처럼 만져졌습니다. 이것은 혈청종(seroma)라고 해서 상처가 치유될때 필요한 혈액성분이 우연히 한 부위에서 국소적으로 골막으로 둘러싸임으로써 고스란히 고이고 흡수가 되지 않아서 몽우리를 이루는 현상입니다.

하필 그날도 제가 돌출입수술로 도저히 시간을 낼 수 없어서 같이 계신 다른 성형외과 공동원장님이 J 를 부분마취 하에서 소수술을 해드리게 되었습니다. 1 mm 정도만 절개를 넣고 혈청종을 제거하는 간단한 시술이었습니다.

턱끝성형술을 하고 이러한 혈청종이 발견된 것은 전무후무한 일이었습니다만, 아무리 조그만 증상이라고 해도 수술부위에 어떤 예기치못한 일이 생기면 의사로서는 환자에게 미안할 수 밖에 없습니다. 아니 미안해 하는 것이(인간적으로) 당연한 일이겠지요.

(물론, 이런 경우에도 뻔뻔하게 미안해하지 않는 의사도 있겠지만요, 의사와 환자의 관계는 기본적으로 인간적인 인성에 근거를 두어야 한다고 생각합니다.)

그런데도 오히려 J 양과 어머니는 시종일관 웃는 낯으로 집도했던 저를 대해주시고, 변함없는 신뢰를 보여주셔서 오히려 의사인 제 쪽에서 지금도 감사하게 생각하고 있습니다.

그 이후로는 모든 것이 아무 문제 없이 시간이 흘렀지요.

J 가 방학 끝나고 학교에 가자 지도교수님이

"자네가 내가 아는 그 학생 맞나?" 하고 물어보셨다고 하더군요. ㅎ ㅎ

그 이후에 병원에 한번 들렀을때 J 는 저에게 카드와 선물을 주었습니다. 손수 십자수를 놓은 쿠션이었는데요 지금도 고맙게 생각하고 있습니다.

무엇보다 J양에게 자신있는 웃음을 찾아드린 일이 가장 저에게도 보람있는 일입니다.

지금도 J의 어머님은 주위에 성형수술을 하겠다는 사람은 모두 저희 병원에 가야한다고 직접 데리고 오시곤 합니다. ^^

최근에는… 제 중매까지 서시겠다고… ——;;

오늘도 한 남자분의 돌출입 수술을 끝내고 내려와 지난 환자들을 생각하며 의사가 쓰는 돌출입 수술 후기의 첫 글을 올립니다. 이제 퇴근해야 겠습니다.

수술 후 6주, 흰 망사스타킹을 신고 나타난 귀여운 M양

병원에서 여러환자들과 보호자들을 대하다 보면, 여러 가지 성격과 부류의 사람을 만나게 마련입니다.

(성형외과에 오는 돌출입을 가지신 분들을 "환자"로 표현하기에는 모두 건강하신 분들이라서, 조금 어폐가 있긴 하나 달리 표현하기도 마땅치 않아 그대로 환자라고 칭하기로 하겠습니다.)

M 이라는 친구는 대학초년생으로 기억합니다. 나중에 어떤 돌출입 상담환자가 느닷없이 M양의 실명(실제이름)을 말하면서 여기서 수술한 것을 안다고 하길래 내가 M의 친구냐고 물었더니 직접 잘 아는 친구는 아니지만 모 포털사이트 카페를 통해 알게 되었다면서 M이 그 까페에 자신의 실명으로 그대로 글을 올렸다는 것입니다. 실명으로 자신의 얼굴까지 공개할 만큼 화끈한 성격의 소유자였나 봅니다.

처음에 M양은 어머니와 같이 병원을 찾아 왔었는데 다른 치과에서 수술을 받기로 예약까지 끝내놓은 상태였다고 합니다. 그래서인지 M의 어머니는 딸을 가리키며 얘가 여기서 꼭 수술을 받고 싶다고 해서 오긴 했는데… 하면서 반신반의 하시는 눈치였습니다.

의사인 저는 환자나 보호자로 하여금 저를 잘 믿게 하는 특별한 화술을 가지고 있지는 않습니다. 사기꾼이 자신을 잘 믿게 만드는 것을 보면 남으로 하여금 잘 믿게 만드는 것은 오히려 거짓말도 번드르르하게 할 수 있어야 잘 할수있는 일인지도 모릅니다.

그런데, 저는 항상 원칙론자에 가깝기 때문에 되는 것은 된다, 안되는 것은 안된다고 말해주는 것이 중요하다고 봅니다. 오히려, 어떤 환자는 내게 왜 더 강력하게 수술하라고 권해주지 않느냐면서 자신이 결정하지 못하고 망설이는 것에 대해 저를 원망하는 경우도 있습니다.

이처럼 환자나 보호자를 수술을 하도록 잘 설득하는 "화술"을 가지지 않은 저를 믿고 전국에서 찾아오신 많은 분들이 제게 돌출입수술을 맡기게 되는 이유는 뭘까 스스로 생각해보게 됩니다.

그것은 결국 환자들이 사진으로 보고 실제로 눈으로 확인하는 수술 결과와 그 결과를 낼수 있는 의사의 자신감이라고 생각합니다. 돌출입 수술 방법이 어떠니, 어떤 기구를 사용하니, 말들이 많지만, 결국 가장 훌륭한 수술 결과를 내고 가장 많은 수술케이스를 가진 의사 앞에서는 할 말이 없어질 수 밖에 없는 것입니다.

M양과 어머니의 경우에도 제가 직접 집도한 수많은 수술 전 후 사진을 보여드리면서 수술의 방법과 효과들에 대해서 상담이 끝나갈때 쯤에는 믿음이 생기셨을 것이란 생각이 듭니다.

그리고 나서 결국 딸인 M양의 선택대로 우리 병원에서 돌출입 수술을 받기로 결정하셨습니다.

M양은 돌출입과 함께 세로길이가 길고 뒤로 후퇴되어 있는 무턱을 가지고 있어서, 돌출입 수술 즉 전방분절절골술과 함께 턱끝성형술이 동반되어 이루어졌습니다. 수술시간은 한시간 반이 조금 넘었고, 수술이 끝날 때 이미 예뻐진 라인을 확인하고 나왔기 때문에 나중에 붓기가 완전히 빠진 다음에 아주 많이 예뻐질 것에 대해서는 확신을 가지고 수술장을 나섰던 기억이 납니다.

수술 후 6주가 되었을 때 M은 정말 너무나 화사한 모습으로 병원에 나타났습니다. 기억하기엔 화려한 꽃프린트가 있는 원피스에 하얀색 망사스타킹의 모습으로 병원에 오셨던것 같습니다. 시종일관 예쁘게 웃던 M양은 자기 자신의 수술 전 후 사진을 보여 드리자 이메일로 보내달라고 했습니다.

끝이 좋으면 다 좋다는 말이 있습니다.

아마, 처음에 돌출입 수술처럼 어렵고 큰 수술을 과연 이 병원의 이 의사에게 맡겨도 될 것인가 반신반의하던 M의 어머니도 이제는 잘한 선택이었다고 느끼고 계실 것입니다.

예쁜 옷에 예쁜 웃음으로 마음 씀씀이도 착한 M양이 라일락이 피는 캠퍼스에서 멋진 학창생활의 추억을 만들어가고 있을 생각을 하니 이제 내게는 15년이나 지난 대학 캠퍼스에서의 추억들이 떠오르면서 부러움에 빠지게 됩니다.

잘 나가는 학원강사 S씨

S씨는 잘나가는(?) 언어영역학원 선생님이셨습니다.

국어, 고문(古文) 뭐 이런 과목을 시험보고 대학에 들어간 나로서는 그저 언어영역이라는 것은 국어나 고문의 연장인 수능평가의 한 과목이다 정도만 알고 있지만, 어쨌든 지금도 학원선생님이라는 것은 대단해 보입니다. 학생이 풀 수 없는 문제를 시원스럽게 풀어주는 학원선생님은 대학입시를 재수한 나로서는 참 대단한 존재였던 것 같습니다.

S씨는 내가 당황스러울 정도로 깍듯하게 예의를 갖추어 주셔서 참 좋은 분이구나 하고 생각이 드는 환자였습니다. 보통 학원선생님하면 다변에 말씀도 잘 하시고, 또 많은 사람을 겪어보셔서 사람을 쉽게 믿으시는 스타일은 아닐꺼라고 상상했는데, S씨는 상담이 끝난 이후 지속적으로 나에 대한 신뢰와 지지를 보여주셨습니다. 그래서인지 더욱 잘 해 드려야겠다는 생각이 들고 조금이라도 더 환자편에서 생각하게 되었던 점도 있는 것 같습니다.

문제는 S씨의 치아상태였습니다. 오른쪽 윗 송곳니 한 개가 안쪽으로 많이 굽어 있으면서 부정교합을 이루고 있었습니다.

이 굽은 치아가 돌출입 수술을 하는데 방해가 되었습니다. 이 치아를 피해서 상악과 하악을 후방이동 시키자면 현재의 부정교합을 그대로 유지해야 할뿐더러 미용적인 개선도 만족스럽지 않으리라 예상되었습니다.

그런데 S씨는 이미 수술을 위해 한달의 휴가를 어렵게 받아놓은 상태였고 만약 굽은 치아를 몇달간 치아교정으로 편 뒤에 수술을 한다면, 이미 받아놓은 한달의 휴가는 아무 소용없는 것이 될뿐더러 몇 달 후의 수술날짜가 S씨의 아주 중요한 비즈니스(?) 계획과 겹쳐버려서 큰 차질을 빚는 그런 상황이었습니다.

같이 일하는 치과선생님과 3번 넘게 회의를 갖고 숙의를 거듭했습니다. 세번째에는 아예 S씨와 같이 머리를 맞대고 수술 계획의 choice들, 치아 상태와 치료 스케줄에 대해 종합적인 의논을 했습니다.

결국, 우리 성형외과/치과 팀은 모든 것을 고려하였을 때 S씨를 위한 최선의 선택을 하게 되었습니다. 술 전 교정은 하지 않되 굽은 치아를 포함한 술후 교정 계획을 미리 최대한 고려하면서 미용적으로도 완벽에 가깝도록 수술을 계획한 것입니다. 수술 계획을 다시 짜기 위해서 수술은 계획보다 일주일 늦춰졌지만 S씨는 이미 받아놓은 한달의 휴가중 3주는 충분히 수술후 휴식기로 이용할 수 있게 되었습니다.

수술은 계획대로 성공적으로 집도 되었습니다.

S씨의 어머니가 간호를 위해 병원에 오셔서 처음 뵈었는데 수술 직후 달라진 아드님의 모습을 보시고 얼굴선이 많이 예뻐졌다고 흐뭇해하셨습니다.

붓기는 시간이 가야 빠집니다.

요즘 수술을 받고 집에서 쉬고 계시는 S씨에게는 시간이 참 천천히 흐르고 있을 것입니다.

몇 달 후 S씨에게 중요한 비즈니스가 잘 성사되셔서 지금보다 더 더욱 잘나가는(!) 강사로 거듭나시는데 제가 해 드린 돌출입 수술이 많은 도움이 되리라 믿습니다.

오리를 닮았던 그녀... A양

성형외과 전문의의 직업을 가지고 있으면 특별한 공부를 따로 하지 않아도 어느정도 사람들의 얼굴 인상을 통해 직업이나 성격, 능력 같은 것들을 조금은 예상할 수 있는 직감이 생기는 것 같습니다.

왜냐하면, 어차피 관상이란 것도 통계이기 때문에 이렇게 생긴사람은 어떻더라~ 하는 경험적 통계가 거듭되면서 어느정도 기준이 학습되는 모양입니다.

A양의 첫인상은 무슨일이든 잘 해낼 수 있을 것 같은 현명함과 의지를 가진 분으로 보였습니다.

사실 어떻게 생각하면 돌출된 입은 강한 의지가 있는 남성적인 이미지와 유사한 면도 있기 때문이기도 하겠지요.

환자를 상담하다가 보면, 아~ 이 환자가 학창시절에 주위친구들로부터 들은 별명이 이거겠구나… 하는 생각이 떠 오르곤 합니다.

대개는 '동물' 에 비유되는 것들이지요. 하지만, 본인에게 직접적으로 별명이 *** 아니었어요? 라고 묻는 것은 환자분에 대한 실례이자 적지만 마음의 상처도 될수 있는것이기 때문에 그렇게 묻지 않습니다.

다만, 그 동물들을 이 글을 통해 살짝 공개한다면 대개

1. 개구리 (아롱이…)
2. 오리
3. 원숭이 (고릴라, 친팬지…)
4. 원시인, 유인원, 크로마뇽, 오스트랄로피테쿠스 등등…
5. 메기, 붕어
6. 이구아나, 도룡뇽

등 등입니다.

파충류, 조류, 어류, 영장류까지 다양하군요. 이 동물들의 공통점은 정말 돌출입이 맞다는 것입니다. 즉 양악 돌출형의 입구조를 가진 동물들입니다. 코밑에서 윗입술까지 그리고 아랫턱에서 아

랫입술 까지가 앞으로 삐죽 튀어나온 형태의 입을 하고 있는 동물들에 해당하는 것이지요.

환자분들 중에는, 스스로 원숭이 닮았다는 얘기 듣는 것도 지겹다 개구리가 지금도 별명이다 라고 자백(?)하시는 분들도 계십니다.

A양의 경우 내 마음속으로는 "오리"란 별명을 가지셨을 것으로 일종의 확신(?)을 했지만, 상담 중에는 어느 누구도 별명을 얘기는 하지 않았던 것 같습니다.^^

A양의 수술 계획은 상악, 하악을 각각 5 mm 후방이동시키면서 턱끝의 길이를 3mm정도 줄여주는 것이었습니다. 입술이 다소 두껍고 입의 가로길이도 큰편이어서 돌출입수술을 통해 입술이 약간 얇아지고 입의 크기가 작아지면서 더 세련되고 야무진 입을 가질 수 있는 상승효과도 같이 거둘 수 있으리라 기대되는 환자였습니다.

수술은 예상된 계획대로 잘 끝났습니다.

의사가 쓰는 '수술' 후기인데, 막상 수술하는 동안에 대해서는 별로 쓸 말이 없습니다. 왜냐하면, 저로서는 이미 돌출입 수술이 가보지 않은 길을 헤치고 나아가는 험난한 등산로가 아니고 이미 어제도 그제도 산책하듯 다녀온 잘 닦여진 산책로 정도에 해당하기 때문입니다.

물론 사람마다 수술 계획이 조금씩 다르고 가진 조건도 조금씩 다르지만 잘 닦인 산책로 옆길에 계절따라 꽃나무가 변하는 것은 나의 즐거운 산책을 방해하는 것이 아니고 오히려 즐겁게 할 따름입니다.

수술 후 6주에 병원에 치아사이의 철사를 제거하러 왔을때는 A양은 예상대로 세련된 입의 이미지때문에 얼굴에서 주는 인상이 훨씬 더 기품있고 우아해 보였고 입술도 적당한 크기로 변해 있었습니다.

아주 만족해하시는 A양의 사진을 찍어 수술 전과 비교를 해드렸습니다.

이메일로 보내 달라고 하시더군요.

그리고 나서 며칠 후, 저희 병원 홈페이지 상담게시판에 꽤 자세한 돌출입 수술 후기가 하나 올라왔습니다. A양이 쓴 글이었습니다.

그 제목은 다음과 같았습니다.

'오리 날다'

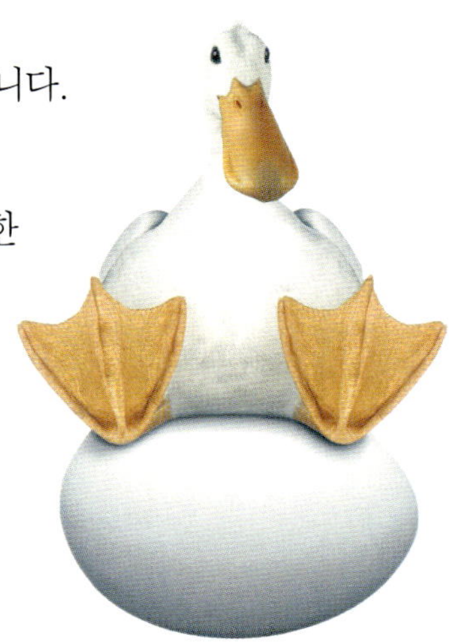

자살하고 싶다던 H씨, 재수술받은 사연

H씨는 처음 저희 병원에 상담을 오셔서 수술하기로 마음을 먹으신 후에 다른 병원에서 상담을 받으시다가 결국 다른 병원을 선택하시고 그곳 병원에서 돌출입 수술을 받으신 분입니다. 그리고 나서 결국 저희 강남제일에서 돌출입 "재수술" 을 받으셨지요.

그 분이 재수술 후에 남긴 글입니다.

제목 : 돌출입 재수술했어요...원장님들! 감사합니다.

- 상담인 1969생 여자
- 상담시간 2003-07-02 23:55:16
- 답변시간 2003-07-03 10:56:55
- 병력 162 46 b

Q 저는 이번 5월에 다른 성형외과에서 돌출입 수술을 했습니다.

그런데, 정작 들어가야하는 잇몸뼈는 안 들어가고 이만 들어가고 턱뼈는 뾰족하여 마치 이가 다빠진 합죽한 할머니같았습니다. 전 정말 너무나 괴로웠습니다.

거울을 볼 때마다 자살하고 싶었습니다.

밤마다 잠을 이룰수가 없었습니다.

저를 수술한 병원에서는 돌출입은 재수술이 안된다고하여 마지막 희망으로 강남제일 성형외과에 갔습니다.

그리고 지금은 재수술 후 나날이 나아지는 얼굴을 보며 미소짓습니다.

김 원장님! 정말 감사합니다… 한 원장님도 감사합니다.

저같은 처지에 있는분이 올린글을 봤는데 더 이상 괴로워마시고 강남제일로 가보세요.

A 안녕하세요. 김용섭, 한상백입니다.
자가 뼈 이식까지 감당해야 하는 재수술을 받으시는 *정씨를 보면서 저희도 한편 안타까웠습니다. 아직 붓기가 더 빠지길 기다려야 하는 시기입니다만, 현재로서 경과가 좋으니 저희 두 원장도 첫수술 자체를 제대로 해 드린 만큼은 채 못되더라도 차선의 좋은 결과를 기대하고 있습니다.
아무쪼록 돌출입 수술의 선택에 경종을 울릴 수 있는 글을 올려주셔서, 많은 분들의 선택에 도움이 되었길 바랍니다.

재수술을 받으신 H씨에게 병원으로 하루는 전화가 왔습니다.
- 한원장님 제가 다른 병원 간건 한원장님 책임도 있는거 아시죠?

전 제가 그 환자분에게 혹시라도 불친절해 보였거나 설명이 부족하기라도 했나 싶어 되물었습니다.

- 네? 무슨… 말씀… 이신지?
- 원장님이 너무 젊어보이셔서 조금 더 경험이 많아 보이는 다른 병원으로 가게 된 것도 있으니까, 일말의 책임이 있으세요. 아무튼 잘 좀 부탁드려요.

사실은 H씨는 제일 처음 제가 상담을 해드린 분이었습니다. 그리고 나서는, 돌출입 수술을 전문으로 한다는 여러 병원을 알아보신 후 다른 병원을 선택을 하신 것이었고, 재수술 후 입원해 있을때도 저에게 많이 미안해 하셨습니다.
의사로서 너무 젊어보인다는 것은 마이너스 요인이 있다는 것을 저도 잘 알고 있습니다. 마흔의 나이를 앞두고 있는데다가 이제 의사가 된지 11년이 넘어가는데 아직도 환자분들 중에는 "젊다" 심지어는 "대학 갓 졸업한줄 알았다"는 분도 계시더군요.
H씨가 나중에 하시는 말이 자신이 첫 수술받은 다른 원장의 나이가 알고 보니 저보다 더 젊은 분이었다는 말씀도 하시더군요.^^*

H씨의 재수술에 공동원장님과 같이 참여하면서 골반뼈의 채취를 위해 미혼이신 *정씨의 허리춤에 칼집을 내야하는 순간….
잇몸뼈의 절골이 끝나고 잇몸뼈가 전방이동되는 양을 확인하면서 채취된 골반뼈를 조각내서 이식하는 순간…, 그리고 수술이 끝나고 며칠 후 엉치뼈의 통증으로 절뚝거리면서도 웃음을 잃지 않고 치료를 받으러오신 H씨의 모습을 대하는 순간들…

생생하게 기억이 납니다만, 더이상 이런 재수술 환자가 없는 세상이 되었으면 좋겠습니다.

아무쪼록, 돌출입을 가지신 분들이 후회없는 현명한 선택을 하시길 바라는 마음입니다.

수능치고 나서 서울로 유학온 새내기 B군

B군은 어머니와 함께, 한반도의 저 남쪽에서 올라오셨습니다.

수능을 본 직후였기 때문에, 원서를 넣어 놓고 합격통지가 나기 전이었습니다. 무슨 복수지망, 1군, 2군, 수시모집 이런 단어들을 난 잘 알지못합니다.

내가 대학을 들어갈때는 오직 한군데 원서를 먼저 집어 넣고, 그 학교에 가서 시험을 봤습니다. 내가 시험을 보러 간 S 대의 캠퍼스는 너무 너무 커서 좌석버스가 학교 교문을 통해서 학교안으로 들어가는 진풍경을 연출했던 기억이 납니다.

B군은 참 말이 없고 수줍음이 많은 고3 학생이었습니다.

수술을 하는 의사로서는 환자의 의중을 잘 아는 것이 중요합니다.

환자-의사 간의 좋은 관계는 수술 결과나 회복에 있어서도 긍정적인 영향을 미칩니다.

의사로서는 약간 답답함을 느낄 정도로 과묵한 환자였던 B군은 공부를 잘하는 모범생이었습니다. 솔직하게 고백하건대 난 B군이 모범생일 것이라고는 상상하지 못했습니다. 그 만큼 돌출된 입은 사람의 인상을 지적이지 못하게 보이게 합니다.

B군은 나에게 돌출입수술과 턱끝수술 그리고 광대뼈 성형술을 같이 받았습니다.

그리고 나서, 수술받은지 채 얼마 지나지 않아서 우리 병원 홈페이지에 수술 후기가 올라왔습니다. B군의 글이었습니다. 난 그렇게 과묵한 B군에게서 그렇게 달변의 글이 나오리라고는 예상하지 못했었습니다.

똑같이 엉덩이 주사를 한방 맞아도 어떤 사람은 아파죽겠다고 소리지르는 사람이 있고 어떤 사람은 뭐 그냥 견딜만 하다며 아무렇지 않아하는 사람들이 있습니다.

또 똑같이 물이 반컵 담겨 있어도 어떤 사람은 반밖에 없다고 하고 어떤 사람은 반이나 있다고 합니다.

이렇듯, 수술 후기도 그 사람의 주관적인 판단이 들어갈 수 밖에 없습니다.

B군의 후기에서 내 기억으로 아마도 "수술 후 며칠은 입에서 피를 뱉어내는게 장난이 아니고 엄청나게 피가 나와 피만 뱉었다"는 얘기가 나온 걸로 기억합니다.

다른 네티즌이나 환자분들이 보면 거의 기절할 일입니다. ^^;;

실제로 돌출입 수술 직후 입원해 있는 환자들이 주로 해야할 일은 코나 입안에서 조금씩 스며 나오는 피를 뱉어내는 일입니다.

지독한 코감기에 걸려본 사람은 알겠지만 계속해서 흐르는 콧물을 크리넥스 티슈에 묻혀 버리다 보면, 어느새 휴지통이 가득차게 됩니다.

수술 후 입에서 나오는 피도 마찬가입니다. 크리넥스가 흠뻑 젖게 나오는 것이 아니라 나오는 피를 뱉어내서 크리넥스의 일부분이 젖고 그것을 뭉쳐 버리다 보면, 금새 휴지통이 그득 차게 마련입니다. 그러면 피가 엄청나게 많이 나온 것 같지만 만약 그 휴지에 묻은 피의 양만 따로 계산한다면 그리 많은 양은 아닌 것입니다.

어쨌든, 이 돌출입 수술과 우리 병원을 적극 추천한다는 B군의 수술 후기는 그야말로 자신으로서는 최대한 '솔직한' 글이었고 '피가 엄청나게 나온다' 는 말을 보고 설령 다른 환자들이 무서워한다고 해도… 후기는 후기인 것입니다 !

6주가 되어 병원을 방문했을때, 그야말로 B군은 참하고 지적인 '모범생' 이 되어 있었습니다. 입이 예뻐진 것은 물론이고 광대와 돌출입 수술로 움푹 꺼져보였던 볼살까지 통통해져서 복스럽고 예쁜 얼굴로 변신해 있었습니다.

대학도 원하던 대학에 합격했다는 기쁜 소식을 전해주었습니다.

그리고 나서 얼마 안있어 B군의 고향으로부터 배한박스가 도착했습니다. B군과 어머니가 보내주신 감사의 선물이었습니다. 배로 유명한 그 고장답게 배는 정말 달고 맛있었습니다.

지금 대학 새내기로 1학기 기말고사를 끝내고 방학을 했을까?

B군의 인생도 잘익은 배처럼 좋은 열매를 맺을 수 있기를 바랍니다. 외모가 경쟁력인 세상에서 내가 인생에 가장 잊지못할 선물을 해 주었으니 B군에게 많은 힘이 될 꺼라 믿습니다.

[엽기사진(?)과 함께] 돌출입과 사각턱 재 수술받은 학교선생님

어제 오후에 좀 복잡한 얼굴뼈 수술을 끝내고 내려오는 길에 환자 대기실에 있는 원두커피 한 잔과 KIDO라는 과자를 하나들고 컴터가 있는 내 책상에 와 앉았습니다.

나는 커피를 좋아하지 않아서 책상에 가져다 놓고도 커피가 앞에 있다는 사실을 잊어먹기 일쑤입니다. 하지만, KIDO라는 과자는 바싹구운 토스트에 '미제빠다' 와 설탕가루를 뿌려서 먹던 어린 시절의 맛을 그대로 떠올리게 해서 배고플 때는 손이 갑니다. 이런 류의 과자를 먹을때는 역시 커피든 우유든 뭔가가 같이 있어야 합니다.

복잡한 얼굴뼈 수술이란 뭐냐하면, 돌출입 수술과 사각턱 재수술이었습니다.

돌출입 수술이야 일상적으로 하는 수술이기 때문에 아무런 스트레스도 없고 늘 물흐르듯 진행이됩니다.

그러나 다른 병원에서 환자가 이미 받았던 사각턱에 대한 재수술은 아주 스트레스풀한 수술입니다. 일단 내가 만들어 놓은 수술이 아니므로 최선의 결과를 내기도 어렵고 한 번 수술한 흉터살을 통해 수술을 하려면 수술 시야도 좁고 신경손상의 위험도 커집니다.

더구나 이 환자의 주소(chief complaint)는 제2차 하악각이라고 하는 것입니다. 설명을 하자면 이렇습니다.

하악각, 즉 사각턱 수술을 처음부터 제대로 하면 이런 결과가 나오지 않습니다. 사각턱을 깎긴 깎았는데 부자연스러운 것은 대개 두 가지 경우입니다.

귀밑부터 턱끝까지 너무 1자로 깎아서 요즘 시트콤에 나오는 모 여자탤런트처럼 보이는 소위 '개턱' 이 문제겠고 또 하나는 귀밑부터 턱선의 중간까지만 1자로 깎는 바람에 난데없이 턱선의 중간에 툭~ 튀어나온 부분이 생겨버린 2차 하악각입니다. 이 경우는 네모난 얼굴을 깎아 계란형이 아닌 오각형으로 만들어 준 셈이 됩니다.

어제 수술한 환자가 바로 다른 병원에서 받은 사각턱 수술로 2차 하악각이 생긴 경우였습니다.

2차 하악각을 생기도록 수술하는 의사는 왜 그랬을까? 이것은 십중팔구 그 의사가 턱끝신경을 두려워해서 그 부분까지는 절골할 생각도 하지 않았기 때문입니다. 즉, 계란형의 얼굴로 턱뼈를 깎으려면 귀밑의 사각턱(하악각)부분부터 시작해서 송곳니 뿌리 부근에 있는 턱끝신경 바로 밑까지 절골을 해야 하는 것입니다. 그러니 그 의사는 모양은 둘째치고 오로지 무사안일을 위해 턱선 중간까지만 절골을 하고 수술을 끝낸 셈입니다.

그러니 결과적으로 첫번째 사각턱수술을 한 의사는 본의든 본의가 아니든, 나에게 "이 부분은 너무 위험해서 난 안 깎을테니, 위험한 곳은 당신이 좀 하시오"하고 일을 미루어 버린 셈입니다. 그것도 흉터살이라는 핸디캡까지 씌워놓고… ㅜㅜ

결국, 2차 하악각을 제거하는 재수술을 하는 저로서는 그 신경과 근접한 바로 그 부위의 뼈를 절골해야 할 의무를 떠안은 것입니다. 물론, 내가 첫 수술을 했다면 비교적 맘편하게 턱끝신경의 부위까지 계란형의 절골을 해 주었을 것입니다. 그러나 이번 경우처럼 재수술인 경우 이미 형성되어 있는 흉터살을 통해 수술해야 하기 때문에 조직이 잘 늘어나지를 않아 수술시야도 좁고 불편할 뿐더러 턱끝신경부위도 탄력성을 잃고 딱딱해져 있어서 조금만 무리한 힘을 가하면 턱끝신경이 끊어져 버릴 수도 있습니다. 제일 어렵고 위험한 과정을 내가 맡게 된 것입니다.

수술이 시작되었습니다.

돌출입 수술이 먼저 진행되어 평소처럼 잘 끝이났고 그 다음으로 2차 하악각 제거수술을 했습니다. 이 재수술 내내 턱끝신경의 보호와 턱선 모양의 개선이라는 두마리 토끼를 모두 완벽하게 이루어내기 위해 난 최선을 다했고 결과는 성공적이었습니다. 2차 하악각이 제거되어 모양이 좋아진 것이 눈으로 확인이 되었고 턱끝신경의 보존도 완벽했습니다.

대개 직업이 선생님인 환자들은 과학적이고 논리적입니다.

예를 들면 상담시에 질문내용을 메모해 와서 번호순서대로 질문한다든지 수술이 끝나면 몇밀리를 어떻게 수술했는지 등등 자세하고 정확한 설명을 원한다든지 하는 경우가 많습니다.

어제 수술한 그 환자의 직업도 선생님이었습니다.

나중에 자세히 질문할 것을 미리 대비해 ^^ 2차 하악각 수술로 절골된 뼈를 버리지 않고 가지고 내려왔습니다. 거즈 한 장에 싸서 힘든 수술을 마친 보람의 실체라도 되는 듯 한 손에 꼭 쥐고…

내 방 컴퓨터에 앉아 인터넷 상담에 답변을 시작하니 허기가 엄습했습니다.

난 가지고 들어온 KIDO 라는 과자를 까서 한입을 베어물었습니다. 커피도 한모금… 그리고는 자판을 두드리기 위해 한입 베어불은 과자를 책상위에 놓았습니다… 순간, 하필 바로 고 옆에 절골한 뼈가 있었습니다.

난 아무 생각없이 절골한 뼈를 손등으로 휙 밀었습니다.

순간, 다시 한번 방금의 광경을 찬찬히 보니 어찌 보면 참 엽기적이라는 생각이 들었습니다.

방금 절골한 뼈조각과 약간의 피가 묻은 거즈 그리고 그 옆에 과자봉지 그 위엔 마저 먹으려 남겨놓은 과자…

방금 잘라 낸 사람의 뼈옆에 먹을 것이 놓여져도 불감증 무감증인 것을 뛰어넘어서… 잘라낸 뼈를 아무리 쳐다봐도 뼈가 징그럽기는 커녕 예쁘게 대칭적으로 잘린 2차 하악각 부분의 뼈가 아주 귀엽고 보람스럽기만 했습니다.

그 광경을 핸드폰 카메라로 찍어놓고는 냉큼 나머지 과자를 입에 쏙~ 넣었습니다. 역시 맛있었습니다.

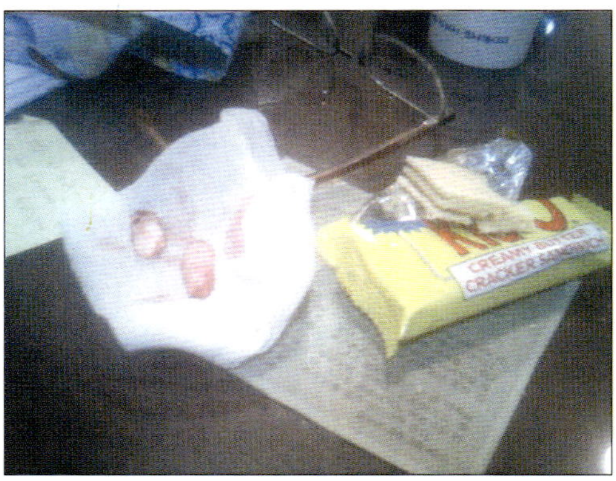

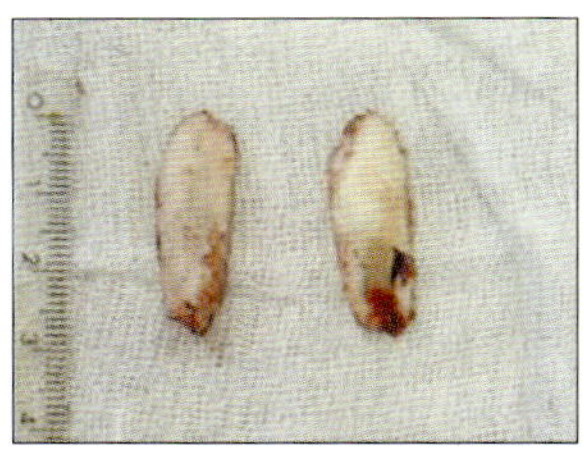

사진을 보고 애개… 요만큼 잘라서 뭐가 달라질까? 라는 의문이 들 수도 있겠지만 사실은 확연한 차입니다. 특히 턱끝쪽 입부분에서는 1-2 mm의 차이도 아주 확연한 차이를 냅니다. 내가 잘라낸 뼈의 크기를 정확히 재보니 길이는 3 cm에 가깝고 최대 두께는 3~3.5mm나 되니 결코 적은양이 아닙니다. 만약, 요만큼의 뼈를 떼어내는 데 무슨 어려움이 그리 많냐고 한다면… 날 두번 죽이는 것입니다.

1mm의 차이가 만들어내는 아름다움.

이것은 성형수술의 매력이기도 하지만 어려움이기도 합니다.

어렵게 만들어낸 아름다움은 단지 사람들의 눈만 기쁘게 하는 것이 아니라 마음도 풍요롭게 할 것입니다.

하루 차이로 연속해서 돌출입 수술받은 두 친자매

돌출입 수술을 받은 두 친자매 이야기입니다.

두 분은 자매라고 하면 아~ 닮았구나 하고 생각하지만, 또 친구라고 해도 아~ 그렇구나 할 만큼이었습니다. 즉, 어떻게 보면 닮았지만 어떻게 보면 또 별로 안닮은… 뭐… 그런 경우였습니다.

두 분이 닮았다고 생각되는 부분은 여지없이 입부위였습니다.

둘다 입이 돌출입이였기 때문에 돌출입이 만들어내는 전형적인 인상을 두분이 공유할 수 밖에 없는 것이었습니다.

두툼하고 뒤집어진 듯 한 입술, 튀어나온 입 때문에 움푹꺼져 보이는 코옆의 팔자주름 부분, 입을 다물면 자글자글 주름이 잡히며 어색해지는 턱끝, 웃을때 보이는 잇몸… 모두를 고루 가지고 있는 두분이었습니다. 다만, 입이 나온 정도는 동생이 더 심했습니다.

반면, 입을 가리고 두 사람을 보면 자매같지가 않았습니다.

동생은 큰 눈에 좀 진한 쌍꺼풀, 그리고 낮은 콧대의 남방계의 여인같은 이미지 였고, 언니는 적당한 눈에 속 쌍꺼풀에 비교적 오똑한 콧대를 가진 북방계의 여인같은 이미지 였습니다.

그래서 전체적으로 놓고 보면, 동생은 많이 튀어나온 입에 진한 쌍꺼풀과 낮은 코로, 필리핀 여자, 유인원 같다는 놀림을 받아온 터였고 상대적으로 언니는 좀 덜 튀어나온 입에 덜 심한 무턱, 그리고 나름대로 수수하게 생긴 눈, 코 모양으로 동생보다는 상대적으로 예쁘다는 소리를 많이 듣고 커온터였습니다.

수술은 동생이 먼저하고 그 다음날 언니가 했는지 그 반대였는지 잘 기억이 나지 않습니다.

다만, 먼저 수술한 한 명이 이틀 입원 다음날 수술한 한 명이 하루 입원해서 같이 퇴원했던 건 기억이 납니다.

2인실 병실을 배정해 드려서 양쪽 침대에 나란히 두 자매가 누워있던 생각이 납니다.

수술은, 예상대로 동생이 더 돌출입을 넣는 양이 많았습니다. 언니는 돌출입 수술과 함께 턱끝의 길이를 줄이는 수술도 같이 시행하였습니다.

수술 후 치료를 받을 때에도 두 자매는 항상 병원을 같이 왔습니다.

시간이 지나 이윽고 6주가 되어서, 같은 날 치아사이를 둘러놓은 철사를 뽑는 날이 되었습니다.

두 분 다 결혼식이라도 참가할 복장처럼, 정장에 예쁘게 화장을 하고 오셨던 기억이 납니다.

두 분 모두 예뻐진 입에 만족해 하셨고, 수술 전과 비교할 사진 촬영을 끝마치고는 수술 전과 비교를 해드리는 시간…

여담이지만, 돌출입이 맞는 사람에게 돌출입 수술을 하면 누구나 드라마틱하게 예뻐지는 것은 사실입니다. 그러니까, 돌출입인 그 사람이 가지고 있는 '돌출입 속에 숨겨진 아름다움' 은 100% 찾아드릴 수 있다고 확신합니다.

하지만, 얼마만큼의 수준으로 예뻐지는가는 조금 다른 문제입니다. 어떤 사람은 돌출입의 컴플렉스에서 100% 해방되어서 본인도 100%만족하지만, 객관적으로 탤런트 공채에서 기용되기는 어려운 얼굴일 수 있습니다. 반면 어떤 사람은 돌출입의 컴플렉스에서 해방되는 것은 물론이고, 연예인을 해도 모자름이 없는 수준으로 예뻐질 수 있습니다.

이 두 자매에게 이런 류의 일이 일어났습니다.

동생은 튀어나온 입과 남방계의 얼굴, 유인원같은 인상때문에 항상 언니보다 인물이 못한 것으로 자타가 공인한 채 이미 수십년을 살아 왔던 것입니다.

그런데, 한번의 돌출입 수술로 이제는 다른 평가를 받게 된 것입니다!

물론, 언니도 수술로 훨씬 더 예뻐졌습니다. 언니 자신도 만족을 하고, 입매는 더 품위있고 세련되게 변했습니다. 얼굴이 길어보이는 것도 턱끝수술로 말끔하게 해결이 되었습니다.

그런데, 동생의 경우가 더 반전이 기막힌 한편의 드라마와 같았다는 것입니다.

언니와 여동생은 보통 어렸을때 부터 같이 크면서 경쟁적으로 옷도 뺏어 입고, 좋다는 화장품도 뺏어 쓰고, 시샘도 많은 것이 보통 일텐데요.

언니가 활짝 웃으며 애교스럽게 이렇게 말했습니다.

- 동생이 더 많이 예뻐진 것 같아요. 동생이 더 예쁜가요? 이젠 ^^??

서른을 살짝 넘긴 언니도, 동생이 너무 예뻐진 것은… 샘이 나는 모양입니다.

수술 2주에 좋아라하는 환자, 수술 4주에 걱정태산인 환자

사실 돌출입을 가졌다고 해서, '환자' 라고 할 수는 없습니다.

환자는 말 그대로 아픈사람이니까…

입이 돌출된 것은 어디가 아픈 병이 아닙니다.

돌출된 입때문에 맘이 상해서 마음이 아픈 병이 있다는 의미라면 또 모를까? ㅠ.ㅠ

오늘은 어느 한 환자를 떠올리면서가 아니라, 수많은 돌출입 수술을 하면서 수술 전 후에 환자의 반응에 대해 써 보려합니다.

1. 우선 수술 전에 상담을 해보면 미리부터 유독 걱정이 많은 환자들이 있다.

걱정은 사실, 신뢰의 정도와 깊은 연관이 있다.

신뢰감이 강하면 걱정도 덜게되는 셈이다.

그러나, 어떤 좋은 소문이 나 있든지 어쨌든 수술을 맡기게 될 지 모르는 원장을 처음 대하는 사람들로서는 어느정도 의심을 하는 것이 당연하다. 즉, 아직 의사-환자간의 '신뢰관계' 가 형성되지 않은 사람들이 많은 걱정을 하는 것은 당연한 일이다.

여담이지만, 나 자신도 의심이 적지는 않은 편이어서, 어디가서 물건을 살 때나 음식을 시킬때 혹 나만 손해보거나 나만 덮어쓰는 일이 생기지 않을까 긴장을 늦추지 않는 나쁜습관이 있다. 그러니까, 나 자신도 '약간은 걱정파' 에 속하는 셈이다. ^^;; 어찌 보면 이러한 쪽이 오히려 사람들의 공통된 정서에 가깝지 않을까 생각한다. 세상이 각박해져서 서로 못믿는 사회가 된 것도 한 이유일까?

하지만 일단 결정의 순간이 다가오고 결정이 되었다면 그 다음에는 즐거워야 한다는 게 내 지론이다.

피할 수 없으면 즐기라! 는 말이 있다. 난 이 말이 참 많은 순간 맞는 말이라고 생각한다.

2. 반면 수술 전부터 놀라우리만치 아무 걱정을 안하는 부류의 환자들도 있다.

대개 이미 친구나 동생이 수술받은 것을 이미 옆에서 지켜봤다든지 주위에 드라마틱한 결과를 보고 수술하고 싶은 맘이 넘쳐나는 사람이라든지 아니면, 원래 성격상 긍정적이고 의심이 없는 사람들이다. 수술 당일날 와서도 잘 웃기도 하고 여간해선 긴장도 하지 않으며 그저 덤덤한 정도이다.

아마 어떤 경로를 통해서든 의사와 병원에 대한 신뢰가 맘속의 불안을 제거할만큼 강하기 때문일 것이다.

이런 환자들은 뭔가 수술이 왜 필요하고 어떻게 수술하는가에 대한 설명이 다 끝나지 않은듯 한데 이미 수술하기로 마음의 결정을 다 내려버려서 오히려 의사 쪽에서 의아해 지기도 한다.

3. 이런 걱정이 많은 그룹과, 걱정이 없는 그룹은 양극단일뿐,

대부분의 사람은 양쪽의 특성을 균형있게(?) 갖추고 있는 보통사람들이다.

그러나 굳이 나누어보자면 걱정파와 천하태평파는 결국 물컵에 물이 반 채워져있을때 그것을 어떻게 파악하고 반응하느냐와 비슷하다.

즉, 물컵에 물이

- 반이나 있다.
- 반밖에 없다.

중 어느쪽으로 생각하느냐와 같은 것이다.

4. 수술 후...

재미있는 것은 수술 후 걱정파와 무걱정파의 반응이 역시 수술 전과 비슷하다는 점이다.

첫번째, 걱정파...

수술 전 걱정이 많았던 사람은 수술 후에도 역시 걱정이 많기 쉽다. ^^

자신이 했던 걱정이 현실이 되는게 아닌가 하는 두려움, 자책감, 후회가 더 걱정을 눈덩이처럼 불어나게 하는 악순환이 생길 여지가 있다. 그리고 아주 극단적인 경우라면, 만약의 경우 수술전으로 돌아갈 수는 있을까를 고민해보기도 할 것이다.

수술 전후 사진을 보면 틀림없이 이미 윤곽선은 너무나 예뻐져 있는걸 본인도 알고 있으면서도... 남아있는 볼의 붓기나 간헐적인 절골부위의 통증이나 아직 부자연스러운 입술에 대해서만 고민한다.

즉 물이 반이나 차있는데 물이 반 밖에 없다고 생각하는 것이다.

그러나 대부분의 '약간만 걱정파' 들은 치료하러 왔을 때, 지금 하는 걱정들은 수술 전에도 미리 예견되었던 것이고 시간이 해결해 줄 것이라고 상세히 설명해주면 잘 ~ 이해한다. 물론 이해하고 돌아갔지만 집에 가서 거울을 보면 밤낮으로 만감이 교차할 수는 있을 것이다.

변한 얼굴에 대해서 게다가 얼굴이 아직 부어있을때 스스로 '걱정' 을 하는 것은 사실 당연한 것이며, 인지상정이다.

붓기가 웬만큼 빠져 나가고서야 걱정파들은 걱정이 한두가지씩 줄어들고 웃음을 찾아가기 시작한다.

두번째, 무걱정 파...

수술 전 긍정적이었던 환자는 역시 수술 후에도 별 걱정거리가 없다.

환자 A 양은 수술 후 2주에 치료를 하러 왔다.

수술을 집도한 의사인 나 자신이 봐도 수술 전보다 많이 예뻐진 것은 사실이지만 볼 주위 붓기나 입 주위 모양으로 볼때, 아직은 더 예쁘단 소리 들으려면 좀 시일이 걸릴 것 같다.

그런데도 환자 A양은 너무 행복해서 시종일관 입이 귀에 걸려있다.

아직 부어있는 볼이나 아직 부자연스런 입 주위에는 아랑곳 하지 않고 (그런 붓기는 더 빠지리라는 의사의 말을 완전히 신뢰 하기 때문일까?) 이미 예뻐진 윤곽선 자체에 기뻐하는 것이다.

즉, 컵에 물이 비어있는 곳에 아랑곳 하지 않고 물이 반이나 있다는 것에 기뻐하는 것이다.

5. 나는 개인적으로 꼬치꼬치 상세하게 묻는 질문에 친절히 대답을 해 주는 편이다.

'걱정' 이 있을 수 있다는 걸 마음으로부터 이해하고 '불안감' 때문에 공격적으로 질문을 한다고 해도 웃으면서 대답해 줄 여유를 가지고 있다.

의사도 제 자신이 '불안' 하면 공격적인 환자의 질문에 '발끈' 화를 내게 된다.

자신감 있고 확신에 찬 의사라면 환자의 그러한 불안을 이해심을 가지고 바라볼 수 있어야 한다는 게 내 생각이다.

환자 자신이 깊은 신뢰를 보여주고 긍정적인 반응을 보여주는 것에는 물론 고마울 따름이다.

의학적으로도, 의사-환자 관계가 돈독하고 서로 신뢰하는 경우에 '치료의 효과' 가 더 극대화 된다는 연구결과가 있다.

성형외과의 경우는 어떨까?

의사가 '저를 믿고 걱정하지 마세요' 하고 자신있게 말할 수 있으려면 그만큼의 실력과 결과가 따라주어야 하는 것이 성형수술의 냉엄한(?) 현실이다.

성형수술의 결과는, 다른 과 수술이나 다른 예술작품과는 다르게 아프지도 않은 사람의 얼굴을 바꾸는 것이며 그 결과는 항상 그 집도의사의 꼬리표를 달고 어디선가 보여지고 있는 것이다.

미술작품처럼 전시를 해 놓았다가도 반응이 안좋으면 철거할 수 있는 것이 아니다.

그러한 '믿음'을 줄 수 있는 실력과 미적감각을 잃지 않고 또 더 발전하기 위해 나는 매일 부단히 노력한다.

걱정이 아주 많은 사람들에게 이런 얘기를 해주고 싶다.

실력이 제대로이고 한 명 한 명에게 정성과 최선을 다하는 의사라면, '늘 하듯이' 수술하는 결과가 가장 좋은 것이다.

'조금 더 신경을 써서' 수술하면 더 결과가 더 좋아질 것 같지만, 실제로는 똑같다.

'너무나 많이 신경을 써서' 수술하면 최고의 결과가 나올 것 같지만 실제로는 똑같거나 더 못한 결과가 나올 위험도 있다. 뭐든지 '너무나'는 좋을 게 없는 것이다.

그러니, 여러분들도 '너무나' 걱정하시지 말길 바란다.

제대로 된 병원 제대로 된 의료진을 선택했다면 말이다.

행복한 상상으로 기쁜 마음을 가져도 좋을 것이다.

나는 의사로서 자만하지는 않는다. 그러나 자신한다.

나의 실수아닌 실수이야기:
내게 돌출입+사각턱수술받은 30대 여의사

공부 잘하는 여자는 다 못생겼다라는 식의 얘기를 하는 사람들이 있습니다.

그런데 요즘은 반드시 그런 것도 아니라고 합니다.

내 모교의 동아리 후배들이나 과 후배들의 얘기를 들어보면 그야말로 누구나 가고 싶어하는 우리 대학교의 도서관의 '물' 이 바뀌었다는 것입니다.

두꺼운 안경을 끼고 눈은 대개 표정없이 날카로우며 화장은 생각할 시간도 없으며 머리를 뒤로 질끈 묶고 청바지에 티셔스차림으로 도서관에서 책과 씨름하는 여학생을 찾아보기 어렵다는 것입니다.

자기를 가꿀 줄 알고 여성스러우며 스타일리시한 옷을 입는 여학생들… 저렇게 예쁜 얼굴로 어떻게 딴 짓(?)을 하지 않고 공부를 열심히 해서 우리대학을 왔을까 의심스럽기까지 한 여학생들이 즐비(?)하다는 것입니다.

우리 클리닉을 찾아오신 그 여의사분도 모 의대에 입학을 해서 의대 공부를 잘 끝내셨으니 여하튼 '공부 잘 하는 여학생' 이었음에 틀림이 없었습니다.

그녀의 얼굴은 '못생겼다기' 보다는 무언가 '숨겨져' 있었습니다.

무엇이 숨겨져 있었을까?

그 대답은 이것이었습니다. 그녀의 얼굴에는 아름다움이 숨겨져 있었습니다.

성형외과 전문의인 내가 보았을 때 속되게 말해서 소위 '답이 안나오는' 얼굴이 있습니다. 이런 경우는 실제로 어디를 수술해서 더 예뻐질 곳이 없으니 수술 후 어떻게 변할지 상상의 결과가 떠오르지 않는 것이 당연합니다.

여의사분인 그녀의 얼굴을 보았을때 난 이미 내 머리속에서 돌출입 수술 후의 모습을 떠올릴 수 있었고 그 결과는 균형이 잘 맞는 아름다운 입모양이었습니다.

말하자면 그녀의 얼굴에는 '해답' 이 숨겨져 있는 것이었습니다. 답이 나오는 얼굴이었단 뜻입니다.

그러니까… 전형적인 두툼한 입술과 돌출된 입에서 나오는 퉁명스러움과 촌스러움은 돌출입 수술을 통해 한방에 해결될 수 있으리란 '답' 이 나오는 얼굴이었습니다.

의사가 다른 의사를 믿는 것은 오히려 일반인보다 더 어려울 수도 있고 또 한편 쉬울 수도 있습니다. 한번 생각해볼까요… ^^

● 의사가 다른 의사를 신임하는 것이 더 어려운 까닭

- 아는 것이 많기 때문이다. 본인 스스로도 아는 의학지식이 너무나 많기 때문에 오히려 믿기 어려울 수 있겠다.
- 특히 수술과는 거리가 먼 내과쪽 의사라면 수술이 일반인보다 더 두려울 수 있다. 수술이라는 것이 어떻게 진행되는지 생생하게 본 경험이 있기 때문에 그리고 자기는 수술하는게 싫어서 내과쪽을 택했기 때문에… ^^;;

● 의사가 다른 어떤 의사를 신임하는 것이 더 쉬운 까닭

- 의사 사이의 소문은 정확하다. 예를 들어 인터넷을 통해 홍보에 주력하는 어떤 병원은 네티즌 사이에서는 유명하지만 정작 의사 사이에서는 수술 못하는 의사로 낙인찍힌 의사일 수도 있다.
- 의사는 서로 솔직하게 지식을 공유할 수 밖에 없다. 즉, 저 의사가 설마 의사인 내게 책임못질 얘기를 하지는 않을 것이라는 믿음이 생길 수 있다.
- 다른 의사를 통해 진짜 실력있는 의사를 알아볼 수 있는 통로가 많다.

결국, 그 여의사분은 어떤 의사분의 강력(?)한 추천으로 우리 클리닉을 방문하셨습니다. 재미있는 것은 돌출입수술에 관한 한 우리병원을 가야한다고 주장하셨다는 그 의사분은 우리 의료진이 아예 모르는 분이라는 것입니다 ! 그만큼 의사 사이의 소문은 빠르며 신빙성이 높습니다.

그 여의사분이나, 추천 해 주셨다는 남자의사분이 계신 대학병원에도 성형외과가 엄연히 있을진대… 우리 병원을 추천 받으신 이유는 무엇일까? 아마도 학회에서의 발표를 보고 의사 사회에서 어떠한 공감대가 형성되는 것이 아닌가 싶습니다.

그만큼 결국 성형수술은 무슨 특이한 수술 방법이나 특이한 수술기구가 중요한 것이 아니고 그 '결과' 가 말을 해 주는 것입니다.

그 여의사분은 결국 나의 환자(?)가 되어 방문하신 날 바로 돌출입 수술을 위한 검사를 모두 마치셨습니다.

드디어 수술 날짜가 되었고 아침에 수술 계획표와 엑스레이를 확인하며 수술 전 진찰을 하는데…

이런… 난 첫 진찰 때 너무나 중요한 사실을 빠뜨렸던 것을 깨달았습니다. 그녀가 사각턱이었다는 걸 미처 지적해주지 않은 것입니다.

그녀는 중등도 이상의 심한 사각턱을 가지고 있었습니다. 첫 진찰때 그부분에 대해서는 내가 언급하지 않았었다는 것입니다. 자신도 생각은 하고 있었는데 같이 할 수 있는지도 몰랐고 성형외과 전문의인 내가 지적하지 않아서 그러려니 했다고 합니다.

수술은 이제 2시간 앞으로 다가와 있는데… 사각턱을 동시에 수술해야 소위 100점짜리 얼굴이 나올 수 있는 상황이었습니다.

사실 사각턱에 대해 내가 언급하지 않은 것이 그다지 큰 실수는 아닐 수도 있습니다.

예를 들어서, 내가 보기에 눈 수술을 해야 예뻐질 환자가 코수술을 해달라고 왔다면 사실 코수술만 예쁘게 해주면 내 할일은 다 했다고 볼 수도 있습니다.

마찬가지로, 돌출입 수술을 받으러 온 그 환자에게 돌출입만 예쁘게 넣어주면 의사로써 할일은 다했다고 볼 수도 있습니다. 엄밀하게 말하면 그렇습니다. 그리고 나서 나중에 사각턱도 깎고 싶다고 하면 그때 깎아주면 될 일이라고 생각해도 그만입니다.

하지만, (일에 있어서 내가 좀 완벽주의자인 성향도 있겠지만) 사각턱에 대한 정보를 미리 주었어야 한다는 자책감이 들었습니다. 완성도가 떨어지는 작품을 만들고 싶지 않은 것은 모든 장인정신이 투철한 '프로'들의 공통적인 생각이니까요.

결국 선택은 그녀의 돗으로 넘어갔습니다.

사각턱 수술을 해야 더 완벽하게 예뻐질 수 있다는 얘기를 수술 두 시간 전에 해준 것은 나의 불찰이지만… 결국 그녀는 사각턱 수술을 동시에 받기로 결정하게 되었습니다.

오늘이 그녀가 수술받은지 6주가 되는 날이어서, 오전에 철사를 풀러 다녀갔습니다.

감기에 걸려 훌쩍거리는 그녀였지만 수술 전 방문했을때의 나이들어보이고 각져보이고 촌스러움은 온데 간데 없었습니다.

우아한 여의사 선생님이 한분 걸어들어 오고 있었습니다.

"사람들이 진작 (수술)하지 그랬냐고 해요. ^^ 훨씬 젊어 보인대요"

마냥 행복해하는 그녀 아니 그 여의사선생님에게 물었습니다.

- 실례지만 싱글… 이신가요?

- 네

- 그럼 결혼도 하셔야죠.

- 후훗 ^^ 그런데 너무 늦어서요. 하게 되면 하고… 아니면 말고… ^^ 그럴려고요.

화끈하게도,

"결혼!!! 안하면 안하는 거다"라고 얘기하는 당찬 전문직 30세의 여의사

그런데도 왠지 그렇게 말하는 그녀의 미소는 더 화사하고 앳되 보였습니다. 사랑에 빠질 준비를 마친 20대 신부감의 얼굴입니다.

좋은 배필을 만나는데 내가 해 드린 수술이 결정적인 어시스트가 될 거라고 믿습니다.

외모는 경쟁력입니다!

멋지고 능력있는 남자를 차지해야 하는 여성끼리의 전쟁터에서도…

에필로그…

1년쯤 지나 동료 여의사 선생님이 날 찾아왔었습니다.

역시 얼굴뼈와 돌출입 수술에 대한 진찰을 받아보고 싶어서였습니다.

제가 수술한 그 분의 후일담을 전해 들을 수 있었습니다.

"제가 수술 해 드린 A모 선생님은 잘 지내시죠?"

"아, 그 친구요? 수술받고 정말 병원에서 난리가 났었죠. 후훗, 그 친구 수술받은 후로 벌써 남자친구가 두번 바뀌었어요. 전에는 한번도 없었는데…"

우연히 알게된 띠동갑 여동생(?) 수술해준 이야기

그녀를 알게된 것은 2년전 쯤 어떤 파티(?)장소였습니다. 무슨 대단한 파티인 게 아니고 어느 후배의 생일잔치 겸해서 노래도 하고 술도 나오는 장소에 꽤 많은 사람들이 모였던 것 같습니다.

내 맞은 편 멀찌감치에 앉아서(보통 그런 집은 테이블이 크다 ^^) 조금 어색해 하는 그녀의 눈은 맑고 컸으며 코는 높지 않았지만 귀여운 정도였고 피부 또한 희고 깨끗했습니다. 하지만 그녀에게는 누구하나 뚜렷한 관심을 가지지 않았습니다. 꼭, 뭐 어느 남자가 어느 여자에게 관심을 가져줘야 하는 자리는 아니지만 개인적으로 난 그녀의 얼굴이 참 아까운 얼굴이라는 생각이 들었습니다. 그녀는 영락없는 돌출입이었던 것입니다. (눈이 크고 예쁜데, 입이 돌출입이면 영락없이 개구리 모양이 됩니다.) 그것도 돌출입만 수술하면 '나아지는' 수준을 넘어서 '예쁘다'는 소리를 평생 듣고 살 수 있는 그런 얼굴이었습니다.

저녁식사자리나 술자리에서 자연스럽게 사람들을 만나고 어울리다가 보면 성형외과 의사인 내게 명함을 받은 (특히) 여성분들은 순간 긴장합니다.

"헉, 성형외과세요?"

반응은 가지가지입니다.

제일 많이 건네오는 농담반 진담 반의 질문이

- 저 견적 얼마나 나오겠어요?

이고, 그 밖에 '저 할 데 많은데'…' 가면 잘해주나요'… 등등 대충 비슷합니다.

반대로, 사석에서 상대방이 내 직업을 안다 손 치더라도 상대방이 물어보지도 알았는데 내가 먼저 그 사람에게

- 당신은 어디어디를 고쳐야 합니다.

라고 말해주는 것은 대단한 실례라고 생각합니다.

내가 성형외과 의사면 의사지 (병원에 찾아온 것도 아닌) 사석에서 만난 사람에게 먼저 당신 얼굴을 이래라 저래라 할 권리는 없는 것입니다.

때문에 나는 그런 자리에서는 되도록 누구 코가 수술한 코인지 찝은 눈인지 윤곽수술을 한건지 눈에 보여도 언급하지 않습니다.

그런데 그날 생일파티의 그녀는 좀… 너무 아까웠습니다.

어쩌면 내 한마디가 그녀 일생을 바꾸어 놓을지도 모를 일이었으니까요.

돌출입 수술의 매력은 그런 것입니다. 사람을 몰라볼 정도로 그러니까 주민등록증사진을 바꾸어야 할 정도로 예뻐지게되는 드라마틱한 변화 !

그날 이런 저런 얘기를 나누다가 그녀가 내 띠동갑인 것을 알게되었습니다. 누구나 그렇겠지만 같은 동물 (띠) 이라면 왠지 더 친근감이 갑니다.

그녀는 미대를 졸업하고 대학원을 준비중이었습니다. 그녀와 서로 편하게 얘기를 나누다가 난 무슨 비밀스런 자료라도 건네주듯이 내 명함과 함께 돌출입수술이라는게 있고 너는 그 수술로 아주 많이 예뻐질 수 있을 거라고 짧막한 몇 마디를 건네주었습니다.

그것이 전부였습니다.

잊고 지내고 있었는데 그로부터 한 두달 후에 병원으로 대뜸 그녀가 찾아왔습니다.

돌출입 수술을 하고 싶다는 것이었습니다.

돌출입 수술은 예정대로 진행되었습니다.

그녀의 입은 상악 5mm, 하악 역시 5mm를 후방이동 시키는 경우였고 턱끝수술은 불필요했습니다.

수술이 시작된 후 약 한시간 반 후에 그녀는 완전히 다른 사람이 되어 있었습니다.

나중에 안 사실이지만 그녀의 학창시절 별명 역시 아롬이, 개구리, 입큰개구리였다고 합니다.

아직도 잘 지내냐는 전화통화를 가끔씩 하면 처음 그녀를 봤을때의 첫인상처럼 개구리라고 부르고 싶은 장난기가 발동합니다. 하지만 이제 그녀는 더 이상 개구리가 아닙니다.

그녀는 지금 대학원을 씩씩하게 활보하며 다니면서 기업의 CF나 애니메이션 프로젝트 등에 참가하면서 능력도 인정받고 있습니다.

어색하게 손을 가리고 웃던 그녀는 온데간데 없고 목을 뒤로 젖히며 시원하게 활짝 웃는 그녀의 모습을 보면, 그때 나와의 짧은 인연이 그녀에게 가져다 준 행복만큼이나… 나 또한 행복해집니다.

돌출입+사각턱+광대뼈+가슴 수술을 한꺼번에 받은 프리랜서

의사인 내가 직접 쓰는 돌출입 수술 후기를 쓰면서 가장 신경이 쓰이는 부분 중 하나가 수술받은 환자의 수술 전 인상에 대해서 쓰는 일입니다.

아무리 지금은 수술을 해서 예뻐져 있다고 하지만 그래도 자신이 20~30년 가져왔던 자기 모습인데 그걸 이랬었다 저랬었다 표현하기가 좀 미안한 마음이 듭니다.

어쨌든 그 프리랜서 분의 첫인상은 '강함' 이었습니다.

광대뼈와 사각턱, 돌출입이 모두 제각각 튀어나와 있어서 여성스러움보다는 남성적인 윤곽이 느껴지고 또 그래서인지 추진력이 강하고 다소 사나워 보이기까지 하는 인상이었습니다.

그녀의 경우 얼굴에서 수술을 하자면 돌출입만으로는 부족했습니다. 광대뼈와 사각턱수술은 반드시 동반되어야 완성도가 높아질 것이 불보듯 뻔했습니다.

본인은 다행히 광대뼈와 사각턱에 대해서도 인지하고 있었고 그래서 얼굴에서 세 가지 수술은 동시에 하기로 하였습니다.

게다가 수술하는 김에 가슴확대수술을 같이 받고 싶노라 했습니다.

여담이지만, 우리 병원은 '명실상부한 돌출입 전문 병원' 으로서의 브랜드(?) 이미지가 너무 강한 모양입니다 ^^.

실제로 "여기서 쌍꺼풀 수술도 해요?" "코수술도 많이 해 보셨나요?" "지방흡입을 딴데서 받을 건데 돌출입 수술은 얼마나 있다가 하러 오면 돼요?" 와 같은 질문을 심심치 않게 받습니다.

돌출입 수술은 얼굴뼈를 다루는 윤곽수술중에서도 가장 난이도가 높은 수술입니다. 때문에 이 수술을 잘 할 수 있으려면, 모든 기본적인 수술을 이미 섭렵했어야 합니다.

좀 우스운 비유를 하나 하자면, 돌출입 수술은 황제가 먹는 궁중요리 정도라고 할때 사각턱이나 광대뼈 혹은 가슴수술이나 지방흡입수술은 탕수육이나 양장피 정도의 요리이고 눈, 코 수술은 짜장면이나 짬뽕에 해당한다고 보면 될 것이다.

짜장면에는 나름의 art 가 없다고 말하는 것은 전혀 아닙니다. 하지만, 궁중요리를 제대로 해 내올 수 있는 특급식당이라면 짜장면도 맛있을 수 밖에 없는 것입니다.

결국 그 환자분은 얼굴에서 사각턱+광대뼈+돌출입 수술 그리고 가슴확대 수술을 동시에 받기로 하고 검사까지 끝마치셨습니다.

수술 종류가 많아진다는 것은 그만큼 고칠 데가 많다는 것, 즉, 수술 전 못생겼다는 얘기라고 절망할 일은 아닙니다.

수술 할 곳이 많다는 것은 거꾸로 말하면 그만큼 예뻐질 수 있는 여력이 많다는 반증인 것입니다. 얼마나 희망적인 일입니까?

오히려 제일 답답한 상태는, '특별히 어디 수술해 드릴 곳이 없습니다.' 란 말이 나오는 상태인 것입니다!

수술 당일이 되었습니다.

병원에 나타난 그녀는 왠지 모르게 우울한 구석이 있어보였습니다. 아니나 다를까, 그녀는 수술 전 인터뷰때 나직하게 이렇게 말했습니다.

"제가 실은 며칠전… 좀 안좋은 일을 당했어요. 수천만원을 사기 당했답니다… ㅠ.ㅠ

그래서 사실 수술을 할까 많이 고민했어요. 비용이 적잖이 들게 되니까요."

그녀는 말을 이었습니다.

"결국 수술하기로 했습니다. 잘 좀… 부탁 드릴께요"

아무리 남의 일이지만, 내 환자의 일인데… 참으로 안타까운 일이었습니다. 나는 그녀에게 이렇게 말씀드렸습니다.

"제가 1~2 억원 이상의 가치가 있는 수술이 되도록 해드리겠습니다. 잃어버리신 돈을 수술결과로 보상받으실 수 있도록 제가 선물을 드리도록 하지요"

그녀가 받았을 충격에 위로가 될 수 있도록 구체적인 액수, 1억, 2억을 언급했지만, 내가 그녀에게 줄 선물은 돈으로 환산하기는 힘들 것이라는 걸, 난 알고 있었습니다.

수술은 오후 1시가 조금 넘어 시작되었습니다.

(웬만한 병원에서는, 보통 이 정도의 수술이라면 이른 아침부터 서둘렀을 것입니다.)

사각턱 + 광대뼈 + 돌출입 + 가슴확대를 한꺼번에 하려면 도대체 얼마만큼의 시간이 걸릴까?

그 답은 의사마다 다릅니다.

내 경우는, 보통 돌출입이 한시간반, 사각턱은 경우에 따라 40분에서 한시간, 광대뼈는 20-30분 추가되고, 가슴확대는 30-50분이 추가됩니다.

돌출입의 경우는 수술할 때 시간차이가 거의 없습니다.

그러나 사각턱은 모양에 따라 절골이 힘들게 휘어져 있는 뼈가 있을 수 있습니다. 또한 유방확대의 경우도, 얼마나 유방밑주름 부위의 연부조직이 갈비뼈 부근에 얼마나 tight 하게 밀착되어 있는가에 따라서 시간이 조금 좌우됩니다.

수술은 물 흐르듯 아무 돌발상황 없이(의무기록 용어로는 uneventful) 잘 진행되었고, 중간에 다시 소독을 하고 방포와 수술기구를 모두 바꾼 다음 마지막으로 가슴수술의 마지막 한 바늘까지 끝낸 시간이, 오후 5시.

1시 넘어서부터 5시까지 세시간 사오십분 중 중간 재소독 시간을 빼면, 순수한 수술시간은 3시간 30분 정도가 되었나 봅니다. 5시부터 마취를 깨우기 시작해서 아마 환자는 5시 20분쯤 자신의 입원실로 돌아가게 되었던 것으로 기억합니다.

수술은 빨리하기 위해 빨리하는 것이 아닙니다.

신기록에 도전하기 위해 서두르는 것이 아닙니다.

그러나, 수술이 숙련되어서 어떤 상황에서도 막힘없이 수술이 진행되면, 자연히 버리는 시간이 없어지고 그만큼 수술시간은 단축됩니다.

수술시간의 단축은 바로 붓기가 적은 것으로 직결되고 그만큼 회복이 빠르게 됩니다.

마취에서의 회복도 마취시간이 적을수록 빠른 것은 두말할 나위도 없습니다.

그녀는 지금 행복합니다.

잃어버린 돈은 다시 벌면 된다고 생각합니다.

내가 한 약속대로, 난 그녀에게 돈으로 환산할 수 없는 아름다움과 자신감을 불어 넣어주었습니다.

그녀에게서는 옛모습을 찾아보기 어려웠습니다.

사납게 부라리고 있는 것처럼 보이던 눈빛마저 지적이고 여성스럽게 변해버린 느낌입니다.

수술을 앞두고 큰 일을 당하고서도 주저앉지 않고 나를 신뢰해주었고 자기 자신에게 투자한 그녀의 용기와 결단에 마음으로부터 박수를 보내주고 싶습니다.

내가 할 수 있는 가장 좋은 선물을 드릴 수 있었던 것은,
나에게도 역시 행복한 기억입니다.

(실제 턱끝뼈 사진과 함께)
일란성 쌍둥이 형을 돌출입 수술해준 이야기

주위의 가족, 친척이나 친구중에 누구나 쌍둥이 한명쯤은 있게 마련입니다.

그 중에서도 구별하기 어려울 정도로 똑같은 일란성 쌍둥이를 보면, 참으로 생명의 신비가 느껴지곤 합니다.

얼마전 나를 같이 찾아온 형제는 일란성 쌍둥이였습니다.

돌출입 수술을 집중적으로 많이 하다가 보니, 일란성 쌍둥이 두명이 모두 나에게 돌출입 수술을 받게되는, 비교적 확률상 일어나기 힘든 일도 생기게 됩니다.

우애가 좋고 착하고 성격이 서글서글해 보이는 두사람은 모두 돌출입 수술의 대상에 해당하는 윤곽을 가지고 있었습니다.

굳이 비교하자면, 형의 돌출입이 약간 더 심했습니다.

그러니까, 같은 유전자를 타고 났어도 후천적인 습관이나 환경에 의해서 돌출입의 정도가 약간씩은 달라질 수 있다는 방증이 되는 셈입니다.

두 사람 모두 웃을때 잇몸이 많이 보이고, 상악의 앞부분이 내려앉아 앞니가 아래로 처져있어보이며, 턱끝이 무척길면서 이상적인 위치보다 뒷쪽에 있어서, 상악을 3차원적으로 이동해서 후방, 상방이동시키고 하악을 후방이동시키는 돌출입 수술과 동시에 턱끝의 세로길이를 줄이는 수술을 해야 할 것으로 판단되었습니다.

두 사람 다 수술의 대상이고 수술을 받고자 원했지만, 이번에는 개인적인 사정으로 형이 먼저 수술을 받게 되었습니다.

수술은 계획대로 한시간 사십분 정도에 끝났고, 턱끝길이를 줄이는 수술을 하기 위해 샌드위치 형식으로 절골해 낸 뼈조각을 가지고 수술장을 나왔습니다.

이 부메랑 처럼 생긴 뼈조각이, 턱끝의 세로길이를 줄이기 위해 샌드위치 형식으로 두번 수평절골해서 '저며낸' 뼈조각입니다.

사진에서 보면, 양쪽 모양이 아주 대칭적으로, 예쁘게 절골이 되어 있음을 알 수 있습니다.

뼈 표면에 번들거려보이는 액체는 포르말린입니다. 뼈조각은 포르말린에 담가두어야 부패와 변형을 방지할 수 있습니다. 이 포르말린 냄새를 맡으면, 옛날 의대본과 1학년때 포르말린 냄새에 눈물 콧물을 흘려가면서 시체해부에 매달려야 했던 추억이 떠오릅니다.

아마 이 사진을 보는 일반인들은 '예쁘다' 는데 동의하지 못할것이 분명합니다. 그저 징그럽고 괴기스럽고 엽기적이기만 할 뿐…

그러나 돌출입 전문의를 자부하는 나로서는, 그동안의 축적된 감각과 솜씨로 이렇게 자로 잰듯이 똑바로 절골해낸 수술의 결과물을 보면, 아름답고 보람스러운 느낌이 드는 것을 어쩔 수 없습니다.

사람뼈를 수술하는데, 마치 공예품 만드는 것이나 작품 만드는데 쓰는 용어처럼 보이는 '장인정신' 이나 '예술가적 기질' 을 논하는 것이 무리가 있을지도 모르지만, 어쨌든 얼굴뼈라는 실재하는 대상을 수술용 절골도라는 실재하는 도구를 가지고 내 눈 앞에서 예쁘고 아름답고 정확하게 다듬고 '절골' 해서 예술적인 뼈의 윤곽을 탄생시켜야 하는 나로서는, 이런 장인정신에 입각해서 수술을 하지 않을 수 없습니다.

어쨌든, 일란성 쌍둥이의 형을 수술 해 줌으로써, 그 둘은 이제 전혀 헷갈리지 않는 완연한 딴판의 얼굴이 되어버린 상태입니다.

앞으로, 쌍둥이 중 동생까지 수술해서 다시 일란성 쌍둥이를 재탄생 시켜 줄 일이 남아있으니, 나의 돌출입 수술 경험 중에서도 실로 흥미로운 일이 아닐 수 없습니다.

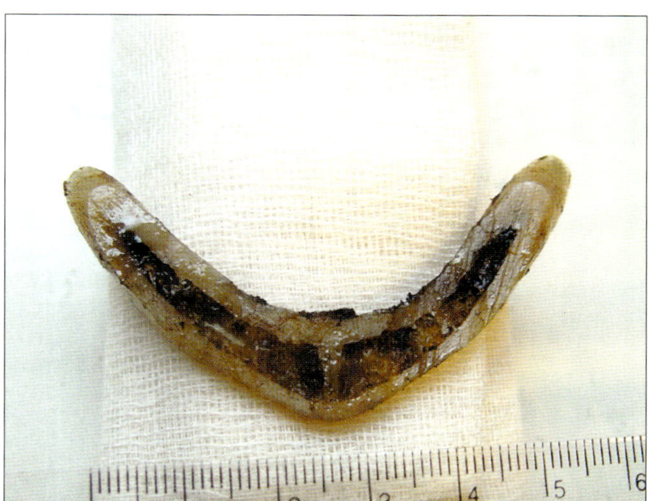

돌출입 수술 10일째 수술을 집도한 내게 와서 엉엉 우는 환자

오늘은 돌출입 수술을 하고 내게 와서 엉엉 울던 환자 이야기를 하려고 합니다.

C양은 대학생이었는지, 대학원생이었는지는 확실하지 않은 스물 여섯 살의 여자환자였습니다.

돌출입 수술로 앳되어 보일 수 있는 얼굴이었던 그녀는 튀어나온 입과 무턱 증상으로 많이 손해를 보는 얼굴이었습니다.

나는 그녀가 돌출입 수술을 통해 예뻐질 수 있을거라 자신하고 있었고, 수술은 예정대로 말끔하게 진행되었습니다. 턱끝을 좀더 오똑하게(앞으로 전진시켜)만들어줄 것인가, 아니면 약간 귀여운 정도로 마무리할 것인가에 있어서, 환자와의 상의 끝에 후자쪽으로 정했습니다. 즉, 동글동글하고 높지않은 코모양 등 환자가 가진 동양적인 분위기를 살려서 턱끝을 귀여운 쪽으로 만들어주기로 했던 것입니다.

턱끝을 귀여운 쪽으로 만든다는 것은, 거꾸로 말하면 '덜 합죽하게', 그러니까 '합죽하다의 반대' 쪽으로 만들어준다는 뜻도 됩니다. 한편, 턱끝을 앞으로 전진시키는 것을 너무나 불충분하게 해서 오히려 무턱증상이 남아있게 되면, 이번에는 귀엽다기 보다는 입이 덜들어간 것처럼 보일 수도 있습니다.

돌출입 수술은 이런 면에서 참으로 섬세한 수술이 아닐 수 없습니다.

어느날 내게 돌출입 수술을 이미 받은 환자라면서 병원에 전화가 왔는데, C양이었습니다.

C양의 목소리는 거의 기어들어가는 듯 했으며, 완전히 우울해하는 목소리였습니다.

C양의 얘기는, "입이 너무 들어간 것 같아요. 너무 걱정돼요" 하는 것이 요지였습니다.

C양이 누군지 확실히 기억하고 있던 나는, "지금 시기적으로 그렇게 생각할 수 있는 시기이긴 하지만, 결과적으로는 그렇지 않습니다. 안심하세요" 라는 취지의 답변을 했고, C양은 완전히 안심하는 눈치는 아니었지만 일단 전화를 끊었습니다.

다음날, 불쑥 C양이 병원에 찾아왔는데 눈이 퉁퉁 부어 있었습니다.

진료실에 앉은 그녀는 흐느끼기부터 했습니다.

난 도대체 왜 우는 거냐고 반문했고, 그녀는 '수술한 걸 후회한다. 입이 합죽하게 들어갔다. 다시 빼내주시면 안되냐?' 고 되뇌이며 그야말로 닭똥같은 눈물을 뚝뚝 흘리는 것이었습니다.

집도한 의사인 내쪽에서는 사실 이해하기 어려운 상황이었습니다. 병원을 찾아온 그 당시 부어있던 그 상태에서도 입은 결코 합죽하지 않았을 뿐더러, 수술 계획자체가 동양적인 턱끝을 만들어 준 경우였기 때문에 입이 합죽해 보일리는 만무한 경우였기 때문입니다.

보통 이렇게 설명을 하면 환자들은 괜한 기우였나 생각하고 안심하기 마련인데, C양은 완전한 '우울 모드' 에 들어가 있었습니다. 의사의 얘기와 무관하게 입이 너무들어갔다는 자신의 신념속에 완전히 빠져서 그저 후회의 눈물만 흘리고 있었습니다.

어찌나 우울해보였는지, 집에 돌려보내고 나서도 의사인 내가 오히려 환자의 안위를 걱정해서 직접 전화로 안부를 물어볼 정도였으니까요…

그리고 다음에 C 양이 병원에 온 것은 수술 후 6주때 치간 철사를 풀기 위해서였습니다.

대기실에 앉아있는 그녀는 이번에는 해맑게 웃고 있었습니다. 나도 그녀를 보니 씨~익 웃음부터 나왔습니다.

- 이쪽으로 오세요. 치료실로…

철사를 풀고, 수술 후 사진을 찍은다음, 수술 전후 사진을 비교해주는 시간이었습니다.

수술 후 10일째 진료실에서 엉엉 울던 그녀가 이번에는 수술 후 6주째 같은 자리에 앉아 웃고 있었다. 겸연쩍기도 하고, 현재 상태가 만족스럽기도 하고 한 모양이었습니다.

내가 물었습니다.

- 지금 어때요? 예쁘시죠?

- 네, 좋아요.

- **씨, 수술 후 열흘쨴가… 여기서 엉엉 울었던거 기억나죠?

- 풋 … 네.

- 아니… 저, 왜 그때 울고불고 그랬냐고 뭐라 하려는게 아니고요. 다른 환자들에게도 도움이 될 수 있을 것 같아서 좀 자세히 물어볼께요. 대체 왜 그랬었던 것 같아요?

- ^^*

- 혹시 너무 달라진 모습이 자기 모습같지 않아서 확~ 불안해진 것인가요? 아니면 부어있을 때 입술이 쏙 말려들어가 있어서 실제로 합죽하다고 느꼈나요?

- 둘 다였던 것 같아요. 하하~

이렇게 엉엉 울었던 환자의 결말은 해피엔딩으로 끝났습니다.

사실 수술 직후에 환자들의 심리를 보자면, 대부분은 벌써 마냥 행복해하고, 몇몇은 예뻐지긴 했는데 조금 걱정스러운 부분을 표현하는 정도인데, 갑자기 수술 후 열흘 째 내 앞에서 수술을 후회한다고 대성통곡한 환자가 나타났으니 적잖이 당황스러울 수 밖에 없었던 것입니다. 수술이 계획대로 잘 된 것, 턱끝을 오히려 귀엽게 만들어 준것에 대한 돌출입 성형전문가로서의 확신이 있었기 때문에, 스스로 이성적인 중심이야 흔들리지 않았지만… 내 앞에서 엉엉 우는 환자 앞에선 어찌 할 도리가 없습니다. 남자는 눈물에 약한 것인가요?

C양은 결국 유추해보면 정신적으로 아주 건강한 사람이었습니다. 그런데도 수술 후 열흘째 불필요한 걱정을 스스로 눈덩이처럼 부풀려 자기 생각속으로 빠지는 그런 반응을 보였었다는 것이 참 의아한 일이었습니다. 결국 붓기가 빠지면서 시간이 해결해주었고, 스스로 거울을 보면서 만족해 갈 수 있었다는 것은 예정된 일이긴 했지만 말입니다.

의사로서 이러한 경험이라는 것은, 실제로 수많은 돌출입 환자를 대해보지 않고서는 얻을 수 없는… 그야말로 산 경험입니다. 또 앞으로 몇 년을 더 돌출입수술을 하면 이처럼 과잉반응을 보이는 환자를 만나게 될지 도를 일입니다. 어찌됐건 그 어떤 환자라도 결국에는 해피엔딩으로 막을 내릴 수 있도록 할 자신은 있습니다.

그 날 C양은 즐거워하며, 자신의 수술 전 후 사진을 이메일로 달라고 했습니다.

아무쪼록 그 사진을 보겸서, 진료실에서 어이없이 흘렸던 눈물의 수천배 수만배 더 큰 기쁨을 누리며 살길 바랍니다.

수술받고 예뻐지고 나면 "나 교정했어~"

요즘 부쩍 교정을 다 마치고도 돌출입이 별로 해결되지 않아, 저희 병원을 찾는 분들이 많아지고 있습니다. 이런 분들을 보면 안타까운 마음이 앞섭니다.

여러분이 돌출입수술로 예뻐지고 나면, 주위 사람들에게 어떤 얘기를 듣게 될까요?
또 여러분은 어떻게 해서 예뻐졌다고 말씀하시겠습니까?

돌출입 수술을 받은 직장인들은 대개 1주일 안에 회사에 출근을 하게 됩니다. 학생인 경우는 대개 방학기간을 이용하기 때문에 1주일만에 학교에 나갈 일은 적을 것입니다. 하지만 방학 중인 학생인 경우도 1-2 주 정도면 친구들 몇몇을 만나게 되겠지요.

사람들의 반응을 환자들의 입을 통해 들어보면 참 재미있습니다.

- 너 아닌 것 같아. (입 부위를 손바닥으로 가리면 누군지 안다고 합니다)
- 어라? 너 입이 들어갔다.
- 코 높였니?
- 입이 왜 부었어? 사랑니 뺐니?
- 너 어려보인다. 동생이 대신 나온 것 같아.
- ⋮

돌출입 수술은 얼굴이 드라마틱하게 변합니다. 즉, 수술한 티가 나지 않는 돌출입 수술이란 없다고 보아도 됩니다. 다만, 밖으로 상처가 있다거나, 수술을 한 인위적인 모양이 티가 나서 수술한 티가 난다는 뜻은 아닙니다. 그만큼 자연스러우면서도 몰라보게 예뻐진다는 뜻입니다.

이제 한 두달이 지나게 되면, 붓기가 빠지고 몰라보게 예뻐져 있게 됩니다.
그 때 오랜만에 만난 옛친구들과의 모임에 나갔다고 칩시다. 반응은 폭발적이겠지요.
- 어떻게 된거야. 너무 예뻐졌는걸? 딴 사람같아. 입을 어떻게 한거야?

이때 여러분이 돌출입 수술을 받은 당사자라면 어떻게 말하시겠습니까?
"나 입넣는 수술했어. 그런 수술이 있단다 애들아." 이렇게 말하시겠습니까?
아니면…

- 응… 나 교정… 했어…

실제로 제가 수술한 환자들 중에 교정을 받아서 예뻐졌다고 말씀하시는 분들도 있는 모양입니다. 나 수술했노라고, 입을 집어넣는 수술을 한 거라고 솔직하게 말하기 싫은 심정도 이해가 갑니다.

그런데 수술을 집도한 제 입장에서는 참으로 억장이 무너지는 순간이기도 합니다.
제가 할 수 있는 모든 의학적인 지식과 수술기법, 모든 역량을 동원해서 최선을 다해 해드린 돌출입수술...
그 노력의 댓가가 어느 이름모를 치과의사의 교정의 결과로 공치사되는 순간이니까요.

이렇게 되면 주위 사람들은 이렇게들 이야기하겠지요.
- 교정했다던데… 정말 많이 예뻐졌더라…
- 교정으로도 입이 확~ 들어가더군…

사정이 이렇다고 해도, 제가 돌출입 수술을 받으신 분들에게 자신이 돌출입 수술을 받은 사실을 떳떳히 공개하고 다니시라고 주문할 수는 없는 일입니다. ^^;;
수술을 받은 일이 지극히 사적인 결정이듯, 수술사실을 숨기고 다니시든지, 교정을 받아서 그렇다고 '거짓말' 을 하시든지, 아니면 반대로 돌출입 수술의 전도사로 나서시든지, 그것은 철저히 개인의 결정이기 때문입니다.

하지만 제 바램이 있다면, 적어도 수술을 해야만 할 정도로 입이 나온 친구가 그런 '거짓말' 을 듣고 교정만으로 입을 넣기 위해 치과를 전전하게 되는 일만 없었으면 하는 것입니다.

돌출입 수술이 많이 알려지면서 이미 4개의 발치 후 교정을 끝내고도 입이 나온 것이 해결되지 않아 다시 저희 병원을 방문하는 분들의 숫자가 점점 많아지고 있습니다. 이 중 실제로 역교정이나 추가발치를 통해 돌출입 수술을 받을 수 있는 케이스는 반도 되지 않습니다.

어려운 부탁일까요? ^^ 제가 수술을 해드려 인생의 전환점을 맞으신 여러분들께… ?

잇몸수술, 잇몸윤곽수술, 입수술, 돌출입 수술을 받았다고 '귓속말로라도' 얘기해주세요.

'교정받아서 예뻐졌어' 란 한마디가 자칫 주위에 입모양으로 스트레스받는 어느 누군가를 시작부터 잘못된 길로 인도하게 될지도 모릅니다.

[경고: 혐오감을 줄수있는 사진있음]
돌출입 - 예정시간보다 한 시간이나 더 걸린 이유

보통은 11시쯤 내가 돌출입수술 집도에 들어가면 12시 30분쯤 수술이 끝나고, 1시쯤에 점심식사를 하게 된다. 돌출입에 광대뼈 수술까지 같이 한다면 삼십분쯤 더 걸리게 된다.

그런데 오늘은 11시쯤 들어갔던 돌출입+광대뼈 수술이 2시가 좀 넘어서야 끝나게 되었다. 총 세시간 남짓이 걸린 것이니, 우리 병원으로서는 아주 드문일이다.

몸은 힘들고 지친다. 어찌나 허기가 지던지... 점심식사를 마파람에 게눈감추듯 하고 말았다.

수술하는데 무슨 일이 있었던 걸까?

무엇이 잘못되기라도 한걸까?

진*씨는 28세 여자환자로, 전에 턱 끝에 보형물을 넣은 상태의 환자였다.

보통 턱끝의 보형물은 실리콘이 가장 흔하다.

실리콘보형물의 제거는 아주 쉽게 이루어지므로 - 실리콘 보형물은 그야말로 '쏙' 빠진다 - 보형물제거는 따로 비용도 받지 않고 '서비스' 차원에서 무료로 이루어진다.

그런데 진* 씨가 턱끝보형물을 '실리콘이예요' 하고 말한 것과는 달리, 실제로 하악의 돌출입 수술을 위해 수술부위를 박리해 직접 보니, 아뿔사~ 그것은 고어텍스였던 것이다.

고어텍스는 실리콘보다 훨씬 사람의 조직과 유착을 심하게 하기 때문에, '쏙' 빠지기는커녕, 오히려 일일이 '뜯어내야' 한다. 그런데 문제는 턱끝신경이다! 즉, 주위조직에 아무 신경쓰지 않고 그냥 뜯어내면야 어려울 것이 없겠지만, 양쪽 턱끝신경 밑으로 파고 들어가 있는 고어텍스를 제거하는 일은 여간 위험하고 어렵고 지루하고 고달픈 일이 아니다.

결국 그날 수술에서는, 턱끝의 고어텍스 보형물을 제거하는데 평소와는 사뭇 다른 긴장 상태로 한시간 가까이 시간을 낭비한 셈이다.

턱끝 고어텍스의 제거가 물론 이번이 처음은 아니다. 수많은 고어텍스와 실리콘을 제거해보았지만, 진*씨의 경우는 어찌나 큰 고어텍스를 삽입해놓았는지, 고어텍스의 상단부위가 턱끝신경의 기시부와 아예 맞붙어 있어서, 조금만 잘못하면 신경자체가 끊어지거나 뜯겨나갈 판국이었다.

아무리 돌출입수술을 일상처럼 하는 나지만, 이런 기대하지도 않았던 복병- 큰 고어텍스 보형물-을 만나게되면 마음과 몸이 힘들어지는 것은 어쩔 수 없다.

입이 나온 것을 턱끝에 보형물로 커버할 수 있다면서, 이런 큰 고어텍스를 신경기시부에 바짝 붙여서 넣어 놓은 첫번째 시술의사가 얄밉기까지 하다. 심호흡을 하면서, 마인드컨트롤을 하면서 차근차근 조금씩 박리를 했고, 결국 모두 제거한 고어텍스는 다음과 같다.

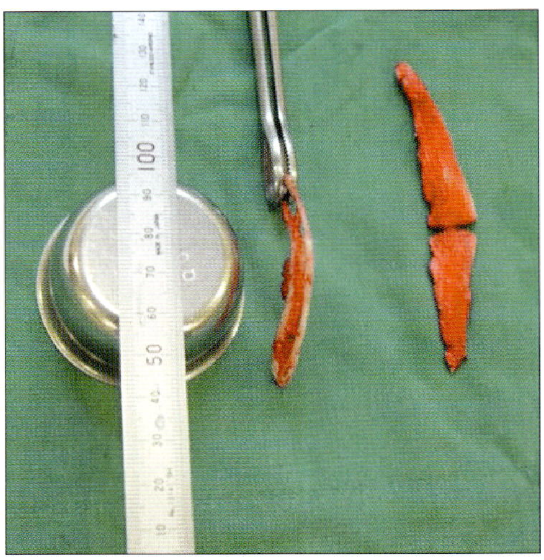

자(ruler) 오른 쪽으로 턱끝길이를 줄이기 위해 2단 절골(샌드위치 절골) 해낸 뼈, 그리고 고어텍스 : 고어텍스의 길이가 무려 8 cm 가까이 된다. 여러분의 턱끝에 8 cm 길이의 고어텍스가 들어가 있다고 상상해 보라.

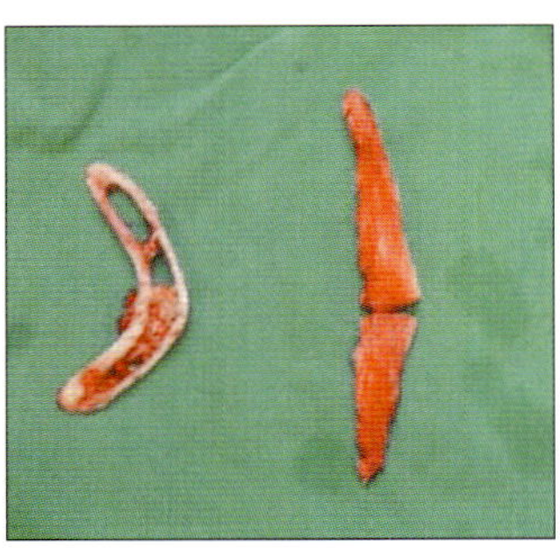

좌측 = 샌드위치 절골한 뼈, 우측 = 제거한 고어텍스

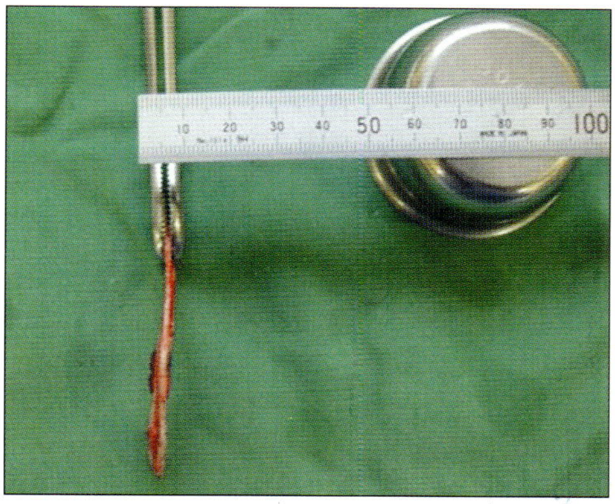

샌드위치 절골한 뼈의 두께 = 1 mm

한편 이 환자는 기준길이보다 긴 턱끝길이를 가지고 있어서, 턱끝 길이를 줄여야 했다.

그런데 줄여야 할 양은 단 1.5 mm 정도였다. 1.5 mm 의 세로길이를 줄이려면 약 1 mm의 골절편을 절골해내야 한다. 왜냐하면 절골용 톱이 지나간 만큼의 뼈가 미세하게 갈려나가는 폭을 고려해야 하기 때문이다.

사실 1.5 mm 의 길이라면, 아주 미묘한 차이이다. 수술 후 환자가 느낄 수도 있고, 못느낄 수도 있지만, 가장 정확하고 미적으로 완벽한 수술을 위해서는 1 mm 의 길이라도 조절해 준다는 것이 우리 병원 의료진의 고집스러운 완벽주의이다. 아마도 그것이 돌출입 전문병원으로서의 가치과 위상을 만들어 낸 것이 아닐까 자평하고 싶다.

사실 실제적으로 1 mm 두께의 골절편을 '저며' 내는 절골술은 고도의 테크닉을 요하는 일이다. 조금만 빗나가면 사진처럼 깨끗한 '부메랑' 모양의 골절편은 나오지 않을 것이다. 그만큼 고도의 수술솜씨를 요하는 것이다.

여하튼 수술은 성공리에 끝났고, 그 후 6주때 마지막으로 본 환자는 아주 만족해 했다. 턱끝신경에도 아무 이상이 없어서, 입술과 턱부위 피부감각도 모두 정상적이었다.

* * *

아직도 입이 튀어나온 것을 코수술이나, 귀족수술, 턱끝에 보형물 삽입으로 모두 해결될 수 있다고 믿는 의사와 환자가 있다.의사들이 오히려 이런 수술을 적극적으로 권하기도 한다.

이런 수술을 이미 받고 나서도, 입이 나온 느낌은 해결되지 않아서 다시 돌출입수술을 받는 이중고를 겪게 되고, 게다가 결국 수술을 받을때 보형물을 제거해야 하는 번거로움과 위험성까지 떠안게 되는 경우를 대하면서...이런 분들에게 경종을 울릴만한 상담 답변글로 마무리를 대신할까 한다.

* * *

Q 입이 나와서 코를 높이고, 귀족과 턱끝 보형물 수술(무턱수술)을 했는데, 입 부위는 아직도 튀어나오고 어색한 느낌이 사라지지 않습니다. 방법이 있나요?

A 돌출입을 잘못 진찰하고 수술하는 대표적인 경우가, 튀어나온 입을 넣는 대신에 오히려 튀어나온 입에 맞추어 (1)턱끝 실리콘삽입(혹은 턱끝절골 및 전진수술)과 (2)귀족수술(코옆 함몰을 돋우어주는 수술), 그리고 (3)콧대를 높이 세워주는 수술을 해서, 튀어나온 입을 커버하려고 하는 시도입니다.

그러나 이러한 눈가림(camouflage) 수술로는 귀티나고 지적이며 단아한 입의 윤곽선과는 거리가 먼, 부자연스럽고 천박해보일 가능성마저 있는 인공적인 미인의 얼굴이거나, 아예 별 효과를 못느끼는 결과가 만들어질 수밖에 없습니다.

즉, 이러한 귀족, 턱끝실리콘(턱끝전진), 무리한 콧대수술은,

1. 입의 돌출에 맞추어 모든 부위를 돌출시킴으로써, 부자연스러운 성형의 티가 날 뿐만 아니라 얼굴이 커지는 방향의 수술입니다.
2. 귀족수술로는 윗잇몸 자체의 돌출이 해결되지 못하기 때문에 인중부위가 원숭이처럼 튀어나와 있는 것은 여전합니다.
3. 가뜩이나 입(입술)이 자연스럽게 닫히지 않는 돌출입에서, 턱 끝에 실리콘삽입등을 하면 연부조직은 더 모자르게 되어 입은 더 닫기 어려워집니다.
4. 웃을 때 잇몸이 보이는 증상, 입을 다물 때 어색한 증상등은 전혀 해결이 되지 않습니다.
5. 턱끝실리콘은 턱 끝에서 도드라져보이기 쉬울 뿐만 아니라, 턱끝뼈에 손상을 줍니다.
6. 턱의 길이가 길면서 뒤로 빠져 있는 무턱이었던 경우에 턱끝실리콘을 넣게되면, 턱의 세로길이자체는 조절이 안되기 때문에 오히려 턱끝만 길어져보이게 되는 결과를 낳습니다.

7. 코를 아무리 높여도 돌출된 입을 커버할 수는 없기 때문에, 코를 무리하게 높이게 되어 부자연스러워지기 쉽습니다.

실제로 돌출입수술 시에 귀족수술과 턱끝실리콘을 제거해야 했던 경우가 매우 많으며, 돌출입수술 후에는 부담스러운 코의 보형물도 제거를 원하게 되는 경우가 많습니다.
이와같이 돌출입수술은 귀족,턱끝실리콘 수술 등의 눈가림수술과는 차원이 다른 근본적인 해결책입니다.

이번에는 2란성 쌍둥이 자매 동시 돌출입 수술

요즘에는 산모의 고령화추세로 배란유도나 시험관아기로 태어난 아기들이 많아지면서 쌍둥이들이 적잖게 태어난다. 하지만 현재 20대, 30대의 나이에서는 쌍둥이를 찾아보기가 아주 쉬운 일은 아니다.

1년쯤 전에 일란성 쌍둥이 형제 중 형을 먼저 돌출입수술 해준 일이 있었는데 몇 달전에는 2란성 쌍둥이 자매를 두명 다 동시에 수술해준 적이 있다. 돌출입 수술을 집중적으로 많이 하다가 보니, 참 확률상 어려운 일도 의사인 내게 생기는 셈이다.

쌍둥이들은 어렸을때부터 서로 질투(?)가 심해서 옷을 사줘도 똑같이 사줘야 하고 장난감을 사줘도 똑같이 사주면서 키운다고 한다.

그렇게 컸을 쌍둥이 자매가 이번에는 내게 돌출입 수술을 똑같이 받게 되었으니 참 흥미로운 일이다.

2란성 쌍둥이는 완전히 똑같지는 않다. 그런데도, 엑스레이 분석의 결과 입을 넣고 턱끝을 이동시키는 양은 상악과 턱끝에서 0.5 mm 의 차이만 보였을뿐 거의 똑같은 수술 계획이 세워졌다.

수술은 같은 날 시행되었다.

11시가 좀 넘어 첫수술에 들어갔고 (언니가 먼저였는지 동생이 먼저였는지는 생각이 잘 나지 않는다) 수술시간은 예정대로 한시간 사십분 쯤이 걸렸다. 점심을 먹고, 오후에 다시 또 한명의 돌출입수술에 들어갔고, 역시 계획대로 수술은 깔끔하게 마무리가 되었다.

이 수술을 하는데에는 조금의 우여곡절(?)이 있었다.

첫 진료/상담을 왔을 때 수술방법에 대해 자세히 설명을 해주었을때, 언니가 아주 무서워했었다. 동생은 언니를 다독거리며 그게 뭐가 무섭냐며 너스레를 떨었었다.

그런데, 쌍둥이자매 중 동생이 전에 심장이 안좋다는 소리를 들은적이 있다고 했고, 우리는 심장만 전문으로 보는 내과에 동생의 진료를 의뢰했다. 결과는 괜찮다는 것이었고, 따라서 마취와 수술에 지장이 없다는 판단을 받았다.

그런데도, 동생은 막상 수술 직전에는 너무나 불안하고 무서워했다. 거의 건강염려증이라고 해도 과언이 아니었다. 이번에는 초진때와는 반대로, 언니는 아무 걱정없이 늠름하고 의연했다. 이번에는 언니가 불안해 하는 동생을 추스려주었다.

수술이 잘 끝나고, 2인실 병실에 나란히 누워있는 두 자매의 회진을 하러 갔다.

그런데 이번에는 다시 뜨 상황이 역전되었다.

불안해 하던 동생은 거뜬하다며 완전히 생글생글 웃고 있었으며, 이번에는 다시 언니가 축 처져 있었다.

가뜩이나 헷갈리는 두 환자가 수술 전후로 자꾸만 엇갈리는 반응을 보이니, 점점 더 헷갈릴 수 밖에....^^

결국에는 두 자매 모두 아무 문제없이 회복이 빨랐고, 붓기도 평균보다 오래가지 않았다.

치료 날짜에는 항상 두 자매가 같이 나타났고, 난 항상 언니와 동생을 헷갈려했다. 입매가 비슷해지니 더더욱 구별이 잘 가지 않았던 모양이다.

두명 다 수줍음이 많은 20대 초반의 두 자매는 요즘 어떻게 지내고 있을까? 이제는 수술 후 마무리 교정도 다 끝나갈때가 되었을텐데...

수술 경험이 차곡차곡 많아질수록 점점 더 (확률상) 접하기 어려운 케이스의 환자들을 접하게 된다(브라운관이나 영화관에서만 보았던 배우들을 접하게 되는 얘기는 논외로 하자).

1란성 쌍둥이, 2란성 쌍둥이를 수술하는가 하면, 얼마전에는 심장 수술을 받았던 경력이 있는 주부가 꼭 돌출입 수술을 받겠노라고 해서 준비중이다. 더 희귀한 케이스라면 어떤 것이 있을까? 트랜스젠더의 돌출입 수술이나 세쌍둥이의 돌출입 수술, 모녀의 동시 돌출입 수술같은 케이스가 생길 날도 멀지 않았다.

그 환자가 쌍둥이건 희귀한 케이스건 너무나 일반적인 케이스건 환자 한명 한명에게 최적의 수술을 위해 내가 의사로서 할 수 있는 최선을 다하는 것은 똑같다. 하지만, 재미있는 경우의 환자를 만나는 것은 참 흥미로운 일인 것은 틀림없다.

Ⅶ. 부록 : 저자들의 돌출입수술 –
교정 연구, 강연, 학회발표

Miracle

Life

Ⅷ. 부록-저자들의 돌출입수술-교정연구, 강연, 학회발표

- 1996년, 성형외과 개원가에서 돌출입 수술의 첫테입
- 서울의대 학생강의, 전공의 교육
- 서울의대 성형외과 임상 자문의로서 연구실적
- 돌출입 분야 타대학 초청강연
- 2002년 윤태호 원장 제 35회 대한치과 교정학회 돌출입 교정 발표
- 2003년 김용섭 원장 안면윤곽분야 돌출입 패널리스트 초청강연
- 2003년 한상백 원장 '돌출입 수술의 효과' 대한 성형외과 학술대회에 주제논문 채택 및 발표
- 2004년 윤태호 원장 37회 대한치과 교정학회에 돌출입 발표
- 2004년 김용섭 원장 돌출입의 좌장(chairman)이자 패널리스트로 초청
- 2004년 12개국 참석 국제학술대회에 돌출입 패널리스트로 초청강연
- 2005년 4년 연속 돌출입 분야 학회 패널리스트로 초청강연
- 윤태호 원장 국제, 국내 치과교정학회지에 돌출입 교정 논문 8회 등재
- 2005년 5월 한상백 원장, 일반적인 돌출입을 뛰어넘어, 특수한 경우의 돌출입에 대한 주제논문 채택 및 학술발표
- 2006년 4월 김용섭 원장, 5년연속 돌출입 분야 패널리스트로 초청

1. 성형외과 개원가에서 돌출입 수술의 첫 테입

1996년 김용섭 원장이 강남제일성형외과에서 돌출입 수술을 시작하였습니다. 이것은 당시 개원가에서는 유례가 없던 것으로서, 대학병원급에서만 가능한 수술로 인식되었던 돌출입수술에 대한 새로운 전기를 마련한 것입니다. 이제 강남제일의 집중적이고 전문적인 돌출입 수술의 경험은 10주년을 맞이 하였습니다.

최근에 새로 개원한 병원들이 돌출입 전문을 내걸고 있는 것과는 분명히 차별화된 점입니다.

2. 서울의대 학생강의, 전공의 교육

1995년 이후 김용섭 원장은 서울의대 외래교수로서 서울의대 성형외과학 학생강의 및 서울대병원 성형외과 전공의를 대상으로 안면윤곽과 돌출입 분야를 강의해오고 있습니다.

3. 서울의대 성형외과 임상 자문의로서 연구실적

한상백 원장은 1997년부터 서울대학교병원 임상연구비, 지정연구비, 보건복지부 보건의료기술개발사업연구과제등을 포함한 연구에 책임자와 공동 저자로 참여하여, 대한성형외과학회지와 미국성형외과학회지(SCI등재 학술지)에 7건 이상의 학술논문을 등재한 바 있습니다.

이러한 연구경력을 토대로, 현재 돌출입을 진단하고 연구하며 수술하는데 있어서 '가장 예술적인 그러나 가장 과학적인' 진료와 연구를 통해 학술 발표와 강연을 하고 있습니다.

4. 타 대학 초청강연

김용섭 원장은 2002년 10월 10일 가톨릭 의대에서 가톨릭 의대 교수진과 성형외과학교실 전문의, 전공의들을 대상으로 "양악 전돌증(돌출입)에 대한 전방분절절골술(돌출입수술)" 이라는 제목의 강연을 하였습니다. 윤태호 치과원장은 미국 Loma Linda 치과대학, 가톨릭의대(2000), 중앙대의대(1999-2002), 성균관의대(-현재) 치과 교정과에서 강의한 바 있습니다.

5. 2002년 제 35회 대한치과 교정학회 돌출입 교정 발표

강남제일치과 윤태호 원장이 2002년 교정학회에서 "양악전돌증(돌출입)환자에서 ASO(돌출입수술)을 이용한 단기교정치료" 에 대하여 발표하였습니다.

6. 2003년 김용섭 원장 안면윤곽-돌출입 패널리스트 초청

김용섭 원장은 2003년 5.15-16 양일간 부산 롯데 호텔에서 열린 제 54차 대한 성형외과학회 춘계학술대회에서 "안면윤곽수술의 접근 및 치료방침" 이라는 주제의 패널토의에 패널리스트로 초청되어 이마, 광대뼈, 사각턱, 돌출입, 턱끝 성형술에 대한 광범위한 얼굴뼈 수술에 대하여 강연 및 토의를 하였습니다.

7. 2003년 한상백 원장, 당시까지 7년간의 돌출입 수술을 정리, 대한 성형외과 학술대회에 발표

2003년까지만 해도 아직까지 돌출입 수술은 그 효과는 좋지만 개인병원에서는 불가능한 위험한 수술이라는 인식이 팽배해 있었습니다. 강남제일성형외과는 돌출입 수술을 묵묵히 시행해온 7-8년간의 침묵을 깨고 돌출입 수술을 2시간이내의 수술, 하루의 입원으로 단축시켜 안전하고 효과적으로 시행한 획기적인 결과를 학계에 보고하였습니다.

즉, 한상백 원장은 2003년 5.15-16 양일간 부산 롯데 호텔에서 열린 제 54차 대한 성형외과학회 춘계학술대회에서 "양악전돌증(돌출입) 환자에서 전방분절절골술(돌출입 수술) 후의 치료효과"라는 연제로, 전국의 성형외과 전문의와 전공의들을 대상으로 주제논문을 발표하였습니다.

8. 2004년 37회 대한치과 교정학회 돌출입 수술 및 교정 발표

윤태호 강남제일치과 원장은, 2004년 교정학회에서 "ASO(전방분절절골술)을 이용한 단기 교정치료의 수술 계획시 고려사항"이라는 제목으로 주제논문을 발표하였습니다.

9. 2004년 김용섭 원장 돌출입의 좌장(chairman)이자 패널리스트 초청

2004년 5월 7-8일 양일간 제주에서 열린 56차 대한성형외과 학술대회의 '상악과 하악의 전방분절절골술(돌출입 수술)' 분야에서, 강남제일성형외과 김용섭 원장이 이 패널을 총괄하는 공동 좌장이자, 토론자인 패널리스트로 선정, 초빙되어 학술발표를 하였습니다. 일본 돌출입분야의 권위자인 Dr.스가와라(Sugawara)도 김용섭 원장과 같이 패널리스트로 선정되어 초빙되었습니다.

10. 2004년 12개국참석 국제학술대회에 돌출입 패널리스트로 초청

2004년 10월 5일 서울 워커힐호텔에서 열린 제 5회 아시아-태평양 국제 두개안면성형외과학회

학술대회에서도, 김용섭 원장이 돌출입 분야의 패널리스트로 선정, 초빙되었습니다.

"미용적 목적의 두개안면수술로서의 돌출입 수술의 적용"이라는 제목으로 김용섭 원장의 패널 발표 및 토의가 있었습니다. 이 학회에는 아시아-태평양의 일본, 중국, 타이완, 타일랜드, 호주 등 10 여개국에서 모인 성형외과 전문의들의 열띤 발표와 토론이 이어졌습니다.

11. 2005년, 4년 연속 돌출입 분야 학회 패널리스트로 초청

김용섭 원장은 2005년 4월 16일 부산에서 개최된 대한 두개안면 성형외과학회에 패널리스트로 초청되어 전국의 성형외과 전문의/전공의들을 대상으로 돌출입 수술에 대하여, 진단과 수술 계획, 수술 방법, 수술 후 치료 그리고 돌출입 수술과 동반된 수술에 대한 강연과 토론을 하였습니다.

12. 국제, 국내 치과교정학회지에 돌출입 논문 8회 등재

강남제일 돌출입 수술팀의 수술 결과를 바탕으로, 윤태호 치과원장은 2002년 세계교정학회지 (World Journal of Orthodontics)에 "양악 전돌증(돌출입)환자에서 수술에 의한 단기적 교정치료 (Correction of bimaxillary protrusion by anterior segmental osteotomy and short-term orthodontic treatment)"라는 논문을 학회지에 등재하였습니다. 이후 대한임상치과교정학회지에 "교정의 한계를 넘어서 : 전방분절절골술(돌출입수술)을 이용한 양악전돌증의 단기교정치료"라는 논문을 2년간 여섯권에 걸친 시리즈 논문으로 연재하였습니다.

13. 2005년 5월 한상백 원장, 특수한 경우의 돌출입에 대한 학술발표

2005년 5.12-14, 3일간 경주에서 열린 제 58차 대한성형외과 학술대회에서, 한상백 원장이 특수한 돌출입에 대한 주제논문발표를 하였습니다. 올해의 발표에서는 '주걱턱처럼 보이는 환자에서 돌출입 수술의 적용' 이라는 주제로 발표하였는데, 이것은 돌출입과 무턱처럼 보이는 전형적인 돌출입과는 그 양상이 달라 오히려 주걱턱처럼 보이는 돌출입의 경우에도 돌출입 수술과 턱끝 수술로 좋은 결과를 낼 수 있게 된 강남제일의 정제된 수술기법의 결과입니다.

14. 2006년 4월 김용섭 원장, 5년연속 돌출입분야 패널리스트로 초청

김용섭 원장은 2006년 4월 15일 서울에서 개최된 대한두개안면성형외과학회 춘계심포지엄에서, 돌출입수술분야의 최신기법에 대해 패널리스트로 초청되어, 강연과 토론을 하였습니다. 돌출입수술을 한다는 것, 그리고 패널리스트로 초청받는다는 것은 돌출입수술 10주년을 맞은 저희 의료진으로서는 어쩌면 더 이상 대단한 일이 아닐수도 있습니다. 환자 측에서보면 학회에 패널리스트로 초청받았는가 여부보다 그 병원의 수술결과가 훨씬 더 중요한 것입니다.

강남제일 의료진은 돌출입 수술을 통해 가장 알맞고(optimal) 뛰어난 결과를 얻고, 이를 통해 더 많은 사람들의 밝고 자신 있는 삶에 기여할 수 있도록 하고자 합니다.

강남제일 성형외과/치과 팀은 한발 앞서 발전하는 학술적인 연구와 돌출입 분야에서의 업적이 여러분을 위한 돌출입 진료와 최고의 수술 결과에 튼튼한 초석이 된다는 사실을 견지하며, 항상 학술적인 연구와 임상적인 진료에 모두 최선을 다하고 있습니다.

Ⅷ. 맺음말

Miracle

Life

맺음말

이 책을 통해, '돌출입'이란 말의 유래와 배경, 그리고 돌출입이라고 지칭하는 양악(치조)전돌증의 진단에서 치료까지의 모든 것들을 살펴보았습니다. 성형외과의사 편에서, 교정치과의사 편에서, 그리고 환자 편에서 보는 돌출입에 대한 지식과 정보, 느낌과 감상들을 비교적 여과없이 정확하게 전달하고자 하였습니다.

한국인에서 안면윤곽을 다루는 얼굴뼈 수술이라고 하면 보통 사각턱 수술과 광대뼈 수술을 떠올리게 됩니다만, 이 책에서는 사각턱이나 광대뼈 수술보다 훨씬 그 결과가 드라마틱하고 사실상 훨씬 더 많은 사람들에게 필요한 돌출입 수술 · 교정 치료를 주로 다루었습니다.

돌출입 수술은 수 년 전까지만 해도 사각턱이나 광대뼈 수술에 비해서 대중들에게 잘 알려지지 않은 것이 사실입니다. 그러나, 이제 돌출입은 마치 오랜 기간의 겨울잠을 끝낸 것처럼, 많은 사람들의 눈과 귀를 통해 보여지고 전해지는 얼굴뼈 수술의 중요한 화두로 떠올랐습니다. 얼굴뼈를 다루는 수술 중에서도 꽃 중의 꽃으로 지칭해도 모자람이 없는 수술이 바로 돌출입 수술인 것입니다.

이러한 돌출입 수술이 일반 대중에게 더 많이 알려지고, 학술적으로도 얼굴뼈 수술 분야에서 중요한 분야로 입지를 굳히게 된 것에, 저희 강남제일 성형외과와 치과 의료진은 각별한 자부심을 가지고 있습니다. 자평하자면, 10년간 저희가 꾸준히 한국인에서의 돌출입을 한국인에 맞게 분석하고, 더 정확하고 깔끔하게 수술하고, 미적인 감각을 잃지 않으며, 원칙을 지키면서 수술 방법을 발전시키고, 더 좋은 결과를 냄으로써 아름다운 웃음을 찾아드리기 위해 부단히 노력하고 땀흘려 온 결실이라고 자부합니다.

그 10년간의 임상 경험을 이 한 권의 책에 모두 담을 수는 없지만, 이 책을 읽으신 모든 분들에게 작지만 귀한 도움이 될 수 있기를 바랍니다.

부족한 이 한 권의 책이 나오기까지 수고해주신 많은 관계자 분들에게 감사드립니다. 특히 돌출입 수술·교정 10주년의 결실이 있기까지 저희 의료진에 대한 변함없는 믿음과 신뢰로 수술과 교정을 맡겨주신 분들에게 깊은 감사를 드립니다.

강남제일 성형외과/치과는 앞으로도 돌출입 수술 20주년, 30주년 아니 그 이후에도 항상 최선을 다하는 마음으로, 늘 한결같이 돌출입 수술 · 교정과 안면윤곽수술에 매진할 것입니다. 돌출입 수술이나 얼굴뼈 수술이 필요한 많은 분들이 저희 의료진을 믿고 맡겨주시는 따뜻한 사랑과 믿음만큼, 저희 의료진은 항상 최상의 결과로써 보답해야 한다는 각오를 되새겨보며 맺음말을 대신합니다

2006년 4월

김 용 섭, 윤 태 호, 한 상 백

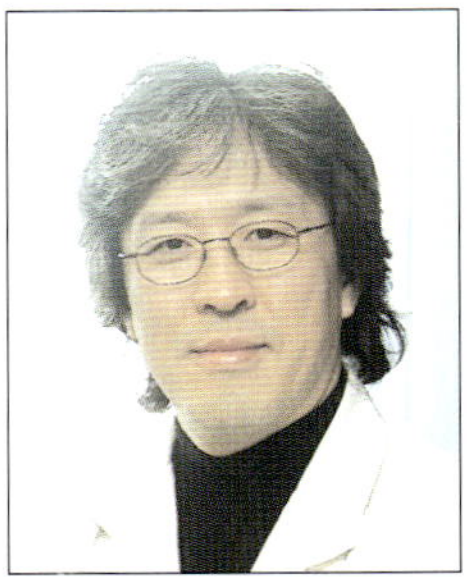

김 용 섭 성형외과 원장

강남제일 성형외과 원장
서울의대 졸업
성형외과 전문의(면허번호 309번)
서울대학교 의과대학 외래교수
서울대학교병원 성형외과 임상자문의
서울대학교병원 성형외과 전공의
서울대학교 병원 성형외과 전문의
서울 한국병원 성형외과 과장 역임
대한 성형외과학회 정회원
대한 미용성형외과학회 정회원
아시아태평양 두개안면학회 정회원
국제 미용성형외과학회 정회원
1986-1992 대한성형외과학회지 논문게재 및 학술대회 연제발표 다수
1998, 2002 미용성형외과 학회(각각 달라스,샌프란시스코) 참가
2000년 한-일 학회 돌출입부문 패널리스트 초청강연
2003년 54차 대한성형외과학회 안면윤곽수술 패널리스트 초청강연
2004년 56차 대한성형외과학회 〈돌출입〉 패널의 공동좌장 및 패널리스트로 선정되어 초빙
2004년 제 5회 아시아-태평양 국제 두 개안면성형외과 학술대회. 돌출입 분야의 패널리스트로 선정, 초빙
2005년 대한 두개안면성형외과 학술대회에 패널리스트로 초청강연
2006년 대한 두개안면성형외과 학술대회에 패널리스트로 초청강연

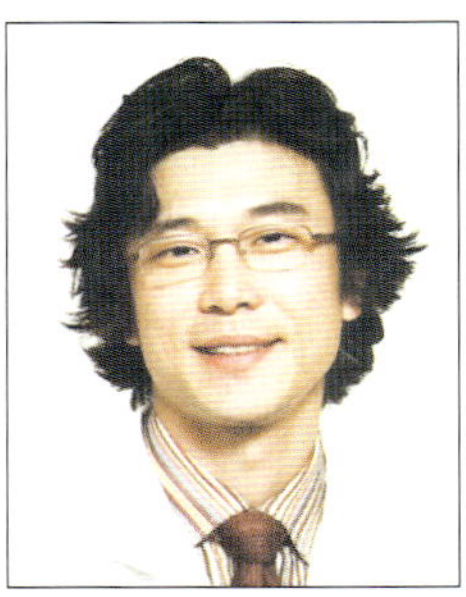

한 상 백 성형외과 원장

강남제일 성형외과 원장
서울의대 졸업
서울의대 대학원 석·박사 수료
성형외과 전문의(면허번호 812번)
서울대학교병원 성형외과 임상자문의
서울대학교병원 성형외과 전공의(우수 전공의 표창)
서울대학교 병원 성형외과 지도전문의/전임의사 역임
서울백병원 성형외과 전임강사/교수 역임
대한 성형외과학회 정회원
대한 미용성형외과학회 정회원
아시아태평양 두개안면학회 정회원
국제 미용성형외과학회 정회원
1996-2002 대한성형외과학회지 논문게재 및 학술대회 연제발표 다수
1997,8년 한-중 학회(베이징), 한-일 학회(구마모토) 주제논문 발표
1999년 국제미용성형외과학회 주제논문발표
2000년 SCI등재 미국성형외과 학회지 영문학술논문 게재
2003년 54차 대한성형외과 학술대회 '돌출입의 효과' 주제논문 채택 및 발표
2005년 58차 대한성형외과 학술대회. '주걱턱처럼 보이는 환자에서 돌출입수술의 적용' 주제논문 채택 및 발표

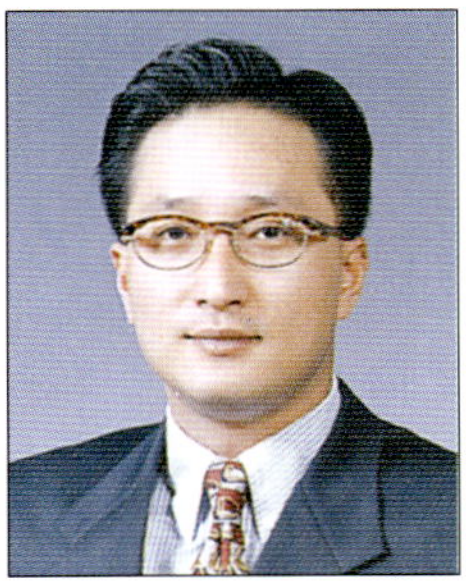

윤 태 호 치과 원장

강남제일 치과 원장
서울치대 졸업
미국 로마린다 치과대학 교정과 전임의수료
강남 예치과 교정과 공동원장
삼성의료원 치과 교정과 외래교수
미국치과교정학회 국제회원
미국설측교정학회 정회원
세계치과교정학회 전임의
대한치과교정학회 인정의
대한치과교정학회 정회원
한국임상교정의사회 정회원
미래교정연구회 정회원
2002년 제 35회 대한치과 교정학회 돌출입교정 발표
2004년 제 37회 대한치과 교정학회에 돌출입 발표
2000년 이후 세계교정학회지, 한국교정학회지에 돌출입교정 논문 8회연속 등재

돌출입 수술 - 교정 바로알기

인 쇄 2006년 5월 20일
발 행 2006년 5월 30일
저 자 김용섭 · 한상백 · 윤태호
발행인 안영택
편 집 김미나
발행처 명문출판사
등 록 제6-0212호

주소: 서울시 동대문구 장안동 121-18
Tel : 02-2248-7586 Fax : 02-2248-0598
http : www.teethbook.co.kr

ISBN 89-87037-43-6 정가 : 38,000원

※ 파본은 교환하여 드립니다.